Combinational Therapy in Triple Negative Breast Cancer

三阴性乳腺癌联合治疗

原　著　Manzoor A. Mir
主　译　王晓稼　吴伟主　王瓯晨

中国科学技术出版社
·北京·

图书在版编目（CIP）数据

三阴性乳腺癌联合治疗 / (印) 曼祖尔·A. 米尔 (Manzoor A. Mir) 原著；王晓稼，吴伟主，王瓯晨
主译 . —北京 : 中国科学技术出版社 , 2024.6
　　ISBN 978-7-5236-0473-1

　　Ⅰ . ①三… Ⅱ . ①曼… ②王… ③吴… ④王… Ⅲ . ①乳腺癌 – 治疗 Ⅳ . ① R737.905

中国版本图书馆 CIP 数据核字 (2024) 第 041130 号

著作权合同登记号：01-2024-1342

策划编辑	黄维佳　刘　阳
责任编辑	黄维佳
文字编辑	陈　雪
装帧设计	佳木水轩
责任印制	李晓霖

出　　版	中国科学技术出版社
发　　行	中国科学技术出版社有限公司发行部
地　　址	北京市海淀区中关村南大街 16 号
邮　　编	100081
发行电话	010-62173865
传　　真	010-62179148
网　　址	http://www.cspbooks.com.cn

开　　本	889mm×1194mm　1/16
字　　数	369 千字
印　　张	13
版　　次	2024 年 6 月第 1 版
印　　次	2024 年 6 月第 1 次印刷
印　　刷	北京盛通印刷股份有限公司
书　　号	ISBN 978-7-5236-0473-1/R·3183
定　　价	168.00 元

版权声明

注　意

译者名单

主　译　王晓稼　吴伟主　王瓯晨

副主译　陈益定　傅佩芬　王　娴　吴　芩

译　者　（以姓氏汉语拼音为序）

曹文明　陈明义　陈益定　傅健飞　傅佩芬

郭贵龙　郭秋生　蒋锐沅　潘如璐　邱福铭

邵婉婷　邵喜英　王罕盈　王瓯晨　王　娴

王晓稼　王云珂　吴　芩　吴伟主　袁荷清

张　迪　张克兢　张舒洁　张子文

内容提要

本书引进自 Elsevier 出版社，由癌症生物学与免疫学专家 Manzoor A. Mir 博士撰写，是一部全面介绍三阴性乳腺癌联合治疗的实用指南，不仅从分子水平上讨论了三阴性乳腺癌，还对这种特定癌症类型的联合治疗策略进行了系统介绍。对于三阴性乳腺癌这样的高级别肿瘤，因肿瘤细胞固有的遗传不稳定性会产生内在耐药性和获得性耐药性，因此采用单一疗法大多毫无价值。联合疗法降低了单一药物的剂量，但可提供更多或至少相同的治疗效果，并降低耐药性的风险，因此了解多种治疗方案至关重要。全书共 8 章，内容系统、阐释简明、配图丰富，可供对联合疗法治疗三阴性乳腺癌感兴趣的医生、癌症研究人员、肿瘤学家及生物学家借鉴参考。

主译简介

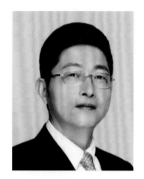

王晓稼

肿瘤学博士，主任医师（二级岗），博士研究生导师，浙江省肿瘤医院院长助理、乳腺肿瘤内科主任。浙江省肿瘤智能诊断与分子技术重大疾病诊治技术研究中心副主任，中国科学院基础医学与肿瘤研究所实验研究者（PI），浙江省肿瘤诊治质控中心副主任兼乳腺癌专家委员会主任委员，中国临床肿瘤学会乳腺癌专家委员会副主任委员，浙江省抗癌协会肿瘤内科专业委员会前任主任委员、乳腺癌专业委员会主任委员，美国宾夕法尼亚大学访问学者，国家重点研发计划港澳台创新合作重点专项首席专家，浙江省"151人才"第二层次人才。主持国家重点研发计划国际合作重点专项1项、国家自然科学基金1项、浙江省省重点研发计划2项，承担各类国际、国内和自发临床研究100余项。主编及副主编著作5部，发表论文200余篇，其中SCI收载论文80余篇。

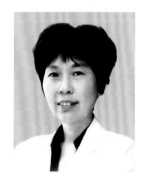

吴伟主

主任医师（二级岗），研究生导师，宁波市胸部恶性肿瘤临床医学研究中心副主任，宁波市医疗中心李惠利医院乳腺外科（市重点扶植学科）学科带头人，宁波市有突出贡献专家、拔尖人才。浙江省第十二届政协委员，中国医疗保健国际交流促进会普外科委员，中国医药教育协会乳腺疾病专业委员会浙江省分会常务委员，浙江省医学会肿瘤分会委员，浙江省抗癌协会乳腺疾病专业委员会委员，宁波医学学术交流管理中心乳腺疾病分会副主任委员。参加及主持国家级、省部级科研课题多项，在中华系列期刊及SCI期刊发表学术论文20余篇。

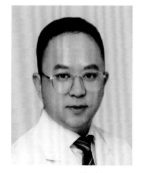

王瓯晨

肿瘤学博士，主任医师，博士研究生导师，温州医科大学附属第一医院乳腺外科主任。温州市抗癌协会乳腺癌专业委员会主任委员，浙江省抗癌协会乳腺癌专业委员会和浙江省医师协会乳腺肿瘤专业委员会副主任委员，中国肿瘤临床学会（CSCO）乳腺癌专家委员会委员，中国抗癌协会乳腺癌专业委员会委员，美国加州大学Cedars Sinai医学中心访问学者。曾获"中国乳腺癌2020年度学术影响力TOP100"、"浙江省卫生高层次创新人才"、温州市"551人才"等荣誉。主持承担国家自然科学基金面上项目1项、国家卫健委科技中心创新药物上市后重大项目1项、浙江省自然基金3项、浙江省重大项目和温州市重点项目各1项，承担GCP临床试验10余项，牵头并发起IIT临床研究5项。近年来，在SCI期刊发表学术论文100余篇。

原著者简介

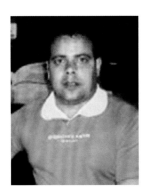

Manzoor A. Mir 博士

Manzoor A. Mir 拥有 HNBG 中央大学动物学硕士学位，在通过著名的国家级 CSIR-JRF-NET 考试后，于新德里贾瓦哈拉尔·尼赫鲁大学和昌迪加尔 CSIR 微生物技术研究所共同攻读免疫学领域的博士学位。目前于克什米尔大学生物科学学院生物资源系教授癌症生物学和免疫学，是克什米尔大学生物资源系主任。美国癌症研究协会、英国皇家学会、国际免疫学协会、印度癌症学会、印度免疫学学会、印度国家科学协会、国际免疫学会联合会等科学组织和协会的成员。*DOVE medical press*、*Springer Plus*、*Cancer Biomarkers*、*Frontiers*、*Plos* 等著名期刊的编辑委员会委员或审稿人，并多次受邀在印度国内外的各种科学会议上发表演讲。有 15 年的研究和教学经验，主要的研究方向包括癌症生物学、乳腺癌联合治疗、分子免疫学和结核病免疫学。为大学拨款委员会的学生开发了大规模的免疫学和内分泌学开放在线课程（MOOC），并获得大学拨款委员会教育传播联盟（CEC）SWAYAM 印度人力资源开发部的批准；承担了强生科技与创新机构的乳腺癌联合治疗研究项目。曾获得印度政府科技部授予的教师助理研究卓越奖学金（TARE）、印度科学院和国家科学院授予的夏季研究奖学金（SRFP-2019）。发表了 50 多篇高影响力的研究论文，并撰写了相关著作，参与编写了 ELSEVIER 出版社、Nova Science 出版社、Bentham Sciences 出版社、IGI Global 出版社、Springer-Nature 出版社超过 15 部的著作，还获得了国际出版社的多项奖项。

原书参编者

Manzoor A. Mir
Department of Bioresources,
School of Biological Sciences,
University of Kashmir Hazratbal, Srinagar,
Jammu and Kashmir, India

Hina Qayoom
Department of Bioresources,
School of Biological Sciences,
University of Kashmir Hazratbal, Srinagar,
Jammu and Kashmir, India

Shariqa Aisha
Department of Bioresources,
School of Biological Sciences,
University of Kashmir Hazratbal, Srinagar,
Jammu and Kashmir, India

Shazia Sofi
Department of Bioresources,
School of Biological Sciences,
University of Kashmir Hazratbal, Srinagar,
Jammu and Kashmir, India

Umar Mehraj
Department of Bioresources,
School of Biological Sciences,
University of Kashmir Hazratbal, Srinagar,
Jammu and Kashmir, India

原 书 序

　　我很高兴为 Manzoor A. Mir 博士的这部 *Combinational Therapy in Triple Negative Breast Cancer* 作序。癌症，特别是乳腺癌，是一种可怕的疾病，会给患者带来身心双重折磨。尽管在乳腺癌治疗方面进行了大量投入，但新病例和死亡人数持续增加使得该疾病居于女性癌症的第二位，仅次于皮肤癌。虽然乳腺癌对女性的影响更为显著，但男性和女性都有可能罹患乳腺癌。三阴性乳腺癌（triple-negative breast cancer，TNBC）被认为是最具威胁性的乳腺癌类型之一。虽然 TNBC 仅占所有乳腺癌的 15%～20%，但其具有极强的转移性，与其他乳腺癌相比，危险性最高，预后最差。

　　Manzoor A. Mir 博士讨论了有关 TNBC 发生、治疗和预防的关键问题。书中聚焦于乳腺癌，特别是 TNBC 的常规及新开发的治疗方法。新的创新治疗方法，特别是靶向治疗和纳米技术的干预方法，彻底改变了乳腺癌治疗领域。目前，各种联合方案在 TNBC 患者中均显示出积极的效果，但研究仍需进一步扩大，治疗方法的进步应伴随可行的创新方法，以使乳腺癌患者，尤其是 TNBC 患者获得最佳治疗效果。

Prof. Raid Saleem Albaradie

Department of Medical Laboratory

Majmaah University

Saudi Arabia

Raid5555@mu.edu.sa

+966553214222

译者前言

三阴性乳腺癌（TNBC）是指缺乏雌激素受体、孕激素受体和人表皮生长因子受体2表达的乳腺癌亚型，属于乳腺癌中最复杂、预后最差的亚型。本书旨在为所有致力于改善三阴性乳腺癌患者生存质量和预期相关的医疗工作者、研究人员，以及对此领域感兴趣的读者提供有益参考。书中不仅系统阐述了三阴性乳腺癌的基本概念，包括疾病的概述、分子分型及常规诊疗方法，还特别关注了相关基础研究和临床转化研究的进展，如三阴性乳腺癌的新型分子靶点和靶向药物、免疫治疗、各种新型联合治疗手段、其他新型治疗方法、纳米技术和新型智能药物递送系统等。相信这些内容能够帮助读者全面、深入地理解三阴性乳腺癌，为其在临床实践和科研研究中提供坚实的基础。

本书的重点不仅在于对三阴性乳腺癌基础知识的深度挖掘，而且更详细探讨了三阴性乳腺癌新型分子靶点及其靶向药物，以及免疫治疗的最新进展。特别是免疫治疗，作为当今恶性肿瘤治疗的最前沿方案，已显著改善了一些常见及部分罕见肿瘤的治疗效果和临床结局。虽然乳腺癌以往被认为是免疫治疗效果不佳的肿瘤，但近年来也取得了一些突破，在三阴性乳腺癌的新辅助治疗和晚期一线治疗中取得了可喜的治疗效果，并获得了适应证批准，为三阴性乳腺癌的治疗开辟了新的领域。本书将免疫治疗放在了极为重要的位置，尤其在第5章和第6章，特别聚焦于免疫治疗在三阴性乳腺癌中的作用、机制探索、癌症疫苗、新的免疫检查点、免疫治疗耐药机制、免疫治疗联合疗法、过继细胞疗法及免疫治疗的展望等，为未来探索免疫治疗新方法提供了参考和启发。

此外，本书还关注了纳米技术和新型智能药物递送系统在三阴性乳腺癌治疗中的应用。这些技术正在革新我们对药物递送及释放的理解和应用，实现更精准的治疗，减少不良反应，同时也拓宽了治疗的可能性。

总的来说，本书涵盖了三阴性乳腺癌从基础知识到最前沿治疗策略的所有内容，旨在为广大读者提供全面的指南。我们期望本书能引导读者深入理解三阴性乳腺癌的复杂性，以及如何利用现有和新兴的治疗策略来对抗这种疾病。

本书的翻译得到了浙江省内外乳腺癌相关专家的大力支持。他们利用宝贵的工作和学习时间，认真阅读和理解原著的精髓，翻译中尊重原著者的观点、立场、风格及语境，力求准确、正确表述原著者的想法。同时，我们也尊重译者和读者的权益，结合大家的文化背景、阅读习惯和理解力等因素，努力做到贴近原文、精准传达。

我们希望本书能够对致力于改善三阴性乳腺癌患者生活的人有所帮助，并激励他们在该领域继续深入研究和探索，以便我们更好地理解三阴性乳腺癌，并找到更有效的治疗方法。

浙江省肿瘤医院　王晓稼

原书前言

　　乳腺癌是乳腺组织中发展最广泛的一种恶性肿瘤，主要来自导管上皮，是女性癌症死亡的首要诱因。每年报道的乳腺癌新病例超过 100 万。乳腺癌的异质性和复杂性使其风险极大。2018 年的一份报道显示，全世界 1810 万例癌症患者中，约有 960 万人死亡。在这一统计数据中，乳腺癌占 210 万（11.6%），死亡人数为 63 万（6.6%）。乳腺癌是一种具有高度异质性的疾病。三阴性乳腺癌被认为是最具威胁性的乳腺癌类型之一。尽管三阴性乳腺癌仅占所有乳腺癌的 15%～20%，但具有极强的转移性，与其他乳腺癌相比，它是最危险的，预后也是最差的。三阴性乳腺癌包括 6 个亚型，每个亚型都有自己的分子图谱、预后和可能的治疗反应。基因表达分析表明，大多数三阴性乳腺癌具有基底样分子谱。它们的病理和临床特征与遗传性 *BRCA1* 乳腺癌相似。根据流行病学研究，三阴性乳腺癌最常见于 40 岁以下绝经的前年轻女性。臀围比更大、胎次更多、母乳喂养时间更短、第一次妊娠的年龄更小都与绝经前非洲裔美国女性的三阴性乳腺癌发病率升高有关。三阴性乳腺癌具有特定的影像特征，通常在乳腺 X 线片和超声检查中显示为肿块，具有良性的一般特征，并在磁共振成像上具有更令人担忧的表现。表观遗传学是现代癌症研究中一个很有前途的研究领域。通过研究驱动肿瘤发生的表观遗传过程（DNA 甲基化、非编码 RNA 和组蛋白变化），以改进癌症治疗、检测和预防方面是可行的。

　　总生存时间更低、复发率更高及存在远处转移都是三阴性乳腺癌的相关特征。由于三阴性乳腺癌会造成更糟糕的结果，因此不能从激素治疗或靶向人表皮生长因子受体 2 的治疗中获益。三阴性乳腺癌是一种侵袭性很强的癌症，约 46% 的三阴性乳腺癌女性患者会发生远处转移。在 *BRCA1* 基因突变的人群中，有 80% 以上可能会发生三阴性乳腺癌。

　　乳腺癌的治疗方案可能包括放疗、化疗、免疫疗法和靶向治疗。但化疗是目前唯一被批准用于三阴性乳腺癌的治疗方法。尽管三阴性乳腺癌是最具侵袭性的乳腺癌类型，但 20% 的三阴性乳腺癌患者在接受新辅助化疗后表现出病理学完全缓解（pCR）。化疗对三阴性乳腺癌是有效的，它仍是标准的治疗方式（SOC）。蒽环类药物（如多柔比星拓扑异构酶 Ⅱ 抑制药和 DNA 嵌入药）、烷化化合物（如环磷酰胺）、抗微管药物紫杉烷及抗代谢药物氟尿嘧啶（5-FU）都是常用的化疗药物。尽管与其他形式的乳腺癌相比，化疗是三阴性乳腺癌更好的治疗选择，但其预后仍然较差。主要原因是新辅助治疗和辅助治疗之间的无病时间较短，在高转移风险中是一个十分危险的过程。化疗结合其他治疗方案可能对三阴性乳腺癌患者有益。目前，有多种方案组合可使三阴性乳腺癌患者受益，但很多研究仍在进行中，以寻找更有效的方案，从而改善和发展三阴性乳腺癌的治疗。

　　此外，免疫系统在三阴性乳腺癌治疗领域也备受关注。免疫细胞在调节免疫系统的致肿瘤或抗肿瘤发生功能中发挥了重要作用。三阴性乳腺癌中的各种免疫细胞将影响三阴性乳腺癌个体的存活结果。三阴性乳腺癌中，免疫相关检查点的表达决定了三阴性乳腺癌个体的生存结果。各种类型的免疫检查点与三阴性乳腺癌亚型相关，如 LAG3、CTLA-4、IDO1/2、PD-L1/2、TIGIT 和 PD-1。由于此类免疫检查点的表达，三阴性乳腺癌中的癌细胞逃避免疫监视。这些免疫检查点和其他新兴的免疫相关分子可用于免疫治疗，将以更好的方式延缓疾病的进展。免疫检查点抑制药是最新的药物，其以这样的方式在调节患者的免疫系统中显示出重要作用，从而发生肿瘤细胞的显著破坏。在免疫检查点阻断治疗期间要阻断的最重要靶向通路之一是 PD-1/PD-L1 通路。免疫检查点抑制药也在三阴性乳腺癌中发挥作用，与化疗联合用于晚期 / 转移性三阴性乳腺癌，或者化疗 / 放疗作为早期三阴性乳腺癌的新辅助 / 辅助治疗及其他靶向药物。随着三阴性乳腺癌细胞专门表现的抗原出现及单克隆抗体技术、癌症疫苗和嵌合抗原受体的进展，免疫治疗领域取得了很大进步，因此正在发展成为治疗三阴性乳腺癌的一种有前景的新方法。免疫治疗领域进一步成功，将化疗、免疫治疗，当然还有靶向治疗领域交织在一起。

随着三阴性乳腺癌治疗领域的进步，已在这领域评估了多种生物制剂。鉴于此，靶向治疗也评估了各种生物分子，已在靶向信号传导途径以治疗三阴性乳腺癌中取得了有效进展。最近发现的三阴性乳腺癌靶点已成为人们关注的焦点，如 Hedgehog（Hh）通路、Notch 信号通路、Wnt/β-catenin 通路等信号通路；分子靶向药物，如 mTOR 抑制药、EGFR 抑制药、PARP1 抑制药、血管生成抑制药、硫酸软骨素蛋白多糖 4（CSPG4）蛋白靶向单克隆抗体和 TGF 抑制药。此外，各种靶向药物正在进行实验性研究，以评估其在治疗三阴性乳腺癌中的治疗作用。随着纳米技术的进步，纳米医学在精确快速诊断及恶性肿瘤靶向治疗方面也在不断发展。由于其具有靶向特异性和多功能性，纳米粒子成了大多数肿瘤研究中的关键参与者。最近，纳米载体的较高可用性、可定制细胞吸收、细胞毒性最小等特性成了研究焦点。这种智能纳米载体配备所有必需的武器（药物、跟踪探针和配体），旨在现场靶向特定的三阴性乳腺癌细胞。纳米折叠剂由于其在载药量、材料组成和释放过程、调节体内药物分布的能力、促进鉴定、治疗和监测等方面的多样性而具有消除三阴性乳腺癌细胞的非凡能力。

总的来说，我们发现需要有更多不断发展的方法来提高生存效果并降低三阴性乳腺癌患者的复发率。

致谢　感谢查谟和克什米尔科学技术与创新委员会（JKST&IC）提供资金支持［项目编号：JKST&IC/SRE/85887，批准日期 2021 年 10 月 27 日，项目负责人 Manzoor A. Mir 博士（首席研究员）］。本书是该项目的一部分，该项目题目为"紫杉醇和槲皮素 – 球姜酮联合应用于乳腺癌耐药干细胞的研究"。

目 录

第1章　三阴性乳腺癌：一种高度侵袭性的乳腺癌亚型

Triple-negative breast cancer—an aggressive subtype of breast cancer

Manzoor A. Mir*　　Shariqa Aisha*　　Umar Mehraj　著

王　娴　王罕盈　译

癌症是全世界首要死因之一（Momenimovahed and Salehiniya, 2017）。在 2008 年，恶性肿瘤造成了世界 800 万人口的死亡，并且据估计，截至 2030 年，该死亡人数将增加至 1100 万（Benson and Jatoi, 2012）。乳腺癌是女性最常见的恶性肿瘤，也是女性患者的首要死因之一。乳腺癌的发病涉及多种因素（Zendehdel et al., 2018）。乳腺癌被定义为起源于乳腺组织的上皮细胞发生增殖失控的现象（Khuwaja and Abu-Rezq, 2004）。乳房中包含间质（支持）和腺体两种组织。腺体组织包括乳汁分泌腺体（小叶）和导管（乳管），而间质组织包括纤维、脂肪结缔组织。此外，乳房中还有淋巴组织，是负责引流细胞间隙液和细胞碎片的免疫系统（Sharma et al., 2010）。乳房恶性肿瘤可因其生长起源的位置而异。大部分乳房肿瘤是良性（非致癌）病变，如纤维囊性变，可表现为囊状（充满液体的包块）、纤维化（类似瘢痕的结缔组织增生）的团块或局部增厚，常伴不适或疼痛（Mir et al., 2021; Sharma et al., 2010）。大多数乳腺癌起源于排列成导管的细胞（导管癌），有些起源于小叶组织（小叶癌），还有极少数起源于周围的邻近组织。乳腺癌可以转移至其他器官如骨、脑、肝和肺而变得难以治愈（Mir et al., 2021）。如果能够早期发现疾病，那么实现良好的预后和显著的生存率是有可能的。尽管乳腺癌患者遍布全球，但其发病率、死亡率、生存率在地区间存在很大差别，这可能与遗传因素、生活习惯、人口结构及环境等多种因素密切相关（Hortobagyi et al., 2005）。危险因素的改变导致乳腺癌的发病率日趋升高（Parkin and Fernández, 2006）。虽然个体筛查能减轻疾病的负面影响，但也有许多不足，如不良反应、过度诊断及高额开销。钼靶摄片是一种常用的乳腺癌筛查手段，被证明能显著降低死亡率。过去 10 年间，其他更精确的筛查方式如乳腺磁共振也被广泛采用（Drukteinis et al., 2013）。乳腺癌目前被分为 6 种分子亚型，该分型基于孕激素受体（progesterone receptor, PR）、雌激素受体（estrogen receptor, ER）和人表皮生长因子受体 2（human epidermal growth factor receptor-2, HER-2）的表达水平（图 1–1）。其中，

---

*. 两位著者对本章的贡献相等。

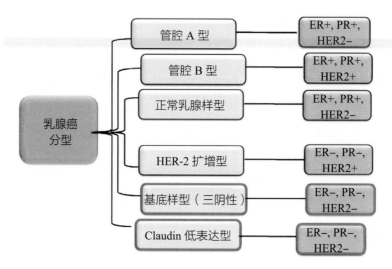

▲ 图 1-1　基于受体表达情况的乳腺癌分型

PR. 孕激素受体；ER. 雌激素受体；HER-2. 人表皮生长因子受体 2

ER 亚型和（或）HER-2 亚型的定义基于 ER/PR 和（或）HER-2 的表达，而三阴性乳腺癌因三者同时不表达而得名。其他亚型包括管腔 A 型、管腔 B 型、正常乳腺样型、Claudin 低表达型和基底样型（Perou et al., 2000）。对 ER 亚型和 HER-2 亚型，通常可采用有效的靶向治疗（Howlader et al., 2018）。而三阴性乳腺癌无靶向治疗，通常需要系统性化疗。此外，三阴性乳腺癌的临床表现更为严重（Howlader et al., 2018），更容易复发，因而被认为是恶性程度最高的一种乳腺癌亚型（Lin et al., 2012; Plasilova et al., 2016）。

一、三阴性乳腺癌

三阴性乳腺癌因不表达 ER、PR、HER-2 受体而得名。三阴性乳腺癌的其他特征包括 *BRCA1* 胚系突变（Wong-Brown et al., 2015）、高核分裂象计数、*TP53* 突变等（Carey et al., 2010）。约 70% 的三阴性乳腺癌为基底样型（Arnedos et al., 2012），表达基底细胞型细胞角蛋白 CK5/6 和表皮生长因子受体 EGFR（Sørlie et al., 2001）。另外一个在三阴性乳腺癌中显著改变的基因是 *PI3KCA*（约占 10%）（Shah et al., 2012）。相比于三阴性乳腺癌的其他亚型（平均 4.5%），*PI3KCA*

基因突变在雄激素受体型中更为常见（约 46.2%）（Lehmann et al., 2014）。尽管三阴性乳腺癌仅占所有乳腺癌的 15%～20%，但极易发生转移，因此被认为是最危险、预后最差的一种乳腺癌亚型。流行病学研究显示，三阴性乳腺癌在 40 岁以下绝经前的年轻女性中最为常见（Mir et al., 2020; Morris et al., 2007）。三阴性乳腺癌是一种高度侵袭性癌症，约有 46% 的患者最终出现远处转移（Mir et al., 2022）。转移患者的中位生存期只有 13.3 个月，而手术切除后的复发率亦高达 25%。转移通常累及大脑和内脏器官。大多数远处转移在确诊后第三年发生（Lin et al., 2008）。非三阴性乳腺癌的复发时间是 35～67 个月，而三阴性乳腺癌的复发时间只有 19～40 个月。三阴性乳腺癌复发后 3 个月内的死亡率高达 75%（Gluz et al., 2009; Zhang et al., 2015）。鉴于其独特的分子特征，三阴性乳腺癌对内分泌治疗和分子靶向治疗无效。因此，化疗是最主要的系统性治疗方法，但传统的术后辅助放化疗对三阴性乳腺癌收效甚微（Chaudhary et al., 2018）。

二、三阴性乳腺癌组织学分型

大多数（95%）三阴性乳腺癌在组织学上被

归为非特殊类型浸润性癌（浸润性导管癌），缺乏区别性特征，但也有罕见的亚型被报道（Weigelt and Reis-Filho, 2009）。基因表达分析证实髓样癌是三阴性乳腺癌的一种少见亚型（0.4%～1%）（Bertucci et al., 2006），常伴有显著的淋巴浆细胞浸润。与其他亚型相比，髓样癌预后较好（Huober et al., 2012）。但目前该亚型的组织学特征尚未被明确定义，并且如何优化该亚型患者的辅助治疗方案仍有待探讨。其他具有显著特征的亚型，如腺样囊性癌、腺鳞癌、纤维瘤样梭形细胞化生癌等，也很少见（1%）。通常这些亚型恶性程度较低，只会导致局部复发，这一特点需作为辅助治疗选择的考虑因素（Weigelt and Reis-Filho, 2009; Wetterskog et al., 2012）。腺样囊性癌是一种在基因组学上具有显著区别性特征的亚型，常伴有低拷贝数变异率和典型的 t（6;9）（q22-23; p23-24）染色体易位。该易位导致 *MYB-NFIB* 融合基因的产生，在近 90% 的该亚型病例中可以被检测到（Wetterskog et al., 2012）。

三、三阴性乳腺癌分子分型

许多研究团队在揭示三阴性乳腺癌的异质性方面取得了显著进展，将基因表达谱和分子亚型 / 基因型亚型联系起来。2011 年，Lehmann 及其同事基于 587 例三阴性乳腺癌患者标本的基因表达分析，提出将三阴性乳腺癌分为 6 个分子亚型：基底样 1 型（basal-like 1, BL-1）、基底样 2 型（basal-like 2, BL-2）、间质干细胞型（mesenchymal stem-like, MSL）、间充质型（mesenchymal, M）、免疫调节型（immunomodulatory, IM）及雄激素受体型（luminal androgen receptor, LAR）（Lehmann et al., 2011）（图 1-2 和表 1-1）。这一分型不但有助于进一步理解该疾病，更为鉴定新的治疗靶标奠定了理论基础。

（一）基底样 1 型和基底样 2 型

通过对肿瘤样本的基因表达进行分析，研究者发现 BL-1 中细胞周期相关基因和 DNA 修复相关基因的表达异常（如 *CCNE1*、*AKT2*、*CDKN2A/B*、*CDK6*、*FGFR1*、*IGF1R*、*MYC*、*KRAS* 和 *PIK3CA* 基因扩增），部分 DNA 修复相关基因（如 *BRCA2*、*MDM2*、*PTEN*、*TP53* 及 *RB1* 等）表现为纯合或杂合性丢失的概率增加。而 BL-2 则富集显著不同的基因表达谱，如表皮生长因子通路、糖异生和糖酵解通路等。基因芯片分析显示该型中 *EGFR*、*MET*、*TP63*、*NGF*、*IGF-1R* 等基因表达增加（Lehmann et al., 2014）。

（二）间充质型

间充质型又称为化生性乳腺癌，表现为高度活化的细胞迁移相关的信号通路（受肌动蛋白控

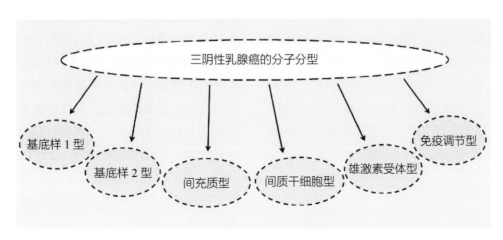

▲ 图 1-2　三阴性乳腺癌亚型

表 1-1　三阴性乳腺癌分子分型

序　号	三阴性乳腺癌亚型	遗传学异常
1	基底样 1 型	DNA 损伤反应通路
2	基底样 2 型	糖酵解、糖异生、生长因子通路
3	间充质型	细胞分化、胞外受体互作、细胞迁移通路
4	间质干细胞型	与间充质型相似，但 Claudin 低表达，间质干细胞基因高表达
5	免疫调节型	免疫细胞通路
6	雄激素受体型	激素信号通路相关基因高表达

制），细胞分化相关通路（间变淋巴瘤激酶、转化生长因子、Wnt 信号通路）和细胞外基质 – 受体互作通路（Lehmann et al., 2014; Mir, 2015）。间充质亚型包含鳞状上皮细胞样或肉瘤样组织，并且容易产生化疗药物耐受。间充质型患者可能会从 mTOR 抑制药或上皮间质转化抑制药中获益（Gibson et al., 2005）。

（三）间质干细胞型

相较于间充质型，间质干细胞型低表达细胞增殖相关基因，而高表达干细胞相关基因（如 *ALDHA1*、*ABCA8*、*ABCB1*、*BCL2*、*BMP2*、*ENG*、*PROCR*、*PER1*、*TERT2IP* 和 *THY* 等）（Mehraj et al., 2021）、HOX 家族基因（如 *MEIS1*、*MEIS2*、*MSX1*、*HOXA10*、*HOXA5*、*MEOX2* 和 *MEOX1* 等）及间质干细胞特异基因（如 *ENG*、*ITGAV*、*BMP2*、*NGFR*、*NT5E*、*KDR*、*THY1*、*PDGFR* 和 *VCAM1* 等）。磷脂酰肌醇 –3 激酶（phosphoinositide-3 kinase，PI3K）抑制药、抗血管生成药、Src 拮抗药被认为可用于治疗间质干细胞型乳腺癌。试验表明，Abl/Src 抑制药达沙替尼，用于治疗间质干细胞型和间充质型三阴性乳腺癌可能是有效的（Lehmann et al., 2014）。

（四）免疫调节型

免疫调节型富集的信号转导与免疫相关基因通路包括 B 细胞受体信号通路、Th1/Th2 通路、树突状细胞通路、自然杀伤（nature killer，NK）细胞通路、T 细胞受体信号通路、白细胞介素（interleukin，IL）-7/IL-12 通路等。从这一角度来讲，免疫调节型与髓样癌有许多相似之处（Bertucci et al., 2006）。研究认为免疫调节型三阴性乳腺癌或可从程度性死亡受体配体 1（programmed death-ligand，PD-L1）、程序性死亡受体 1（programmed death-1，PD-1）、细胞毒性 T 淋巴细胞相关抗原 4（cytotoxic T lymphocyte associated antigen 4，CTLA-4）等免疫检查点抑制药治疗中获益（Lehmann et al., 2014）。

（五）雄激素受体型

雄激素受体型的基因表达谱与三阴性乳腺癌的其他亚型显著不同。尽管该亚型不表达雌激素受体，但激素受体信号通路高度激活，包括类固醇生物合成、卟啉代谢、激素代谢等通路。该亚型高表达雄激素受体，其 mRNA 水平比其他三阴性乳腺癌亚型高出 9 倍多（Mir et al., 2021）。免疫组化从蛋白层面证明雄激素受体在该亚型中高表达，并且雄激素受体下游的许多代谢标志物及其相互作用的激活因子（如 ALCAM、FASN、DHCR24、APOD、FKBP5、PIP、CLDN8 和 SPDEF 等）亦高表达（Hayes et al., 2008）。因此，研究者提出抗雄激素治疗可用于该亚型三阴性乳腺癌患者。

Lehmann 及其同事又将上述三阴性乳腺癌标

本按照 PAM50 分类标准进行分子分型，并且比较各亚型之间 PAM50 分型的差异。除了 MSL 和 LAR，其他亚型中基底样型占了绝大多数，如 BL-1（99%）、BL-2（95%）、IM（84%）、M（97%）。LAR 主要包括管腔 B 型（14%）和 HER-2（74%）。MSL 主要包括基底样型（50%）、管腔 B 型（14%）和正常细胞样型（28%）（Lehmann et al., 2014）。Masuda 及其同事比较了各型三阴性乳腺癌之间的预后差异，发现 LAR 无转移生存期和总生存期较长，而 BL-2 和 M 生存结局较差。相比于 LAR，BL-2 和 M 的 3 年复发率明显较高（Masuda et al., 2013）。

Burstein 及其同事分析了 198 例患者标本，将三阴性乳腺癌归为 4 个亚型：① LAR，该型表达细胞表面黏蛋白 MUC1 和 AR；② M，该型表达生长因子受体如 C-kit 受体和 PDGFR 受体；③ BLIS（基底样免疫抑制型），该型表达免疫抑制蛋白 VTCN1；④ BLIA（基底样免疫活化型），该型表达 STAT 信号分析和细胞因子（Burstein et al., 2015）。

（六）三阴性乳腺癌与 BRCA 基因

基因组不稳定性容易导致癌症发生。携带 BRCA 基因突变患者更容易罹患乳腺癌、卵巢癌、前列腺癌、胰腺癌等恶性肿瘤。BRCA1 对同源重组介导的 DNA 修复来说是必不可少的。BRCA 突变造成的基因失活导致细胞周期阻滞。在三阴性乳腺癌中，p53 突变也会阻碍细胞周期进展（Foulkes et al., 2003）。BRCA1/2 功能缺失将导致 DNA 双链断裂修复障碍，从而使癌症发生的风险增加。从转录组学和组织学角度来看，三阴性乳腺癌和 BCRA1 突变相关乳腺癌相仿，提示三阴性乳腺癌中存在 BRCA1 功能失活（Lakhani et al., 2005; Turner et al., 2004）。三阴性乳腺癌在基因表达谱上有很大异质性。研究表明，三阴性乳腺癌常见于携带 BRCA1 基因突变的年轻女性，而不是 40 岁以上的中年女性。基底样型乳腺癌和 BRCA1 突变相关乳腺癌都表现出基因组不稳

定性。携带 BRCA1 胚系突变的乳腺癌患者 80% 以上都是三阴性的；相反，约 10% 的三阴性乳腺癌患者同时携带 BRCA1 突变。这两者之间的因果关系尚未被阐明，但或可部分解释这部分患者可从多聚腺苷二磷酸核糖聚合酶（polyadenosine diphosphate-ribose polymerase，PARP）抑制药和铂类等 DNA 损伤化疗药物中获益的原因（Rottenberg et al., 2008; Tassone et al., 2003）。

四、三阴性乳腺癌危险因素与流行病学

与内分泌敏感的管腔型乳腺癌相比，三阴性乳腺癌除了分子表达谱和临床表现有所不同，其危险因素与流行病学也颇为独特。卡罗来纳州乳腺癌研究是一项基于人群的病例对照研究，旨在评估乳腺癌亚型的临床关联和分布，该研究为三阴性乳腺癌的危险因素与流行病学提供了新的认识（Carey et al., 2006）。针对浸润性乳腺癌患者的初步分析报道了各个乳腺癌亚型在不同月经状态和种族中的发生率。该研究囊括超过 500 例患者标本，免疫组化结果表明，基底样型乳腺癌被归为 ER、PR、HER-2 阴性，CK5/6 阳性和（或）HER-1 阳性。该研究表明，非洲裔美国人较非非洲裔美国人（26% vs. 16%）、绝经前患者较绝经后患者（24% vs. 15%）更容易罹患基底样型乳腺癌（表 1-2）。绝经后非洲裔美国女性和任何年龄阶段的非非洲裔美国女性相比，绝经前非洲裔美国女性基底样型乳腺癌的发病率更高（39% vs. 14% vs. 16%，$P<0.001$）。其他研究也证实，年轻非洲裔美国女性中三阴性乳腺癌更常见，但具体原因还不清楚（Bauer et al., 2007; Morris et al., 2007）。

为了探讨乳腺癌常见的危险因素与其发病的关系，研究者对卡罗来纳州乳腺癌研究进行了拓展，将 1424 例浸润性癌或原位癌和超过 2000 例对照进行对比（Millikan et al., 2008），发现生产次数越多、首胎妊娠时年龄越小的女性患管腔 A 型乳腺癌［经免疫组化证实 ER 和（或）PR 阳性且 HER-2 阴性］的风险越低（表 1-2）。

表 1-2　三阴性乳腺癌危险因素

序　号	因　素
1	绝经前期
2	非洲裔美国人
3	首胎妊娠时年龄越小
4	生产次数越多
5	哺乳期越短
6	腰臀比大（不论绝经与否）
7	采用抑制泌乳措施

另外，首次足月妊娠时的年龄越小、已产次数越多的女性患三阴性乳腺癌的风险越高。哺乳期越长的女性所喂养的孩子数量越多，患基底样型乳腺癌的风险越低。上述结论在管腔 A 型乳腺癌中并不成立。绝经后、腰臀比高的女性中管腔 A 型乳腺癌的发病率增加。而对基底样型乳腺癌，无论绝经前还是绝经后，腰臀比大的女性患病风险均增加（Mir et al., 2021）。令人惊讶的是，研究表明，如果上述关联在基底样型乳腺癌高风险的非洲裔美国女性群体中成立，延长哺乳或减轻腹型肥胖能降低约 2/3 基底样型乳腺癌发病。类似地，一项来自波兰的乳腺癌研究发现乳腺癌的风险因素因其种类而异（Yang et al., 2007）。这项基于人群的研究表明，初潮年龄越大，基底样型乳腺癌而非管腔型乳腺癌的风险越低；绝经前女性中，体重指数越高，管腔型乳腺癌而非基底样型乳腺癌的风险越低。上述研究表明，各个亚型间风险变量并不相同，因此在建立和评价风险预测模型时需综合考虑。

五、目前三阴性乳腺癌的诊断方法

（一）钼靶摄片

三阴性乳腺癌不像其他亚型那样表现为典型的针刺状边界、不平整外形或可疑钙化灶。尽管在发现时病灶可能比其他亚型要更大，有将

近 18% 的三阴性乳腺癌在钼靶摄片时并未被发现（Dogan and Turnbull, 2012）。三阴性乳腺癌最常见的征象是团块影。近 25% 病例表现为局限性边界，通常不伴有钙化（Dogan and Turnbull, 2012; Kojima and Tsunoda, 2011; Yang et al., 2008）。10%～20% 的三阴性乳腺癌表现为局限性非对称性改变，15% 表现为钙化团块影，上述两种为较少见的影像学表现（Dogan et al., 2010; Wang et al., 2008）。孤立性钙化更加少见（Yang et al., 2008）。Dogan 及其同事认为钼靶摄片对三阴性乳腺癌的筛查作用甚微，因为钙化和导管原位癌的低检出率提示肿瘤生长迅速，通常被发现时已是侵袭性癌而非原位阶段（Dogan & Turnbull, 2012）。

（二）超声

超声对三阴性乳腺癌具有较好的灵敏度（Mir et al., 2021）。与钼靶摄片相类似，三阴性乳腺癌在超声影像上常表现为缺乏典型特征的团块影（Dogan and Turnbull, 2012）。约 25% 病例中可表现为边界清楚的肿块（Dogan et al., 2010; Kojima and Tsunoda, 2011），25%～40% 的病例中可见到后场回声增强。三阴性乳腺癌中回声增强意味着肿瘤坏死，而非良性征象（Du et al., 2015; Lerma et al., 2009）。

（三）磁共振

磁共振对三阴性乳腺癌具有高灵敏度，其影像形态学特征比超声、钼靶摄片对诊断更具指导意义（Boisserie - Lacroix et al., 2013）。Dogan 及其同事发现在 44 例三阴性乳腺癌患者中，磁共振检查的灵敏度是 100%，而钼靶和超声分别为 91%、93%（Dogan et al., 2010）。最普遍的影像学表现是增大的团块影，上述征象在 34 例患者中可观察到。35% 患者表现为圆形或椭圆形肿块，边缘常不光整（47%）或呈毛刺状（41%）。近 76% 的病例表现为边缘强化。8 例患者中可见强化的内部分隔。另有 10 例患者可见非肿块型强化。Uematsu 及其同事通过分析 59 例患者

发现团块影、边缘强化、边界光滑、延时强化等都与三阴性乳腺癌有关（Uematsu et al., 2009）。Teifke 及其同事认为边缘强化是辨别 ER 状态最可靠的磁共振征象（Teifke et al., 2006）。尽管三阴性乳腺癌和单发病灶显著相关（Uematsu et al., 2009），文献记载显示有 21% 的患者可表现为多发病灶（Chen et al., 2007）。三阴性乳腺癌在磁共振上通常比其他亚型的肿瘤更大，中位大小为（4.1±2.7）cm（Chen et al., 2007）。这项研究同时报道了显著的皮肤强化也是三阴性乳腺癌的一大特征，提示皮下淋巴管受累。瘤内 T_2 信号增强也与三阴性乳腺癌有关（Osman et al., 2014; Uematsu et al., 2009; Youk et al., 2012），被认为可能是瘤内坏死。Osman 及其同事发现 T_2 高信号与经病理学证实的瘤内坏死的关联性为 90%（Osman et al., 2014）。肿瘤内坏死被认为与不良的预后相关，是高度恶性的生物学特征，因此上述征象具有显著临床意义。

六、未来三阴性乳腺癌的诊断方法

（一）基于血液的液体活检

基于血液的液体活检是一项用于三阴性乳腺癌诊断的无创诊断方法。通常血液样本被用来检测是否含有肿瘤来源的胞外囊泡（外泌体）、循环肿瘤核酸、循环肿瘤细胞、循环肿瘤 DNA 或微RNA（microRNA，miRNA）等（Jia et al., 2017; Zhang et al., 2017）。Song 及其同事利用类似的技术表明血清中载脂蛋白 C-I 或可作为三阴性乳腺癌的诊断和预后标志物（Song et al., 2016）。

（二）循环肿瘤核酸

循环肿瘤核酸包括循环肿瘤 DNA、细胞游离RNA 和 miRNA（Marrugo-Ramírez et al., 2018）。肿瘤患者血中的循环肿瘤 DNA 来源于肿瘤本身（Davies and Eaby-Sandy, 2019; Fiala and Diamandis, 2018）、循环肿瘤细胞（Schwarzenbach et al., 2009）和肿瘤形成或进展过程中发生坏死/凋亡的细胞

（Jahr et al., 2001; Stroun et al., 2001）。血液中的循环肿瘤 DNA 量和肿瘤大小或转移灶大小成正比，研究表明循环肿瘤 DNA 浓度增加也会导致肿瘤负荷增加（Dawson et al., 2013）。因此，在疾病初期检测循环肿瘤 DNA 很困难，因为可能只有极少量循环肿瘤 DNA 可被发现，需要用高度敏感的检测方法来检测这些循环肿瘤 DNA。液滴数字聚合酶链反应（polymerase chain reaction，PCR）被成功用于检测早期乳腺癌患者血液样本中的 *PIK3CA* 突变（Beaver et al., 2014）。尽管如此，循环肿瘤 DNA 能否作为一种早期乳腺癌诊断的生物标志物仍需要被进一步验证和探讨。另外，血清中的循环肿瘤 DNA 可被用于动态监测肿瘤负荷及评价治疗效果（Dawson et al., 2013）。因为循环肿瘤 DNA 的半衰期短（15 分钟至数小时）（Diehl et al., 2008; Fleischhacker and Schmidt, 2007），故循环肿瘤 DNA 量的变化早于影像学变化。

miRNA 是长度约 22 个核苷酸的 RNA 分子，通过结合靶基因信使 RNA（messenger RNA，mRNA）调控基因表达（Eulalio et al., 2008）。许多生物学过程，包括细胞形成、增殖、染色质结构、细胞分化、代谢、凋亡、形态发生，都受到 miRNA 调控（Ambros, 2004; Bartel, 2004; Kim et al., 2009）。起抑癌或促癌作用的 miRNA 在肿瘤发生中扮演重要角色（Kim et al., 2009）。在肿瘤细胞中过表达的致癌性 miRNA，被报道能抑制细胞凋亡（Cho, 2007; Drakaki and Iliopoulos, 2009; Hammond, 2006）。此外，起抑癌作用的 miRNA 通常促进凋亡、拮抗增殖，在肿瘤细胞中表达下调（Negrini and Calin, 2008; Zhang and Pan, 2007）。Thakur 等报道三阴性乳腺癌的印度女性高表达 miR-220、miR-21 和 miR-221（Thakur et al., 2016），这与 Radojici 等的报道互相佐证（Radojicic et al., 2011）。一项来自香港的研究表明，miR-21 和 miR-221 在三阴性乳腺癌中表达却下调，提示不同人种或地域位置人群的 miRNA 表达存在差异（Shin et al., 2015）。另外，在非三

阴性乳腺癌中，研究报道 miRNA 表达（miR-21、miR-145、miR-221、miR-195、Let-7a）也因亚类而异（Bockmeyer et al., 2011; Heneghan et al., 2010; Mar-Aguilar et al., 2013）。miRNA 表达水平不仅在各亚型之间互不相同，还会受分期和分级的影响。Frères 及其同事建立了基于 8 个循环 miRNA（miR-16、miR-107、miR-103、miR-22、miR-148a、miR-19b、Let-7d 和 Let-7i）的乳腺癌筛查系统，可用于早期诊断（Frères et al., 2016）。

外泌体

外泌体是生理或病理条件下由细胞分泌的能够结合细胞膜的胞外囊泡结构，最早由 Pan 和 Johnstone 于 1983 年报道。外泌体在很大程度上负责将生物大分子（如 RNA、DNA、脂质和蛋白质）运输至受体细胞（He and Zeng, 2016; Raposo and Stoorvogel, 2013）。外泌体也参与细胞之间的分子交互和信号转导（Mathivanan et al., 2010）。O'Brien 及其同事的研究报道，在三阴性乳腺癌中，外泌体参与细胞通讯和表型特征传递（O'Brien et al., 2013）。起源于肿瘤细胞的外泌体被发现能促进肿瘤细胞扩增和免疫逃逸，从而导致肿瘤进展或转移（Iero et al., 2008; Zhang and Grizzle, 2014）。Piao 及其同事的研究报道，在三阴性乳腺癌中，外泌体通过与巨噬细胞相互作用驱动肿瘤发生和淋巴结转移（Piao et al., 2018; Qayoom et al., 2021）。外泌体蛋白被许多研究报道可作为有用的预后和诊断指标。Rupp 及其同事发现，表达于结直肠癌等多种实体瘤细胞的 CD24 分子，可作为乳腺癌的一种循环生物标志物（Rupp et al., 2011）。Moon 及其同事进一步提出，血浆循环外泌体中的纤连蛋白和内皮发育调节蛋白 Del-1 可作为早期乳腺癌诊断的生物标志物（Moon et al., 2016）。尽管上述发现并非针对三阴性乳腺癌，但或可代表未来三阴性乳腺癌诊断的新研究方向。液体活检用于诊断具有检测实时、数据可信的优点，能够节省开支和时间，从而能使患者避免接受手术。

（三）免疫 – 正电子发射体层成像

正电子发射体层成像（positron emission tomography，PET）是一种利用放射性元素或化学物检测组织器官功能的诊断性扫描技术。它在早期发现疾病方面的能力优于其他影像学检查技术。PET 技术用到的示踪剂由稳定耦联放射性核素的转运分子构成，能与人体中的生物分子（如蛋白质、糖等）结合产生正电子，从而与邻近的电子相互作用产生光子（Berger, 2003）。PET 扫描仪继而捕获这些光子产生的信号，以形成细胞、组织或器官的图像（Phelps, 2000）。

免疫 – 正电子发射体层成像利用与上述相类似的技术，将 PET 系统和单克隆抗体相结合，增强肿瘤特征识别效率，能用于筛选适合靶向治疗的单抗（Verel et al., 2005）。抗体的主要作用为识别细胞表面标记或细胞外基质组分，从而介导 PET 检测仪器的进一步识别（Van Dongen et al., 2007）。利用 ALT-836 嵌合单克隆抗体的抗原结合片段（fragment antigen-binding, Fab）开发的免疫 –PET 技术便是上述理念的成功实践（Shi et al., 2015）。ALT-836 单抗靶向识别人组织因子（tissue factor, TF），该因子又称血小板组织因子 / 因子Ⅲ，在细胞迁移和凋亡抑制信号通路中发挥重要作用，并且在三阴性乳腺癌细胞中表达显著。ALT-836 单抗的发现为三阴性乳腺癌的诊断和治疗带来了新的曙光（Hu et al., 2018; W. Zhang et al., 2017）。另外一种用于三阴性乳腺癌诊断性显像的单克隆抗体靶向糖蛋白非转移性黑色素瘤蛋白 B（glycoprotein nonmetastatic melanoma protein B, GPNMB 或 osteoactivin），该单抗产生于三阴性乳腺癌小鼠异种移植模型（Marquez-Nostra et al., 2017）。GPNMB 在三阴性乳腺癌患者中高表达，并且参与肿瘤生长和复发（Rose et al., 2010; Rose et al., 2007）。抗体 – 毒素复合物能减缓表达 GPNMB 的三阴性乳腺癌细胞的生长（Rose et al., 2010）。因此，免疫 –PET 技术不仅能用于早期发现三阴性乳腺癌，凭借其成像

的优势，还能为患者选择最佳的靶向治疗方法
（Yardley et al., 2015）。

（四）纳米生物传感器

生物传感器由生物感受器、检测器和信号转换器组成，被用来识别和分析多种生物学标本，如免疫系统组分（抗体和抗原）、酶、核酸（RNA、DNA、循环肿瘤 DNA 和 miRNA）以及其他人体中的生物学组分。识别分析物（互补 DNA、酶和底物、抗原）的生物感受器本质上也是经固定后的生物学组分，如 DNA 探针、酶和抗体等。在传感器内，分析物和感受器相互作用产生的生化信号经转换器处理后变成电信号。电信号的强度与分析物的浓度成正比或反比。生物传感器普遍采用电化学转换器（Sassolas et al., 2012）。科学家通常根据生物识别和信号转换的基本原理来对生物感受器进行归类。按照转换元件划分，生物感受器可分为光学、电化学、热学、压电感受器。电化学传感器可进一步细分为电流式、电位

式、电导式传感器（Thevenot et al., 1999）。尽管抗体和寡核苷酸也被广泛采用，但酶是目前应用最为普遍的生物感受元件。

当感受器接触到某种生物学分析物时，转换器产生可测量的结合信号，该信号继而被检测器识别处理（Fracchiolla et al., 2013）。纳米生物感受器通过结合纳米颗粒和转换器来放大生物学信号和转化过程（Mohammadniaei et al., 2018）（图 1-3）。纳米颗粒体积小，因而具有很高的表面积 / 体积比，使传感器的容受性增加，检测阈值降低，从而使识别低浓度的生物学分析物成为可能。

已有研究者发明了多种用于识别三阴性乳腺癌的纳米生物传感器。发明于 2016 年的氧化锌 - 胆碱氧化酶纳米生物传感器可用于检测三阴性乳腺癌标本中的胆碱水平（Mir, 2022; Thiagarajan et al., 2016）。一种基于锁定寡核苷酸探针的电化学纳米生物传感器被报道能有效识别肿瘤相关 miR-199a-5p（检测限 =4.5f），从而用于三阴性乳腺癌的辅助诊断。miR-199a-5p 被报道在三阴性乳腺

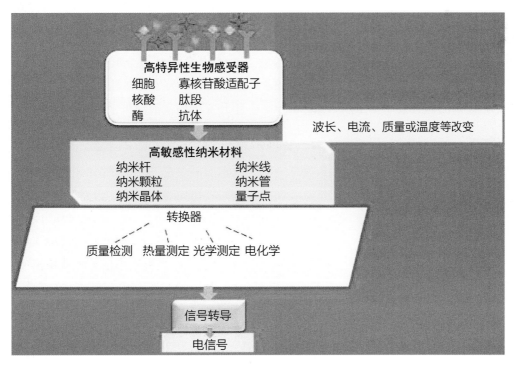

▲ 图 1-3　纳米生物传感器工作原理

样本分析物结合至生物感受器，触发生物学反应，从而引起波长、电流、质量或温度等改变，转换器继而将生物学反应转换为电脉冲信号，纳米材料联合转换器被用来检测低浓度的分析物

癌中显著下调（Chen et al., 2016; Ebrahimi et al., 2018）。如上所述，纳米生物传感器对患者血液中低水平 miR-199a-5p 检测的敏感性和特异性都很高。另一种双配体协同功能化荧光金纳米团簇被报道能识别及区分正常、癌、转移性乳腺癌、三阴性乳腺癌细胞，亦表明纳米生物传感器的复杂分析功能和辅助诊断价值（Tao et al., 2017）。

（五）nCounter 乳腺癌 360 基因检测

nCounter 乳腺癌 360 基因检测项目自 2018 年 4 月起推行，主要通过检测 770 个基因表达来对乳腺癌进行分子分型。研究人员将患者 RNA 标本提取后与 360 基因检测芯片结合，进而在 NanoString nCouter® 系统中进行上机处理。该系统提供全面的基因表达分析结果，包括针对乳腺癌的免疫防御机制、免疫微环境分析，以及基于 PAM50 芯片和炎症信号通路芯片等生物学表达谱的分子分型（Wallden et al., 2015）。在一项评价依维莫司和艾立布林在三阴性乳腺癌中疗效的 I 期临床试验中，NanoString 乳腺癌 360 基因检测被用于评估肿瘤异质性和免疫微环境（Yuan et al., 2019）。也有研究对 I 期管腔型乳腺癌患者采用 NanoString 乳腺癌 360 基因检测进行内源性分子分型，进而评估内分泌治疗的效果（Schroth et al., 2019）。近期的研究表明，采用 NanoString 乳腺癌 360 基因检测对乳腺癌进行分型（基于 *ESR1*、*MK167*、*PGR*、*ERBB2* 表达）的准确性与传统的免疫组化相当。但总的来说，该检测需要大量标本进行数据验证，目前仅用于科学研究。未来 NanoString 乳腺癌 360 基因检测或可被用于乳腺癌辅助诊断。

（六）数字 PCR

数字 PCR 最早由 Vogelstein 和 Kinzler 在 1999 年提出，是一项将 PCR 反应体系进行分孔扩增的技术（图 1-4）。与传统定量 PCR 相比，数字 PCR 的优点在于无须标准曲线进行分析，并且可以耐受 PCR 抑制物的影响（Nixon et al., 2014），能在大量标本混合物中检测少见的靶基因，并且能检测到细微的表达变化（White et al., 2012）。此外，数字 PCR 绝对定量和标本分孔的特点使其能用于罕见等位基因检测（Castellanos-Rizaldos et al., 2015; Hindson et al., 2011），基因突变检测，如 DNA 缺失、变异或扩增（Chang et al., 2002; Lo et al., 2007; Whale et al., 2012），二代测序文库定量和病毒载量测定（Laurie et al., 2013; Sedlak and Jerome, 2013; Zhou et al., 2018）。数字 PCR 被普遍用于识别肿瘤患者的循环肿瘤 miRNA 和 DNA（Laprovitera et al., 2018）。为了实现乳腺癌分型，研究者在 2019 年开发出四重液滴数字 PCR，以用来对 4 个癌基

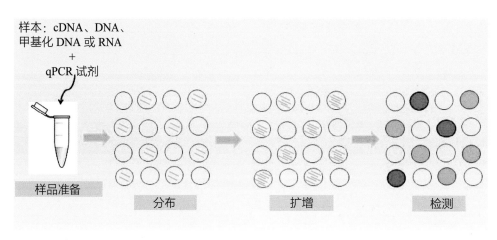

样本：cDNA、DNA、甲基化 DNA 或 RNA
+
qPCR 试剂

样品准备　　分布　　扩增　　检测

▲ 图 1-4　数字 PCR 流程

样本被加入定量 PCR 试剂中混匀后，平均分成数份亚体积组分（微孔板、小室或液滴），使得只有部分组分含有检测样本，而部分组分不含检测样本。每一个组分进行单独扩增，阳性反应柱将会被检测到。PCR. 聚合酶链反应

因（*ESR1*、*PUM1*、*ERBB2* 和 *PGR*）的表达进行同时检测（Chen et al., 2019）。

目前，许多商业化的数字 PCR 系统已经非常普遍，如 QX100 和 QX200 液滴数字 PCR 系统、雨滴数字 PCR 系统、BioMark HD 系统、qdPCR 37K IFC 系统、Clarity 系统、QuantStudio 3D 数字 PCR 系统（Demeke and Dobnik, 2018）。因此，数字 PCR 是实现早期肿瘤精准检测的潜在技术手段之一。

七、三阴性乳腺癌的预后指标

不同乳腺癌亚型之间局部和远处复发率相差很大，而三阴性乳腺癌复发风险更高（Bae et al., 2016; Gabos et al., 2010; Nguyen et al., 2008; Voduc et al., 2010）。Dent 及其同事的研究表明，三阴性乳腺癌的复发率可达 33.9%，而其他亚型为 20.4%（Dent et al., 2007）。Bae 及其同事通过回顾性分析 398 例早期三阴性乳腺癌（Ⅰ期或Ⅱ期），提出许多与局部复发有关的特征，包括乳腺癌家族史、钼靶上表现为致密影、淋巴血管浸润及术前无乳腺磁共振评估等（Bae et al., 2016）。同时，该研究发现，虽然淋巴结转移情况和肿瘤大小在其他乳腺癌亚型中是重要的预后指标，两者与三阴性乳腺癌的复发却没有显著关联（Bae et al., 2016）。三阴性乳腺癌的复发有其独有的特征，大部分在诊断后 5 年之内复发，而 5 年之后复发风险显著下降（Bae et al., 2016; Foulkes et al., 2010）。其他乳腺癌亚型在诊断后 17 年内的复发风险始终持平。类似地，Dent 等发现三阴性乳腺癌平均局部复发时间为 2.8 年，而其他亚型约为 4.2 年（Dent et al., 2007）。

三阴性乳腺癌的远期预后通常较差（Liedtke et al., 2008; Mir et al., 2022）。一项来自美国 MD 安德森癌症中心的临床试验表明，在包含 255 例三阴性乳腺癌的总共 1118 例乳腺癌患者中，三阴性乳腺癌患者的无进展生存期和 3 年生存期更低，3 年之后的生存期大致保持稳定（Liedtke et al., 2008）。许多因素导致了三阴性乳腺癌的不良预后。三阴性乳腺癌更容易发生肺转移或其他内脏转移，而非三阴性乳腺癌更容易发生皮肤或骨转移（Freedman et al., 2009; Kennecke et al., 2010; Liedtke et al., 2008）。脑转移在三阴性乳腺癌中更常见（Brouckaert et al., 2012; Dawood et al., 2009; Heitz et al., 2008; Mir and Mehraj, 2019），并且三阴性乳腺癌的病理核分级更高（Brouckaert et al., 2012）。化疗联合靶向（内分泌治疗和曲妥珠单抗）可用于非三阴性乳腺癌，而三阴性乳腺癌通常只有化疗一种系统性治疗手段（Dogan & Turnbull, 2012; Mir et al., 2020）。三阴性乳腺癌的预后在很大程度上取决于治疗反应，如果在新辅助治疗后能达到病理学完全缓解（pathologic complete response, pCR），那么其生存期和达到 pCR 的非三阴性乳腺癌相仿。另外，三阴性乳腺癌获得 pCR 的概率比其他亚型更高（Brouckaert et al., 2012; Mir et al., 2020）。

八、三阴性乳腺癌的体细胞基因组突变

癌细胞通常携带大量体细胞基因突变，但只有极少部分突变能使癌细胞获得实际生存优势，这些突变被称为"驱动突变"（Vogelstein et al., 2013）。根据原代标本的大规模外显子测序和靶向测序结果，三阴性乳腺癌的许多潜在驱动基因都存在突变（Pereira et al., 2016; Weisman et al., 2016）。基底样型乳腺癌的基因突变频率在所有乳腺癌中位居首位，约 1.68mut/Mb。根据 2012 年癌症基因组图谱，突变率超过平均数 3 个标准差（4.68mut/Mb）的肿瘤可被归为高频突变。乳腺癌全基因组分型的概念应运而生，即将二代测序检测到的驱动基因修饰按照基因所涉及的胞内通路进行归类，如 RAS/MAPK 和 PI3K/AKT 通路、细胞周期、DNA 损伤修复和转录调控等（Balko et al., 2014; Mir et al., 2020; Pereira et al., 2016）（表 1–3）。

三阴性乳腺癌的大部分基因突变发生在抑癌基因如 *RB1*、*TP53* 和 *PTEN*，而这些突变目前

表 1–3　基于外显子测序或靶向测序的潜在靶向通路分类

序　号	癌症基因组图谱	遗传改变
1	PI3K/PTEN 通路	*INPP4B* 缺失、*PTEN* 突变 / 缺失、*PIK3CA* 突变
2	p53 通路	*TP53* 突变、*MDM2* 获得
3	RB1 通路	*CCNE1* 扩增、*RB1* 突变 / 缺失、*RB1* 低表达、*CDKN2A* 高表达

尚无有效的靶向治疗手段。PI3K/AKT 通路的致癌性突变在基底样型乳腺癌患者中已有报道，如 *PTEN* 突变或缺失占 35%，*AKT3* 扩增占 28%，*PIK3CA* 突变占 7%（Mir et al., 2020）。这些突变或可使患者从相应靶向治疗的临床试验中获益。与初治三阴性乳腺癌类似，对接受新辅助治疗后的残余病灶进行靶向测序，发现超过 90% 的患者仍存在至少 1 种类型的通路突变（Balko et al., 2014）。*BRCA1* 截短突变或 *JAK2* 扩增被报道与更短的总生存显著相关，而 *PTEN* 突变与更长的总生存显著相关。由于单药的治疗效果欠佳，因此在三阴性乳腺癌的临床研究中，通常会将靶向这些通路的治疗药物通常会与其他治疗方法联合使用（Mir et al., 2020）。

鉴于三阴性乳腺癌复杂的遗传概观，可疑驱动基因或致癌通路的单一突变并不足以导致癌症发生（Nik-Zainal et al., 2012）。年龄、致癌性暴露因素、DNA 复制错误、DNA 修复缺陷，以及 APOBEC 胞嘧啶脱氨酶家族都能使肿瘤基因组发生改变，这些改变被称为突变印迹。一项来自 21 例乳腺癌的全基因组测序研究发现，乳腺癌中存在 5 种相互独立的突变谱，尤其是局部高甲基化和 APOBEC 胞嘧啶脱氨酶家族（Nik-Zainal et al., 2012）。一项包括 56 例乳腺癌的研究报道了 93 个潜在驱动基因的体细胞碱基替换、插入、缺失、重排和拷贝数变化（Nik-Zainal et al., 2016）。在 ER 阴性亚组中，*MYC*、*TP53*、*PTEN*、*RB1* 和 *ERBB2* 突变最为常见，上述 5 个基因在所有样本的十大高频突变基因中占到 62%。进一步的数学方法发现了 12 种碱基替换突变谱（包括上述提到的 5 种突变谱）、6 种重排突变谱、2 种插入 – 缺失突变谱。长串联重复（＞100kb）和重排突变谱 1 相关，主要见于 *TP53* 突变的三阴性乳腺癌，这些患者具有高同源重组缺陷指数，但无 *BRCA1/2* 突变或 *BRCA1* 启动子高甲基化。与之相对应，91% 携带 *BRCA1* 突变或启动子高甲基化的患者表现为重排突变谱 3，这些患者主要表现为短串联重复（10kb）。这些突变谱的治疗及预后价值仍然有待进一步探讨。

九、三阴性乳腺癌的表观遗传学修饰

表观遗传学是目前针对三阴性乳腺癌的异质性开发新的治疗手段所关注的新兴研究领域之一。表观遗传学在肿瘤发生发展过程中的重要作用被广泛认可。这一学科致力于研究 DNA 序列改变之外的、可遗传的基因表达改变（Kanwal et al., 2015）。在多种肿瘤包括乳腺癌中，具有预后、诊断、治疗意义的表观遗传学改变已被报道（Basse and Arock, 2015; Mehraj, Ganai, et al., 2021）。

许多研究者着眼于研究 DNA 甲基化和组蛋白翻译后修饰，这两者也是最常见的表观遗传学改变（Jones and Baylin, 2007; Kanwal et al., 2015; Tammen et al., 2013）。新的研究方向包括非编码 RNA（noncoding RNA, ncRNA）、染色质重塑（Jones and Baylin, 2007; Tammen et al., 2013）、核小体定位、染色体环化（Kanwal et al., 2015）等。这些改变之间的相互作用错综复杂，一种表观遗传的改变可能导致另一种改变的发生。

（一）DNA 甲基化

DNA 甲基化是研究最为广泛的表观遗传

学过程。DNA 甲基转移酶催化 CpG 岛的胞嘧啶甲基化，被认为是一种表观遗传沉默标志。DNMT1 负责复制后的维持甲基化，而 DNMT3A 和 DNMT3B 行使从头甲基化的功能（Kanwal et al., 2015）。

一项三阴性乳腺癌甲基化组学的大型研究根据基因组中的差异甲基化区域，将患者标本分为 3 个甲基化组（Stirzaker et al., 2015）。与高甲基化亚组相比，低甲基化组的诊断后 5 年生存率更高，而中甲基化组的生存率最低。该研究报道了 17 个差异甲基化区域，这些区域能将三阴性乳腺癌患者按预后归为两类。这些区域所涉及的基因包括 *WT1* 及其反义基因 *WT1-AS*，高甲基化水平与其表达增加、患者不良生存结局相关。尽管双向启动子的高甲基化与 *WT1* 及 *WT1-AS* 的低表达、患者生存获益相关，这些结论仍需在大样本群体研究中证实（Stirzaker et al., 2015）。对于总体低甲基化的情况，该研究表明高甲基化事件主要发生于 CpG 岛（图 1-5）。这些高甲基化区域与人乳腺上皮细胞中的表观沉默因子 H3K27me3 紧密相关。12 个甲基化基因发生突变和表达下调，包括 *SEMA5A* 和 *ROBO3*（Stirzaker et al., 2015），这两者在轴突引导通路中发挥重要作用，该通路

被认为与乳腺癌发生发展密切相关（Harburg and Hinck, 2011）。这个通路最早是在大脑形成过程中被报道（Robichaux and Cowan, 2014），包括 Eph/ephrin、Netrin、Slit 和 Semaphorin 等蛋白，最近被发现能够调控正常乳腺细胞生长、乳腺癌发生、血管生成和进展（Braicu et al., 2016）。这条通路中的 7 个成员都发生启动子高甲基化，这些结论或可为未来靶向治疗提供新的研究思路（Stirzaker et al., 2015）。

早先有研究对 69 个癌症相关基因的 110 个 CpG 岛的低甲基化程度进行探讨，报道了三阴性乳腺癌独特的甲基化模式。该模式主要表现为 5 个基因甲基化（*CDKN2B*、*CD44*、*MGMT*、*p73*、*RB*）和 11 个基因非甲基化（*PMS2*、*GSTP1*、*MSH2*、*CACNA1A*、*MLH1*、*MSH3*、*CACNA1G*、*MSH6*、*TWIST1*、*ID4* 和 *DLC1*）。这其中又以 *MMR*、*MGMT* 和 *ID4* 联系最为密切（Branham et al., 2012; Mir and Agrewala, 2008）。出乎意料的是，*BRCA1/2* 启动子甲基化水平在三阴性和非三阴性乳腺癌之间的差异并不显著。尽管如此，*ID4* 作为非甲基化基因之一，是 *BRCA1* 的负向调控因子。上述结论提供了一种能够解释 *BRCA* 沉默的全新机制。

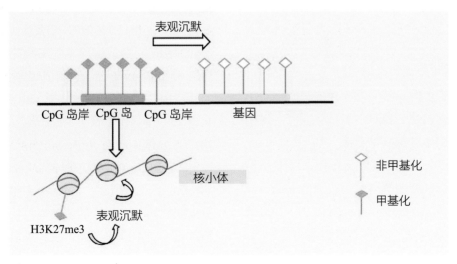

▲ 图 1-5　三阴性乳腺癌的甲基化模式

CpG 岛高甲基化导致表观遗传沉默，常伴随基因间区域的低甲基化。在核小体层面，DNA 甲基化序列常对应组蛋白 H3 第 27 位赖氨酸的三甲基化（H3K27me3）。H3K27me3 也是一种表观遗传学上的沉默标志

（二）DNA 甲基化与三阴性乳腺癌进展

一项全基因组甲基化研究通过比较原发肿瘤、癌旁组织和淋巴结转移灶，揭示了一系列可以解释三阴性乳腺癌进展的异常发现（Mathe et al., 2016）。16 个三阴性乳腺癌特异基因在训练队列或验证队列中表现为差异性甲基化，其中 5 个基因的甲基化水平在两个队列中均有差异，包括 COL14A1、ANKRD30B、IGF1、MEG3 和 IL6ST。在淋巴结转移的标本中，则有另外一组基因表现为差异性甲基化。EGR1、SPRY2、GREB1、LRRC17 和 ITIH5 甲基化水平升高，以及 AMIGO2 甲基化水平降低与较长的生存时间相关。一项类似的研究表明，EGR1 表达水平与其甲基化水平负相关（Mathe et al., 2016）。基因 BRMS1 的表观遗传调控或对三阴性乳腺癌的转移至关重要（Kong et al., 2015）。与正常乳腺组织相比，BRMS1 表达在三阴性乳腺癌标本和细胞系中显著降低。研究表明 BRMS1 表达与淋巴结转移负相关。DNA 甲基化介导的 BRMS1 表达沉默在乳腺癌细胞系（HCC-1937、MDA-MB-231 和 MDA-MB-435）、正常乳腺组织来源细胞系 MCF-10A、原代乳腺癌组织及相应癌旁组织中均得到了验证（Kong et al., 2015）。BRMS1 甲基化与预后不良的 TNM 分期相关，提示 BRMS1 可能发挥抑癌作用。

（三）长链非编码 RNA

Liu 等通过分析 mRNA 和长链非编码 RNA（long noncoding RNA，LncRNA）表达谱，提出了一种新的三阴性乳腺癌的分类方法（Liu et al., 2016）。免疫调节型、雄激素受体型、间充质型和基底样免疫抑制型四类与已经报道的 Lehmann 分型有部分重叠（Lehmann et al., 2014），并且基底样免疫抑制型被认为具有高度侵袭性（Liu et al., 2016）。

以往三阴性乳腺癌的芯片分析报道了许多 LncRNA，这些 LncRNA 在正常与三阴性乳腺癌中表达存在显著差异（Shen et al., 2015）。但是这些 LncRNA 的功能、与其他通路的相互作用及其重要性还有待阐明。类似地，有一个芯片研究发现 LINC00993 可能与三阴性乳腺癌中 ER 低表达相关（Chen et al., 2015）。MALAT1 在三阴性乳腺癌进展中发挥重要作用，可作为一个潜在的预测淋巴结转移的生物标志物（Jadaliha et al., 2016）。

（四）微 RNA

微 RNA（miRNA）是长度约 20 个核苷酸的短非编码 RNA，其转录本可调控基因表达（Palazzo and Lee, 2015）。Gasparini 等提出了一种由 4 个 miRNA 组成的分型方法，可以将三阴性乳腺癌患者分为高风险和低分险两类（Gasparini et al., 2014）。miR-155 和 miR-493 被认为与良好的预后相关，而 miR-30e 和 miR-27a 被认为与不良的预后相关（Gasparini et al., 2014）。

miRNA 也可作为潜在的三阴性乳腺癌生物标志物。在乳腺癌细胞系中，miR-10b、miR-146a、miR-26a 和 miR-153 的表达与 BRCA1 表达相关。在 MDA-MB-231 细胞中，miR-26a 和 miR-10b 抑制 BRCA1 表达。三阴性乳腺癌中 miR-146a 高表达，但 miR-146a 不影响 BRCA1 表达。在 MDA-MB-231 细胞中，miR-153 上调 BRCA1 表达。Kumaraswamy 等发现 miR-146a 与 BRCA1 表达显著相关，并且下调 EGFR 表达（Kumaraswamy et al., 2015）。Garcia 等发现三阴性乳腺癌中 miR-146a 和 miR-146b-5p 抑制 BRCA1 表达（Garcia et al., 2011）。Murria 等发现 miR-590-5p 和 miR-4417 在三阴性乳腺癌中高表达（Murria et al., 2015）。miR-590 通过与 ESR1 mRNA 相互作用调控 ER 表达，miR-4417 调控 BRCA1 mRNA 表达（Murria et al., 2015）。miRNA 亦参与转移过程中上皮间质转化。最近的一项研究表明两种表观遗传方式可能共同参与调控三阴性乳腺癌淋巴结转移关键基因的表达。miR-200c/miR-141 基因甲基化与 miR-200c 低表达、淋巴结转移相关，提示 miR-200c 可能促进三阴性乳腺癌转移（Damiano et al., 2017）。同时，miR-200c 与上皮间质转化的关键转录因子 *ZEB1* 的高表达相关，提示 miR-200c/*ZEB1* 轴或作为三阴性乳腺癌新的治疗靶标。研究表明，miR-200 家族在三阴性乳腺癌中扮演重要角色。在小鼠乳腺癌移植瘤模型中，过表达 miR-200b 抑制蛋白激酶 Cα 表达，从而抑制三阴性乳腺癌转移（Humphries et al., 2014）。另外一个家族成员 miR-200a 可通过调控癌基因 *EPHA2* 表达影响三阴性乳腺癌迁移（Tsouko et al., 2015）。miR-429-5p 和 miR-200b-3p 通过抑制 LIMK1/CFL1 通路抑制三阴性乳腺癌迁移、增殖和侵袭（Li et al., 2017）。这些研究均为三阴性乳腺癌的靶向治疗提供了新的方向。

（五）组蛋白修饰

Xi 等在 13 株乳腺癌细胞系中分别检测 8 种组蛋白修饰丰度，包括 H3K4me1、H3K4me3、H3K9ac、H3K9me3、H3K27me3、H3K36me3、H3K27ac 和 H3K79me2。这 13 株细胞系中包括 4 株三阴性乳腺癌细胞系，即 HCC1937、MDA-MB-231、MDA-MB-468 和 MDA-MB-436（Xi et al., 2018）。研究者发现不同亚型之间的组蛋白修饰模式具有显著差异，如 H3K36me3。基因 *AFAP1-AS1* 表达受组蛋白 H3K36me3 修饰调控。以往尚无研究报道 *AFAP1-AS1* 在三阴性乳腺癌中的功能，该研究发现 *AFAP1-AS1* 在三阴性乳腺癌中高表达，并且在多种癌症中与不良预后相关，如食管癌、肺癌、胰腺癌、鼻咽癌、肝黑色素瘤和结肠癌。*AFAP1-AS1* 通过促进上皮间质转化而促进肿瘤侵袭。短干扰 RNA 对 *AFAP1-AS1* 的消耗，导致 MDA-MB-231 和 HCC1937 细胞的增殖及克隆形成降低（Xi et al., 2018）。

转录因子 BCL11A 在三阴性乳腺癌及基底样亚型中高表达（Khaled et al., 2015）。BCL11A 对乳腺干/祖细胞至关重要（Khaled et al., 2015）。BCL11A 通过与组蛋白甲基化转移酶 PRC2/去乙酰化酶 SIN3A 复合体的共同亚基 RBBP4/7 相互作用，调控基因表达，从而促进肿瘤生长（Moody et al., 2018）。含溴结构域和额外终端域（bromodomain and extra-terminal, BET）家族蛋白也参与基因表达的表观调控，这些蛋白能够结合核小体组蛋白中乙酰化的赖氨酸残基（Filippakopoulos and Knapp, 2014; Nieto-Jiménez et al., 2017）。抑制 BET 蛋白的功能具有抗肿瘤效果，包括三阴性乳腺癌（Filippakopoulos and Knapp, 2014; Sahai et al., 2016; Sahni et al., 2016; Shu et al., 2016）。一些 BET 抑制药已经在临床前研究中表现出良好的疗效，特别是当联用现有的治疗药物时具有显著的协同效果（Nieto-Jiménez et al., 2017; Ocaña et al., 2017; Shu et al., 2016; Vázquez et al., 2017）。小分子抑制药 OTX015/MK-8628 目前已被用于三阴性乳腺癌的临床试验（Nieto-Jiménez et al., 2017）。

一项采用基底样型乳腺癌细胞系 MDA-MB-231 的研究表明，组蛋白修饰在三阴性乳腺癌的上皮间质转化中扮演重要角色。下调组蛋白甲基转移酶 G9a、H3K79 的甲基转移酶 DOT1L 或组蛋白乙酰转移酶 KAT5 促进 E-cadherin 表达和类上皮样表型，抑制细胞侵袭和迁移能力（Gregoire et al., 2016）。这些研究为寻找抑制肿瘤转移的表观遗传治疗靶标提供了新的方向。macroH2A1 编码组蛋白 2 的一种变体，参与调控上皮间质转化及间充质状态的维持。研究表明，macroH2A1.1 过表达与 Claudin 低表达乳腺癌亚型的间充质标志物表达相关，并被认为是三阴性乳腺癌预后不佳的危险因素（Lavigne et al., 2014）。

十、总结

乳腺癌是现阶段威胁女性生命最常见的癌症，是女性癌症的主要死因之一。在过去的 20 年间，乳腺癌的研究取得了长足的进展，越来越多有效、安全的治疗手段被发现。三阴性乳腺癌是一组由基因突变决定的疾病谱。三阴性乳腺癌具有高侵袭性，与其他亚型相比早期复发率高。三阴性乳腺癌的诊断需由免疫组化判别，但各亚型之间又有很大异质性。由于不表达 ER、PR 和 HER-2，内分泌治疗和靶向治疗往往是无效的。三阴性乳腺癌目前的治疗方法仍未达理想的效果，新的治疗手段亟待开发。临床研究表明，三阴性乳腺癌的独立危险因素包括年龄、种族、绝经前、高生产数、高组织学分级、疾病进展严重度等。在钼靶摄片和超声影像上，三阴性乳腺癌的表现可为良性，但亦具备不同特征。磁共振对三阴性乳腺癌的可疑病灶更为敏感，因此可作为有效的筛查手段之一。近年来，科学家提出许多三阴性乳腺癌的新辅助诊断方法，这些新技术提高了诊断有效性。肿瘤表观遗传学是目前肿瘤领域，包括乳腺癌领域研究最为热门的方向之一。这些基础研究的突破进展或可指导三阴性乳腺癌的未来治疗。总的来说，三阴性乳腺癌是一类具有独特分子表达谱、危险因素、侵袭转移模式的乳腺癌亚型，与其他亚型相比缺乏治疗手段、预后更差。

参考文献

[1] Ambros, V., 2004. The functions of animal microRNAs. Nature 431 (7006), 350-355.

[2] Arnedos, M., et al., 2012. Triple-negative breast cancer: are we making headway at least? Ther. Adv. Med. Oncol. 4 (4), 195-210.

[3] Bae, M.S., et al., 2016. Early stage triple-negative breast cancer: imaging and clinical-pathologic factors associated with recurrence. Radiology 278 (2), 356-364.

[4] Balko, J.M., et al., 2014. Molecular profiling of the residual disease of triple-negative breast cancers after neoadjuvant chemotherapy identifies actionable therapeutic targets. Cancer Discov. 4 (2), 232-245.

[5] Bartel, D.P., 2004. MicroRNAs: genomics, biogenesis, mechanism, and function. Cell 116 (2), 281-297.

[6] Basse, C., Arock, M., 2015. The increasing roles of epigenetics in breast cancer: implications for pathogenicity, biomarkers, prevention and treatment. Int. J. Cancer 137 (12), 2785-2794.

[7] Bauer, K.R., et al., 2007. Descriptive analysis of estrogen receptor (ER)-negative, progesterone receptor (PR)-negative, and HER2-negative invasive breast cancer, the so-called triple-negative phenotype: a population-based study from the California cancer Registry. Cancer 109 (9), 1721-1728.

[8] Beaver, J.A., et al., 2014. Detection of cancer DNA in plasma of patients with early-stage breast cancer. Clin. Cancer Res. 20 (10), 2643-2650.

[9] Benson, J.R., Jatoi, I., 2012. The global breast cancer burden. Future Oncol. 8 (6), 697-702.

[10] Berger, A., 2003. How does it work? Positron emission tomography. BMJ 326 (7404), 1449.

[11] Bertucci, F., et al., 2006. Gene expression profiling shows medullary breast cancer is a subgroup of basal breast cancers. Cancer Res. 66 (9), 4636-4644.

[12] Bockmeyer, C.L., et al., 2011. MicroRNA profiles of healthy basal and luminal mammary epithelial cells are distinct and reflected in different breast cancer subtypes. Breast Cancer Res. Treat. 130 (3), 735-745.

[13] Boisserie-Lacroix, M., et al., 2013. Triple-negative breast cancers: associations between imaging and pathological findings for triple-negative tumors compared with hormone receptor-positive/human epidermal growth factor receptor-2-negative breast cancers. Oncologist 18 (7), 802.

[14] Braicu, C., et al., 2016. Novel insight into triple-negative breast cancers, the emerging role of angiogenesis, and antiangiogenic therapy. Expert Rev. Mol. Med. 18.

[15] Branham, M.T., et al., 2012. Methylation profile of triple-negative breast carcinomas. Oncogenesis 1 (7), e17.

[16] Brouckaert, O., et al., 2012. Update on triple-negative breast cancer: prognosis and management strategies. Int. J. Women's Health 4, 511.

[17] Burstein, M.D., et al., 2015. Comprehensive genomic analysis identifies novel subtypes and targets of triple-negative breast cancer. Clin. Cancer Res. 21 (7), 1688-1698.

[18] Carey, L., et al., 2010. Triple-negative breast cancer: disease entity or title of convenience? Nat. Rev. Clin. Oncol. 7 (12), 683-692.

[19] Carey, L.A., et al., 2006. Race, breast cancer subtypes, and survival in the Carolina Breast Cancer Study. JAMA 295 (21), 2492-2502.

[20] Castellanos-Rizaldos, E., et al., 2015. Enhanced ratio of signals enables digital mutation scanning for rare allele detection. J. Mol. Diagn. 17 (3), 284-292.

[21] Chang, H.-W., et al., 2002. Detection of allelic imbalance in ascitic supernatant by digital single nucleotide polymorphism analysis. Clin. Cancer Res. 8 (8), 2580-2585.

[22] Chaudhary, L.N., et al., 2018. Triple-negative breast cancer: who should receive neoadjuvant chemotherapy? Surgical Oncology Clinics 27 (1), 141-153.

[23] Chen, C., et al., 2015. Microarray expression profiling of dysregulated long non-coding RNAs in triple-negative breast cancer. Cancer Biol. Ther. 16 (6), 856-865.

[24] Chen, J., et al., 2016. miR-199a-5p confers tumor-suppressive role in triple-negative breast cancer. BMC Cancer 16 (1), 1-12.

[25] Chen, J.H., et al., 2007. Triple-negative breast cancer: MRI features in 29 patients. Ann. Oncol. 18 (12), 2042-2043.

[26] Chen, W., et al., 2019. Breast cancer subtype classification using 4-plex droplet digital pcr. Clin. Chem. 65 (8), 1051-1059.

[27] Cho, W.C.S., 2007. OncomiRs: the discovery and progress of microRNAs in cancers. Mol. Cancer 6 (1), 1-7.

[28] Damiano, V., et al., 2017. Epigenetic silencing of miR-200c in breast cancer is associated with aggressiveness and is modulated by ZEB1. Genes Chromosomes Cancer 56 (2), 147-158.

[29] Davies, M., Eaby-Sandy, B., 2019. Targeted Therapies in Lung Cancer: Management Strategies for Nurses and Practitioners. Springer, Cham, Switzerland.

[30] Dawood, S., et al., 2009. Survival among women with triple receptor-negative breast cancer and brain metastases. Ann. Oncol. 20 (4), 621-627.

[31] Dawson, S.-J., et al., 2013. Analysis of circulating tumor DNA to monitor metastatic breast cancer. N. Engl. J. Med. 368 (13), 1199-1209.

[32] Demeke, T., Dobnik, D., 2018. Critical assessment of digital PCR for the detection and quantification of genetically modified organisms. Anal. Bioanal.Chem. 410 (17), 4039-4050.

[33] Dent, R., et al., 2007. Triple-negative breast cancer: clinical features and patterns of recurrence. Clin. Cancer Res. 13 (15), 4429-4434.

[34] Diehl, F., et al., 2008. Circulating mutant DNA to assess tumor dynamics. Nat. Med. 14 (9), 985-990.

[35] Dogan, B.E., et al., 2010. Multimodality imaging of triple receptor-negative tumors with mammography, ultrasound, and MRI. Am. J. Roentgenol. 194 (4), 1160-1166.

[36] Dogan, B.E., Turnbull, L.W., 2012. Imaging of triple-negative breast cancer. Ann. Oncol. 23, vi23-vi29.

[37] Drakaki, A., Iliopoulos, D., 2009. MicroRNA gene networks in oncogenesis. Curr. Genomics 10 (1), 35-41.

[38] Drukteinis, J.S., et al., 2013. Beyond mammography: new frontiers in breast cancer screening. Am. J. Med. 126 (6), 472-479.

[39] Du, H.-Y., et al., 2015. Ultrasonographic findings of triple-negative breast cancer. Int. J. Clin. Exp. Med. 8 (6), 10040.

[40] Ebrahimi, A., et al., 2018. Design, development and evaluation of microRNA-199a-5p detecting electrochemical nanobiosensor with diagnostic application in triple negative breast cancer. Talanta 189, 592-598.

[41] Eulalio, A., et al., 2008. Getting to the root of miRNA-mediated gene silencing. Cell 132 (1), 9-14.

[42] Fiala, C., Diamandis, E.P., 2018. Utility of circulating tumor DNA in cancer diagnostics with emphasis on early detection. BMC Med. 16 (1), 1-10.

[43] Filippakopoulos, P., Knapp, S., 2014. Targeting bromodomains: epigenetic readers of lysine acetylation. Nat. Rev. Drug Discov. 13 (5), 337-356.

[44] Fleischhacker, M., Schmidt, B., 2007. Circulating nucleic acids (CNAs) and cancer—a survey. Biochim. Biophys. Acta. 1775 (1), 181-232.

[45] Foulkes, W.D., et al., 2010. Triple-negative breast cancer. N. Engl. J. Med. 363 (20), 1938-1948.

[46] Foulkes, W.D., et al., 2003. Germline BRCA1 mutations and a basal epithelial phenotype in breast cancer. J. Natl. Cancer Inst. 95 (19), 1482-1485.

[47] Fracchiolla, N.S., et al., 2013. Biosensors in clinical practice: focus on oncohematology. Sensors 13 (5), 6423-6447.

[48] Freedman, G.M., et al., 2009. Locoregional recurrence of triple-negative breast cancer after breast-conserving surgery and radiation. Cancer 115 (5), 946-951.

[49] Frères, P., et al., 2016. Circulating microRNA-based screening tool for breast cancer. Oncotarget 7 (5), 5416.

[50] Gabos, Z., et al., 2010. The association between biological subtype and locoregional recurrence in newly diagnosed breast cancer. Breast Cancer Res. Treat. 124 (1), 187-194.

[51] Garcia, A.I., et al., 2011. Down-regulation of BRCA1 expression by miR-146a and miR-146b-5p in triple negative sporadic breast cancers. EMBO Mol. Med. 3 (5), 279-290.

[52] Gasparini, P., et al., 2014. microRNA expression profiling identifies a four microRNA signature as a novel diagnostic and prognostic biomarker in triple negative breast cancers. Oncotarget 5 (5), 1174.

[53] Gibson, G.R., et al., 2005. Metaplastic breast cancer: clinical features and outcomes. Am. Surg. 71 (9), 725-730.

[54] Gluz, O., et al., 2009. Triple-negative breast cancer—current status and future directions. Ann. Oncol. 20 (12), 1913-1927.

[55] Gregoire, J.-M., et al., 2016. Identification of epigenetic factors regulating the mesenchyme to epithelium transition by RNA interference screening in breast cancer cells. BMC Cancer 16 (1), 1-11.

[56] Hammond, S.M., 2006. MicroRNAs as oncogenes. Curr. Opin. Genet. Dev. 16 (1), 4-9.

[57] Harburg, G.C., Hinck, L., 2011. Navigating breast cancer: axon guidance molecules as breast cancer tumor suppressors and oncogenes. J. Mammary Gland Biol. Neoplasia 16 (3), 257.

[58] Hayes, M.J., et al., 2008. Genetic changes of Wnt pathway genes are common events in metaplastic carcinomas of the breast. Clin. Cancer Res. 14 (13), 4038-4044.

[59] He, M., Zeng, Y., 2016. Microfluidic exosome analysis toward liquid biopsy for cancer. J. Lab. Autom. 21 (4), 599-608.

[60] Heitz, F., et al., 2008. Cerebral metastases (CM) in breast cancer (BC) with focus on triple-negative tumors. J. Clin. Oncol. 26 (15_suppl), 1010 1010.

[61] Heneghan, H.M., et al., 2010. Systemic miRNA-195 differentiates breast cancer from other malignancies and is a potential biomarker for detecting noninvasive and early stage disease. Oncologist 15 (7), 673.

[62] Hindson, B.J., et al., 2011. High-throughput droplet digital PCR system for absolute quantitation of DNA copy number. Anal. Chem. 83 (22), 8604-8610.

[63] Hortobagyi, G.N., et al., 2005. The global breast cancer burden: variations in epidemiology and survival. Clin.

Breast Cancer 6 (5), 391-401.

[64] Howlader, N., et al., 2018. Differences in breast cancer survival by molecular subtypes in the United States. Cancer Epidemiol. Biomarkers Prev. 27 (6), 619-626.

[65] Hu, Z., et al., 2018. Targeting tissue factor for immunotherapy of triple-negative breast cancer using a second-generation ICON. Cancer Immunol. Res. 6 (6), 671-684.

[66] Humphries, B., et al., 2014. MicroRNA-200b targets protein kinase Cα and suppresses triple-negative breast cancer metastasis. Carcinogenesis 35 (10), 2254-2263.

[67] Huober, J., et al., 2012. Prognosis of medullary breast cancer: analysis of 13 International Breast Cancer Study Group (IBCSG) trials. Ann. Oncol. 23 (11), 2843-2851.

[68] Iero, M., et al., 2008. Tumour-released exosomes and their implications in cancer immunity. Cell Death Differ. 15 (1), 80-88.

[69] Jadaliha, M., et al., 2016. Functional and prognostic significance of long non-coding RNA MALAT1 as a metastasis driver in ER negative lymph node negative breast cancer. Oncotarget 7 (26), 40418.

[70] Jahr, S., et al., 2001. DNA fragments in the blood plasma of cancer patients: quantitations and evidence for their origin from apoptotic and necrotic cells. Cancer Res. 61 (4), 1659-1665.

[71] Jia, S., et al., 2017. Clinical and biological significance of circulating tumor cells, circulating tumor DNA, and exosomes as biomarkers in colorectal cancer. Oncotarget 8 (33), 55632.

[72] Jones, P.A., Baylin, S.B., 2007. The epigenomics of cancer. Cell 128 (4), 683-692.

[73] Kanwal, R., et al., 2015. Cancer epigenetics: an introduction. Cancer Epigenetics 1238, 3-25.

[74] Kennecke, H., et al., 2010. Metastatic behavior of breast cancer subtypes. J. Clin. Oncol. 28 (20), 3271-3277.

[75] Khaled, W.T., et al., 2015. BCL11A is a triple-negative breast cancer gene with critical functions in stem and progenitor cells. Nat. Commun. 6 (1), 1-10.

[76] Khuwaja, G.A., Abu-Rezq, A.N., 2004. Bimodal breast cancer classification system. Pattern Anal. Appl. 7 (3), 235-242.

[77] Kim, V.N., et al., 2009. Biogenesis of small RNAs in animals. Nat. Rev. Mol. Cell Biol. 10 (2), 126-139.

[78] Kojima, Y., Tsunoda, H., 2011. Mammography and ultrasound features of triple-negative breast cancer. Breast Cancer 18 (3), 146-151.

[79] Kong, B., et al., 2015. Down-regulation of BRMS1 by DNA hypermethylation and its association with metastatic progression in triple-negative breast cancer. Int. J. Clin. Exp. Pathol. 8 (9), 11076.

[80] Kumaraswamy, E., et al., 2015. BRCA1 regulation of epidermal growth factor receptor (EGFR) expression in human breast cancer cells involves microRNA-146a and is critical for its tumor suppressor function. Oncogene 34 (33), 4333-4346.

[81] Lakhani, S.R., et al., 2005. Prediction of BRCA1 status in patients with breast cancer using estrogen receptor and basal phenotype. Clin. Cancer Res. 11 (14), 5175-5180.

[82] Laprovitera, N., et al., 2018. Cancer site-specific multiple microRNA quantification by droplet digital PCR. Front. Oncol. 8, 447.

[83] Laurie, M.T., et al., 2013. Simultaneous digital quantification and fluorescence-based size characterization of massively parallel sequencing libraries. Bio Techniques 55 (2), 61-67.

[84] Lavigne, A.-C., et al., 2014. Increased macro H2A1. 1 expression correlates with poor survival of triple-negative breast cancer patients. PLoS One 9 (6), e98930.

[85] Lehmann, B.D., et al., 2011. Identification of human triple-negative breast cancer subtypes and preclinical models for selection of targeted therapies. J. Clin. Invest. 121 (7), 2750-2767.

[86] Lehmann, B.D., et al., 2014. PIK3CA mutations in androgen receptor-positive triple negative breast cancer confer sensitivity to the combination of PI3K and androgen receptor inhibitors. Breast Cancer Res. 16 (4), 1-14.

[87] Lerma, E., et al., 2009. Triple negative breast carcinomas: similarities and differences with basal like carcinomas. Appl. Immunohistochem. Molecul. Morphol. 17 (6), 483-494.

[88] Li, D., et al., 2017. The microRNAs miR-200b-3p and miR-429-5p target the LIMK1/CFL1 pathway to inhibit growth and motility of breast cancer cells. Oncotarget 8 (49), 85276.

[89] Liedtke, C., et al., 2008. Response to neoadjuvant therapy and long-term survival in patients with triple-negative breast cancer. J. Clin. Oncol. 26 (8), 1275-1281.

[90] Lin, N.U., et al., 2008. Sites of distant recurrence and clinical outcomes in patients with metastatic triple-negative breast cancer: high incidence of central nervous system metastases. Cancer 113 (10), 2638-2645.

[91] Lin, N.U., et al., 2012. Clinicopathologic features, patterns of recurrence, and survival among women with triplenegative breast cancer in the National Comprehensive Cancer Network. Cancer 118 (22), 5463-5472.

[92] Liu, Y.-R., et al., 2016. Comprehensive transcriptome analysis identifies novel molecular subtypes and subtype-specific RNAs of triple-negative breast cancer. Breast Cancer Res. 18 (1), 1-10.

[93] Lo, Y.M.D., et al., 2007. Digital PCR for the molecular detection of fetal chromosomal aneuploidy. Proc. Natl. Acad. Sci. 104 (32), 13116-13121.

[94] Mar-Aguilar, F., et al., 2013. Serum circulating microRNA profiling for identification of potential breast cancer biomarkers. Dis. Markers 34 (3), 163-169.

[95] Marquez-Nostra, B.V., et al., 2017. Preclinical PET imaging of glycoprotein non-metastatic melanoma B in triple negative breast cancer: Feasibility of an antibody-based companion diagnostic agent. Oncotarget 8 (61), 104303.

[96] Marrugo-Ramírez, J., et al., 2018. Blood-based cancer biomarkers in liquid biopsy: a promising non-invasive alternative to tissue biopsy. Int. J. Mol. Sci. 19 (10), 2877.

[97] Masuda, H., et al., 2013. Differential response to neoadjuvant chemotherapy among 7 triple-negative breast cancer molecular subtypes. Clin. Cancer Res. 19 (19), 5533-5540.

[98] Mathe, A., et al., 2016. DNA methylation profile of triple negative breast cancer-specific genes comparing lymph node positive patients to lymph node negative patients. Sci. Rep. 6 (1), 1-15.

[99] Mathivanan, S., et al., 2010. Exosomes: extracellular organelles important in intercellular communication. J. Proteomics 73 (10), 1907-1920.

[100] Mehraj, U., et al., 2021. The tumor microenvironment as driver of stemness and therapeutic resistance in breast cancer: new challenges and therapeutic opportunities. Cell. Oncol. 44, 1-21.

[101] Mehraj, U., et al., 2021. Prognostic significance and targeting tumor-associated macrophages in cancer: new insights and future perspectives. Breast Cancer 28, 1-17.

[102] Millikan, R.C., et al., 2008. Epidemiology of basal-like breast cancer. Breast Cancer Res. Treat. 109 (1), 123-139.

[103] Mir, M. A. "Immunotherapy by reverse signaling inhibits the growth of Intracellular pathogens and cancer cells." 2021

[104] Mir, M.A., 2015. Developing Costimulatory Molecules for Immunotherapy of Diseases. Academic Press, Amsterdam.

[105] Mir, M.A., Agrewala, J.N., 2008. Signaling through CD80: an approach for treating lymphomas. Expert Opin. Ther. Targets 12 (8), 969-979.

[106] Mir, M.A., et al., 2021. Nanomedicine in human health therapeutics and drug delivery: nanobiotechnology and nanobiomedicine. Applications of Nanomaterials in Agriculture, Food Science, and Medicine. IGI Global, Hershey, Pennsylvania, USA, pp. 229-251.

[107] Mir, M.A., Mehraj, U., 2019. Double-crosser of the immune system: macrophages in tumor progression and metastasis. Curr. Immunol. Rev. 15 (2), 172-184.

[108] Mir, M.A., et al., 2020. Targeting different pathways using novel combination therapy in triple negative breast cancer. Curr. Cancer Drug Targets 20 (8), 586-602.

[109] Manzoor A Mir, An introduction to breast cancer. 2021, ISBN: 978-1-68507-195-0. DOI: https://doi.org/10.52305/ITAK4470

[110] Manzoor A Mir, Novel biomarkers in breast cancer. 2021, ISBN: 978-1-68507-195-0. DOI: https://doi.org/10.52305/DXSK7394

[111] Manzoor A Mir, Therapeutic options for breast cancer. 2021, ISBN: 978-1-68507-195-0. DOI: https://doi.org/10.52305/TILJ1241

[112] Manzoor A Mir, Combination therapy with phytochemicals in breast cancer. 2021, ISBN: 978-1-68507-195-0. DOI:https://doi.org/10.52305/PPUF2780

[113] Manzoor A Mir, Immunotherapy and chemotherapy in breast cancer. 2021, ISBN: 978-1-68507-195-0. DOI: https://doi.org/10.52305/TJHX9068

[114] Manzoor A Mir, Chemotherapy in combination with surgery and radiotherapy in breastcancer. 2021, ISBN: 978-1-68507-195-0. DOI:https://doi.org/10.52305/ZMNJ6932

[115] Manzoor A Mir, Different drug delivery approaches for breast cancer. 2021, ISBN: 978-1-68507-195-0. DOI: https://doi.org/10.52305/DHHG6044

[116] Manzoor A Mir, Therapeutic landscape of metaplastic breast cancer. 2021, ISBN: 978-1-68507-195-0. DOI: https://doi. org/10.52305/GGFR2459

[117] Mohammadniaei, M., et al., 2018. Electrochemical biosensor composed of silver ion-mediated dsDNA on Auencapsulated Bi2Se3 nanoparticles for the detection of H2O2 released from breast cancer cells. Small 14 (16), 1703970.

[118] Momenimovahed, Z., Salehiniya, H., 2017. Incidence, mortality and risk factors of cervical cancer in the world. Biomed. Res. Ther. 4 (12), 1795-1811.

[119] Moody, R.R., et al., 2018. Probing the interaction between the histone methyltransferase/deacetylase subunit RBBP4/7 and the transcription factor BCL11A in epigenetic complexes. J. Biol. Chem. 293 (6), 2125-2136.

[120] Moon, P.-G., et al., 2016. Identification of developmental endothelial locus-1 on circulating extracellular vesicles as a novel biomarker for early breast cancer detection. Clin. Cancer Res. 22 (7), 1757-1766.

[121] Morris, G.J., et al., 2007. Differences in breast carcinoma characteristics in newly diagnosed African-American and Caucasian patients: a single-institution compilation compared with the National Cancer Institute's Surveillance, Epidemiology, and end results database. Cancer: Interdiscip. Int. J. Am. Cancer Soc. 110 (4), 876-884.

[122] Murria, R., et al., 2015. Immunohistochemical, genetic and epigenetic profiles of hereditary and triple negative breast cancers. Relevance in personalized medicine. Am. J. Cancer Res. 5 (7), 2330.

[123] Negrini, M., Calin, G.A., 2008. Breast cancer metastasis: a microRNA story. Breast Cancer Res. 10 (2), 1-4.

[124] Nguyen, P.L., et al., 2008. Breast cancer subtype approximated by estrogen receptor, progesterone receptor, and HER-2 is associated with local and distant recurrence after breast-conserving therapy. J. Clin. Oncol. 26 (14), 2373-2378.

[125] Nieto-Jiménez, C., et al., 2017. Targeting basal-like breast tumors with bromodomain and extraterminal domain (BET) and polo-like kinase inhibitors. Oncotarget 8 (12), 19478.

[126] Nik-Zainal, S., et al., 2012. Mutational processes molding the genomes of 21 breast cancers. Cell 149 (5), 979-993.

[127] Nik-Zainal, S., et al., 2016. Landscape of somatic mutations in 560 breast cancer whole-genome sequences. Nature 534 (7605), 47-54.

[128] Nixon, G., et al., 2014. Comparative study of sensitivity, linearity, and resistance to inhibition of digital and nondigital polymerase chain reaction and loop mediated isothermal amplification assays for quantification of human cytomegalovirus. Anal. Chem. 86 (9), 4387-4394.

[129] O'Brien, K., et al., 2013. Exosomes from triple-negative breast cancer cells can transfer phenotypic traits representing their cells of origin to secondary cells. Eur. J. Cancer 49 (8), 1845-1859.

[130] Ocaña, A., et al., 2017. BET inhibitors as novel therapeutic agents in breast cancer. Oncotarget 8 (41), 71285.

[131] Osman, N.M., et al., 2014. Triple negative breast cancer: MRI features in comparison to other breast cancer subtypes with correlation to prognostic pathologic factors. Egypt. J. Radiol. Nucl. Med. 45 (4), 1309-1316.

[132] Palazzo, A.F., Lee, E.S., 2015. Non-coding RNA: what is functional and what is junk? Front. Genet. 6 (2), 1664-8021.

[133] Parkin, D.M., Fernández, L.M.G., 2006. Use of statistics to assess the global burden of breast cancer. Breast J. 12, S70-S80.

[134] Pereira, B., et al., 2016. The somatic mutation profiles of 2,433 breast cancers refine their genomic and transcriptomic landscapes. Nat. Commun. 7 (1), 1-16.

[135] Perou, C.M., et al., 2000. Molecular portraits of human breast tumours. Nature 406 (6797), 747-752.

[136] Phelps, M.E., 2000. PET: the merging of biology and imaging into molecular imaging. J. Nucl. Med. 41 (4), 661-681.

[137] Piao, Y.J., et al., 2018. Breast cancer cell-derived exosomes and macrophage polarization are associated with lymph node metastasis. Oncotarget 9 (7), 7398.

[138] Plasilova, M.L., et al., 2016. Features of triple-negative breast cancer: analysis of 38,813 cases from the national cancer database. Medicine (Baltimore). 95 (35).

[139] Qayoom, H., et al. (2021). "Integrating immunotherapy with chemotherapy: a new approach to drug repurposing." Radojicic, J., et al., 2011. MicroRNA expression analysis in triple-negative (ER, PR and Her2/neu) breast cancer. Cell Cycle 10 (3), 507-517.

[140] Raposo, G., Stoorvogel, W., 2013. Extracellular vesicles: exosomes, microvesicles, and friends. J. Cell Biol. 200 (4), 373-383.

[141] Robichaux, M.A., Cowan, C.W., 2014. Signaling mechanisms of axon guidance and early synaptogenesis. Curr. Top. Behav. Neurosci. 16, 19-48.

[142] Rose, A.A.N., et al., 2010. Glycoprotein nonmetastatic B is an independent prognostic indicator of recurrence and a novel therapeutic target in breast cancer. Clin. Cancer Res. 16 (7), 2147-2156.

[143] Rose, A.A.N., et al., 2007. Osteoactivin promotes breast cancer metastasis to bone. Mol. Cancer Res. 5 (10), 1001-1014.

[144] Rottenberg, S., et al., 2008. High sensitivity of BRCA1-deficient mammary tumors to the PARP inhibitor AZD2281 alone and in combination with platinum drugs. Proc. Natl. Acad. Sci. 105 (44), 17079-17084.

[145] Rupp, A.-K., et al., 2011. Loss of EpCAM expression in breast cancer derived serum exosomes: role of proteolytic cleavage. Gynecol. Oncol. 122 (2), 437-446.

[146] Sahai, V., et al., 2016. Targeting BET bromodomain proteins in solid tumors. Oncotarget 7 (33), 53997.

[147] Sahni, J.M., et al., 2016. Bromodomain and extraterminal protein inhibition blocks growth of triple-negative breast cancers through the suppression of aurora kinases. J. Biol. Chem. 291 (45), 23756-23768.

[148] Sassolas, A., et al., 2012. Immobilization strategies to develop enzymatic biosensors. Biotechnol. Adv. 30 (3), 489-511.

[149] Schroth, W., et al., 2019. Gene Expression Signatures for the Prediction of Endocrine Treatment Outcome in Early-Stage Luminal Breast Cancer Patients. AACR, Philadelphia.

[150] Schwarzenbach, H., et al., 2009. Cell-free tumor DNA in blood plasma as a marker for circulating tumor cells in prostate cancer. Clin. Cancer Res. 15 (3), 1032-1038.

[151] Sedlak, R.H., Jerome, K.R., 2013. Viral diagnostics in the era of digital polymerase chain reaction. Diagn. Microbiol. Infect. Dis. 75 (1), 1-4.

[152] Shah, S.P., et al., 2012. The clonal and mutational evolution spectrum of primary triple-negative breast cancers. Nature 486 (7403), 395-399.

[153] Sharma, G.N., et al., 2010. Various types and management of breast cancer: an overview. J. Adv. Pharm. Technol. Res. 1 (2), 109.

[154] Shen, X., et al., 2015. Identification of novel long non-coding RNAs in triple-negative breast cancer. Oncotarget 6 (25), 21730.

[155] Shi, S., et al., 2015. Immuno PET of tissue factor expression in triple-negative breast cancer with a radiolabeled antibody Fab fragment. Eur. J. Nucl. Med. Mol. Imaging 42 (8), 1295-1303.

[156] Shin, V.Y., et al., 2015. Circulating cell-free miRNAs as biomarker for triple-negative breast cancer. Br. J. Cancer 112 (11), 1751-1759.

[157] Shu, S., et al., 2016. Response and resistance to BET bromodomain inhibitors in triple-negative breast cancer. Nature 529 (7586), 413-417.

[158] Song, D., et al., 2016. Diagnostic and prognostic significance of serum apolipoprotein CI in triple-negative breast cancer based on mass spectrometry. Cancer Biol. Ther. 17 (6), 635-647.

[159] Sørlie, T., et al., 2001. Gene expression patterns of breast carcinomas distinguish tumor subclasses with clinical implications. Proc. Natl. Acad. Sci. 98 (19), 10869-10874.

[160] Stirzaker, C., et al., 2015. Methylome sequencing in triple-negative breast cancer reveals distinct methylation clusters with prognostic value. Nat. Commun. 6 (1), 1-11.

[161] Stroun, M., et al., 2001. About the possible origin and mechanism of circulating DNA: apoptosis and active DNA release. Clin. Chim. Acta 313 (1-2), 139-142.

[162] Tammen, S.A., et al., 2013. Epigenetics: the link between nature and nurture. Mol. Aspects Med. 34 (4), 753-764.

[163] Tao, Y., et al., 2017. Pattern-based sensing of triple negative breast cancer cells with dual-ligand cofunctionalized gold nanoclusters. Biomaterials 116, 21-33.

[164] Tassone, P., et al., 2003. BRCA1 expression modulates chemosensitivity of BRCA1-defective HCC1937 human breast cancer cells. Br. J. Cancer 88 (8), 1285-1291.

[165] Teifke, A., et al., 2006. Dynamic MR imaging of breast lesions: correlation with microvessel distribution pattern and histologic characteristics of prognosis. Radiology 239 (2), 351-360.

[166] Thakur, S., et al., 2016. Identification of specific miRNA signature in paired sera and tissue samples of Indian women with triple negative breast cancer. PLoS One 11 (7), e0158946.

[167] Thevenot, D.R., et al., 1999. Electrochemical biosensors: recommended definitions and classification. Pure Appl. Chem. 71 (12), 2333-2348.

[168] Thiagarajan, V., et al., 2016. Nano interfaced biosensor for detection of choline in triple negative breast cancer cells. J. Colloid Interface Sci. 462, 334-340.

[169] Tsouko, E., et al., 2015. miR-200a inhibits migration of triple-negative breast cancer cells through direct repression of the EPHA2 oncogene. Carcinogenesis 36 (9), 1051-1060.

[170] Turner, N., et al., 2004. Hallmarks of'BRCAness' in sporadic cancers. Nat. Rev. Cancer 4 (10), 814-819.

[171] Uematsu, T., et al., 2009. Triple-negative breast cancer: correlation between MR imaging and pathologic findings. Radiology 250 (3), 638-647.

[172] Van Dongen, G.A.M.S., et al., 2007. Immuno-PET: a navigator in monoclonal antibody development and applications. Oncologist 12 (12), 1379-1389.

[173] Vázquez, R., et al., 2017. The bromodomain inhibitor OTX015 (MK-8628) exerts anti-tumor activity in triple-negative breast cancer models as single agent and in combination with everolimus. Oncotarget 8 (5), 7598.

[174] Verel, I., et al., 2005. The promise of immuno-PET in radioimmunotherapy. J. Nucl. Med. 46 (1 suppl), 164S-171S.

[175] Voduc, K.D., et al., 2010. Breast cancer subtypes and the risk of local and regional relapse. J. Clin. Oncol. 28 (10), 1684-1691.

[176] Vogelstein, B., et al., 2013. Cancer genome landscapes. Science 339 (6127), 1546-1558.

[177] Wallden, B., et al., 2015. Development and verification of the PAM50-based Prosigna breast cancer gene signature assay. BMC Med. Genet. 8 (1), 1-14.

[178] Wang, Y., et al., 2008. Estrogen receptor-negative invasive breast cancer: imaging features of tumors with and without human epidermal growth factor receptor type 2 overexpression. Radiology 246 (2), 367-375.

[179] Weigelt, B., Reis-Filho, J.S., 2009. Histological and molecular types of breast cancer: is there a unifying taxonomy? Nat. Rev. Clin. Oncol. 6 (12), 718-730.

[180] Weisman, P.S., et al., 2016. Genetic alterations of triple negative breast cancer by targeted next-generation sequencing and correlation with tumor morphology. Mod. Pathol. 29 (5), 476-488.

[181] Wetterskog, D., et al., 2012. Adenoid cystic carcinomas constitute a genomically distinct subgroup of triple-negative and basal-like breast cancers. J. Pathol. 226 (1), 84-96.

[182] Whale, A.S., et al., 2012. Comparison of microfluidic digital PCR and conventional quantitative PCR for measuring copy number variation. Nucleic Acids Res. 40 (11), e82-e82.

[183] White Iii, R.A., et al., 2012. Digital PCR provides absolute quantitation of viral load for an occult RNA virus. J. Virol. Methods 179 (1), 45-50.

[184] Wong-Brown, M.W., et al., 2015. Prevalence of BRCA1 and BRCA2 germline mutations in patients with triple-negative breast cancer. Breast Cancer Res. Treat. 150 (1), 71-80.

[185] Xi, Y., et al., 2018. Histone modification profiling in breast cancer cell lines highlights commonalities and differences among subtypes. BMC Genomics 19 (1), 1-11.

[186] Yang, W.-T., et al., 2008. Mammographic features of triple receptor-negative primary breast cancers in young premenopausal women. Breast Cancer Res. Treat. 111 (3), 405-410.

[187] Yang, X.R., et al., 2007. Differences in risk factors for breast cancer molecular subtypes in a population-based study. Cancer Epidemiol. Biomarkers Prev. 16 (3), 439-443.

[188] Yardley, D.A., et al., 2015. EMERGE: a randomized phase II study of the antibody-drug conjugate glembatumumab vedotin in advanced glycoprotein NMB-expressing breast cancer. J. Clin. Oncol. 33 (14), 1609.

[189] Youk, J.H., et al., 2012. Triple-negative invasive breast cancer on dynamic contrast-enhanced and diffusion-weighted MR imaging: comparison with other breast cancer subtypes. Eur. Radiol. 22 (8), 1724-1734.

[190] Yuan, Y., et al., 2019. Abstract P6-18-18: Phase I Trial of Eribulin and Everolimus in Patients With Metastatic Triple Negative Breast Cancer. AACR, Philadelphia.

[191] Zendehdel, M., et al., 2018. Subtypes of benign breast disease as a risk factor for breast cancer: a systematic review and meta-analysis protocol. Iran. J. Med. Sci. 43 (1), 1.

[192] Zhang, B., et al., 2007. microRNAs as oncogenes and tumor suppressors. Dev. Biol. 302 (1), 1-12.

[193] Zhang, H.-G., Grizzle, W.E., 2014. Exosomes: a novel pathway of local and distant intercellular communication that facilitates the growth and metastasis of neoplastic lesions. Am. J. Pathol. 184 (1), 28-41.

[194] Zhang, L., et al., 2015. Androgen receptor, EGFR, and BRCA1 as biomarkers in triple-negative breast cancer: a metaanalysis. Biomed. Res. Int. 2015, 1-12.

[195] Zhang, W., et al., 2017. Liquid biopsy for cancer: circulating tumor cells, circulating free DNA or exosomes? Cell. Physiol. Biochem. 41 (2), 755-768.

[196] Zhang, X., et al., 2017. Pathological expression of tissue factor confers promising antitumor response to a novel therapeutic antibody SC1 in triple negative breast cancer and pancreatic adenocarcinoma. Oncotarget 8 (35), 59086.

[197] Zhou, R., et al., 2018. A digital PCR assay development to detect EGFR T790M mutation in NSCLC patients. Front. Lab. Med. 2 (3), 89-96.

第2章 新的生物标志物在三阴性乳腺癌中的作用和前景

Novel biomarkers in triple-negative breast cancer-role and perspective

Manzoor A. Mir* Shariqa Aisha* Umar Mehraj 著
王瓯晨 潘如璐 译

一、生物标志物的定义与分类

生物标志物可以被定义为任何可测量的、可以影响或预测疾病结局的形式、物质或因素。根据美国国家癌症研究所的说法，生物标志物可以定义为存在于任何体液（包括血液）或组织中的生物物质，这些物质可以指示正常或异常过程，或任何情况或健康状况不佳（如癌症）（图 2-1）。

生物标志物通常分为蛋白质标志物和基因组标志物。三阴性乳腺癌（TNBC）的遗传和分子谱以其多样性和复杂性向世界各地的科学家提出挑战。如前所述，TNBC 的特点是缺乏 PR、ER 和 HER-2 表达。由于缺乏治疗靶点，使用特定分子标记对 TNBC 进行分类以改善疾病预后的努力仍存在挑战。迄今为止，已针对 TNBC 的基因组基础进行了两项重要研究（Koboldt et al., 2012; Shah et al., 2012）。表 2-1 总结了影响预后和（或）指示合适治疗的遗传标记（图 2-2）。为了阐明体细胞突变的机制，有研究对分为几个亚组的 104 个原发性 TNBC 样本进行了 RNA 测序、外显子组测序、靶向深度重测序和高分辨率单核苷酸多态性阵列（Shah et al., 2012）。EGFR（表皮生长因子受体）（5%）、PTEN（磷酸酶和张力蛋白同源物）（3%）、PARK2（帕金森病 2）（6%）和 RB1（视网膜母细胞瘤基因 1）（5%）基因被发现具有最大的拷贝数异常。TP53 改变被证明是最常见的体细胞异常，发生在 53.8% 的患者中，而 TNBC 肿瘤组织还表现出 PIK3CA（10.2%）、MYO3A（肌球蛋白Ⅲ A，9.2%）、USH2A（Usher综合征 2A，9.2%）、RB1 和 PTEN 基因（7.7%）的常见突变。然而，只有一小部分基因改变（36%）转录为 mRNA（Shah et al., 2012）。癌症基因组图谱小组使用 DNA 甲基化、基因组 DNA 拷贝数阵列、外显子组测序、miRNA 测序、miRNA 阵列和反相蛋白阵列来检查 463 例患者的样本（Koboldt et al., 2012）。在 93 个基底样肿瘤（76 个 TNBC）队列中，最常改变的基因被确定为 TP53（80%）、AFF2（AF4/FMR2 家族成员 2，4%）、PIK3CA（9%）、MLL3（赖氨酸甲基转移酶 2C，5%）、RB1（4%）和 PTEN（1%）。在一

---

*. 两位著者对本章的贡献相等。

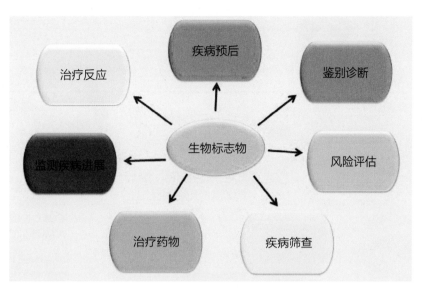

▲ 图 2-1　生物标志物的潜在用途

表 2-1　三阴性乳腺癌的重要遗传标记

基　因	改变类型	功　能	预后意义	预测意义
TP53	失活突变	细胞凋亡、DNA 修复和基因组完整性	不良预后因素、OS 降低和转移风险较高	对化疗的不良反应
BRCA1	失活突变、表观遗传修饰	DNA 双链断裂修复	不良预后因素	对新辅助蒽环类和紫杉烷治疗的反应增加、对铂类治疗的反应及对 PARP 抑制药反应的可能预测因子
PIK3CA	激活突变	增殖、分化和存活	不良预后因素	PI3K/AKT/mTOR 抑制药敏感性的可能预测因子
AR	过表达	信号传导	DFS 和 OS 可能更好	化疗敏感性降低，对 AR 抑制药、PI3K 抑制药及其组合的敏感性增加
BCL2	过表达	抗凋亡	良好预后因子	对 CMF 治疗反应的良好预测因子，对新辅助和辅助蒽环类化疗反应的不良预测因子

DFS. 无病生存期；OS. 总生存期

些基因或染色体区域观察到拷贝数的变化，包括 MYC（MYC 原癌基因，40%）、CCNE［细胞周期蛋白 E1（9%）、E3 泛素蛋白连接酶 MDM2（14%）的获得或扩增］、1q 和 10p 区域，以及 RB1、PTEN、INPP4B（肌醇多磷酸 –4- 磷酸酶 Ⅱ B 型，30%）及 5q 和 8p 区域的丢失。CDKN2A（细胞周期蛋白依赖性激酶抑制药 2A）表达增加、RB1 表达减少和基因组不稳定性升高也被发现是 BLBC 谱的特征（Koboldt et al., 2012; Mir et al.,

2020）。

NSCLC 中发现融合基因 EML4-ALK（棘皮动物微管相关蛋白样 4- 间变性淋巴瘤激酶）激起了研究人员对乳腺肿瘤（尤其是 TNBC）中识别这种结构重排的兴趣（Shaver et al., 2016）。TNBC 的整个外显子组测序显示 MAGI3-AKT3（膜相关鸟苷酸激酶 –AKT 丝氨酸 / 苏氨酸激酶 3）易位增加，包括 NOTCH1/2（Notch 1/2）和 MAST（微管相关丝氨酸 – 苏氨酸激酶）基因的

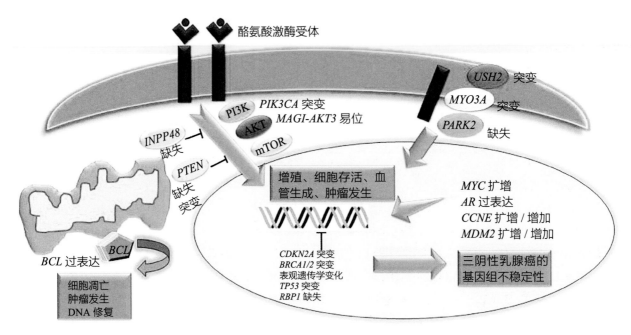

▲ 图 2-2 影响三阴性乳腺癌预后和（或）预测的遗传标记及其异常调控

重排（Robinson et al., 2011; Banerji et al., 2012）。近年来，已发现了许多生物标志物和相关药物，但只有少数在临床研究中被证明是有价值的。本章讨论了有助于开发新的授权 TNBC 药物的生物标志物，此外还包括一些目前正在临床试验中展示潜在应用前景的新兴生物标志物。

（一）三阴性乳腺癌：基因标志物

1. TP53

TP53 是细胞凋亡、细胞周期阻滞和 DNA 修复中维持基因组完整性和稳态的关键基因之一。与 p53 异常表达相关的 TP53 突变已在多种人类恶性肿瘤中被发现，包括乳腺癌的所有亚型（Hussain and Harris, 2006）。在淋巴结阴性乳腺癌中，突变 p53 的表达与较高的肿瘤生长速度、早期临床复发和患者早期死亡有关。TP53 基因的 DNA 结合域是乳腺肿瘤中最常发生突变的区域，它的错义突变是导致乳腺癌预后不良的原因（Koboldt et al., 2012; Shah et al., 2012; Vegran et al., 2013）。TP53 的错义替换在乳腺癌 luminal 亚型中多见，移码突变和无义突变在基底样癌中多见（Koboldt et al., 2012）。TP53 突变在 ER 阴

性乳腺肿瘤中比在 ER 阳性乳腺肿瘤中更为普遍（Langerød et al., 2007; Coates et al., 2012）。此外，ER 阴性患者（HER-2 阳性和 TNBC 亚型）中 p53 表达与良好预后相关，而 ER 阳性患者中 p53 表达与不良预后相关（Sakuma et al., 2011; Coates et al., 2012）。

TP53 是 TNBC 中最常见的突变基因，占总患者量的 65%～80%（Koboldt et al., 2012; Shah et al., 2012）。在最近的一项最全面的调查中，在 43% 的非基底样型 TNBC 和 62% 的基底样型 TNBC 中检测到 TP53 的改变（Shah et al., 2012）。这种改变增加了 TNBC 患者的基因组不稳定性和细胞遗传学改变，也增加了杂合性丧失的风险（Mizuno et al., 2010; Olivier and Taniere, 2011）。最近的研究发现，p53 功能受损的 TNBC 患者总体生存率较低，转移性疾病的风险较高（Kim et al., 2013; Powell et al., 2016）。然而，其他研究没有发现 TP53 改变和（或）p53 表达是预测因素的证据；TP53 突变和 p53 表达的差异可能是 TNBC 不良预后的一个可能预测因子。在另外两项研究中，TP53 突变也被确定为 TNBC 化疗耐药的预测因子（Geisler et al., 2001; Chae et al., 2009）。总

的来说，*TP53* 在很大比例的 TNBC 患者中发生突变，是抗癌治疗的一个潜在靶点。

2. *BRCA1/2*

DNA 损伤的转录调控和激活、细胞周期调控、细胞分化和增殖都依赖于 *BRCA1* 和 *BRCA2* 的基因产物（Venkitaraman, 2002）。尤其是 BRCA1/2 蛋白，是通过同源重组（homologous recombination, HRR）修复 DNA 双链断裂和维持 DNA 稳定性所必需的（D'Andrea and Grompe, 2003）。

TNBC 和（或）基底样型乳腺癌（Basaloid breast cancer，BLBC）占遗传性 *BRCA1* 突变乳腺肿瘤的 80% 以上，其中约 15% 的 TNBC 患者携带 *BRCA* 种系突变（BRCA germ-line mutations, gBRCA）（Foulkes et al., 2003; Atchley et al., 2008; Chacón and Costanzo, 2010; Oakman et al., 2010; Couch et al., 2015; Engel et al., 2018）。其他散发性 TNBC 患者在 HRR 异常方面通常具有与 *BRCA1/2* 突变携带者相似的特征，也称为 BRCAness（Turner et al., 2010）。这种 BRCAness 状况可能是由 *BRCA1* 的启动子甲基化引起表观遗传沉默，并导致蒽环类或紫杉烷类治疗后较短的无复发生存和总生存（Sharma et al., 2014）。*BRCA1* 突变或 BRCAness 的乳腺肿瘤经常显示与 BL-1 亚型相关的基础标志物，因此对紫杉烷和新辅助蒽环类药物治疗反应良好（Sorlie et al., 2003; Masuda et al., 2013; Lehmann and Pietenpol, 2014）。POSH 研究评估了 gBRCA 对标准治疗后乳腺癌预后的影响，并发表了一些有趣的观察结果。携带有 gBRCA 患者的 10 年以上总体生存率为 78%，而 BRCA 阴性个体的总体生存率为 69%，这意味着 *BRCA* 突变给其携带者带来了显著的生存益处（Copson et al., 2018）。由于 HRR 异常或免疫激活增强，gBRCA 携带者对化疗药物的敏感性增加，这提高了 gBRCA 特别是 BRCAness 型 TNBC 的生存率（Jiang et al., 2016; Han et al., 2018）。

此外，*BRCA1/2* 功能缺陷的患者对 PARP 抑制药和铂类化合物等 DNA 损伤药物更敏感（Plummer 2011）。在 gBRCA 的转移性 TNBC 癌症中，治疗新靶点（treating to new target，TNT）研究发现卡铂比多西紫杉醇具有更好的治疗效果（Tutt et al., 2018）。其他试验也表明，铂类治疗对转移性 gBRCA TNBC 非常有效（Isakoff et al., 2015）。此外，在 TBCR009 研究中，BRCA1/2 通路异常的晚期 TNBC（定义为更高水平的杂合性损失评分和大规模状态转换评分）对铂类化合物治疗表现出良好的反应性（Isakoff et al., 2015）。的确，TNT 试验发现同源重组缺陷评分较高的患者对卡铂的反应较差（Tutt et al., 2018）。因此，应该验证遗传不稳定性的生物标志物，这些生物标志物可以预示对铂类治疗有良好的反应的 TNBC 肿瘤亚组（Anders et al., 2016）。在新辅助治疗中，gBRCA 与铂类治疗反应的相关性尚不清楚。许多研究表明，gBRCA 携带者对铂类治疗的应答率更高；而 GeparSixto 的研究发现，野生型 *BRCA* 个体对铂类治疗的反应更高（Byrski et al., 2009; Gronwald et al., 2009; Silver et al., 2010; Hahnen et al., 2017）。

3. PI3K 通路

在肿瘤发生中，PI3K/AKT/mTOR 通路失调通常会引起细胞分化、存活和（或）生长的改变（Cantley 2002）。所有类型的癌症，包括 TNBC，都存在 PI3K/Akt/mTOR 级联信号的活性增强（Gonzalez-Angulo et al., 2009）。INPP4B 磷酸酶和 *PTEN* 突变在基底样型癌症中比 *PIK3CA* 突变更普遍（Cantley 2002; Shah et al., 2012）。由于 *PIK3CA* 突变与 ER 阳性有关，*PIK3CA* 突变在 ER 阳性乳腺肿瘤（HER-2 富集亚型和 luminal 亚型）中更为常见（Banerji et al., 2012; Dey et al., 2017）。

PTEN 是 PI3K 通路的关键负调控因子。*PTEN* 缺失与 ER 阴性和基底样表型有关（Jones et al., 2013）。*PTEN* 的缺失与 TNBC 更快的肿瘤发生和更差的预后有关（Beg et al., 2015）。在原发性 ER 阴性乳腺肿瘤中，INPP4B 磷酸酶（PI3K 通路的另外一种负调节因子）经常丢失。INPP4B 的缺失与肿瘤较高的临床分级、增大的肿瘤体积、缺乏激素受体和侵袭性基底样型乳腺肿瘤相关（Fedele et al., 2010; Koboldt et al., 2012）。此外，编码 PI3K 催化亚基（p110）的 *PIK3CA* 基因的致癌改变在约 10% 的 TNBC 病例中被发现，这可以进一步激活 PI3K 途径。在 TNBC 亚型中，雄激素受体型（LAR）的 *PIK3CA* 突变率最高，这表明同时靶向 AR 和 PIK3CA 可能对这一亚型患者有利（Lehmann et al., 2014）。除了以上公认的 TNBC 相关基因外，新的 *MAGI3-AKT3* 易位被鉴定为 PI3K 通路相关。约 7% 的 TNBC 患者中存在这种重排，这会导致 AKT3 组成性激活和 PI3K 通路过度激活（Banerji et al., 2012）。

PI3K/AKT/mTOR 通路的改变在 TNBC 中很常见，提供了一种有吸引力的治疗方法。根据临床前证据，TNBC 肿瘤对联合此通路抑制药的治疗更敏感（Gordon and Banerji, 2013; De et al., 2014; Lehmann et al., 2014）。目前正在临床试验中评估 PI3K、mTOR、AKT 和 mTOR/PI3K 抑制药单独或与其他药物（如 PARP、顺铂和 AR 抑制药）联合治疗 TNBC 的效果（Dey et al., 2017）。

（二）雄激素受体

雄激素受体（Androgen receptor，AR）是类固醇激素核受体家族的成员，该家族还包括 ER 和 PR（McGhan et al., 2014）。AR 控制与转移有关的基因（Naderi and HughesDavies, 2008），*FOXA1*、*p53*、*PTEN* 和其他细胞周期调节因子，以及 PI3K/AKT/丝裂原活化蛋白激酶信号级联（Peters et al., 2009）。在超过 70% 的乳腺肿瘤中发现了 AR 的表达，并与 ER 阳性有关（Loibl et al., 2011; He et al., 2012）。AR 阳性在患有乳腺癌的老年女性中更为常见，并且与较小的核分级、较低分期和淋巴结转移低的风险有关，并且与诊断时肿瘤尺寸较小，低复发风险以及较好的总生存和无病生存改善有关（Qu et al., 2013; Vera-Badillo et al., 2014; Mina et al., 2017）。AR 阳性见于 13%～37% 的 TNBC 患者，与 LAR 和诊断时年龄较大有关（Mina et al., 2017）。AR 阳性的预后重要性存在争议。在早期研究中，AR

阳性与预后好坏都有关系（Tang et al., 2012; Qu et al., 2013; Choi et al., 2015; Aleskandarany et al., 2016）。与 AR 阴性 TNBC 相比，AR 阳性 TNBC 显示 Ki-67 指数降低，并且可能对化疗反应较差（Barton et al., 2015），这与 LAR 的 pCR 率低于其他 TNBC 亚型的结果一致（Masuda et al., 2013）。

根据临床前体外和异种移植研究，LAR 的细胞模型部分依赖于 AR 信号传导（Cochrane et al., 2014; Lehmann and Pietenpol, 2014）。通过干扰小 RNA（small interfering RNA，siRNA）敲低和 AR 的药理抑制可显著降低肿瘤生长和细胞活力。此外，所有研究的 LAR 细胞系在 PIK3CA 激酶结构域（H1047R）都存在一个激活突变，使它们对 PI3K 抑制药敏感（Lehmann et al., 2014）。在约 40% 的 AR 阳性 TNBC 患者中发现了 *PIK3CA* 突变。异种移植和体外研究表明，使用 AR 抑制药比卡鲁胺和恩扎卢胺治疗非 LAR 和 LAR TNBC 亚型，均可降低增殖、迁移、不依赖锚定的生长和浸润，同时增加细胞凋亡（Barton et al., 2015; Zhu et al., 2016）。因此，对 AR 抑制药的良好反应可能并不局限于 LAR TNBC 亚型。另外，TBCRC011 研究发现，部分患者对 AR 抑制药反应相当差：比卡鲁胺对 AR 阳性患者的 6 个月临床改善率为仅 19%，而安慰剂组的临床改善率为 18%（Gucalp et al., 2013）。恩扎卢胺在 MDV3100-11 研究中则表现出更好的临床疗效，AR 阳性患者的 6 个月临床改善率为 28%，而安慰剂组的改善率为 20%（Traina et al., 2018）。目前正在研究替代治疗方案，包括 CYP17（细胞色素 P450 家族 17 亚家族成员 1）抑制药、AR 抑制药与 CDK4/6 抑制药联合使用、新辅助化疗和 PI3K 抑制药（Mina et al., 2017）等。

AR 阳性筛查的临床益处在于，它是一种易于检测的标志物，可真正发现三阴性乳腺癌患者的亚组，这些患者从常规治疗中获得的治疗益处不大。AR 依赖性 TNBC 个体可以从单独使用 AR 抑制药或与其他药物联合使用的靶向治疗中获益。

（三）*BCL2* 基因

B 细胞淋巴瘤 2（B-cell lymphoma 2，BCL2）是一种抗凋亡和致癌的线粒体蛋白。BCL2 抑制细胞生长和增殖，抑制 DNA 损伤，导致细胞基因组遗传不稳定（Wang et al., 2008）。在许多研究中，*BCL2* 表达已被证明是一个潜在的预测和预后指标，特别是在激素受体阳性、淋巴结阴性的乳腺癌中（Paik et al., 2004; Ali et al., 2012）。由于雌激素直接上调 *BCL2* 的表达，ER 阳性乳腺肿瘤中 *BCL2* 表达水平经常升高。

BCL2 在 TNBC 发病中的作用尚不清楚。BCL2 阳性被发现是 TNBC 的一个有利的预后指标，ER 阴性 BCL2 阳性组优于 ER 阳性 BCL2 阴性组（Dawson et al., 2010）。此外，BCL2 阳性被发现是在新辅助和辅助设置下对蒽环类化疗敏感性的预测因子。化疗前 TNBC 标本中缺乏 *BCL2* 的表达与新辅助多柔比星化疗后 pCR 的可能性增加有关，并且它也被发现是 pCR 的独立预后因素（Pusztai et al., 2004）。当 TNBC 在辅助治疗中给予基于蒽环类的化疗药物，*BCL2* 表达的减少也与更好的预后相关（Bouchalova et al., 2015）。此外，*BCL2* 表达升高似乎可以预测患者对氟尿嘧啶、环磷酰胺和甲氨蝶呤的反应性（Bouchalova et al., 2014）。这种反应背后的过程尚不清楚，然而，它可能受到与 BCL2 水平相关的基因表达变化的影响，如 *MDM4*（MDM2 样 p53 结合蛋白）、*HER3*（人表皮生长因子受体 3）和 p27 蛋白（Abdel-Fatah et al., 2013）。在临床上，把 *BCL2* 加入筛查阵列很容易实现，为 TNBC 患者提供有价值的预测和预后信息。

（四）细胞周期蛋白依赖性激酶

细胞周期蛋白和 CDK 对细胞周期调节至关重要，几乎在所有癌症中都会发生突变。TNBC 存在 cyclin D、cyclin E、CDK2、CDK4/6 等蛋白的异常表达，提示 CDK 抑制疗法可能是一种很有前景的治疗选择（Keyomarsi et al., 2002;

Velasco-Velázquez et al., 2011; Balko et al., 2014）。超过 10 种 CDK 抑制药正在临床研究中，其中阿贝西利、琥珀酸瑞波西利、Dinaciclib 和哌柏西利是最有效的。哌柏西利和琥珀酸瑞波西利是 CDK4/6 抑制药，此前已被批准用于治疗激素受体阳性和 HER-2 阴性的转移性乳腺癌患者（Walker et al., 2016）。CDK4/6 抑制药（哌柏西利/琥珀酸瑞波西利）被证明对 TNBC 的 LAR 亚型高度敏感。在 *PIK3CA* 突变的 TNBC 细胞系中，CDK4/6 抑制药与 PI3K 抑制药同样有效（Asghar et al., 2017）。最近发现，在 TNBC 异种移植模型中，抑制 CDK4/6 可预防乳腺癌转移。哌柏西利对原发肿瘤的发展影响不大，但其可通过破坏 SNAIL1 蛋白的稳定性，显著减缓 TNBC 向身体其他部位的扩散（Liu et al., 2017）。目前正在研究琥珀酸瑞波西利和哌柏西利联合卡比鲁胺（AR 抑制药）作为转移性 AR 阳性 TNBC 的治疗方法。阿贝西利具有明显的潜在毒性，目前正在研究将其作为单一药物治疗 *RB1* 表达升高的转移性 TNBC（National Library of Medicine, 2018）。Dinaciclib（一种泛 CDK 抑制药）最近被证明具有体外和体内抗 TNBC 的功效（Rajput et al., 2016）。由于明显的毒性，Dinaciclib 与表柔比星联合使用失败，目前正在研究与帕博利珠单抗的联合使用（Mitri et al., 2015）。

（五）三阴性乳腺癌：新的生物标志物

TNBC 的特点是存在明确的生物标志物。虽然这些分子的出现并不局限于 TNBC，但在 TNBC 中更为普遍。TNBC 的主要生物标志物将在接下来的内容中具体介绍。

二、EGFR

EGFR（或 ErbB-1）、HER-2/neu（ErbB-2）、HER-3（ErbB-3）和 HER-4（ErbB-4）是在癌细胞存活中发挥重要作用的四种强连接受体（Noonberg and Benz, 2000）。在完成配体激活和

受体二聚化之后，受体的细胞内区域通过自身磷酸化被激活，导致一系列细胞内过程。EGFR 信号通路是血管生成、细胞增殖、转移扩张和细胞凋亡抑制所必需的（Siziopikou and Cobleigh, 2007）。大多数 TNBC 表达 EGFR，这给治疗带来了重大挑战（Bhargava et al., 2005）。在使用各种基因扩增技术的研究中，已在 BLBC 的一种表型——化生性乳腺癌中发现了差异化 EGFR 表达（Reis-Filho et al., 2006；Gilbert et al., 2008；Gwin et al., 2011）。Toyama 等（Toyama et al., 2008）使用实时 PCR 发现 TNBC 具有更高的 EGFR 基因拷贝数，EGFR 表达存在于 40%～50% 的乳腺癌女性和 80% 的 TNBC 中，被认为可以替代 TNBC 中缺乏的 ER、HER-2 和 PR 蛋白激活等主要乳腺癌增殖途径（Bidard et al., 2007）。

研究人员发现，在核分级 III 级以及超过 3 个淋巴结转移的患者中有 60% 表现出 EGFR 表达，这意味着 EGFR 的表达与癌症侵袭性有关。EGFR 表达的个体也表现出较低的 DFS、OS、远端无病生存（distant disease-free survival，DDFS）和病因特异性生存（Viale et al., 2009）。EGFR 在 TNBC 中的表达与化疗治疗反应差有关（Rakha et al., 2007）。根据 Nogi 及其同事（Nogi et al., 2009）的研究，24% 的 TNBC 患者存在 EGFR 表达，这些患者对化疗的反应性和生存率较差，与之不同的是 EGFR 表达的 luminal 亚型乳癌对化疗的反应性和生存率较好。最近，EGFR 与其他标志物一起被用来从 TNBC 中区分 BL 亚型（Mehdizadeh et al., 2012）。这有助于将 TNBC 分类为更多的亚型，从而确定其预后差异和不同的分子靶点。因此，EGFR 作为 TNBC 的生物标志物和酪氨酸激酶抑制药西妥昔单抗的靶标（Rydén et al., 2010），其在 TNBC 中的作用已被广泛研究（Carey et al., 2006; Alvarez et al., 2010; Rydén et al., 2010）。在最近的一项研究中（Liu et al., 2012）发现 EGFR 表达是一种 DFS 的预测指标，不仅在单变量分析中，甚至在多变量分析中也是如此。

三、血管内皮生长因子

血管生成对肿瘤的生长和扩张至关重要，尤其是直径超过 2mm 的肿瘤，因为营养物质和氧气不能超过这个范围。血管内皮生长因子（vascular endothelial growth factor，VEGF）可以促进血管生成信号，驱动新生血管形成。胎盘生长因子（placental growth factor，PLGF）和 VEGF A、B、C、D、E（病毒因子）是一组 6 种蛋白质。由于其 mRNA 的交替剪接，VEGF 蛋白以四种异构体存在（Gerwins et al., 2000）。165 个氨基酸的分子在许多 VEGF165 异物体中更常见（Ferrara et al., 2003）。多个因素，包括 NO、缺氧、生长因子、肿瘤抑制基因、致癌基因和 HER-2（Benjamin and Keshet, 1997），都会影响 VEGF 基因的表达。

VEGF 促进内皮细胞的增殖，保持其功能和结构的完整性，同时还调节血管通透性及来自骨髓的内皮干细胞的移动（Gerber et al., 1998）。此外，VEGF 还通过促进抗凋亡分子，如 Bcl2、BIRC5 和 XIAP 的产生来调节肿瘤新生血管形成，抑制内皮细胞死亡，阻止新产生的血管系统在没有内皮细胞的情况下解体（Fox and Harris, 2004; Olsson et al., 2006）。因此，VEGF 的表达是肿瘤生长过程中新血管形成所必需的。VEGF 与多种受体 TK 相互作用，包括 VEGFR-1、VEGFR-2 和 VEGFR-3。血管生成是由 VEGF 与 VEGFR-2 结合诱导的，这导致多种酪氨酸激酶的特异性激活，从而促进内皮细胞的黏附、存活、迁移、增殖、肌动蛋白重塑和血管通透性增高（Iosifidou et al., 2009）。

在 DCIS 和浸润性乳腺癌中，VEGF 的表达增加，因此也被用于预测乳腺癌的预后（Ali et al., 2011; Chanana et al., 2014）。通过免疫分析或 IHC 在组织提取物中的测量显示，它与微血管数量和密度有很大的相关性。由于乳腺癌中较高的平均血管密度与更活跃的肿瘤行为或更差的生存率有关，因此肿瘤内微血管密度目前被视为影响生存率的重要因素之一（El-Arab et al., 2012）。

最近的研究发现，组织和血清 VEGF 水平与较高的肿瘤分级、较大的肿瘤大小、雌激素受体阴性和淋巴结转移阳性、较差的生存率之间存在直接相关性（Taha et al., 2009；Chanana et al., 2014）。TNBC 中 VEGF 水平升高与较短的 DDFS、DFS 和 OS 有关。VEGF 水平也被发现与肿瘤分级、大小和转移的部位有关。VEGF 水平升高的患者尽管接受了治疗，但仍有疾病进展，而且他们的无进展生存率比 VEGF 低的患者差得多。当 TNBC 患者接受 FAC 治疗时，VEGF 水平从基线到治疗中期显著增加，但从治疗中期到治疗结束没有显著增加（Linderholm et al., 2009; Taha et al., 2009, El-Arab et al., 2012）。各研究中 VEGF 的表达情况见表 2-2。

（一）C-kit 与基础细胞角蛋白

细胞因子受体 C-kit 可以在造血干细胞表面以及其他细胞上发现。C-kit 是一种生长因子受体，通过结合干细胞因子增强细胞黏附、细胞存活、分化、增殖和趋化性。C-kit 促进细胞凋亡并增强癌细胞的侵袭性（Andre et al., 2009）。细胞角蛋白（cytokeratin，CK）是存在于上皮组织细胞质内细胞骨架中的含有中间丝角蛋白的蛋白质。在终末发育和分化过程中，不同的上皮细胞表达不同的 CK。CK 表达的这种变化有助于对所有上皮细胞进行分类。不同的肿瘤也表达来自该上皮细胞的不同 CK。因此，每当上皮发生侵袭性转化时，CK 表达模式往往保持不变。

使用 IHC 技术检查 CK 表达模式对于肿瘤病理分类至关重要（Edling and Hallberg, 2007）。这些 CK 最初用于区分乳腺良恶性病变（Schweizer et al., 2006），后来发现 CK-14、CK-5 及 CK-17 的表达与不良预后、ER 阴性、短 DFS 和 OS 及高级别肿瘤相关，从而确定其预测价值（Otterbach et al., 2000; Ross and Perou, 2001; Abd-El-Rehim et al., 2004）。CK 在基底样型乳腺癌（BLBC）中表达，由于 BLBC 和 TNBC 具有相似的特征，因此利用 C-kit 和基础 CK 及其他生物标志物和病理特征可以区分 TNBC 和 BLBC。多项研究表明，与非 TNBC 相比，TNBC 中 CK 的阳性率更高，TNBC 亚组中 BL 亚型的 CK 阳性率显著更高（表 2-3）。基于 CK 和 EGFR 的表达，帮助我们鉴定 TNBC 的 BL 亚型，当对基础和非 BL 都进行临床病理学方面检查时，我们会发现 TNBC 的 BL 亚型具有高度侵袭性（Van De Rijn et al., 2002; Bryan et al., 2006; Kim et al., 2009; Rakha et al., 2009; Thike et al., 2010）。

（二）*TOP-2A*

拓扑异构酶 Ⅱα 由 *TOP-2A* 基因编码，在 DNA 转录中发挥重要作用。该酶会诱导 DNA 双链体的双链暂时断裂，并以两条链相互交叉的方式重新结合，从而影响 DNA 的结构。癌症中 *TOP-2A* 基因突变导致其功能减弱，从而导致病情恶化。*TOP-2A* 基因作为蒽环类靶向治疗药物，即拓扑异构酶 Ⅱ 抑制药的靶点，用于 TNBC 或乳腺

表 2-2　三阴性乳腺癌（TNBC）中血管内皮生长因子受体（VEGFR）的表达

序　号	患者总数	TNBC 患者人数	VEGFR-2 表达	参考文献
1	679	87	TNBC 肿瘤内 VEGF 水平升高	Linderholm et al., 2009
2	—	73	77%	Iosifidou et al., 2009
3	69	35	34%	Andre et al., 2009
4	70	27	TNBC 为 54%，非 TNBC 为 23%	Chanana et al., 2014
5	1132	103	93.2%	Mehdizadeh et al., 2012

VEGF. 血管内皮生长因子

表 2-3　C-kit 在三阴性乳腺癌（TNBC）中的表达

序　号	患者总数	TNBC 患者人数	C-kit 表达	参考文献
1	—	21	C-kit 占 29%，CK 5/6 占 62%	Nielsen et al., 2004
2	66	4	75% 的 TNBC 与 29% 的非 TNBC	Bryan et al., 2006
3	625	147	C-kit 占 11.6%，CK 5/6 占 35.4%	Kim et al., 2009
4	7048	767	C-kit 占 45%，CK 5/6 占 6%，CK-14 占 48%，CK-17 占 50%	Thike et al., 2010

CK. 细胞角蛋白

癌治疗（Burgess et al., 2008）。因此，*TOP-2A* 可以作为评估蒽环类药物耐药性的标志物。一项研究中表明在 2.7%～8.8% 的 TNBC 患者 *TOP-2A* 的表达更高（Knoop et al., 2005），并且其在 TNBC 中的过表达导致对蒽环类药物敏感性降低，从而导致该类患者预后不良（Weigelt et al., 2008）。

（三）Ki-67

Ki-67 也称为 MKI67，是一种细胞增殖标志物。在分裂间期，Ki-67 抗原存在于细胞核内，而在有丝分裂期间，它存在于染色体表面。由于 Ki-67 是一种增殖标志物，它存在于整个细胞周期分裂阶段（G_1 期、S 期、G_2 期和有丝分裂）的所有细胞中，但不存在于静息阶段（G_0 期）。由于其在静息细胞中的缺失和在增殖细胞中的广泛存在，Ki-67 已成为细胞增殖的标志物（Urruticoechea et al., 2005）。增殖是癌症进展的一个显著标志，癌组织的增殖强度可以通过 IHC 测量核抗原 Ki-67 染色强度来衡量。

在健康的乳腺组织中，Ki-67 的表达较低（约3%）。根据多种类型的研究，Ki-67 抗原和类固醇受体在健康人乳腺上皮的多种细胞中表达。Ki-67 在 ER 阴性细胞中过度表达，并且其在癌症细胞中的表达明显更高（Harvey et al., 2008; Zhou et al., 2009）。尽管这些肿瘤对联合化疗反应良好，但乳腺癌中 Ki-67 水平高与不良疾病结局有关。然而，其独立重要性较低，无法证明在普通临床环境中进行测量是合理的。关于乳腺癌对治疗的

敏感性，Ki-67 的表达被发现是临床完全缓解的独立预后标志物；乳腺癌患者的病理学完全缓解（pCR）、OS、DDFS 和局部复发。未达到 pCR 的患者在治疗后也表现出 Ki-67 指数下降（Fasching et al., 2011; Tanei et al., 2011; Selz et al., 2012）。de Azambuja 及其同事最近进行的一项 Meta 分析中，发现 Ki-67 水平升高与不良预后有关，他们检索了 29 项研究的 DFS 结果，发现无论淋巴结状态如何，也无论患者是否接受治疗，Ki-67 水平升高均与不良预后相关（de Azambuja et al., 2007）。

据观察，导管 TNBC 中的 Ki-67 水平显著高于其他组织学类别的 TNBC（TNBC 为 80%，其他类型为 10%～30%）。其表达同样与 TNBC 患者的肿瘤分级和大小有关，Ki-67 较高的表达水平（>35% 的染色）与患者较高的死亡风险相关（Munzone et al., 2011）。Ki-67 的增加与 TNBC 患者化疗更高的 pCR 率相关，但此类患者的 RFS 和 OS 较差。按 Ki-67 的表达高低可将 TNBC 患者分为两个亚组，其中只有 26.7% 的患者表现出 Ki-67 低表达（Keam et al., 2011）。

四、PARP

PARP 是一组真核细胞信号酶，催化 DNA 结合蛋白聚合（ADP 核糖基化）。目前已知有 18 种 PARP 酶，其中 PARP1 最常见。PARP1 的主要功能是检测 DNA 损伤缺口，并利用 NAD+ 构建

烟酰胺和 ADP 核糖的聚合物。PARP1 激活在肿瘤中具有重要意义，原因有如下 3 点：首先，它通过碱基切除机制参与 DNA 修复；其次，它会耗尽细胞能量库，导致细胞坏死和功能障碍；最后，它可以刺激促炎基因的转录。PARP 酶在炎症、氧化应激和缺血期间的细胞反应中发挥作用。这三类细胞都会导致 PARP 酶被激活。细胞癌变是一种多步骤现象，涉及多种生物功能的变化，包括基因组完整性、细胞分裂、细胞生长、增殖、分化和细胞死亡，而所有这些细胞进程中都有 PARP1 参与，这表明 PARP1 功能与肿瘤发生之间存在潜在联系（Fong et al., 2009）。PARP1 通过附着在断裂的 DNA 链的暴露末端并引入 SSB 修复所需的关键酶来帮助 DNA SSB 的修复（Bhattacharyya et al., 2000; Bryant et al., 2005; Farmer et al., 2005; Evers et al., 2008; Hastak et al., 2010）。当 PARP1 激活被阻断时，碱基切除修复机制失效，从而导致 SSB 的积累，并进一步导致分裂细胞进入 S 期时，细胞分裂在 SSB 处停止，形成 DSB（图 2-3）。

由于 BRCA1 缺陷细胞中的切除修复过程依赖于 PARP1，PARP1 抑制通过促进细胞凋亡导致细胞死亡（Bhattacharyya et al., 2000; Farmer et al.,

2005）。BRCA2 与 BRCA1 一样，通过切除修复机制发挥作用，BRCA2 基因的突变同样使细胞对 PARP 抑制药敏感（Bryant et al., 2005; Evers et al., 2008）。PARP 与 BRCA 一样，对于 DNA 修复至关重要。与 BRCA 不同，它检测 SSB 并通过碱基切除修复机制对其进行修复（Fong et al., 2009）。PARP 抑制药对 BRCA 突变型 TNBC 治疗有效，因为 BRCA 突变导致 DNA 其中一个臂的损伤无法通过同源重组修复，并且协同抑制 PARP 会产生"合成致死"的情况，即当单个基因失活时没有影响，但两个基因都突变就会导致癌症细胞死亡（Bhattacharyya et al., 2000）。因此，在 TNBC 中，BRCA 突变对多种化疗药物的作用至关重要。电离辐射和多种药物，像已知的 DNA 甲基化药物、铂类药物和拓扑异构酶 I 抑制药可增强 PARP1 抑制作用。PARP 抑制药与铂类药物联合使用已被证明可以改善小鼠模型中的 RFS 和 OS（Bhattacharyya et al., 2000; Fong et al., 2009），并且在细胞系中大量其他研究发现，在 BRCA 突变或功能失常的情况下，PARP 抑制药的功效会增强（Fong et al., 2009; Hastak et al., 2010）。PARP1 抑制药与奥拉帕利、伊尼帕利等药物的联合治疗已作为 TNBC 的一种治疗方法。虽然 PARP1 抑

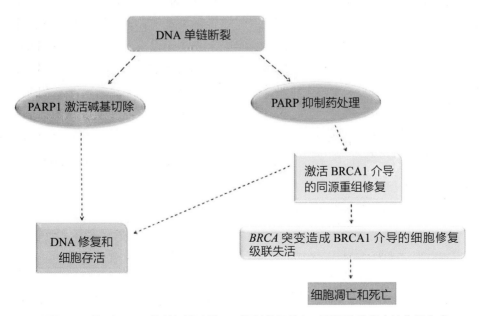

▲ 图 2-3　聚（ADP- 核糖）聚合酶 -1 抑制药及其在三阴性乳腺癌中的作用方式

制药单独应用并没有被证明是有效的，但与细胞毒性药物联合可提高有效性，并改善 TNBC 患者的治疗预后。

（一）热休克蛋白 90

热休克蛋白（heat shock protein，HSP）90 是一种细胞伴侣蛋白（有助于许多大分子复合物的分解或组装的蛋白质），介导许多构象不稳定的蛋白质，包括 AKT、类固醇受体、RAF-1、细胞周期蛋白依赖性激酶 4，以及其他促细胞增殖蛋白质的翻译后修饰和稳定（Whitesell et al.，1994）。当 HSP90 的作用被抑制时，HSP90 稳定的蛋白质会通过蛋白酶体降解。在 BLBC 中发现低 HSPαB 晶体表达，并与较低的存活率有关。这种蛋白的过度表达与乳腺腺泡的肿瘤改变有关，并在体外增强肿瘤细胞的侵袭和转移功能。卡那霉素和格尔德霉素都是抗生素，也可以作为热休克蛋白抑制药，这两种药物已被证明可让 HER-2 阳性转移性乳腺癌患者临床上获益。另外一种 HSP 阻断剂 PU-H71 在 TNBC 模型中表现出 100% 的反应性（Caldas-Lopes et al.，2009）。

（二）Cox-2

Cox 是一种前列腺素和花生四烯酸转化酶，大小为 74kDa，定位于细胞的内质网、细胞膜和核膜上，炎症反应和肿瘤促进剂会诱导其表达。Liu 及其同事（Liu et al.，2001）发现 Cox 过表达转基因小鼠中有 85% 罹患乳腺癌，这表明这种酶与乳腺癌有关。多项研究结果表明，Cox-2 表达与乳腺癌的侵袭性和转移有关（Costa et al.，2002；Half et al.，2002）。在约 40% 的乳腺癌患者中发现 Cox-2 存在过度表达。Cox-2 可作为生物标志物来监测乳腺癌症患者对新辅助治疗的反应。

在女性乳腺癌症患者中，淋巴结状况对预后极为重要。研究表明，Cox-2 的表达与阳性淋巴结受累有关。因此，Cox-2 可能在淋巴管生成中发挥作用。在乳腺癌中，Cox-2 的表达也与激素受体有关，Cox-2 高表达的 HR 阴性患者预后较差。

Cox-2 通过 Ras/MAPK 级联与 HER-2 信号激活相关，并与 HER-2 的过度表达有关。MDR-1 是一种多重耐药基因，也与 Cox-2 的表达有关，同时表现出两种基因异常表达的患者对治疗最不敏感。由于 Cox-2 的表达与乳腺癌的淋巴结转移状况、肿瘤大小、HR 和 HER-2 状态有关，Cox-2 可能是乳腺癌患者中潜在生物标志物（Surowiak et al.，2005）。

（三）TNBC 表观遗传学修饰作为新的生物标志物

表观遗传学改变分析是识别 TNBC 生物标志物的一种方法。表观遗传学是对并非由 DNA 序列变化引起的可遗传表型修饰的研究。Conrad H. Waddington 于 1942 年提出了"表观遗传学"和"遗传学"两个术语，以定义表观遗传学中"基因型的基因带来表型后果"的"因果机制"。由于缺乏实验设备和一般理解，科学家们花了近 50 年的时间才理解沃丁顿发现的基本机制（Holliday，1987）。迄今为止，已有多项研究结果表明，表观遗传学可以在不改变 DNA 序列的情况下改变表型。其中包括组蛋白修饰、染色质重塑和 DNA 甲基化等传统的表观遗传学改变，以及最近才发现的微 / 非编码 RNA（如 miRNA）引起的表观遗传改变。Virani 等已对这些进行了较全面的研究（Virani et al.，2012）。

（四）组织 miRNA 作为 TNBC 的生物标志物

在 TNBC 中，miRNA 可以独立作为生物标志物，也可以作为一组 miRNA 的一部分（miR 信号）作为生物标志物。miR-155、miR-10b 和 miR-21 是独立作为生物标志物的例子，它们也存在于不同的 miR 信号中。此外，这些分子在多种肿瘤中表达失调，包括 TNBC（Sempere et al.，2007；Sempere et al.，2010）。

TNBC 肿瘤和健康乳腺组织可以使用 11 个 miRNA 特征（miR-21、miR10b、miR-31、miR-130-3p、miR-125b、miR-155、miR-181a、miR-

181b、miR-183、miR-195、miR-451a）来 区 分（Ouyang et al., 2014）。11 例 TNBC 患者在接受全身治疗前也进行了组织活检，由三种 miR（mir-190a、miR-200b-3p 和 miR-512-5p）组成的特征与对各种治疗方法的完全病理反应有关（Kolacinska et al., 2014）。有一项研究在 173 例 TNBC 患者（50 岁以下）的样本中发现了其他的 miR 信号（miR-16、miR-125b、miR-655、miR-374a、miR-421、miR-374b、miR-497、miR-155），这些 miR 信号转化可能成为 OS 和无病生存的预后生物标志物。miR-148a 和 miR-629-3p 也与肺转移有关，而 miR-141 与脑转移有关（Debeb et al., 2016；Song et al., 2016）。TNBC 的进展和转移也与 miR-10 家族有关（Zhang et al., 2006）。

在接受蒽环类化疗的患者群体中，miR-95-3p 的表达增加与患者的 OS 和无复发生存率降低相关，以及其他五个 miRNA 表达情况（如 miR-30c-5p、let-7d-3p、miR-30a-3p、miR-95-3p 和 miR-128-3p）已被评估为 TNBC 的新的预测和预后生物标志物，可用来预测患者对蒽环类药物化疗的反应性（Turashvili et al., 2018）。此外，在对 173 例 TNBC 病例的研究中，发现了 2 个 miR 信号。前四个 miR 特征（miR-155、miR-16、miR-374a 和 miR-125b）与低存活率有关。第二种由 4 个 miR（miR-155、miR-27a、miR-30e 和 miR-493）组成，并与基于 ER/PR/HER-2/EGFR/ 基础细胞角蛋白状态的乳腺癌分类有关，还与低风险和高风险亚组的病例分类有关（Usmani et al., 2015），以及与患者对两种最常见的全身 TNBC 治疗（蒽环类或蒽环类与紫杉烷联合治疗）反应的潜力相关（Gasparini et al., 2014）。

（五）循环 miRNA 作为 TNBC 生物标志物

在最近的一些研究中，循环 miRNA 被描述为乳腺癌的潜在诊断、预后或预测生物标志物。miRNA 的合成和成熟发生在细胞质和细胞核中，miRNA 可以从胞质中释放出来，成为细胞外循环的 miRNA。miR 在生物体内的转运途径包括：

①包裹在巨大的凋亡小体中；②包裹在高密度脂蛋白或低密度脂蛋白复合体中；③包裹在较小的外泌体或小囊泡中；④包裹在 Ago 蛋白质复合体中（Matamala et al., 2015）。在细胞与细胞的相互作用中，脂泡和外泌体起着至关重要的作用。微环境以及各种体液，如血浆、唾液、血清、尿液、母乳、精液和脑脊液，都可以用来检测和分离无细胞循环 miRNA（Weber et al., 2010）（图 2-4）。

用于验证 miRNA 作为 TNBC 生物标志物的方法各有优缺点。在预分析阶段，miRNA 的优点是可以在生物体液中检测到，这需要一个微创采集过程，并且 miRNA 可在多种条件下保持稳定（极端的 pH、反复冻融、在室温下长达 24h 或在 70℃下长时间稳定）（Takahashi et al., 2013）。但 miRNA 生物标志物验证仍存在很多限制，如与患者的日常行为（体育锻炼、吸烟、食物、肾病理和昼夜节律）、样本采集和处理等条件都相关（Baggish et al., 2011; Witwer 2012; Cheng et al., 2013; Takahashi et al., 2013; Lima-Oliveira et al., 2016）。循环 miRNA 的主要分析方法是实时定量聚合酶链式反应，也可以使用其他平台，如其他基于聚合酶链反应的技术、微阵列和二代测序（next-generation sequencing, NGS）。非循环 miRNA（皮肤、血细胞和活化的血小板）和溶血中的污染会对分析阶段的验证产生影响（Bustin and Nolan, 2004; Boeckel et al., 2013; Willeit et al., 2013）。最后，目前在分析后阶段缺乏既定的标准和协议，这也是一个需要解决的问题（Faraldi et al., 2018）。

（六）循环 miRNA 作为 TNBC 诊断生物标志物的研究新进展

多项研究已经证明了 miRNA 图谱作为一种检测和管理乳腺癌分子亚型的非侵入性方法的价值。miR-195-5p 和 miR-495 下调可能作为循环替代分子标志物用于早期诊断腔内癌或 TNBC 癌（Mishra et al., 2015）。对于患有 TNBC 的患者，特异性表达的 7 个血清 miRNA 阵列可用作

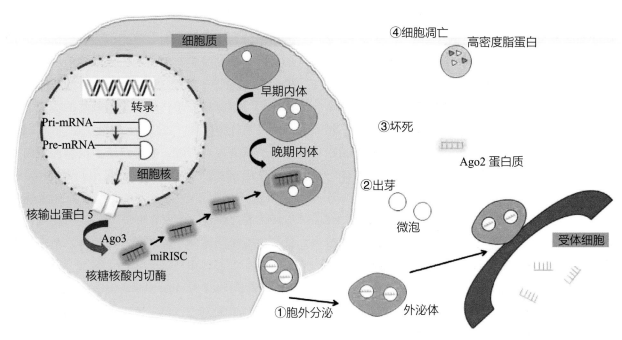

▲ 图 2-4　循环信使核糖核酸的来源和途径

①外分泌 –Pri-miRNA 由 Drosha 产生，由 Drosha 加工，并由核输出蛋白 5（Exportin5）输送到细胞质中，在细胞质中被结合到 RNA 诱导沉默复合物（RISC）复合体中，并靶向在人体液中分泌的外泌体中的 mRNA。②微泡是由质膜萌发形成的。③ Ago-miRNA 复合体被释放，导致坏死。④细胞凋亡、高密度脂蛋白（HDL）结合

诊断标志物（miR-7-5p、let-7c-5p、miR-489-3p、miR-199a-3p、miR195-5p、miR-15a-5p、let-7i-5p）（Qattan et al., 2017）。9 个 miRNA 阵列（miR-18a、miR-107、miR-15a、miR-133a、miR-139-5p、miR-425、miR-143、miR-145 和 miR-365）也可用作基于血液的多标志物分析的一部分，用于乳腺癌鉴定（Kodahl et al., 2014）。此外，另外 5 个循环中的 miRNA 联合（miR-1246、miR-1307-3p、miR-4634、miR-6861-5p 和 miR-6875-5p）诊断 TNBC 的敏感性为 97.3%，准确性为 89.7%，特异性为 82.9%。此外，这种组合可以识别早期乳腺癌（0 期的敏感度为 98.0%）（Shimomura et al., 2016）。

已发现多种循环 miRNA 在 Ⅱ 和 Ⅲ 期 TNBC 患者中过度表达（hsa-miRNA-188-5p、hsa-miRNA-4281、hsa-miRNA-1202、hsa-miRNA-1207-5p、hsamiRNA-1225-5p、hsa-miRNA-4270、hsa-miRNA-642B-3p、hsa-miRNA-3141、hsa-miRNA-1290、miRNA-127-3p、miRNA-148B、

miRNA-652、miRNA-409-3p 和 miRNA-801）。在 TNBC 中，血清 miR-21 的表达与淋巴结转移和 Ki-67 表达升高有关（$P < 0.01$）（Song et al., 2016）。在对 21 种相关研究（2510 例患者）进行的 Meta 分析中，通过评估肿瘤或血液标本中 miR 的表达水平，研究了以下 6 种 miRNA 在 TNBC 中的预测意义，包括 miR-155、miR-210、miR-21、miR-27a/b、miR-374a/b 和 miR-454。研究结果显示，miR-155 水平低与患者 OS 缩短有关。miR21 表达水平升高也与 OS 缩短有关，miR-454、miR-27a/b 和 miR-210 表达水平升高与 OS 缩短相关，miR-374a/b 和 miR-454 表达水平与 DFS 相关（Lü et al., 2017）。

（七）LncRNA 作为潜在的 TNBC 生物标志物

在一项使用冷冻组织切片的前瞻性观察调查中，转录组微阵列被用来检查 165 个 TNBC 样本和 33 个配对的健康乳腺组织。基于 8 个 mRNA

和 2 个 LncRNA（SNRPEP4 和 HIST2H2BC），该研究分析了一个完整的 mRNA-LncRNA 信号。与传统的预后标志物相比，这一信号在确定两年无复发生存率方面具有很高的准确性，并且可以有效地预测 TNBC 患者的临床结局和紫杉烷治疗的有效性（Fan et al., 2019）。LINC00339 在不同的 BC 细胞系中的表达模式与正常乳腺上皮细胞系中的表达模式存在差异，并且在 TNBC 患者中 miR-377-3p 的表达增加预示着 OS 的延长。miR-377-3p 调节 HOXC6 的表达，影响 LINC00339 介导的 TNBC 生长，而 miR-377-3p 的过表达通过控制细胞周期分裂和凋亡导致 TNBC 细胞生长减慢。因此，LINC00339/miR-377-3p/HOXC6 轴在 TNBC 的发展中发挥作用，并可能成为 TNBC 治疗的合适治疗靶点（Wang et al., 2019）。

86 例 TNBC 组织、30 例非 TNBC 组织和 30 例癌旁乳腺组织中 HIF1a-AS2 的表达被检测，结果发现与非 TNBC 组织相比，在 TNBC 组织中 HIF1a-AS2 的表达升高，这意味着在 TNBC 患者中 HIF1a-AS2 的表达与 OS 有关（Wang et al., 2019）。

一些研究人员观察了 163 例 TNBC 组织中 HOTAIR 的表达，发现其在癌组织中的表达与淋巴结转移高度相关，并与雄激素受体（AR）的表达密切相关。这些发现表明 HOTAIR 在 ARR 介导的疾病进展中的作用，可用作预测性生物标志物，与 LAR 亚型 TNBC 患者的新治疗方法有关。此外，血浆尿路上皮癌相关 1（urothelial carcinoma-associated 1，UCA1）水平在 TNBC 患者中要高得多，这表明该分子可用作检测 TNBC 的特定生物标志物（Liu et al., 2017）。

与邻近的正常乳腺组织和健康乳腺上皮细胞系相比，新发现的一种 LncRNA，即肝细胞癌中上调的 EZH2 相关的 LncRNA（HEIH）在 TNBC 组织和细胞系中大量表达。通过调节 miR-4458/SOCS1 轴，HEIH 下调抑制 TNBC 细胞生长，促进细胞凋亡。HEIH 还在治疗药物开发中发挥作用（Li et al., 2019）。

通过比较 233 例 TNBC 患者和 231 例对照

患者外周血 DNA 中的全基因组甲基化模式，确定和验证了 TNBC 患者中长基因间隔区非编码 RNA LINC00299 上 cg06588802 的甲基化增强，特别是与对照组相比，这意味着外周血中 LINC00299 的超甲基化可能是 TNBC 的一个有益的循环标志（Bermejo et al., 2019）。

（八）靶向抗体 - 药物结合物：TNBC 中的蛋白质标志物

上皮性癌细胞膜上糖蛋白的分离促使抗体 - 药物耦联物（antibody-drug conjugate，ADC）的发明，以增加药物对表达这些分子的细胞的细胞毒性输送。大多数靶点本质上并不是癌症的驱动因子，甚至不是乳腺癌的特异性表达蛋白；相反，它们要求癌症细胞和非癌症细胞之间的蛋白质表达存在差异。靶抗原必须在所需的癌细胞上优先表达（或高表达），这是 ADC 有效性的一个重要因素。因此，靶抗原的存在（或高表达）可作为检测可能敏感的患者的生物标志物。已经发现 TNBC 细胞中有许多化合物符合这些标准。TROP-2、GPNMB、LIV-1 和黏蛋白 1 连接的唾液酸 CA6 是最有希望的。TROP2 在 90% 以上的 TNBC 中表达，是一种抗体 -SN-38 耦联物 sacituzumab govitecan（IMMU-132）的靶标（Bardia et al., 2017）。在经过广泛治疗的晚期 TNBC 患者中，IMMU-132 的 ORR 为 30%，相应的 PFS 和 OS 分别为 6.0 个月和 16.6 个月。在 68% 的侵袭性 TNBC 标本中，发现具有金属蛋白酶活性的跨膜蛋白 LiV-1。在一组患有 TNBC 的患者中，ladiratuzumab vedotin（SGN-LIV1A）加 MMAE 作为载体的治疗方式显示出 25% 的 ORR 和 11 个月的中位 PFS（Modi et al., 2018）。糖蛋白 NMB（glycoprotein non-metastatic B，GPNMB）的大量表达，即 GPNMB 染色阳性率超过 25% 的肿瘤上皮细胞，在近 40% 的 TNBC 中普遍存在，在这一亚群中，glembatumumab vedotin（CDX-011，一种与 GPNMB 结合的 ADC 来输送 MMAE）获得了 40% 的 ORR，而在安慰剂组中 ORR 为

0%（Yardley et al., 2015）。然而，在Ⅱ期指标试验中，与卡培他滨相比，在预选的 GPNMB 过表达侵袭性 TNBC 患者中，格伦巴单抗未显示出更好的 PFS、ORR 或 OS，这导致 ADC 的开发停止。SGN-LIV1A 目前处于第二阶段试验，而 IMMU-132 已进入第三阶段研究（ASCENT：NCT02574455）。由于这些标志物中的几个在 TNBC 中普遍过度表达，在开始治疗之前可能不需要进行 IHC 验证，但一些缺乏普遍过度表达的蛋白质可能需要进行预筛选，以帮助识别更有可能从 ADC 中获益的个体。

（九）TNBC 中的免疫治疗生物标志物

PD-L1 和肿瘤浸润淋巴细胞

免疫逃逸通过不同的途径参与恶性肿瘤发生发展，而免疫系统通常在预防癌症发生中起着重要作用。近年来，免疫治疗取得了巨大的进步，提高了各种实体肿瘤类型的治疗效果。然而，研究人员直到最近才开始更清楚地了解它在乳腺癌中的治疗意义，以前一直认为乳腺癌不具有免疫原性（Wagner et al., 2019）。与 HR 阳性的乳腺癌相比，TNBC 的免疫原性要强得多，而且免疫环境的许多成分的存在与良好的预后特征有关（Desmedt et al., 2008）。因此，研究免疫调节药物对 TNBC 治疗的影响至关重要。

跨膜受体蛋白，程序性死亡受体 1（programmed death-1，PD-1）存在于适应性免疫细胞的膜上，如 T 细胞，它与一种称为程序性死亡受体配体 1（programmed death-ligand，PD-L1）或程序性死亡受体配体 2（PD-L2）的配体结合，后者存在于肿瘤细胞和肿瘤浸润性免疫细胞上。这种连接导致 T 细胞受到抑制，使肿瘤保持自身耐受性并逃避免疫系统（图 2-5）。PD-L1 在约 20% 的 TNBC 患者中表达，并与较高的分级、年龄、ER 阴性状态、HER-2 阳性状态和肿瘤大小这一系列不良预后因素有关（Sabatier et al., 2015; Qayoom et al., 2021）。

在肿瘤或免疫细胞上，可以对 PD-L1 进行检测和定量。用 IHC 检测时，TNBC 中 PD-L1 的表达在不同的研究和机构中有所不同。这种差异可由多种因素导致，包括所检查的细胞的类

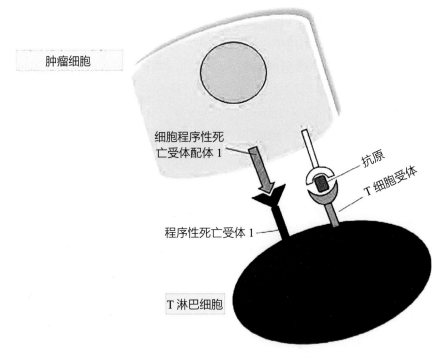

肿瘤细胞

细胞程序性死亡受体配体 1

抗原

T 细胞受体

程序性死亡受体 1

T 淋巴细胞

▲ 图 2-5　程序性死亡受体配体 1 与程序性死亡受体 1 的相互作用阻止 T 细胞破坏体内的肿瘤细胞

型（免疫与肿瘤）、TNBC 分期（原发与进展）、转移疾病位置、抗体克隆变异及用于确定阳性的数值界限（Sabatier et al., 2015; Schmid et al., 2020a; Schmid et al., 2020b）。在各种治疗试验中，PD-L1 阳性已被证明对免疫细胞具有预测性意义。PD-1 和 PD-L1 的表达与免疫细胞阳性评分有关，并与更高的总体生存率和化疗有效性有关，这表明化疗的细胞毒活性部分是由抗肿瘤的免疫反应介导的（Bertucci and Gonçalves, 2017; Van Berckelaer et al., 2019）。靶向 PD-1 和 PD-L1 的单抗可有效抑制机体免疫系统下调，增强针对肿瘤的免疫介导性反应。PD-L1 的表达还与更好的 pCR 率（Cerbelli et al., 2017）、无转移生存率和总生存率相关（Sabatier et al., 2015）。免疫组化检测 PD-L1 的表达，采用 22C3 抗体的联合阳性评分（combined positive score，CPS），评估肿瘤细胞和免疫细胞上 PD-L1 的表达总量。结果显示约 80% 的患者表现为 PD-L1 阳性，即为 CPS≥1 分。

TNBC 还具有更高的突变率和更多数量的肿瘤浸润淋巴细胞（tumor-infiltrating lymphocyte，TIL），这是肿瘤微环境中至关重要的适应性免疫细胞（Mehraj et al., 2021）。TIL 在约 20% 的 TNBC 患者中高度表达。TIL 在肿瘤内和邻近的组织间质中都有发现，它们在肿瘤和间质中的存在都具有肿瘤预测和预后的作用。根据大量大型临床试验的肿瘤样本的测量，TIL 的增加与早期 TNBC 的 DFS、OS 和 NACT 的 PCR 率增加有关（Adams et al., 2014, Denkert et al., 2018）。根据一项对两阶段Ⅲ佐剂试验的研究，TIL 增加 10% 可减少 15% 的复发和死亡（Adams et al., 2014）。TIL 也被发现具有预测免疫治疗反应的能力。在 KEYNOTE-086 中，TIL 的增加与帕博利珠单抗显著更好的 ORR 有关（Adams et al., 2019）。TIL 还被研究作为转移性 TNBC 治疗的生物标志物，较高的水平与改善的预后有关。KEYNOTE-119 在 TIL 低于 5% 的参与者中显示了它在这种情况下预测帕博利珠单抗免疫治疗反应的能力（Loi

et al., 2020; Qayoom et al., 2021）。然而，与主要环境相比，这一点的证据尚不成熟。

（十）肿瘤突变负荷作为生物标志物

除了 PD-L1，其他的预后 / 预测性生物标志物可能被用来发现更多潜在受益于免疫治疗的人。通过整个外显子组或基因小组测序评估的每兆碱基 DNA 体细胞改变（mut/Mb）的数量被称为肿瘤突变负荷（tumor mutational burden，TMB）。在黑色素瘤、结直肠癌和肺癌患者中，较高的 TMB 与免疫治疗后 T 细胞更多的浸润、新抗原负荷的增加、临床反应和生存率的提高有关。然而，关于乳腺癌 TMB 的信息还不多（Salmaninejad et al., 2018）。关于乳腺癌中 TMB 的数据不足，其预测意义值得商榷。在最初的乳腺癌中，TMB 升高的比例高达 3%，但在转移性癌症患者中，TMB 升高的比例高达 11%（Bayraktar et al., 2019）。TMB 升高的乳腺肿瘤似乎对检查点抑制药更敏感，但在接受免疫治疗的 TMB 升高的乳腺癌患者中观察到 OS 的差异（Boussiotis, 2016）。Pembrolizumab 于 2020 年 6 月被 FDA 批准用于 TMB 高水平患者（＞10mut/Mb）、无法切除或侵袭性实体肿瘤，这些肿瘤在之前的治疗后发生进展或没有其他治疗选择，这为患有 TMB 高水平的 TNBC 患者提供了一种可能的治疗方法。

五、总结

TNBC 肿瘤的特点是存在多种基因突变和多种尚未经过验证的生物标志物。目前研究重点是发现在所有或特定 TNBC 亚型中普遍存在的基因，以用作靶向治疗、预后标志物或治疗反应的预测因子。尽管测序和微阵列技术等高通量研究工具有可能揭示 TNBC 的本质，但目前这些技术的应用很少有治疗用途。已建立的生物标志物的临床验证需要明确且全面的数据集。一些潜在的标记已经被确定，然而它们尚未通过严格要求的临床试验验证。TNBC 的治疗方式多种多样，这反映了其异质性。因为不同的亚型在增殖活性和对标准化疗的反应性方面各不相同，传统的治疗技术应该重新评估亚型，以提供标准化的治疗方案。为了继续提高 TNBC 患者的治疗效果，基于下一代测序，还亟须发现更多的有效生物标志物。

参考文献

[1] Abd El-Rehim, D.M., Pinder, S.E., Paish, C.E., Bell, J., Blamey, R.W., Robertson, J.F.R., Nicholson, R.I., Ellis, I.O., 2004.Expression of luminal and basal cytokeratins in human breast carcinoma. J. Pathol. 203 (2), 661-671.

[2] Abdel-Fatah, T.M.A., Perry, C., Dickinson, P., Ball, G., Moseley, P., Madhusudan, S., Ellis, I.O., Chan, S.Y.T., 2013. Bcl2 is an independent prognostic marker of triple negative breast cancer (TNBC) and predicts response to anthracycline combination (ATC) chemotherapy (CT) in adjuvant and neoadjuvant settings. Ann. Oncol. 24 (11), 2801-2807.

[3] Adams, S., Gray, R.J., Demaria, S., Goldstein, L., Perez, E.A., Shulman, L.N., Martino, S., Wang, M., Jones, V.E., Saphner, T.J., 2014. Prognostic value of tumor-infiltrating lymphocytes in triple-negative breast cancers from two phase III randomized adjuvant breast cancer trials: ECOG 2197 and ECOG 1199. J. Clin. Oncol. 32 (27), 2959.

[4] Adams, S., Schmid, P., Rugo, H.S., Winer, E.P., Loirat, D., Awada, A., Cescon, D.W., Iwata, H., Campone, M., Nanda, R., 2019. Pembrolizumab monotherapy for previously treated metastatic triple-negative breast cancer: cohort A of the phase II KEYNOTE-086 study. Ann. Oncol. 30 (3), 397-404.

[5] Aleskandarany, M.A., Abduljabbar, R., Ashankyty, I., Elmouna, A., Jerjees, D., Ali, S., Buluwela, L., Diez-Rodriguez, M., Caldas, C., Green, A.R., 2016. Prognostic significance of androgen receptor expression in invasive breast cancer: transcriptomic and protein expression analysis. Breast Cancer Res. Treat. 159 (2), 215-227.

[6] Ali, E.M., Sheta, M., El Mohsen, M.A., 2011. Elevated serum and tissue VEGF associated with poor outcome in breast cancer patients. Alexandria J. Med. 47 (3).

[7] Ali, H.R., Dawson, S.J., Blows, F.M., Provenzano, E., Leung, S., Nielsen, T., Pharoah, P.D., Caldas, C., 2012. A Ki67/BCL2 index based on immunohistochemistry is highly prognostic in ER-positive breast cancer. J. Pathol. 226 (1), 97-107.

[8] Alvarez, R.H., Valero, V., Hortobagyi, G.N., 2010. Emerging targeted therapies for breast cancer. J. Clin. Oncol. 28 (20), 3366-3379.

[9] Anders, C.K., Abramson, V., Tan, T., Dent, R., 2016. The evolution of triple-negative breast cancer: from biology to novel therapeutics. Am. Soc. Clin. Oncol. Educ. Book 36, 34-42.

[10] Andre, F., Job, B., Dessen, P., Tordai, A., Michiels, S., Liedtke, C., Richon, C., Yan, K., Wang, B., Vassal, G., Delaloge, S., Hortobagyi, G.N., Symmans, W.F., Lazar, V., Pusztai, L., 2009. Molecular characterization of breast cancer with high-resolution oligonucleotide comparative genomic hybridization array. Clin. Cancer Res. 15 (2), 441-451.

[11] Asghar, U.S., Barr, A.R., Cutts, R., Beaney, M., Babina, I., Sampath, D., Giltnane, J., Lacap, J.A., Crocker, L., Young, A., 2017. Single-cell dynamics determines response to CDK4/6 inhibition in triple-negative breast cancer. Clin. Cancer Res. 23 (18), 5561-5572.

[12] Atchley, D.P., Albarracin, C.T., Lopez, A., Valero, V., Amos, C.I., Gonzalez-Angulo, A.M., Hortobagyi, G.N., Arun, B.K., 2008. Clinical and pathologic characteristics of patients with BRCA-positive and BRCA-negative breast cancer. J. Clin. Oncol. 26 (26), 4282.

[13] Baggish, A.L., Hale, A., Weiner, R.B., Lewis, G.D., Systrom, D., Wang, F., Wang, T.J., Chan, S.Y., 2011. Dynamic regulation of circulating microRNA during acute exhaustive exercise and sustained aerobic exercise training. J. Physiol. 589 (16), 3983-3994.

[14] Balko, J.M., Giltnane, J.M., Wang, K., Schwarz, L.J., Young, C.D., Cook, R.S., Owens, P., Sanders, M.E., Kuba, M.G., Sánchez, V., 2014. Molecular profiling of the residual disease of triple-negative breast cancers after neoadjuvant chemotherapy identifies actionable therapeutic targets. Cancer Discov. 4 (2), 232-245.

[15] Banerji, S., Cibulskis, K., Rangel-Escareno, C., Brown, K.K., Carter, S.L., Frederick, A.M., Lawrence, M.S., Sivachenko, A.Y., Sougnez, C., Zou, L., 2012. Sequence analysis of mutations and translocations across breast cancer subtypes. Nature 486 (7403), 405-409.

[16] Bardia, A., Mayer, I.A., Diamond, J.R., Moroose, R.L., Isakoff, S.J., Starodub, A.N., Shah, N.C., O'Shaughnessy, J., Kalinsky, K., Guarino, M., 2017. Efficacy and safety of anti-trop-2 antibody drug conjugate sacituzumab govitecan (IMMU-132) in heavily pretreated patients with metastatic triple-negative breast cancer. J. Clin. Oncol. 35 (19), 2141.

[17] Barton, V.N., D'Amato, N.C., Gordon, M.A., Christenson, J.L., Elias, A., Richer, J.K., 2015. Androgen receptor biology in triple negative breast cancer: a case for classification as AR+ or quadruple negative disease. Horm. Cancer 6 (5), 206-213.

[18] Bayraktar, S., Batoo, S., Okuno, S., Glück, S., 2019. Immunotherapy in breast cancer. J. Carcinog. 18, 2.

[19] Beg, S., Siraj, A.K., Prabhakaran, S., Jehan, Z., Ajarim, D., Al-Dayel, F., Tulbah, A., Al-Kuraya, K.S., 2015. Loss of PTEN expression is associated with aggressive behavior and poor prognosis in Middle Eastern triple-negative breast cancer. Breast Cancer Res. Treat. 151 (3), 541-553.

[20] Benjamin, L.E., Keshet, E., 1997. Conditional switching of vascular endothelial growth factor (VEGF) expression in tumors: induction of endothelial cell shedding and regression of hemangioblastoma-like vessels by VEGF withdrawal. Proc. Natl. Acad. Sci. 94 (16), 8761-8766.

[21] Bermejo, J.L., Huang, G., Manoochehri, M., Mesa, K.G., Schick, M., Silos, R.G., Ko, Y.-D., Brüning, T., Brauch, H., Lo, W.-Y., 2019. Long intergenic noncoding RNA 299 methylation in peripheral blood is a biomarker for triple-negative breast cancer. Epigenomics 11 (1), 81-93.

[22] Bertucci, F., Gonçalves, A., 2017. Immunotherapy in breast cancer: the emerging role of PD-1 and PD-L1. Curr. Oncol. Rep. 19 (10), 1-11.

[23] Bhargava, R., Gerald, W.L., Li, A.R., Pan, Q., Lal, P., Ladanyi, M., Chen, B., 2005. EGFR gene amplification in breast cancer: correlation with epidermal growth factor receptor mRNA and protein expression and HER-2 status and absence of EGFR-activating mutations. Mod. Pathol. 18 (8), 1027-1033.

[24] Bhattacharyya, A., Ear, U.S., Koller, B.H., Weichselbaum, R.R., Bishop, D.K., 2000. The breast cancer susceptibility gene BRCA1 is required for subnuclear assembly of Rad51 and survival following treatment with the DNA cross-linking agent cisplatin. J. Biol. Chem. 275 (31), 23899-23903.

[25] Bidard, F.C., Conforti, R., Boulet, T., Michiels, S., Delaloge, S., André, F., 2007. Does triple-negative phenotype accurately identify basal-like tumour? An immunohistochemical analysis based on 143 'triple-negative'breast cancers. Ann. Oncol. 18 (7), 1285-1286.

[26] Boeckel, J.-N., Thomé, C.E., Leistner, D., Zeiher, A.M., Fichtlscherer, S., Dimmeler, S., 2013. Heparin selectively affects the quantification of microRNAs in human blood samples. Clin. Chem. 59 (7), 1125-1127.

[27] Bouchalova, K., Kharaishvili, G., Bouchal, J., Vrbkova, J., Megova, M., Hlobilkova, A., 2014. Triple negative breast cancer-BCL2 in prognosis and prediction. Review. Curr. Drug Targets 15 (12), 1166-1175.

[28] Bouchalova, K., Svoboda, M., Kharaishvili, G., Vrbkova, J., Bouchal, J., Trojanec, R., Koudelakova, V., Radova, L., Cwiertka, K., Hajduch, M., 2015. BCL2 is an independent predictor of outcome in basal-like triple-negative breast cancers treated with adjuvant anthracycline-based chemotherapy. Tumor Biol. 36 (6), 4243-4252.

[29] Boussiotis, V.A., 2016. Molecular and biochemical aspects of the PD-1 checkpoint pathway. N. Engl. J. Med. 375 (18), 1767-1778.

[30] Bryan, B.B., Schnitt, S.J., Collins, L.C., 2006. Ductal carcinoma in situ with basal-like phenotype: a possible precursor to invasive basal-like breast cancer. Mod. Pathol. 19 (5), 617-621.

[31] Bryant, H.E., Schultz, N., Thomas, H.D., Parker, K.M., Flower, D., Lopez, E., Kyle, S., Meuth, M., Curtin, N.J., Helleday, T., 2005. Specific killing of BRCA2-deficient tumours with inhibitors of poly (ADP-ribose) polymerase. Nature 434 (7035), 913-917.

[32] Burgess, D.J., Doles, J., Zender, L., Xue, W., Ma, B., McCombie, W.R., Hannon, G.J., Lowe, S.W., Hemann, M.T., 2008. Topoisomerase levels determine chemotherapy response in vitro and in vivo. Proc. Natl. Acad. Sci. 105 (26), 9053-9058.

[33] Bustin, S.A., Nolan, T., 2004. Pitfalls of quantitative real-time reverse-transcription polymerase chain reaction. J. Biomol. Tech. 15 (3), 155.

[34] Byrski, T., Huzarski, T., Dent, R., Gronwald, J., Zuziak, D., Cybulski, C., Kladny, J., Gorski, B., Lubinski, J., Narod, S.A., 2009. Response to neoadjuvant therapy with cisplatin in BRCA1-positive breast cancer patients. Breast Cancer Res. Treat. 115 (2), 359-363.

[35] Caldas-Lopes, E., Cerchietti, L., Ahn, J.H., Clement, C.C., Robles, A.I., Rodina, A., Moulick, K., Taldone, T., Gozman, A., Guo, Y., 2009. Hsp90 inhibitor PU-H71, a multimodal inhibitor of malignancy, induces complete responses in triple-negative breast cancer models. Proc. Natl. Acad. Sci. 106 (20), 8368-8373.

[36] Cantley, L.C., 2002. The phosphoinositide 3-kinase pathway. Science 296 (5573), 1655-1657.

[37] Carey, L.A., Perou, C.M., Livasy, C.A., Dressler, L.G., Cowan, D., Conway, K., Karaca, G., Troester, M.A., Tse, C.K., Edmiston, S., 2006. Race, breast cancer subtypes, and survival in the Carolina Breast Cancer Study. JAMA 295 (21), 2492-2502.

[38] Cerbelli, B., Pernazza, A., Botticelli, A., Fortunato, L., Monti, M., Sciattella, P., Campagna, D., Mazzuca, F., Mauri, M., Naso, G., 2017. PD-L1 expression in TNBC: a predictive biomarker of response to neoadjuvant chemotherapy? Biomed. Res. Int. 2017, 1-7.

[39] Chacón, R.D., Costanzo, M.V., 2010. Triple-negative breast cancer. Breast Cancer Res. 12 (Suppl 2), S3.

[40] Chae, B.J., Bae, J.S., Lee, A., Park, W.C., Seo, Y.J., Song, B.J., Kim, J.S., Jung, S.S., 2009. p53 as a specific prognostic factor in triple-negative breast cancer. Jpn. J. Clin. Oncol. 39 (4), 217-224.

[41] Chanana, P., Pandey, A.K., Yadav, B.S., Kaur, J., Singla, S., Dimri, K., Trehan, R., Krishan, P., 2014. Significance of serum vascular endothelial growth factor and cancer antigen 15.3 in patients with triple negative breast cancer. J. Radiother. Pract. 13 (1), 60-67.

[42] Cheng, H.H., Yi, H.S., Kim, Y., Kroh, E.M., Chien, J.W., Eaton, K.D., Goodman, M.T., Tait, J.F., Tewari, M., Pritchard, C.C., 2013. Plasma processing conditions substantially influence circulating microRNA biomarker levels. PLoS One 8 (6), e64795.

[43] Choi, J.E., Kang, S.H., Lee, S.J., Bae, Y.K., 2015. Androgen

receptor expression predicts decreased survival in early stage triple-negative breast cancer. Ann. Surg. Oncol. 22 (1), 82-89.

[44] Coates, A.S., Millar, E.K.A., O'Toole, S.A., Molloy, T.J., Viale, G., Goldhirsch, A., Regan, M.M., Gelber, R.D., Sun, Z., Castiglione-Gertsch, M., 2012. Prognostic interaction between expression of p53 and estrogen receptor in patients with node-negative breast cancer: results from IBCSG Trials VIII and IX. Breast Cancer Res. 14 (6), 1-12.

[45] Cochrane, D.R., Bernales, S., Jacobsen, B.M., Cittelly, D.M., Howe, E.N., D'Amato, N.C., Spoelstra, N.S., Edgerton, S.M., Jean, A., Guerrero, J., 2014. Role of the androgen receptor in breast cancer and preclinical analysis of enzalutamide. Breast Cancer Res. 16 (1), 1-19.

[46] Copson, E.R., Maishman, T.C., Tapper, W.J., Cutress, R.I., Greville-Heygate, S., Altman, D.G., Eccles, B., Gerty, S., Durcan, L.T., Jones, L., 2018. Germline BRCA mutation and outcome in young-onset breast cancer (POSH): a prospective cohort study. Lancet Oncol. 19 (2), 169-180.

[47] Costa, C., Soares, R., Reis-Filho, J.S., Leitao, D., Amendoeira, I., Schmitt, F.C., 2002. Cyclo-oxygenase 2 expression is associated with angiogenesis and lymph node metastasis in human breast cancer. J. Clin. Pathol. 55 (6), 429-434.

[48] Couch, F.J., Hart, S.N., Sharma, P., Toland, A.E., Wang, X., Miron, P., Olson, J.E., Godwin, A.K., Pankratz, V.S., Olswold, C., 2015. Inherited mutations in 17 breast cancer susceptibility genes among a large triple-negative breast cancer cohort unselected for family history of breast cancer. J. Clin. Oncol. 33 (4), 304.

[49] D'Andrea, A.D., Grompe, M., 2003. The Fanconi anaemia/BRCA pathway. Nat. Rev. Cancer 3 (1), 23-34.

[50] Dawson, S.-J., Makretsov, N., Blows, F.M., Driver, K.E., Provenzano, E., Le Quesne, J., Baglietto, L., Severi, G., Giles, G.G., McLean, C.A., 2010. BCL2 in breast cancer: a favourable prognostic marker across molecular subtypes and independent of adjuvant therapy received. Br. J. Cancer 103 (5), 668-675.

[51] De Azambuja, E., Cardoso, F., de Castro, G., Colozza, M., Mano, M.S., Durbecq, V., Sotiriou, C., Larsimont, D., Piccart-Gebhart, M.J., Paesmans, M., 2007. Ki-67 as prognostic marker in early breast cancer: a meta-analysis of published studies involving 12 155 patients. Br. J. Cancer 96 (10), 1504-1513.

[52] De, P., Sun, Y., Carlson, J.H., Friedman, L.S., Leyland-Jones, B.R., Dey, N., 2014. Doubling down on the PI3K-AKTmTOR pathway enhances the antitumor efficacy of PARP inhibitor in triple negative breast cancer model beyond BRCA-ness. Neoplasia 16 (1), 43-72.

[53] Debeb, B.G., Lacerda, L., Anfossi, S., Diagaradjane, P., Chu, K., Bambhroliya, A., Huo, L., Wei, C., Larson, R.A., Wolfe, A.R., 2016. miR-141-mediated regulation of brain metastasis from breast cancer. J. Natl. Cancer Inst. 108 (8), 1-10.

[54] Denkert, C., von Minckwitz, G., Darb-Esfahani, S., Lederer, B., Heppner, B.I., Weber, K.E., Budczies, J., Huober, J., Klauschen, F., Furlanetto, J., 2018. Tumour-infiltrating lymphocytes and prognosis in different subtypes of breast cancer: a pooled analysis of 3771 patients treated with neoadjuvant therapy. Lancet Oncol. 19 (1), 40-50.

[55] Desmedt, C., Haibe-Kains, B., Wirapati, P., Buyse, M., Larsimont, D., Bontempi, G., Delorenzi, M., Piccart, M., Sotiriou, C., 2008. Biological processes associated with breast cancer clinical outcome depend on the molecular subtypes. Clin. Cancer Res. 14 (16), 5158-5165.

[56] Dey, N., De, P., Leyland-Jones, B., 2017. PI3K-AKT-mTOR inhibitors in breast cancers: from tumor cell signaling to clinical trials. Pharmacol. Ther. 175, 91-106.

[57] Edling, C.E., Hallberg, B., 2007. c-Kit—a hematopoietic cell essential receptor tyrosine kinase. Int. J. Biochem. Cell Biol. 39 (11), 1995-1998.

[58] El-Arab, L.R.E., Swellam, M., El Mahdy, M.M., 2012. Metronomic chemotherapy in metastatic breast cancer: impact on VEGF. J. Egypt. Natl. Cancer Inst. 24 (1), 15-22.

[59] Engel, C., Rhiem, K., Hahnen, E., Loibl, S., Weber, K.E., Seiler, S., Zachariae, S., Hauke, J., Wappenschmidt, B., Waha, A., 2018. Prevalence of pathogenic BRCA1/2 germline mutations among 802 women with unilateral triple-negative breast cancer without family cancer history. BMC Cancer 18 (1), 1-6.

[60] Evers, B., Drost, R., Schut, E., de Bruin, M., van der Burg, E., Derksen, P.W.B., Holstege, H., Liu, X., van Drunen, E., Beverloo, H.B., 2008. Selective inhibition of BRCA2-deficient mammary tumor cell growth by AZD2281 and cisplatin. Clin. Cancer Res. 14 (12), 3916-3925.

[61] Fan, C.N., Ma, L., Liu, N., 2019. Comprehensive analysis of novel three-long noncoding RNA signatures as a diagnostic and prognostic biomarkers of human triple-negative breast cancer. J. Cell. Biochem. 120 (3), 3185-3196.

[62] Faraldi, M., Gomarasca, M., Banfi, G., Lombardi, G., 2018. Free circulating miRNAs measurement in clinical settings: the still unsolved issue of the normalization. Adv. Clin. Chem. 87, 113-139.

[63] Farmer, H., McCabe, N., Lord, C.J., Tutt, A.N.J., Johnson, D.A., Richardson, T.B., Santarosa, M., Dillon, K.J., Hickson, I., Knights, C., 2005. Targeting the DNA repair defect in BRCA mutant cells as a therapeutic strategy. Nature 434 (7035), 917-921.

[64] Fasching, P.A., Heusinger, K., Haeberle, L., Niklos, M., Hein, A., Bayer, C.M., Rauh, C., Schulz-Wendtland, R., Bani, M.R., Schrauder, M., 2011. Ki67, chemotherapy response, and prognosis in breast cancer patients receiving neoadjuvant treatment. BMC Cancer 11 (1), 1-13.

[65] Fedele, C.G., Ooms, L.M., Ho, M., Vieusseux, J., O'Toole, S.A., Millar, E.K., Lopez-Knowles, E., Sriratana, A., Gurung, R., Baglietto, L., 2010. Inositol polyphosphate 4-phosphatase II regulates PI3K/Akt signaling and is lost in human basal-like breast cancers. Proc. Natl. Acad. Sci. 107

(51), 22231-22236.

[66] Ferrara, N., Gerber, H.-P., LeCouter, J., 2003. The biology of VEGF and its receptors. Nat. Med. 9 (6), 669-676.

[67] Fong, P.C., Boss, D.S., Yap, T.A., Tutt, A., Wu, P., Mergui-Roelvink, M., Mortimer, P., Swaisland, H., Lau, A., O'Connor, M.J., 2009. Inhibition of poly (ADP-ribose) polymerase in tumors from BRCA mutation carriers. N. Engl. J. Med. 361 (2), 123-134.

[68] Foulkes, W.D., Stefansson, I.M., Chappuis, P.O., Bégin, L.R., Goffin, J.R., Wong, N., Trudel, M., Akslen, L.A., 2003.Germline BRCA1 mutations and a basal epithelial phenotype in breast cancer. J. Natl. Cancer Inst. 95 (19), 1482-1485.

[69] Fox, S.B., Harris, A.L., 2004. Histological quantitation of tumour angiogenesis. APMIS 112 (7-8), 413-430.

[70] Gasparini, P., Cascione, L., Fassan, M., Lovat, F., Guler, G., Balci, S., Irkkan, C., Morrison, C., Croce, C.M., Shapiro, C.L., 2014. microRNA expression profiling identifies a four microRNA signature as a novel diagnostic and prognostic biomarker in triple negative breast cancers. Oncotarget 5 (5), 1174.

[71] Geisler, S., Lønning, P.E., Aas, T., Johnsen, H., Fluge, Ø., Haugen, D.F., Lillehaug, J.R., Akslen, L.A., Børresen-Dale, A.-L., 2001. Influence of TP53 gene alterations and c-erbB-2 expression on the response to treatment with doxorubicin in locally advanced breast cancer. Cancer Res. 61 (6), 2505-2512.

[72] Gerber, H.-P., Dixit, V., Ferrara, N., 1998. Vascular endothelial growth factor induces expression of the antiapoptotic proteins Bcl-2 and A1 in vascular endothelial cells. J. Biol. Chem. 273 (21), 13313-13316.

[73] Gerwins, P., Sköldenberg, E., Claesson-Welsh, L., 2000. Function of fibroblast growth factors and vascular endothelial growth factors and their receptors in angiogenesis. Crit. Rev. Oncol. Hematol. 34 (3), 185-194.

[74] Gilbert, J.A., Goetz, M.P., Reynolds, C.A., Ingle, J.N., Giordano, K.F., Suman, V.J., Blair, H.E., Jenkins, R.B., Lingle, W.L., Reinholz, M.M., 2008. Molecular analysis of metaplastic breast carcinoma: high EGFR copy number via aneusomy. Mol. Cancer Ther. 7 (4), 944-951.

[75] Gonzalez-Angulo, A.M., Stemke-Hale, K., Palla, S.L., Carey, M., Agarwal, R., Meric-Berstam, F., Traina, T.A., Hudis, C., Hortobagyi, G.N., Gerald, W.L., 2009. Androgen receptor levels and association with PIK3CA mutations and prognosis in breast cancer. Clin. Cancer Res. 15 (7), 2472-2478.

[76] Gordon, V., Banerji, S., 2013. Molecular pathways: PI3K pathway targets in triple-negative breast cancers. Clin. Cancer Res. 19 (14), 3738-3744.

[77] Gronwald, J., Byrski, T., Huzarski, T., Dent, R., Bielicka, V., Zuziak, D., Wisniowski, R., Lubinski, J., Narod, S., 2009. Neoadjuvant therapy with cisplatin in BRCA1-positive breast cancer patients. J. Clin. Oncol. 27 (15_suppl), 502.

[78] Gucalp, A., Tolaney, S., Isakoff, S.J., Ingle, J.N., Liu, M.C., Carey, L.A., Blackwell, K., Rugo, H., Nabell, L., Forero, A., 2013. Phase II trial of bicalutamide in patients with androgen receptor-positive, estrogen receptor-negative metastatic breast cancer. Clin. Cancer Res. 19 (19), 5505-5512.

[79] Gwin, K., Lezon-Geyda, K., Harris, L., Tavassoli, F.A., 2011. Chromosome 7 aneusomy in metaplastic breast carcinomas with chondroid, squamous, and spindle-cell differentiation. Int. J. Surg. Pathol. 19 (1), 20-25.

[80] Hahnen, E., Lederer, B., Hauke, J., Loibl, S., Kröber, S., Schneeweiss, A., Denkert, C., Fasching, P.A., Blohmer, J.U., Jackisch, C., 2017. Germline mutation status, pathological complete response, and disease-free survival in triplenegative breast cancer: secondary analysis of the GeparSixto randomized clinical trial. JAMA Oncol. 3 (10), 1378-1385.

[81] Half, E., Tang, X.M., Gwyn, K., Sahin, A., Wathen, K., Sinicrope, F.A., 2002. Cyclooxygenase-2 expression in human breast cancers and adjacent ductal carcinoma in situ. Cancer Res. 62 (6), 1676-1681.

[82] Han, H.S., Diéras, V., Robson, M., Palácová, M., Marcom, P.K., Jager, A., Bondarenko, I., Citrin, D., Campone, M., Telli, M.L., 2018. Veliparib with temozolomide or carboplatin/paclitaxel versus placebo with carboplatin/paclitaxel in patients with BRCA1/2 locally recurrent/metastatic breast cancer: randomized phase II study. Ann. Oncol. 29 (1), 154-161.

[83] Harvey, J.A., Santen, R.J., Petroni, G.R., Bovbjerg, V.E., Smolkin, M.E., Sheriff, F.S., Russo, J., 2008. Histologic changes in the breast with menopausal hormone therapy use: correlation with breast density, estrogen receptor, progesterone receptor, and proliferation indices. Menopause (New York, NY) 15 (1), 67.

[84] Hastak, K., Alli, E., Ford, J.M., 2010. Synergistic chemosensitivity of triple-negative breast cancer cell lines to poly (ADP-Ribose) polymerase inhibition, gemcitabine, and cisplatin. Cancer Res. 70 (20), 7970-7980.

[85] He, J., Peng, R., Yuan, Z., Wang, S., Peng, J., Lin, G., Jiang, X., Qin, T., 2012. Prognostic value of androgen receptor expression in operable triple-negative breast cancer: a retrospective analysis based on a tissue microarray. Med. Oncol. 29 (2), 406-410.

[86] Holliday, R., 1987. The inheritance of epigenetic defects. Science 238 (4824), 163-170.

[87] Hussain, S.P., Harris, C.C., 2006. p53 biological network: at the crossroads of the cellular-stress response pathway and molecular carcinogenesis. J. Nippon Med. Sch. 73 (2), 54-64.

[88] Iosifidou, R., Galaktidou, G., Ananiadis, A., Bladika, N., Patakiouta, F., Bousoulegas, A., 2009. VEGF-A, VEGF-C, VEGF-R2, EGFR and HER2 in serum plus EGFR in tissue of patients with triple-negative breast cancer. Breast Cancer Res. 11 (1), 11.

[89] Isakoff, S.J., Mayer, E.L., He, L., Traina, T.A., Carey, L.A., Krag, K.J., Rugo, H.S., Liu, M.C., Stearns, V., Come, S.E., 2015.

TBCRC009: a multicenter phase II clinical trial of platinum monotherapy with biomarker assessment in metastatic triple-negative breast cancer. J. Clin. Oncol. 33 (17), 1902.

[90] Jiang, T., Shi, W., Wali, V.B., Pongor, L.S., Li, C., Lau, R., Győrffy, B., Lifton, R.P., Symmans, W.F., Pusztai, L., 2016. Predictors of chemosensitivity in triple negative breast cancer: an integrated genomic analysis. PLoS Med. 13 (12), e1002193.

[91] Jones, N., Bonnet, F., Sfar, S., Lafitte, M., Lafon, D., Sierankowski, G., Brouste, V., Banneau, G., Tunon de Lara, C., Debled, M., 2013. Comprehensive analysis of PTEN status in breast carcinomas. Int. J. Cancer 133 (2), 323-334.

[92] Keam, B., Im, S.-A., Lee, K.-H., Han, S.-W., Oh, D.-Y., Kim, J.H., Lee, S.-H., Han, W., Kim, D.-W., Kim, T.-Y., 2011. Ki-67 can be used for further classification of triple negative breast cancer into two subtypes with different response and prognosis. Breast Cancer Res. 13 (2), 1-7.

[93] Keyomarsi, K., Tucker, S.L., Buchholz, T.A., Callister, M., Ding, Y.E., Hortobagyi, G.N., Bedrosian, I., Knickerbocker, C., Toyofuku, W., Lowe, M., 2002. Cyclin E and survival in patients with breast cancer. N. Engl. J. Med. 347 (20), 1566-1575.

[94] Kim, J.M., Hwang, T.Y., Kang, S.H., Lee, S.J., Bae, Y.K., 2009. Prognostic significance of basal markers in triple-negative breast cancers. J. Breast Cancer 12 (1), 4-13.

[95] Kim, Y., Kim, J., Lee, H.-D., Jeong, J., Lee, W., Lee, K.-A., 2013. Spectrum of EGFR gene copy number changes and KRAS gene mutation status in Korean triple negative breast cancer patients. PLoS One 8 (10), e79014.

[96] Knoop, A.S., Knudsen, H., Balslev, E., Rasmussen, B.B., Overgaard, J., Nielsen, K.V., Schonau, A., Gunnarsdóttir, K., Olsen, K.E., Mouridsen, H., 2005. Retrospective analysis of topoisomerase IIa amplifications and deletions as predictive markers in primary breast cancer patients randomly assigned to cyclophosphamide, methotrexate, and fluorouracil or cyclophosphamide, epirubicin, and fluorouracil: Danish Breast Cancer Cooperative Group. J. Clin. Oncol. 23 (30), 7483-7490.

[97] Koboldt, D., Fulton, R., McLellan, M., Schmidt, H., Kalicki-Veizer, J., McMichael, J., Fulton, L., Dooling, D., Ding, L., Mardis, E., 2012. Comprehensive molecular portraits of human breast tumours. Nature 490 (7418), 61-70.

[98] Kodahl, A.R., Lyng, M.B., Binder, H., Cold, S., Gravgaard, K., Knoop, A.S., Ditzel, H.J., 2014. Novel circulating microRNA signature as a potential non-invasive multi-marker test in ER-positive early-stage breast cancer: a case control study. Mol. Oncol. 8 (5), 874-883.

[99] Kolacinska, A., Morawiec, J., Pawlowska, Z., Szemraj, J., Szymanska, B., Malachowska, B., Morawiec, Z., Morawiec-Sztandera, A., Pakula, L., Kubiak, R., 2014. Association of microRNA-93, 190, 200b and receptor status in corebiopsies from stage III breast cancer patients. DNA Cell Biol. 33 (9), 624-629.

[100] Langerød, A., Zhao, H., Borgan, Ø., Nesland, J.M.,

Bukholm, I.R.K., Ikdahl, T., Kåresen, R., Børresen-Dale, A.-L., Jeffrey, S.S., 2007. TP53 mutation status and gene expression profiles are powerful prognostic markers of breast cancer. Breast Cancer Res. 9 (3), 1-16.

[101] Lehmann, B.D., Bauer, J.A., Schafer, J.M., Pendleton, C.S., Tang, L., Johnson, K.C., Chen, X., Balko, J.M., Gómez, H., Arteaga, C.L., 2014. PIK3CA mutations in androgen receptor-positive triple negative breast cancer confer sensitivity to the combination of PI3K and androgen receptor inhibitors. Breast Cancer Res. 16 (4), 1-14.

[102] Lehmann, B.D., Pietenpol, J.A., 2014. Identification and use of biomarkers in treatment strategies for triple-negative breast cancer subtypes. J. Pathol. 232 (2), 142-150.

[103] Li, P., Zhou, B., Lv, Y., Qian, Q., 2019. LncRNA HEIH regulates cell proliferation and apoptosis through miR-4458/SOCS1 axis in triple-negative breast cancer. Hum. Cell 32 (4), 522-528.

[104] Lima-Oliveira, G., Guidi, G.C., Salvagno, G.L., Brocco, G., Danese, E., Lippi, G., 2016. Estimation of the imprecision on clinical chemistry testing due to fist clenching and maintenance during venipuncture. Clin. Biochem. 49 (18), 1364-1367.

[105] Linderholm, B.K., Hellborg, H., Johansson, U., Elmberger, G., Skoog, L., Lehtiö, J., Lewensohn, R., 2009. Significantly higher levels of vascular endothelial growth factor (VEGF) and shorter survival times for patients with primary operable triple-negative breast cancer. Ann. Oncol. 20 (10), 1639-1646.

[106] Liu, C.H., Chang, S.-H., Narko, K., Trifan, O.C., Wu, M.-T., Smith, E., Haudenschild, C., Lane, T.F., Hla, T., 2001. Overexpression of cyclooxygenase-2 is sufficient to induce tumorigenesis in transgenic mice. J. Biol. Chem. 276 (21), 18563-18569.

[107] Liu, D., He, J., Yuan, Z., Wang, S., Peng, R., Shi, Y., Teng, X., Qin, T., 2012. EGFR expression correlates with decreased disease-free survival in triple-negative breast cancer: a retrospective analysis based on a tissue microarray. Med. Oncol. 29 (2), 401-405.

[108] Liu, M., Xing, L.-Q., Liu, Y.-J., 2017. A three-long noncoding RNA signature as a diagnostic biomarker for differentiating between triple-negative and non-triple-negative breast cancers. Medicine (Baltimore). 96 (9), 1-8.

[109] Liu, T., Yu, J., Deng, M., Yin, Y., Zhang, H., Luo, K., Qin, B., Li, Y., Wu, C., Ren, T., 2017. CDK4/6-dependent activation of DUB3 regulates cancer metastasis through SNAIL1. Nat. Commun. 8 (1), 1-12.

[110] Loi, S., Winer, E., Lipatov, O., Im, S.-A., Goncalves, A., Cortes, J., Lee, K.S., Schmid, P., Testa, L., Witzel, I., 2020. PD5-03: relationship between tumor-infiltrating lymphocytes (TILs) and outcomes in the keynote-119 study of pembrolizumab vs chemotherapy for previously treated metastatic triple-negative breast cancer (mTNBC). San Antonio Breast Cancer Symposium, AACR, Philadelphia.

[111] Loibl, S., Müller, B.M., von Minckwitz, G., Schwabe, M.,

Roller, M., Darb-Esfahani, S., Ataseven, B., Du Bois, A., Fissler-Eckhoff, A., Gerber, B., 2011. Androgen receptor expression in primary breast cancer and its predictive and prognostic value in patients treated with neoadjuvant chemotherapy. Breast Cancer Res. Treat. 130 (2), 477-487.

[112] Lü, L., Mao, X., Shi, P., He, B., Xu, K., Zhang, S., Wang, J., 2017. MicroRNAs in the prognosis of triple-negative breast cancer: a systematic review and meta-analysis. Medicine (Baltimore). 96 (22).

[113] Masuda, H., Baggerly, K.A., Wang, Y., Zhang, Y., Gonzalez-Angulo, A.M., Meric-Bernstam, F., Valero, V., Lehmann, B.D., Pietenpol, J.A., Hortobagyi, G.N., 2013. Differential response to neoadjuvant chemotherapy among 7 triplenegative breast cancer molecular subtypes. Clin. Cancer Res. 19 (19), 5533-5540.

[114] Matamala, N., Vargas, M.T., Gonzalez-Campora, R., Minambres, R., Arias, J.I., Menendez, P., Andres-Leon, E., Gomez-Lopez, G., Yanowsky, K., Calvete-Candenas, J., 2015. Tumor microRNA expression profiling identifies circulating microRNAs for early breast cancer detection. Clin. Chem. 61 (8), 1098-1106.

[115] McGhan, L.J., McCullough, A.E., Protheroe, C.A., Dueck, A.C., Lee, J.J., Nunez-Nateras, R., Castle, E.P., Gray, R.J., Wasif, N., Goetz, M.P., 2014. Androgen receptor-positive triple negative breast cancer: a unique breast cancer subtype. Ann. Surg. Oncol. 21 (2), 361-367.

[116] Mehdizadeh, R., Najafi, S., Jahanzad, I., 2012. 352 evaluation of EGFR, VEGFR2, IGF-1R and HIF-1a expression and their prognostic value in Iranian triple-negative breast cancer patients. Eur. J. Cancer (48), S145.

[117] Mehraj, U., Ganai, R.A., Macha, M.A., Hamid, A., Zargar, M.A., Bhat, A.A., Nasser, M.W., Haris, M., Batra, S.K., Alshehri, B., 2021. The tumor microenvironment as driver of stemness and therapeutic resistance in breast cancer: new challenges and therapeutic opportunities. Cell. Oncol. 44, 1-21.

[118] Mina, A., Yoder, R., Sharma, P., 2017. Targeting the androgen receptor in triple-negative breast cancer: current perspectives. OncoTargets Ther. 10, 4675.

[119] Mir, M.A., Qayoom, H., Mehraj, U., Nisar, S., Bhat, B., Wani, N.A., 2020. Targeting different pathways using novel combination therapy in triple negative breast cancer. Curr. Cancer Drug Targets 20 (8), 586-602.

[120] Mishra, S., Srivastava, A.K., Suman, S., Kumar, V., Shukla, Y., 2015. Circulating miRNAs revealed as surrogate molecular signatures for the early detection of breast cancer. Cancer Lett. 369 (1), 67-75.

[121] Mitri, Z., Karakas, C., Wei, C., Briones, B., Simmons, H., Ibrahim, N., Alvarez, R., Murray, J.L., Keyomarsi, K., Moulder, S., 2015. A phase 1 study with dose expansion of the CDK inhibitor dinaciclib (SCH 727965) in combination with epirubicin in patients with metastatic triple negative breast cancer. Invest. New Drugs 33 (4), 890-894.

[122] Mizuno, H., Spike, B.T., Wahl, G.M., Levine, A.J., 2010. Inactivation of p53 in breast cancers correlates with stem cell transcriptional signatures. Proc. Natl. Acad. Sci. 107 (52), 22745-22750.

[123] Modi, S., Pusztai, L., Forero, A., Mita, M., Miller, K.D., Weise, A., Krop, I., Burris, H., Kalinsky, K., Tsai, M., 2018. PD3- 14: phase 1 study of the antibody-drug conjugate SGN-LIV1A in patients with heavily pretreated triple-negative metastatic breast cancer. San Antonio Breast Cancer Symposium, AACR, Philadelphia.

[124] Munzone, E., Botteri, E., Sciandivasci, A., Curigliano, G., Nole, F., Rotmensz, N., Colleoni, M., Viale, G., Esposito, A., Luini, A., 2011. Prognostic significance of Ki-67 in node-negative (pN0), triple-negative (TN) breast cancer (BC). J. Clin. Oncol. 29 (15_suppl), 1056.

[125] Naderi, A., Hughes-Davies, L., 2008. A functionally significant cross-talk between androgen receptor and ErbB2 pathways in estrogen receptor negative breast cancer. Neoplasia 10 (6), 542-548.

[126] Nielsen, T.O., Hsu, F.D., Jensen, K., Cheang, M., Karaca, G., Hu, Z., Hernandez-Boussard, T., Livasy, C., Cowan, D., Dressler, L., 2004. Immunohistochemical and clinical characterization of the basal-like subtype of invasive breast carcinoma. Clin. Cancer Res. 10 (16), 5367-5374.

[127] Nogi, H., Kobayashi, T., Suzuki, M., Tabei, I., Kawase, K., Toriumi, Y., Fukushima, H., Uchida, K., 2009. EGFR as paradoxical predictor of chemosensitivity and outcome among triple-negative breast cancer. Oncol. Rep. 21 (2), 413-417.

[128] Noonberg, S.B., Benz, C.C., 2000. Tyrosine kinase inhibitors targeted to the epidermal growth factor receptor subfamily. Drugs 59 (4), 753-767.

[129] Oakman, C., Viale, G., Di Leo, A., 2010. Management of triple negative breast cancer. Breast 19 (5), 312-321.

[130] Olivier, M., Taniere, P., 2011. Somatic mutations in cancer prognosis and prediction: lessons from TP53 and EGFR genes. Curr. Opin. Oncol. 23 (1), 88-92.

[131] Olsson, A.-K., Dimberg, A., Kreuger, J., Claesson-Welsh, L., 2006. VEGF receptor signalling? In control of vascular function. Nat. Rev. Mol. Cell Biol. 7 (5), 359-371.

[132] Otterbach, F., Bankfalvi, A., Bergner, S., Decker, T., Krech, R., Boecker, W., 2000. Cytokeratin 5/6 immunohistochemistry assists the differential diagnosis of atypical proliferations of the breast. Histopathology 37 (3), 232-240.

[133] Ouyang, M., Li, Y., Ye, S., Ma, J., Lu, L., Lv, W., Chang, G., Li, X., Li, Q., Wang, S., 2014. MicroRNA profiling implies new markers of chemoresistance of triple-negative breast cancer. PLoS One 9 (5), e96228.

[134] Paik, S., Shak, S., Tang, G., Kim, C., Baker, J., Cronin, M., Baehner, F.L., Walker, M.G., Watson, D., Park, T., 2004. A multigene assay to predict recurrence of tamoxifen-treated, node-negative breast cancer. N. Engl. J. Med. 351 (27), 2817-2826.

[135] Peters, A.A., Buchanan, G., Ricciardelli, C., Bianco-

Miotto, T., Centenera, M.M., Harris, J.M., Jindal, S., Segara, D., Jia, L., Moore, N.L., 2009. Androgen receptor inhibits estrogen receptor-α activity and is prognostic in breast cancer. Cancer Res. 69 (15), 6131-6140.

[136] Plummer, R., 2011. Poly (ADP-ribose) polymerase inhibition: a new direction for BRCA and triple-negative breast cancer? Breast Cancer Res. 13 (4), 1-6.

[137] Powell, E., Shao, J., Yuan, Y., Chen, H.-C., Cai, S., Echeverria, G.V., Mistry, N., Decker, K.F., Schlosberg, C., Do, K.-A., 2016. p53 deficiency linked to B cell translocation gene 2 (BTG2) loss enhances metastatic potential by promoting tumor growth in primary and metastatic sites in patient-derived xenograft (PDX) models of triple-negative breast cancer. Breast Cancer Res. 18 (1), 1-16.

[138] Pusztai, L., Krishnamurti, S., Cardona, J.P., Sneige, N., Esteva, F.J., Volchenok, M., Breitenfelder, P., Kau, S.-W., Takayama, S., Krajewski, S., 2004. Expression of BAG-1 and BcL-2 proteins before and after neoadjuvant chemotherapy of locally advanced breast cancer. Cancer Invest. 22 (2), 248-256.

[139] Qattan, A., Intabli, H., Alkhayal, W., Eltabache, C., Tweigieri, T., Amer, S.B., 2017. Robust expression of tumor suppressor miRNA's let-7 and miR-195 detected in plasma of Saudi female breast cancer patients. BMC Cancer 17 (1), 1-10.

[140] Qayoom, H., Mehraj, U., Aisha, S., Sofi, S., Mir, M.A., 2021. Integrating immunotherapy with chemotherapy: a new approach to drug repurposing. In (Ed.), Drug repurposing - molecular aspects and therapeutic applications [Working Title]. IntechOpen. https://doi.org/10.5772/intechopen.100183.

[141] Qu, Q., Mao, Y., Fei, X.-c., Shen, K.-w., 2013. The impact of androgen receptor expression on breast cancer survival: a retrospective study and meta-analysis. PLoS One 8 (12), e82650.

[142] Rajput, S., Khera, N., Guo, Z., Hoog, J., Li, S., Ma, C.X., 2016. Inhibition of cyclin dependent kinase 9 by dinaciclib suppresses cyclin B1 expression and tumor growth in triple negative breast cancer. Oncotarget 7 (35), 56864.

[143] Rakha, E.A., El-Sayed, M.E., Green, A.R., Lee, A.H.S., Robertson, J.F., Ellis, I.O., 2007. Prognostic markers in triplenegative breast cancer. Cancer 109 (1), 25-32.

[144] Rakha, E.A., Elsheikh, S.E., Aleskandarany, M.A., Habashi, H.O., Green, A.R., Powe, D.G., El-Sayed, M.E., Benhasouna, A., Brunet, J.-S., Akslen, L.A., 2009. Triple-negative breast cancer: distinguishing between basal and nonbasal subtypes. Clin. Cancer Res. 15 (7), 2302-2310.

[145] Reis-Filho, J.S., Pinheiro, C., Lambros, M.B.K., Milanezi, F., Carvalho, S., Savage, K., Simpson, P.T., Jones, C., Swift, S., Mackay, A., 2006. EGFR amplification and lack of activating mutations in metaplastic breast carcinomas. J. Pathol. 209 (4), 445-453.

[146] Robinson, D.R., Kalyana-Sundaram, S., Wu, Y.-M., Shankar, S., Cao, X., Ateeq, B., Asangani, I.A., Iyer, M.,

Maher, C.A., Grasso, C.S., 2011. Functionally recurrent rearrangements of the MAST kinase and Notch gene families in breast cancer. Nat. Med. 17 (12), 1646-1651.

[147] Ross, D.T., Perou, C.M., 2001. A comparison of gene expression signatures from breast tumors and breast tissue derived cell lines. Dis. Markers 17 (2), 99-109.

[148] Rydén, L., Jirström, K., Haglund, M., Stål, O., Fernö, M., 2010. Epidermal growth factor receptor and vascular endothelial growth factor receptor 2 are specific biomarkers in triple-negative breast cancer. Results from a controlled randomized trial with long-term follow-up. Breast Cancer Res. Treat. 120 (2), 491-498.

[149] Sabatier, R., Finetti, P., Mamessier, E., Adelaide, J., Chaffanet, M., Ali, H.R., Viens, P., Caldas, C., Birnbaum, D., Bertucci, F., 2015. Prognostic and predictive value of PDL1 expression in breast cancer. Oncotarget 6 (7), 5449.

[150] Sakuma, K., Kurosumi, M., Oba, H., Kobayashi, Y., Takei, H., Inoue, K., Tabei, T., Oyama, T., 2011. Pathological tumor response to neoadjuvant chemotherapy using anthracycline and taxanes in patients with triple-negative breast cancer. Exp. Ther. Med. 2 (2), 257-264.

[151] Salmaninejad, A., Khoramshahi, V., Azani, A., Soltaninejad, E., Aslani, S., Zamani, M.R., Zal, M., Nesaei, A., Hosseini, S.M., 2018. PD-1 and cancer: molecular mechanisms and polymorphisms. Immunogenetics 70 (2), 73-86.

[152] Schmid, P., Abraham, J., Chan, S., Wheatley, D., Brunt, A. M., Nemsadze, G., ..., Turner, N. C. (2020). Capivasertib plus paclitaxel versus placebo plus paclitaxel as first-line therapy for metastatic triple-negative breast cancer: the PAKT trial. Journal of Clinical Oncology, 38 (5), 423-433.

[153] Schmid, P., Cortes, J., Pusztai, L., McArthur, H., Kümmel, S., Bergh, J., Denkert, C., Park, Y.H., Hui, R., Harbeck, N., 2020b. Pembrolizumab for early triple-negative breast cancer. N. Engl. J. Med. 382 (9), 810-821.

[154] Schweizer, J.r., Bowden, P.E., Coulombe, P.A., Langbein, L., Lane, E.B., Magin, T.M., Maltais, L., Omary, M.B., Parry, D.A.D., Rogers, M.A., 2006. New consensus nomenclature for mammalian keratins. J. Cell Biol. 174 (2), 169-174.

[155] Selz, J., Stevens, D., Jouanneau, L., Labib, A., Scodan, R.Le, 2012. Prognostic value of molecular subtypes, ki67 expression and impact of postmastectomy radiation therapy in breast cancer patients with negative lymph nodes after mastectomy. Int. J. Radiat. Oncol. Biol. Phys. 84 (5), 1123-1132.

[156] Sempere, L.F., Christensen, M., Silahtaroglu, A., Bak, M., Heath, C.V., Schwartz, G., Wells, W., Kauppinen, S., Cole, C.N., 2007. Altered MicroRNA expression confined to specific epithelial cell subpopulations in breast cancer. Cancer Res. 67 (24), 11612-11620.

[157] Sempere, L.F., Preis, M., Yezefski, T., Ouyang, H., Suriawinata, A.A., Silahtaroglu, A., Conejo-Garcia, J.R., Kauppinen, S., Wells, W., Korc, M., 2010. Fluorescence-based codetection with protein markers reveals distinct

cellular compartments for altered MicroRNA expression in solid tumors. Clin. Cancer Res. 16 (16), 4246-4255.

[158] Shah, S.P., Roth, A., Goya, R., Oloumi, A., Ha, G., Zhao, Y., Turashvili, G., Ding, J., Tse, K., Haffari, G., 2012. The clonal and mutational evolution spectrum of primary triple-negative breast cancers. Nature 486 (7403), 395-399.

[159] Sharma, P., Stecklein, S.R., Kimler, B.F., Sethi, G., Petroff, B.K., Phillips, T.A., Tawfik, O.W., Godwin, A.K., Jensen, R.A., 2014. The prognostic value of BRCA1 promoter methylation in early stage triple negative breast cancer. J. Cancer Ther. Res. 3 (2), 1.

[160] Shaver, T.M., Lehmann, B.D., Beeler, J.S., Li, C.-I., Li, Z., Jin, H., Stricker, T.P., Shyr, Y., Pietenpol, J.A., 2016. Diverse, biologically relevant, and targetable gene rearrangements in triple-negative breast cancer and other malignancies. Cancer Res. 76 (16), 4850-4860.

[161] Shimomura, A., Shiino, S., Kawauchi, J., Takizawa, S., Sakamoto, H., Matsuzaki, J., Ono, M., Takeshita, F., Niida, S., Shimizu, C., 2016. Novel combination of serum microRNA for detecting breast cancer in the early stage. Cancer Sci. 107 (3), 326-334.

[162] Silver, D.P., Richardson, A.L., Eklund, A.C., Wang, Z.C., Szallasi, Z., Li, Q., Juul, N., Leong, C.-O., Calogrias, D., Buraimoh, A., 2010. Efficacy of neoadjuvant Cisplatin in triple-negative breast cancer. J. Clin. Oncol. 28 (7), 1145.

[163] Siziopikou, K.P., Cobleigh, M., 2007. The basal subtype of breast carcinomas may represent the group of breast tumors that could benefit from EGFR-targeted therapies. The Breast 16 (1), 104-107.

[164] Song, N., Liang, B., Wang, D., 2016. The function of MiR-21 expression differences and pathogenesis on familial and triple negative breast cancer serum. Pak. J. Pharm. Sci. 29, 679-684.

[165] Sorlie, T., Tibshirani, R., Parker, J., Hastie, T., Marron, J.S., Nobel, A., Deng, S., Johnsen, H., Pesich, R., Geisler, S., Demeter, J., Perou, C.M., Lønning, P.E., Brown, P.O., Børresen-Dale, A.L., Botstein, D., 2003. Repeated observation of breast tumor subtypes in independent gene expression data sets. Proc. Natl. Acad. Sci. U. S. A. 100 (14), 8418-8423.

[166] Surowiak, P., Materna, V., Matkowski, R., Szczuraszek, K., Kornafel, J., Wojnar, A., Pudelko, M., Dietel, M., Denkert, C., Zabel, M., 2005. Relationship between the expression of cyclooxygenase 2 and MDR1/P-glycoprotein in invasive breast cancers and their prognostic significance. Breast Cancer Res. 7 (5), 1-9.

[167] Taha, F.M., Zeeneldin, A.A., Helal, A.M., Gaber, A.A., Sallam, Y.A., Ramadan, H., Moneer, M.M., 2009. Prognostic value of serum vascular endothelial growth factor in Egyptian females with metastatic triple negative breast cancer. Clin. Biochem. 42 (13-14), 1420-1426.

[168] Takahashi, K., Yokota, S.-i., Tatsumi, N., Fukami, T., Yokoi, T., Nakajima, M., 2013. Cigarette smoking substantially alters plasma microRNA profiles in healthy subjects. Toxicol. Appl. Pharmacol. 272 (1), 154-160.

[169] Tanei, T., Shimomura, A., Shimazu, K., Nakayama, T., Kim, S.J., Iwamoto, T., Tamaki, Y., Noguchi, S., 2011. Prognostic significance of Ki67 index after neoadjuvant chemotherapy in breast cancer. Eur. J. Surg. Oncol. 37 (2), 155-161.

[170] Tang, D., Xu, S., Zhang, Q., Zhao, W., 2012. The expression and clinical significance of the androgen receptor and E-cadherin in triple-negative breast cancer. Med. Oncol. 29 (2), 526-533.

[171] Thike, A.A., Iqbal, J., Cheok, P.Y., Chong, A.P.Y., Tse, G.M.-K., Tan, B., Tan, P., Wong, N.S., Tan, P.H., 2010. Triple negative breast cancer: outcome correlation with immunohistochemical detection of basal markers. Am. J. Surg. Pathol. 34 (7), 956-964.

[172] Toyama, T., Yamashita, H., Kondo, N., Okuda, K., Takahashi, S., Sasaki, H., Sugiura, H., Iwase, H., Fujii, Y., 2008. Frequently increased epidermal growth factor receptor (EGFR) copy numbers and decreased BRCA1 mRNA expression in Japanese triple-negative breast cancers. BMC Cancer 8 (1), 1-12.

[173] Traina, T.A., Miller, K., Yardley, D.A., Eakle, J., Schwartzberg, L.S., O'Shaughnessy, J., Gradishar, W., Schmid, P., Winer, E., Kelly, C., 2018. Enzalutamide for the treatment of androgen receptor-expressing triple-negative breast cancer. J. Clin. Oncol. 36 (9), 884.

[174] Turashvili, G., Lightbody, E.D., Tyryshkin, K., SenGupta, S.K., Elliott, B.E., Madarnas, Y., Ghaffari, A., Day, A., Nicol, C.J.B., 2018. Novel prognostic and predictive microRNA targets for triple-negative breast cancer. FASEB J. 32 (11), 5937-5954.

[175] Turner, N., Lambros, M.B., Horlings, H.M., Pearson, A., Sharpe, R., Natrajan, R., Geyer, F.C., van Kouwenhove, M., Kreike, B., Mackay, A., Ashworth, A., van de Vijver, M.J., Reis-Filho, J.S., 2010. Integrative molecular profiling of triple negative breast cancers identifies amplicon drivers and potential therapeutic targets. Oncogene 29 (14), 2013-2023.

[176] Tutt, A., Tovey, H., Cheang, M.C.U., Kernaghan, S., Kilburn, L., Gazinska, P., Owen, J., Abraham, J., Barrett, S., Barrett-Lee, P., Brown, R., Chan, S., Dowsett, M., Flanagan, J.M., Fox, L., Grigoriadis, A., Gutin, A., Harper-Wynne, C., Hatton, M.Q., Hoadley, K.A., Parikh, J., Parker, P., Perou, C.M., Roylance, R., Shah, V., Shaw, A., Smith, I.E., Timms, K.M., Wardley, A.M., Wilson, G., Gillett, C., Lanchbury, J.S., Ashworth, A., Rahman, N., Harries, M., Ellis, P., Pinder, S.E., Bliss, J.M., 2018. Carboplatin in BRCA1/2-mutated and triple-negative breast cancer BRCAness subgroups: the TNT Trial. Nat. Med. 24 (5), 628-637.

[177] Urruticoechea, A., Smith, I.E., Dowsett, M., 2005. Proliferation marker Ki-67 in early breast cancer. J. Clin. Oncol. 23 (28), 7212-7220.

[178] Usmani, A., Shoro, A.A., Memon, Z., Hussain, M., Rehman, R., 2015. Diagnostic, prognostic and predictive

value of MicroRNA-21 in breast cancer patients, their daughters and healthy individuals. Am. J. Cancer Res. 5 (8), 2484.

[179] Van Berckelaer, C., Rypens, C., van Dam, P., Pouillon, L., Parizel, M., Schats, K.A., Kockx, M., Tjalma, W.A.A., Vermeulen, P., van Laere, S., Bertucci, F., Colpaert, C., Dirix, L., 2019. Infiltrating stromal immune cells in inflammatory breast cancer are associated with an improved outcome and increased PD-L1 expression. Breast Cancer Res. 21 (1), 28.

[180] Van De Rijn, M., Perou, C.M., Tibshirani, R., Haas, P., Kallioniemi, O., Kononen, J., Torhorst, J., Sauter, G., Zuber, M., Köchli, O.R., 2002. Expression of cytokeratins 17 and 5 identifies a group of breast carcinomas with poor clinical outcome. Am. J. Pathol. 161 (6), 1991-1996.

[181] Vegran, F., Rebucci, M., Chevrier, S., Cadouot, M., Boidot, R., Lizard-Nacol, S., 2013. Only missense mutations affecting the DNA binding domain of p53 influence outcomes in patients with breast carcinoma. PLoS One 8 (1), e55103.

[182] Velasco-Velázquez, M.A., Li, Z., Casimiro, M., Loro, E., Homsi, N., Pestell, R.G., 2011. Examining the role of cyclin D1 in breast cancer. Future Oncol. 7 (6), 753-765.

[183] Venkitaraman, A.R., 2002. Cancer susceptibility and the functions of BRCA1 and BRCA2. Cell 108 (2), 171-182.

[184] Vera-Badillo, F.E., Templeton, A.J., de Gouveia, P., Diaz-Padilla, I., Bedard, P.L., Al-Mubarak, M., Seruga, B., Tannock, I.F., Ocana, A., Amir, E., 2014. Androgen receptor expression and outcomes in early breast cancer: a systematic review and meta-analysis. J. Natl. Cancer Inst. 106 (1), djt319.

[185] Viale, G., Rotmensz, N., Maisonneuve, P., Bottiglieri, L., Montagna, E., Luini, A., Veronesi, P., Intra, M., Torrisi, R., Cardillo, A., 2009. Invasive ductal carcinoma of the breast with the "triple-negative" phenotype: prognostic implications of EGFR immunoreactivity. Breast Cancer Res. Treat. 116 (2), 317-328.

[186] Virani, S., Colacino, J.A., Kim, J.H., Rozek, L.S., 2012. Cancer epigenetics: a brief review. ILAR J. 53 (3-4), 359-369.

[187] Wagner, J., Rapsomaniki, M.A., Chevrier, S., Anzeneder, T., Langwieder, C., Dykgers, A., Rees, M., Ramaswamy, A., Muenst, S., Soysal, S.D., 2019. A single-cell atlas of the tumor and immune ecosystem of human breast cancer. Cell 177 (5), 1330-1345.

[188] Walker, A.J., Wedam, S., Amiri-Kordestani, L., Bloomquist, E., Tang, S., Sridhara, R., Chen, W., Palmby, T.R., Zirkelbach, J.F., Fu, W., 2016. FDA approval of palbociclib in combination with fulvestrant for the treatment of hormone receptor-positive, HER2-negative metastatic breast cancer. Clin. Cancer Res. 22 (20), 4968-4972.

[189] Wang, Q., Gao, F., May, W.S., Zhang, Y., Flagg, T., Deng, X., 2008. Bcl2 negatively regulates DNA double-strand-break repair through a nonhomologous end-joining pathway. Mol. Cell 29 (4), 488-498.

[190] Wang, X., Chen, T., Zhang, Y., Zhang, N., Li, C., Li, Y., Liu, Y., Zhang, H., Zhao, W., Chen, B., 2019. Long noncoding RNA Linc00339 promotes triple-negative breast cancer progression through miR-377-3p/HOXC6 signaling pathway. J. Cell. Physiol. 234 (8), 13303-13317.

[191] Wang, Y., Zhang, G., Han, J., 2019. HIF1A-AS2 predicts poor prognosis and regulates cell migration and invasion in triple-negative breast cancer. J. Cell. Biochem. 120 (6), 10513-10518.

[192] Weber, J.A., Baxter, D.H., Zhang, S., Huang, D.Y., How Huang, K., Jen Lee, M., Galas, D.J., Wang, K., 2010. The microRNA spectrum in 12 body fluids. Clin. Chem. 56 (11), 1733-1741.

[193] Weigelt, B., Horlings, H.M., Kreike, B., Hayes, M.M., Hauptmann, M., Wessels, L.F.A., De Jong, D., Van de Vijver, M.J., t. Veer, L.J.V., Peterse, J.L., 2008. Refinement of breast cancer classification by molecular characterization of histological special types. J. Pathol. 216 (2), 141-150.

[194] Whitesell, L., Mimnaugh, E.G., De Costa, B., Myers, C.E., Neckers, L.M., 1994. Inhibition of heat shock protein HSP90-pp60v-src heteroprotein complex formation by benzoquinone ansamycins: essential role for stress proteins in oncogenic transformation. Proc. Natl. Acad. Sci. 91 (18), 8324-8328.

[195] Willeit, P., Zampetaki, A., Dudek, K., Kaudewitz, D., King, A., Kirkby, N.S., Crosby-Nwaobi, R., Prokopi, M., Drozdov, I., Langley, S.R., 2013. Circulating microRNAs as novel biomarkers for platelet activation. Circ. Res. 112 (4), 595-600.

[196] Witwer, K.W., 2012. XenomiRs and miRNA homeostasis in health and disease: evidence that diet and dietary miRNAs directly and indirectly influence circulating miRNA profiles. RNA Biol. 9 (9), 1147-1154.

[197] Yardley, D.A., Weaver, R., Melisko, M.E., Saleh, M.N., Arena, F.P., Forero, A., Cigler, T., Stopeck, A., Citrin, D., Oliff, I., 2015. EMERGE: a randomized phase II study of the antibody-drug conjugate glembatumumab vedotin in advanced glycoprotein NMB-expressing breast cancer. J. Clin. Oncol. 33 (14), 1609.

[198] Zhang, L., Huang, J., Yang, N., Greshock, J., Megraw, M.S., Giannakakis, A., Liang, S., Naylor, T.L., Barchetti, A., Ward, M.R., 2006. microRNAs exhibit high frequency genomic alterations in human cancer. Proc. Natl. Acad. Sci. 103 (24), 9136-9141.

[199] Zhou, C.-j., Zhang, Q.-h., Zhang, T.-G., Sun, S.-z., Li, H., Wang, Y., Liu, Z.-Y., 2009. Expression of ER, Ki-67 and cylinD1 in the pre-cancerous breast of Chinese patients. Pathol. Oncol. Res. 15 (2), 153-158.

[200] Zhu, A., Li, Y., Song, W., Xu, Y., Yang, F., Zhang, W., Yin, Y., Guan, X., 2016. Antiproliferative effect of androgen receptor inhibition in mesenchymal stem-like triple-negative breast cancer. Cell. Physiol. Biochem. 38 (3), 1003-1014.

第3章 三阴性乳腺癌当前治疗策略和治疗选择

Current therapeutics and treatment options in TNBC

Manzoor A. Mir　Shariqa Aisha　Umar Mehraj　著

傅佩芬　邵婉婷　张　迪　陈明义　译

根据不同的基因表达模式，乳腺肿瘤被分为五种内在分子亚型，其中基底样三阴性乳腺癌（TNBC）是最常见的分子亚型之一，占所有乳腺癌的12%～20%（Wang et al., 2019）。TNBC由于同时缺乏PR、ER和HER-2三种受体的表达而受到人们的关注。这三种受体的表达缺失，使得抗雌激素药物治疗对其无效（Slamon et al., 2011）。在携带 BRCA1 基因突变的人群中，TNBC占乳腺肿瘤的80%以上（Andreopoulou et al., 2017）。即使是散发性TNBC也表现出许多 BRCA1 基因突变相关恶性肿瘤的临床与分子特征，如可能由甲基化介导 BRCA 基因沉默或其他DNA修复基因变异所引起的DNA修复缺陷（Andreopoulou et al., 2017）。化疗是治疗TNBC的有效手段，也仍然是当前的标准治疗方案（standard of care, SOC）。蒽环类药物（如多柔比星拓扑异构酶Ⅱ抑制药和DNA嵌入剂）、烷基化合物（如环磷酰胺）、抗微管药物紫杉烷，以及抗代谢药物氟尿嘧啶（5-Fluorouracil, 5-FU）都是目前常用的化疗药物（Mir, 2021a, 图3-1）。新辅助化疗序贯手术是目前针对临床确诊早期TNBC的标准治疗方案，但对于复发或耐药的TNBC患者没有惯常的化疗方案。这类患者的治疗有效期通常较短

暂，病情容易迅速进展，常出现内脏转移和脑转移。针对转移性TNBC患者常用的化疗药物包括抗代谢药物吉西他滨和卡培他滨、DNA交联剂铂类和非紫杉烷类微管抑制药艾立布林等。接受化疗的TNBC患者无进展生存期（progression-free survival, PFS）中位时间为1.7～3.7个月，自转移开始的中位总生存期（overall survival, OS）为10～13个月。在临床研究中发现，接受单一紫杉烷醇或铂类化疗药物治疗的转移性TNBC患者的中位PFS为4～6个月，中位OS为11～17个月。近年来，针对晚期三阴性，尤其是不可手术的乳腺癌患者，有了很多新的治疗选择，多个具有显著治疗潜力的新靶点被陆续发现。目前临床治疗正向着在诊断时使用分子检测方法建立肿瘤特异性的基因"指纹"，以明确有效的分子治疗靶点的方向发展。为了理解和模拟癌细胞的行为，癌症转化医学界正逐渐将系统生物学和综合分析策略进行整合。开发针对侵袭性乳腺癌的治疗方法，需要致力于在其演化谱系的各个阶段对该疾病的基因印迹进行表征和重新定义，以便可以根据动态变化的肿瘤微环境定制治疗方案（Mehraj et al., 2021）。新的临床试验设计方案及对现有临床研究结果的重新解读，都加快了治疗

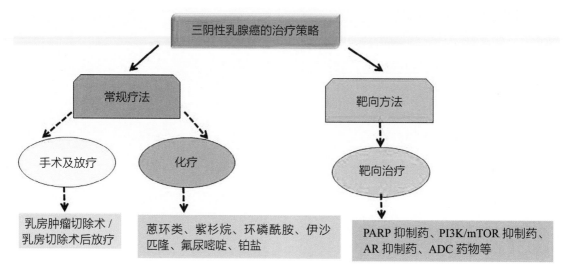

▲ 图 3-1　三阴性乳腺癌不同的治疗方法

高风险早期乳腺癌的突破性药物的开发。

一、三阴性乳腺癌（TNBC）治疗相关信号通路

（一）Notch 信号通路

Notch 跨膜配体和受体家族最早于 1917 年被 Thomas Hunt Morgan 发现，在细胞分化和增殖过程中发挥了重要作用。Notch 信号通路中部分组分的表达增加与患者预后较差相关（Palomero et al., 2006）。该通路由四种 Notch 受体（Notch-1、2、3、4）和 五 种 配 体（Jagged-1、Jagged-2、Delta-like 4、Delta-like 3 和 Delta-like 1）组成。其中 Delta-like 1 和 Jagged-1 的表达增加已被证实与乳腺癌相关（Soares et al., 2004; Brennan and Clarke, 2013; Speiser et al., 2013），而作为致癌基因 *Ras* 的下游调节因子（Weijzen et al., 2002），Notch-1 在人类乳腺肿瘤的发生中也起着至关重要的作用。此外，Notch-1 及其相关 Notch 通路还参与了其他多种恶性肿瘤，如胰腺癌（Gao et al., 2017）、血液恶性肿瘤等（Weng et al., 2004）。大量研究证实 Notch-3 和 Notch-4 与肿瘤的生存和生长相关。另外，TNBC 细胞系 MDA-MB-231 中 Notch-2 的表达水平上调似乎有利于预后生存

（O' Neill et al., 2007）。

由于 Notch 受体及其配体的过表达与 TNBC 相关，科学家认为可以使用单克隆抗体（monoclonal antibody，mAb）靶向阻断 Notch 受体（Espinoza and Miele, 2013; Mir et al., 2020）。研究证实，使用 mAb 阻断 Notch-1 信号通路可以减少 TNBC 细胞系 MDA-MB-231 中 HEY-L 和 HES 家族的表达，导致癌细胞增殖减少及凋亡启动增加（Sharma et al., 2012）。目前也有研究使用 DLL4（Delta-like ligand 4 Notch ligand）mAb 治疗 TNBC（Benedito et al., 2009）。此外，许多转录因子，如 HES 和 HEY 家族、Akt、VEGF、p53 和 PI3K-AKT-mTOR，也通过 Notch 信号通路编码癌症相关基因（Chan et al., 2007; Espinoza et al., 2013，图 3-2）。药 物 γ- 分泌酶抑制药（γ-secretase inhibitor，GSI）可通过在细胞质内的第二次蛋白质水解过程中抑制多聚 γ- 分泌酶复合物来干扰 Notch 信号通路（Chan et al., 2007）。

（二）Hedgehog 信号通路

近年来的研究表明，在许多人类恶性肿瘤的临床样本中均检测到 Hedgehog 信号通路突变，其中包括乳腺癌细胞系（Kubo et al., 2004; Nagase et al., 2008）。Hedgehog 信号通路对于肿瘤干细

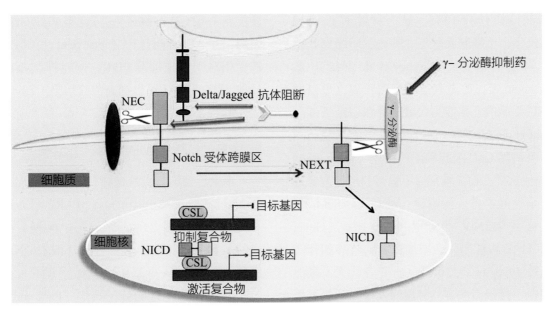

▲ 图 3-2　图示为 **Notch** 的受体激活途径及临床开发的治疗靶点

配体与 Notch 受体相互作用后，通过 ADAM 家族金属蛋白酶和 γ- 分泌酶的作用触发了一项两步蛋白水解反应。此水解反应可释放出 Notch 胞内结构域（NICD）。当 Notch 胞内结构域进入细胞核，会与 CSL 结合，可将该复合物从 Notch 靶基因的抑制因子转变为激活因子。NEC. Notch 受体胞外区；ADAM. ADAM 金属蛋白酶；CSL. Notch 信号在核内活化的转录因子，是 CBF-1、Su（H）、Lag1 的合称；NICD. Notch 胞内结构域；NEXT. Notch 细胞外截断体

胞（cancer stem cell，CSC）、基底细胞癌（Gorlin 综合征）和多指症综合征等均有重要影响，有 3 种配体参与了 Hedgehog 信号通路：① Sonic hedgehog（SHH），在胚胎发育过程中显著高表达；② Indian hedgehog（IHH），通常在造血细胞、软骨和软骨骨骼中表达；③ Desert hedgehog（DHH），已被证实在外周神经系统和睾丸中表达，并且 *DHH* 基因突变与单纯性腺发育不全相关（Aberger et al.，2012）。

Hedgehog 信号通路与肿瘤细胞浸润、转移、耐药和治疗后肿瘤复发相关（Li et al.，2012）。根据 Kaplan-Meier 生存分析结果显示，SHH 的高表达与乳腺癌患者的不良预后有关，尤其是 TNBC 患者。SHH 通过维持异常生长和促进侵袭，在乳腺癌恶性肿瘤的起源中扮演了重要角色。研究人员开发了一种针对 Sonic Hedgehog 信号通路的新型治疗药物 Thiostrepton，可以减少 TNBC 细胞系中 CD44+/CD24 乳腺癌干细胞的数量（Yang et al.，2016）。然而，Hedgehog 信号通路在乳腺癌干细胞（Hui et al.，2013）中的作用目前尚未阐明（Tao

et al.，2011, Habib and O'Shaughnessy，2016）。因此，FDA 只批准了少数几种针对该通路的药物，如用于治疗基底细胞癌的 Vismodegib（Chang et al.，2016）。对 SHH 信号通路的进一步深入研究，可能会在评估肿瘤复发、预后和生存方面探索出新的干预措施和分子生物标志物。

（三）Wnt/β-catenin 信号通路

Wnt/β-catenin 是促进 CSC 上皮 - 间质转化（epithelial-to-mesenchymal transition，EMT）过程相关转录因子活化最常见高表达的信号通路。在 TNBC 中，非经典和经典 Wnt 信号通路均表达失调（Pohl et al.，2017; Mir et al.，2020）。目前认为，人体内有 10 种 Frizzled（FZD）和 19 种 Wnt 受体及共受体（Gurney et al.，2012; Pohl et al.，2017）。Wnt 配体（WNT3A、WNT3A 和 WNT5A）在肿瘤侵袭和转移中发挥着重要作用（Zhu et al.，2012）。FZD6 受体在 TNBC 中最具代表性，因为它可以通过增强肿瘤细胞的迁移能力促进其转移（Corda et al.，2017）。目前已研发出部分针对 Frizzled 受

体的新药，如 OMP-18R5，是一种针对 Frizzled 受体的抗体，可抑制乳腺癌、肺癌、结肠癌和胰腺癌中肿瘤细胞生长（Gurney et al., 2012）。此外，β-catenin 蛋白的高表达和胞内积累，可以增强 TNBC 细胞的迁移能力，最终导致耐药性的产生（Pohl et al., 2017）。Wnt 信号通路的抑制药和调节药可消除 CSC 细胞和耐药细胞（Dean et al., 2005），但这类药物在维持组织稳态和伤口愈合方面的安全性尚需进一步明确。Wnt/β-catenin 信号通路的激活与 TNBC 患者预后较差相关（Geyer et al., 2011），可能因其会增加患者脑转移和肺转移的风险（Dey et al., 2013）。研究者认为，多能 CSC 在原发性侵袭性实体肿瘤的发生中起着重要作用，而这些多能 CSC 也同样参与了乳腺癌中耐药性蛋白的产生和肿瘤转移的过程（Howard and Ashworth, 2006；El Ayachi et al., 2019）。

（四）哺乳动物雷帕霉素靶蛋白（mTOR）信号通路

mTOR 信号通路表达失控与癌症有关（Fruman and Rommel, 2014），尤其是磷脂酰肌醇 −3 激酶（phosphoinositide-3 kinase，PI3K）/Akt/mTOR 信号通路。在 TNBC 患者中，mTOR 信号通路表达改变使得肿瘤侵袭性增加，导致患者预后不良（Zaytseva et al., 2012）。

PI3K/Akt/（mTOR）激活的下游分子磷酸化对于肿瘤生长和血管生成是必不可少的（Arcaro and Guerreiro, 2007）。蛋白激酶 Akt 的表达增加也与肿瘤侵袭和转移有关（Zaytseva et al., 2012；Mir, 2021b）。PI3K/Akt 通路的下游信号是 mTOR 蛋白，目前已发现有 2 种功能不同的复合体（mTORC1 和 mTORC2）。其中 mTORC1 信号通路促进一系列合成代谢过程中多种底物的 mRNA 转运和磷酸化（Zaytseva et al., 2012，图 3-3）。

PI3K/AKT/mTOR 信号通路的抑制药分为 6 类：①泛类 I（PI3K 抑制药）；②异构体特异型（PI3K 抑制药）；③雷帕霉素类似物（雷帕霉素类，如依维莫司、德福莫司、西罗莫司）；④活性位点（mTOR 抑制药）；⑤泛类 PI3K/mTOR 抑制药；⑥ AKT 抑制药（Zaytseva et al., 2012）。此外，相对于单独抑制 PI3K，同时抑制 mTOR 和一种 PI3K 异构体可以提高治疗效果（Zaytseva et al., 2012）。

（五）多聚（ADP-核糖）聚合酶

多聚腺苷酸二磷酸核糖聚合酶（polyadenosine diphosphate-ribose polymerase，PARP），也称多聚（ADP-核糖）聚合酶，是一个由 18 种蛋白质组成的大家族，其调控了所有涉及细胞 DNA 损伤修复（参与 DNA 碱基切除修复）、凋亡、基因转录和基因组稳定性的分子机制（Park and Chen, 2012）。

约 70% 发生在 *BRCA1* 突变基因携带者和约 23% 发生在 *BRCA2* 突变基因携带者中的乳腺肿瘤表现为三阴性表型（Mahfoudh et al., 2019）。因此，PARP 抑制药被认为是针对 *BRCA1*、*BRCA2* 基因突变及 TNBC 最有前景的治疗药物之一。TNBC 中 PARP 的表达是化疗治疗的结果。PARP1 和 PARP2 蛋白参与 DNA 修复，并被 DNA 链断裂激活。DNA 修复过程中的碱基切除修复机制（base excision repair，BER）和单链断裂修复（single-strand break repair，SSBR）过程均由 PARP 产生的 ADP-核糖聚合物驱动（De Vos et al., 2012）。由于抑制 PARP 活性可以防止 ADP-核糖复合物的形成，所以依赖 PARP 的 DNA 损伤修复复合物，如 DNA 聚合酶 ε（Pleschke et al., 2000），则无法修复 DNA 损伤（Helleday, 2011）。已形成的 PARP-DNA 复合物有很强的细胞毒性，具有强烈的抗增殖作用（因此具有抗癌作用）（Murai et al., 2012）。此外，两种 PARP 抑制药：维利帕尼（ABT-888）和奥拉帕利（AZD-2281）的催化抑制倾向存在显著差异。因此，每种抑制药在基础研究和临床试验中表现出的抑制作用也不相同（Fong et al., 2009；Gagné et al., 2012）。由于 PARP 抑制药结合 PARP-DNA 复合物的能力存在差异（Ström et al., 2011；Murai

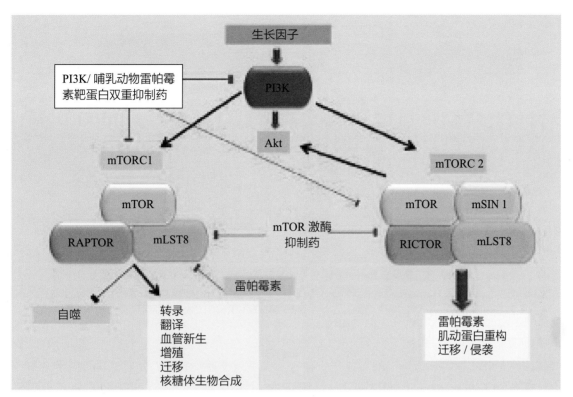

▲ 图 3-3　mTORC1 与 mTORC2 均能被生长因子激活，但可以磷酸化并激活 Akt 的主要是 mTORC2。由于 mTORC1 和 mTORC2 与肿瘤进展至关重要的细胞过程之间存在相关性，且它们与癌症的发生也有着密切联系，因此 mTOR 已经成为了一个极具吸引力的治疗靶点。此图展示了现有 mTOR 抑制药的抑制机制

PI3K. 磷脂酰肌醇 -3 激酶；mTOR. 哺乳动物雷帕霉素靶蛋白；mTORC1. mTOR 复合体 1；Akt. 丝氨酸苏氨酸蛋白激酶；mTORC2. mTOR 复合体 2；mSIN1. 丝裂原活化蛋白激酶相关蛋白 1；RAPTOR. mTOR 调控相关蛋白；mLST8. 哺乳动物 LST8 同源物；RICTOR. 雷帕霉素不敏感的 mTOR 伴侣蛋白

et al., 2012），因此通过对比两种抑制药可发现，维利帕尼对于 PARP1 和 PARP2 的抑制作用较奥拉帕利更弱（Murai et al., 2012）。

（六）表皮生长因子受体

如表皮生长因子受体（EGFR）这类 RTK 靶点在 TNBC 患者中的表达率高达 89%，使其成为一种可行的治疗选择，尤其是在 *EGFR* 基因表达升高的 BL-2 亚型癌症中（Sobande et al., 2015）。该基因的激活可促进原发性癌变和转移。吉非替尼（EGFR 抑制药）可抑制癌细胞增殖，并提高卡铂和多西他赛的细胞毒性（Eccles 2011; Sobande et al., 2015，图 3-4）。已经有多种 EGFR 抑制药用于 TNBC 的治疗，包括酪氨酸激酶抑制药（tyrosine kinase inhibitor，TKI）如拉帕替尼和厄洛替尼，以及单克隆抗体（mono clonal antibodie, mAb）如帕尼单抗和西妥昔单抗（Ueno and Zhang, 2011; Layman et al., 2013; Nabholtz et al., 2014; Hsiao et al., 2015）。然而，EGFR-TKI 和 mAb 的治疗失败促使研究人员开发了一种包括 mAb 和化疗药物的联合治疗，且已经证明其更有效。在晚期 TNBC 个体中，西妥昔单抗和卡铂、西妥昔单抗和顺铂，均表现出了 2 倍于治疗反应的效果（Baselga et al., 2013）。此外，三重抑制药卡铂、多西他赛和吉非替尼在联合使用时，提高了对 TNBC 细胞的细胞毒性（Corkery et al., 2009）。

另外一种药物大麻二酚，其通过阻断 EGF/EGFR 信号通路并改变肿瘤环境，从而抑制了乳腺肿瘤的转移（Velasco et al., 2016）。因此，对于

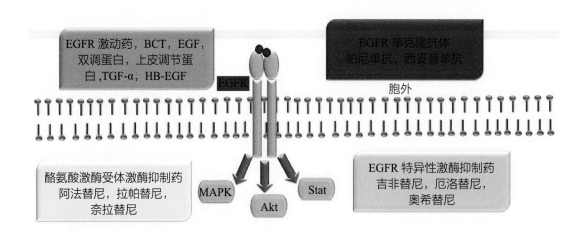

▲ 图 3-4　表皮生长因子受体信号通路的激活药、抑制药和下游结果示意

EGFR. 表皮生长因子受体；EGF. 表皮生长因子；TGF-α. 转化生长因子 α；HB-EGF. 肝素结合性表皮生长因子；
MAPK. 丝裂原激活的蛋白激酶 /MAP 激酶；Akt. 丝氨酸苏氨酸蛋白激酶；Stat. 信号传导及转录激活蛋白

极具侵袭性的 TNBC 而言，大麻二酚可能是一种有效治疗选择（Chakravarti et al., 2014）。

（七）TGF-β 信号通路

TGF-β₁ 是 TGF-β 细胞因子超家族的成员之一，由 TGF-β₁ 基因编码。TGF-β₁ 在乳腺癌干细胞中扮演着关键角色，这些细胞能以极快的速度表达 TGF-β₁ 和 TGF-β₁ 受体（Jamdade et al., 2015）。TGF 抑制药可以阻止体内耐化疗的肿瘤起始细胞(tumor-initiation cell, TIC)增殖(Jamdade et al., 2015)，为 TNBC 患者的联合治疗奠定了基础。TGF-β 可引起乳腺细胞的上皮 – 间质转化（EMT），导致肿瘤样特征。TGFBR1/2 抑制药可用于逆转 EMT，同时促进乳腺上皮细胞的 MET（Bhola et al., 2013）。TGF 通常在 TNBC 肿瘤微环境中丰富表达，尤其是在肿瘤细胞和与肿瘤相关的免疫和基质细胞中。这些细胞也会产生 SMAD4 和 SMAD2/3，这些蛋白质能促进血管生成和转移。这表明 TGF 抑制药有助于肿瘤转移患者的治疗（Bhola et al., 2013）。

（八）CSPG4 蛋白信号通路

CSPG4 也称黑色素瘤软骨硫酸软骨素蛋白多糖或非胶质抗原，是基底样型乳腺癌细胞表面的一种多糖蛋白质。抑制 CSPG4 可使得乳腺癌临床治疗获益。这种蛋白质可促进内皮基底膜蛋白的扩散，从而保持细胞 – 基质连接，类似于 TNBC 中所观察到的效应。针对 CSPG4 的单克隆抗体可以破坏肿瘤细胞的有丝分裂、迁移和生存信号级联，这使得 CSPG4 成了一个新型的 TNBC 靶点（Wang et al., 2010）。此外，由于 CSPG4 在 TNBC 细胞类型中存在过度表达，因此当对这些细胞中的 CSPG4 进行处理时，可以对 TNBC 细胞起到抑制作用（Cooney et al., 2011）。

二、化疗药物在 TNBC 中的作用

TNBC 的治疗选择较少，容易复发和转移，与其他类型的乳腺癌相比，预后不良。其基本原因是 ER、PR 和 HER-2 表达均为阴性，使得特异性的激素和靶向治疗无效。

因此，化疗已成为 TNBC 的标准治疗方法（Mir and Mehraj, 2019; Qayoom et al., 2021）。近来大量的研究表明，新辅助化疗方案在 TNBC 的治疗中似乎比在激素受体阳性的乳腺癌治疗中具有更高的病理学缓解率，并可大大提高 TNBC 患

者的预后。国家综合癌症网络推荐基于紫杉烷、蒽环类、顺铂、环磷酰胺和氟尿嘧啶的联合治疗。目前，首选的辅助疗法包括多西他赛/紫杉醇＋多柔比星＋环磷酰胺（TAC）、多柔比星＋环磷酰胺（AC）、多西他赛＋环磷酰胺（TC）、环磷酰胺＋多柔比星＋氟尿嘧啶（CAF）、环磷酰胺＋甲氨蝶呤＋氟尿嘧啶（CMF）和环磷酰胺＋表柔比星＋氟尿嘧啶＋紫杉醇/多西他赛（CEF-T）。因此，选择合适的化疗药物和优化化疗方案对确保 TNBC 患者的满意治疗结果和预后至关重要。

（一）紫杉烷药物

紫杉醇主要通过抑制微管去聚合，防止细胞在有丝分裂中形成纺锤体和纺锤丝，并使其停留在前中期，从而限制细胞分裂。紫杉醇除了具有抗有丝分裂活性外，还具有抗癌活性，此活性是通过活化巨噬细胞介导的（Mehraj et al., 2021）。紫杉醇的抗肿瘤毒性与其诱导癌细胞凋亡的能力有关。多西他赛与紫杉醇具有相同的作用方式，但其抗微管去聚合作用是紫杉醇的 2 倍，并且在相同的致死剂量下具有更大的抗癌谱。近年来，更深入的研究发现，以聚氧乙烯化蓖麻油（Kolliphor® EL，之前称为 Cremophor EL；BASF SE, Ludwigshafen, Germany）为溶剂的传统商业化溶剂型（solvent-based, Sb）紫杉醇，可能会导致严重甚至致命的过敏反应。聚氧乙烯化蓖麻油是一种广泛使用的溶剂，其会显著降低紫杉醇的颗粒释放和效果。与 Sb- 紫杉醇相比，白蛋白结合紫杉醇（Nab- 紫杉醇）在内皮细胞上具有更高的药物传递效力（Kundranda and Niu, 2015）。其给药时间更短，并且不需要预处理来避免过敏反应。基于对 TNBC 分子亚型的基因分型研究（如 Docetaxel 或 Taxel），基底样亚型（BL）表达 DNA 修复基因和增殖相关基因较高，这意味着它可能对抗有丝分裂药物产生反应（Mir, 2021c）。BL-1 和 BL-2——基底样亚型在以紫杉醇为基础的治疗中表现出 4 倍于 LAR 和 MSL 亚

型的临床恢复率（Bauer et al., 2010; Juul et al., 2010）。

（二）蒽环类药物

波赛链霉菌青灰变种产生蒽环类化合物和蒽环类抗生素，它们是一种化疗药物，可用于治疗白血病、淋巴瘤、乳腺癌、子宫内膜癌、卵巢癌和肺癌（W. Edwardson et al., 2015），并且其可治疗的肿瘤类型可能比任何其他化疗药物都多。通过大量临床研究，研究人员已经制订了蒽环类辅助化疗在乳腺癌治疗中的适当剂量方案：DOX 的最佳剂量为 $60mg/m^2$，表柔比星的最佳剂量为 $100mg/m^2$（Trudeau et al., 2005）。进一步的研究表明，增加剂量对生存率或复发率没有影响（Henderson et al., 2003）。当前的蒽环类药物方案，包括 FEC-100（$100mg/m^2$ 的表柔比星），可以将乳腺肿瘤复发和死亡的风险降低 25%～30%（Bonneterre et al., 2005; Levine et al., 2005）。根据现有的临床数据，在使用蒽环类化疗药物 6 个月后，诊断时年龄在 50 岁以上的患者死亡率减少了近 38%，50—69 岁患者死亡率降低了约 20%。蒽环类药物治疗的有效性在不同的乳腺肿瘤亚型之间没有显著差异。

然而，不同的亚型对紫杉醇和蒽环类药物的联合治疗有不同的反应。TNBC 患者中的 MSL 或 BL-1 亚型显示出更高的 pCR 率，而具有 BL-2 或 LAR 亚型的 TNBC 患者则对联合治疗无反应。BL-2 亚型的 pCR 率为 0%。

（三）环磷酰胺

环磷酰胺在体外没有抗癌作用，在进入人体后，肝脏中的微粒体混合功能氧化酶将环磷酰胺转化为醛磷酰胺。在肿瘤细胞中，细胞色素 P450 可激活醛磷酰胺，产生具有烷基化作用的氮芥和丙烯醛，氮芥可杀死肿瘤细胞。TC 是目前推荐的 HER-2 阴性乳腺癌新辅助化疗方案。Nakatsukasa 及其同事在研究中纳入了 52 例乳腺癌患者，94.2%（52 例中有 49 例）的患者完成了

4 个 TC 周期，总 pCR 率为 16.3%（49 例中有 8 例）。luminal A 型乳腺癌（ER 阳性，Ki67 指数＜20%，HER-2 阴性）pCR 率为 0%（12 例均未达到）；luminal B 型乳腺癌（ER 阳性，Ki-67 指数＞20%，HER-2 阴性）pCR 率为 4.3%（23 例中有 1 例），但 TNBC 患者报告的 pCR 率为 50.0%（14 例中有 7 例）；几乎所有 pCR 都发生在 TNBC 乳腺肿瘤患者中（Nakatsukasa et al., 2017）。研究发现，与其他乳腺癌亚型相比，新辅助化疗如 TC 联合治疗对 TNBC 的治疗更有效，但对其他亚型的治疗效果较小。Wu 及其同事发现，对于淋巴结阴性的 TNBC 患者，尤其是肿瘤直径＞2cm 和曾接受过部分乳房切除术的患者，辅助性环磷酰胺、氟尿嘧啶和甲氨蝶呤化疗可以有效降低局部复发率并维持 DFS（Wu et al., 2014）。Masuda 等（Masuda et al., 2013）之前对 130 例接受新辅助多柔比星 / 环磷酰胺 / 紫杉醇联合治疗的 TNBC 患者进行了回顾性研究，探讨不同亚型的治疗反应率。发现总 pCR 反应率为 28%，亚型特异性反应率有显著差异。BL-1 亚型的 pCR 率最高，为 52%，而反应率最低的分别是 BL-2、LAR 和 MSL 亚型（分别为 0%、10% 和 23%）。一项似然比分析（Masuda et al., 2013）表明，TNBC 亚型是 pCR 状态的独立预测因子（$P=0.022$）。以上这些发现不仅凸显了 TNBC 的变异性，也凸显了根据疾病亚型将患者纳入适当治疗的重要性。

（四）铂类药物

大多数乳腺癌患者不能从铂类药物中获益。然而，目前只有少数研究特意观察了 TNBC 中铂类药物的作用。由于铂诱导 DNA 双链交联导致的 DNA 损伤与 BRCA 相关 DNA 修复受损的耦联效应，TNBC 对铂类药物的敏感性高于其他乳腺癌亚型以及其他细胞毒性药物。

这些临床前结果得到了回顾性研究的支持。由研究人员基于某项单个研究机构的结果，对 TNBC 与非 TNBC 在新辅助、辅助或转移性疾病中铂类药物的使用进行了对比研究（Sirohi et al., 2008）。TNBC 的新辅助治疗反应率显著高于非 TNBC（88% vs. 51%，$P=0.005$）。新辅助 / 辅助治疗后的 5 年总生存率，在非 TNBC 的患者中为 64%，TNBC 的患者中为 85%。晚期患者中，TNBC 患者的无进展生存期为 6 个月，而非 TNBC 患者为 4 个月（$P=0.05$）。因此，在早期乳腺癌中，铂类化疗与更高的 pCR 和更差的总生存率有关，但在晚期疾病中，却与更好的无进展生存期有关。

从单个研究机构的回顾性研究中，选出了接受新辅助铂联合多西他赛治疗的 TNBC 患者，他们出现了局部疾病进展的情况（Leone et al., 2009）。共有 125 例患者，其中 76 例接受新辅助多柔比星和环磷酰胺（AC）治疗，42 例患者接受了辅助 AC 治疗，pCR 为 34%。在治疗组中，新辅助 AC 和辅助 AC 的 pCR 分别为 40% 和 29%。在其他试验中，pCR 与更好的总生存率有关（pCR 的 5 年总生存率为 73%，非 pCR 为 49%；$P=0.001$）。顺铂在总生存率方面似乎优于卡铂，但是由于患者数量较少，而且涉及多种因素，使得难以从这项试验中得出任何推论。

前瞻性证据仅限于少数几个重点关注有 BRCA 突变的 TNBC 患者的小规模试验。在一项新辅助试验中，对于 TNBC 和 BRCA1 突变患者，采用单药顺铂的 4 个疗程中观察到 9 例 pCR（90%），其中两位患者仅接受了 2 个疗程。剩下的 1 例患者出现残留淋巴结病变的部分反应（Byrski et al., 2008）。在不考虑潜在的分子分组因素的前提下，该试验扩大了范围，纳入了共 25 例携带 BCRA1 突变的 I ~ III 期乳腺癌女性患者。她们接受了 4 个疗程的单药顺铂新辅助治疗（Gronwald et al., 2009）。出乎意料的是，18 例患者（72%）达到了 pCR，这意味着铂类化疗在与 BRCA1 相关的乳腺癌患者中特别有效。单药顺铂新辅助治疗研究在 28 例 TNBC 患者中的结果已经公布，其中 22 例患者实现了 pCR［22%（译注：原著疑有误，应为 78.6%）］（Garber, 2006）。

顺铂已被证明对治疗转移性癌症有效。在一

项纳入 126 例 TNBC 患者的单中心 Ⅱ 期研究中，在经过前线蒽环类和紫杉醇治疗后，将顺铂引入甲氨蝶呤和环磷酰胺的节律剂量中（Staudacher et al., 2011）。该顺铂方案达到了 63% 的 ORR 和 13 个月的中位无进展生存期，而未接受顺铂治疗的患者的 ORR 为 33%，中位无进展生存期为 7 个月，此方案似乎是安全和有效的。

Zhang 及其同事开展了一项 Ⅱ 期研究（NCT00601159），评估顺铂加吉西他滨（GP）作为 mTNBC 一线治疗的耐受性和有效性。结果表明，联合方案对于 mTNBC 患者是安全和有效的，尤其是基底样亚型的患者（Zhang et al., 2015）。Von Minckwitz 向 269 例随机选择的乳腺癌患者提供含卡铂的治疗，同时向 299 例乳腺肿瘤患者提供不含卡铂的治疗。他们发现，在 TNBC 患者中，将卡铂添加到传统的紫杉醇和蒽环类化疗方案中可以显著提高 pCR 率，但在 HER-2 阳性的乳腺癌女性中则不行（Von Minckwitz et al., 2014）。BL-1 亚型 TNBC 被发现比其他 TNBC 亚型对顺铂治疗更敏感（Jovanović et al., 2017）。

（五）氟尿嘧啶

氟尿嘧啶（5-FU）本身并不具有生物活性。在生物体内，5-FU 会通过乳酸脱氢酶磷酸核糖转移酶的作用转化为活性物质氟脱氧尿苷一磷酸和氟尿苷一磷酸，从而发挥抗肿瘤活性。卡培他滨是一种靶向肿瘤细胞的细胞毒药物，它可以在体内转化为 5-FU，并在此过程中表现出极高的抗肿瘤效力。肿瘤中存在大量的胸苷酸激酶促进这一过程，导致肿瘤细胞内 5-FU 的产生增加，从而产生比直接应用 5-FU 更强的抗肿瘤效果。卡培他滨可用于治疗晚期原发性或转移性乳腺癌，尤其在紫杉醇或蒽环类化疗失败的情况下表现出卓越效果。随着紫杉醇和蒽环类药物在乳腺癌治疗中的广泛应用，越来越多的患者对这些药物产生了耐药性。卡培他滨是一种新型口服氟尿嘧啶药物，专门靶向表达高水平胸苷酸激酶的肿瘤细胞。卡培他滨具有高效、低毒性和简单的给药方式。Li

及其同事对于已接受过紫杉醇和蒽环类药物治疗的转移性三阴性乳腺癌患者进行了一项 Ⅱ 期研究，研究中采用了卡培他滨与顺铂联合治疗，结果显示这种联合治疗在这类患者中取得了显著的疗效，且不良反应可耐受（Li et al., 2015）。

（六）伊沙匹隆

伊沙匹隆（Ixabepilone）是一种新型的埃博霉素 B 类似物，它能够结合到微管蛋白（tubulin），促使微管蛋白的聚合并增强微管的稳定性，从而有效地阻止细胞周期的进行并引发肿瘤细胞的死亡。一项前瞻性设计的研究报道了关于伊沙匹隆的亚组研究结果，该研究是一项包括 752 例参与者的卡培他滨与伊沙匹隆联用效果的 Ⅲ 期临床试验，其中纳入了 187 例 TNBC 患者。在 TNBC 亚组中，加用伊沙匹隆导致治疗响应率从 9% 增加到 27%，同时 PFS 从 2.1 个月延长到 4.1 个月（HR=0.68，95%CI 0.50~0.93）（Rugo et al., 2007）。此外，在 161 例患者中进行的一项单药伊沙匹隆的新辅助 Ⅱ 期试验（080 试验）显示，在 TNBC 患者中，pCR 率为 19%，而非 TNBC 患者为 8%（Roche et al.）。

三、手术及放疗

所有乳腺肿瘤亚型在局部治疗（手术和放疗）方面都遵循相同的原则。已有多项研究用以比较乳房切除术和保乳手术（breast-conserving therapy，BCT）在预后方面的差异（Frasci et al., 2009）。对于符合标准 TNBC 的患者首选 BCT，因为手术方式的选择无法改善预后或增加肿瘤局部复发的风险（Freedman et al., 2009）。BCT 后进行放疗是可供选择的方案。关于 TNBC 患者接受保乳术后局部复发的风险是否更高，或者采用改良根治术（modifed radical mastectomy，MRM）预后是否更好的回顾性研究结果仍然具有争议（Haffty et al., 2006; Nguyen et al., 2008; Adkins et al., 2011）。因此，对于早期 TNBC 患者，BCT

和 MRM 都是可行的。几项研究表明，对于早期 TNBC 患者如果仅采用 MRM 手术而不进行术后放疗（$T_{1\sim2}N_0$ 患者没有接受乳房切除术后放疗的指征），其复发风险可能会增加（Mir, 2021d）。

麦吉尔大学的研究人员在一项大型单臂回顾性评估中发现，在接受 BCT、MRM 或 MRM + 放疗的 768 例 $T_{1\sim2}N_0$ 的 TNBC 患者中，局部区域复发率（locoregional recurrent rate，LRR）有显著性差异（Abdulkarim et al., 2011）。BCT 和 MRM 的 5 年无 LRR 率分别为 96% 和 90%，MRM 是唯一与 LRR 相关的独立预后因素（HR=2.5），因此，仅采用 MRM 作为局部治疗方案尚不足够。一项在上海进行的前瞻性临床试验中，681 例接受 MRM 的 Ⅰ～Ⅱ期 TNBC 患者被随机分为放化疗联合组和单纯化疗组（Wang et al., 2011）。尽管 RFS 和 OS 不是主要目标，但研究人员发现有实验结果利于放化疗联合组，且有统计学差异。加入放疗后，5 年 RFS 从 75% 增加到 88%，5 年 OS 从 79% 增加到 90%。虽然这些回顾性研究因容易存在偏差无法改变治疗实践，但它们的研究结果值得在随机对照研究中进一步探究（Mir, 2021e）。

大多数 TNBC 患者会接受新辅助化疗，以期完成保乳手术或评估肿瘤对系统性治疗的反应。在患者因化疗肿瘤体积明显缩小的情况下，是否省略 MRM 术后放疗甚至根据化疗反应改变放疗区域，成为目前讨论的热点问题。

四、TNBC 靶向治疗

由于 TNBC 显著的异质性，寻找新的治疗靶点从而进行靶向治疗困难重重。目前有许多正在进行的基于免疫组织化学染色数据的临床试验，涉及多种 TNBC 的特定受体或靶点（Mir, 2021f）。

（一）抗雄激素治疗

在正常乳腺组织和乳腺癌中，均存在雄激素受体（AR）。不同的乳腺癌亚型中，AR 的表达水平有明显差异。其中，有 10%～15% 的 TNBC 表达 AR，这一亚型被定义为 LAR 亚型（Farmer et al., 2005; Lehmann et al., 2011）。Doane 等对 99 个乳腺癌患者标本和 8 种不同的乳腺癌细胞系进行了分析，发现一种细胞系（MDA-MB-453）具有 LAR 亚型的特征。尽管对于 AR 在乳腺癌中的意义知之甚少，他们发现 MDA-MB-453 细胞系依赖于雄激素生长。AR 抑制药氟他胺可以阻止 MDA-MB-453 的增殖。因此，他们建议针对 LAR 亚型 TNBC 患者进行定制的 AR 阻断治疗方案（Doane et al., 2006）。Gucalp 等也对 LAR 亚型 TNBC 患者进行了抗雄激素治疗，并发现此类患者可能会从中获益（Gucalp et al., 2013）。选择性 AR 抑制药比卡鲁胺在 Ⅱ 期临床研究中被发现对 AR 阳性但 ER、PR 阴性的女性乳腺癌患者具有 19% 的临床受益率（clinical benefit rate，CBR）（Gucalp et al., 2013）。Traina 等通过使用 AR 抑制药恩扎卢胺治疗 AR 阳性 TNBC 患者，能够获得 25% 的 CBR（Traina et al., 2018）。除了 AR 表达外，LAR 亚型细胞系中含有高比例的 *PIK3CA* 突变，并对 PI3K 抑制药非常敏感（Lehmann et al., 2011）。与 ER 阳性乳腺癌中 *PIK3CA* 突变率更高类似，LAR 亚型细胞系中也存在 *PIK3CA* 变异依赖 AR 的相互作用。临床前研究发现，联合使用比卡鲁胺和 PI3K 抑制药对 LAR 细胞系具有累积 / 协同作用。因此，这种新型的抗 AR 治疗方案值得进一步的实验结果加以支持，并深入探索 AR 在 TNBC 发生发展中的分子生物学机制。

（二）组蛋白去乙酰化酶抑制药和热休克蛋白 90

组蛋白去乙酰化酶（histone deacetylase，HDAC）通过调节多种 DNA 损伤应答信号通路的转录速率和蛋白质水平，参与细胞的生理过程（Bakkenist and Kastan, 2003; Munshi et al., 2005; Adimoolam et al., 2007; Brazelle et al., 2010; Botrugno et al., 2012）。热休克蛋白 90（HSP90）则通过将"客

户"蛋白带入其原始构象中，从而调节包括蛋白质活性在内的多个方面。HSP90 的客户蛋白包括 DNA 同源重组修复和非同源末端连接的多个组分（如 CHK1、BRCA1、BRCA2、CHK1、FANCA、RAD51）（Pratt and Toft, 2003; Pearl et al., 2008; Stecklein et al., 2012）。HDAC 抑制药会导致 HSP90 过度乙酰化，将 BRCA1 等客户蛋白从伴侣蛋白中分离出来。研究表明，HSP90 抑制药 AUY922 和 HDAC 抑制药伏立诺他同样可以产生 TNBC 细胞系中 HRD 样基因表达模式的效果。此外，HDAC 抑制药可提高 TNBC 对铂类等 DNA 损伤药物的治疗效果。体外研究还表明，泛 HDAC 抑制药联合顺铂可以导致 *BRCA1* 突变和 *BRCA1* 野生型细胞系中的细胞凋亡，并且 HDAC 抑制药在 TNBC 细胞系中展示出与细胞毒性药物协同作用（Weberpals et al., 2011; Bhalla et al., 2012; Ha et al., 2014）。

目前针对 HSP90 和 HDAC 靶点的抑制药正处于早期临床试验阶段。在转移性 TNBC 中，一项 I 期临床试验正在评估 HSP90 抑制药 AT13387 与紫杉醇联用的安全性和剂量（NCT02474173）。另一项研究正在联合使用 Ganetespib（一种 HSP90 抑制药）和紫杉醇（NCT02637375）。即将展开的一项 I 期研究基于 HSP90 和 PARPi 在前期实验展现出的协同作用，将评估 PARPi（BMN 673）和 HSP90 抑制药（AT13387）在转移性实体瘤中，特别是 TNBC 中的联合应用（NCT 02627430）。此外，一项正在进行针对部分化疗耐药性晚期 TNBC 患者的 II 期临床试

验（NCT01349959），涉及接受 Entinostat（一种 HDAC 抑制药）与 DNA 甲基转移酶抑制药阿扎胞苷的联合治疗。另外一项 I / II 期涉及联合使用顺铂和罗米地平（一种 I 类 HDAC 抑制药）治疗转移性 TNCB 或 *BRCA* 突变相关的 HER-2 阴性晚期乳腺癌的临床试验（NCT02393794）正在进行（表 3-1）。

（三）抗血管生成治疗

TNBC 通常与较高的血管内皮生长因子 VEGF-A 表达水平和扩增频率相关联。因此，部分学者认为抗血管生成药物在 TNBC 中具有更强的疗效。目前有许多抗血管生成药物正在研发中。迄今唯一被欧洲药品管理局批准用于治疗转移性乳腺癌的药物是贝伐珠单抗，一种靶向 VEGF-A 单克隆抗体。然而，该药物尚未获得 FDA 批准。在随机 III 期开放标签研究 E2100 中，将贝伐珠单抗与单周紫杉醇联合治疗可将中位 PFS 从 5.9 个月提高至 11.8 个月（HR=0.6，$P < 0.001$），并将响应率提高 1 倍（49.2% vs. 25.2%，$P < 0.001$）。然而，OS 并未表现出任何实质性的改善（Miller et al., 2007; Gray et al., 2009）。

有两项 III 期试验（AVADO 和 RIBBON-1）在一定程度上支持了将贝伐珠单抗加入一线化疗（Miles et al., 2010; Pivot et al., 2011; Robert et al., 2011）。而 TURANDOT 试验（PFS 为 11 个月，ORR=44%）和 CALGB 40502 试验（PFS 为 10.6 个月）类似的结果，进一步证明了贝伐珠单抗联

表 3-1　HDAC 抑制药和 HSP90 抑制药临床试验汇总

序　号	临床试验 ID	治疗药物	肿瘤类型	分　期
1	NCT02474173	Onalespib + 紫杉醇	进展期 TNBC	I
2	NCT02637375	Ganetespib + 紫杉醇	TNBC	I
3	NCT02627430	Talazoparib + AT13387	进展期 TNBC	I
4	NCT01349959	阿扎胞苷 + entinostat	TNBC	II

HDAC. 组蛋白去乙酰化酶；HSP90. 热休克蛋白 90；TNBC. 三阴性乳腺癌

合单周紫杉醇方案治疗 TNBC 的有效性。

然而，这些随机研究无法证明在非选择患者中存在实质性的 OS 改善。只有在 III 期临床试验 RIBBON-2 探索性的亚组分析中，TNBC 组的 OS 呈上升趋势（17.9 个月 vs. 12.6 个月，P=0.0534），且有实质性的 PFS 优势（6.0 个月 vs. 2.7 个月；HR=0.45；P=0.0006）（Brufsky et al., 2012）。然而，由于参与者数量有限（n=159）及统计方面的问题，这只能被视为一项提出假设的回顾性研究。因此，贝伐珠单抗暂不允许用于二线治疗。

对所有 3 个 III 期一线研究中 TNBC 亚组进行了综合分析，旨在评估贝伐珠单抗治疗是否具有特定优势。这项研究发现，相较于无贝伐珠单抗组，接受贝伐珠单抗治疗的患者在 ORR（42% vs. 23%）和 PFS（8.1 个月 vs. 5.4 个月；HR=0.63；P<0.0001）方面表现更好。然而，在 OS 方面并没有更好的倾向（18.9 个月 vs. 17.5 个月；HR=0.96；无显著差异）。仅对已接受含紫杉醇辅助治疗的 TNBC 患者在综合分析中表现出明显更好的 OS（25.6 个月 vs. 15.0 个月；HR=0.61，95%CI 0.4~0.94）。值得注意的是，这仅是一项探索性的亚组分析研究。

III 期临床试验 BEATRICE（n=2591）结果显示，对于 TNBC 患者，在辅助化疗中加入贝伐珠单抗并后续维持治疗未能改善 DFS 或 OS（Cameron et al., 2013）。

总之，对于 TNBC 患者，贝伐珠单抗的疗效与在非选择性乳腺癌中相似。然而，由于受限的治疗选择和频繁的侵袭性特征，贝伐珠单抗在治疗转移性 TNBC 方面可能具有独特的作用。使用贝伐珠单抗可以获得更好的反应率和更长期的 PFS，这意味着无须使用更多线的化疗药物便可以控制病情。

除了单克隆抗体外，目前还开发了多种针对促血管生成激酶，包括对 VEGF 和 PDGF 受体的酪氨酸激酶抑制药（TKI），如舒尼替尼、帕唑帕尼和索拉非尼。由于其增强的脱靶效应，将这些 TKI 与化疗药物联用还面临重重挑战。这

些药物在转移性乳腺癌中单药效果有限，ORR 为 0%~11%（Cobleigh et al., Bianchi et al., 2009; Moreno-Aspitia et al., 2009; Taylor et al., 2010）。

（四）雌激素受体 ER-α36

TNBC 无 ER、PR 和 HER-2 表达，因此被认为缺乏细胞内雌激素信号通路，对激素治疗不敏感。然而，Wang 等首次发现、克隆和鉴定了一种分子量为 36kDa 的新型雌激素受体 ER-36。与被广泛研究的 ER-α66 不同，ER-α36 缺乏转录激活域 AF-1 和 AF-2，但保留 DNA 结合区域和某些二聚配体结构域（Wang et al., 2005）。ER-α36 在 ER 阳性和 ER 阴性乳腺肿瘤细胞中都有表达，主要分布在细胞质和细胞膜中。因此，ER-α36 是一种表达在细胞膜上的雌激素受体，可以快速介导 ER 阳性和 ER 阴性乳腺肿瘤细胞中的雌激素和抗雌激素信号。研究表明，ER-α36 在 TNBC 细胞系 MDA-MB-436 和 MDA-MB-231 中参与信号通路，并与 EGFR 存在有利的反馈环路，提示 ER-α36 可能是 TNBC 治疗的一个靶点。虽然目前缺乏临床试验的支持，但仍需进一步研究其潜在的治疗价值。

（五）MEK 抑制药

体外实验显示，高比例的 TNBC 和 BLBC 细胞株对 MEK 抑制药有反应；相比于 PI3K 抑制药，BLBC 细胞株对 MEK 抑制药更为敏感（Hoeflich KP et al., 2009）。对 MEK 抑制药有反应的某些 TNBC 细胞株具有 Ras/MAPK 通路的改变，如 HRAS、BRAF 或 KRAS 的激活突变，而这在 TNBC 患者中非常罕见（Barretina et al., 2012）。尽管如此，许多 TNBC 细胞株表现出 Ras/MAPK 通路的过度表达，而在 Ras/MAPK 通路组分中没有致癌突变（Giltnane and Balko, 2014）。在这种情况下，Ras/MAPK 通路的异常激活可能是由于生长因子受体（如 EGFR、FGFR1、IGF1R 或 VEGFR 等）的刺激或增加表达，甚至是由于重要的 Ras/MAPK 组分（包括

BRAF 和 *KRAS*）的基因拷贝数突变（扩增和增益），这些组分在 BLBC 中被检测到中等频率（分别为 30% 和 33%），并导致基因表达增强（Cerami et al., 2012; Craig et al., 2013）。*DUSP4* 的遗传和（或）表观遗传缺失是 Ras/MAPK 通路在 TNBC 中激活的一个潜在机制，*DUSP4* 是 ERK1/2 和 JNK1/2 的负调节因子，与 BLBC Ras-ERK 激活有关（Balko et al., 2012, Balko et al., 2013）。在临床前研究中，*DUSP4* 缺失或表达降低会增加 TNBC 对化疗的耐药性，并导致肿瘤起始癌细胞群的维持，这可以通过使用 Ras/MAPK 通路抑制药和潜在的 JNK/AP1 通路抑制药来进行靶向治疗（Foulkes et al., 2003; Carey et al., 2010）。

MEK 的活化可以帮助稳定 c-Myc，这是 30% 的 TNBC 或 BLBC 病例中增加的关键癌基因产物（Cerami et al., 2012; Horiuchi et al., 2012）。单一 MEK 抑制药可促进 TNBC 中 c-Myc 的降解，但 Duncan 等发现，此举也会导致酪氨酸激酶受体的表达和激活，从而克服 MEK 抑制药并造成治疗抵抗（Duncan et al., 2012）。这意味着，将 MEK 抑制药与靶向酪氨酸激酶受体的小分子化合物或单克隆抗体结合可能是有效的治疗方法，但它们的功效尚未在临床上得到验证（Duncan et al., 2012）。目前研究热点是联合 MEK 抑制药同化疗或其他靶向药物一起用于治疗 TNBC 和 BLBC。然而，尚无确定的生物标志物用以筛选最佳的患者。虽然在接受紫杉醇和 Trametinib（一种口服 MEK1/2 抑制药）联合治疗的 31 例实体肿瘤患者的 I b 期研究中，有 1 例转移性 TNBC 患者出现了完全缓解，但关于 MEK 抑制药在 TNBC 中的有效性的证据尚不足够（Infante et al., 2013）。

（六）癌症干细胞群体抑制药

乳腺肿瘤干细胞也被称为肿瘤起始细胞，仅占乳腺癌细胞的一小部分。这些细胞具有乳腺干细胞的特征，可以重新定植、分化成异质肿瘤（包括内皮和基底细胞角蛋白区）。与非癌细胞相比，乳腺癌干细胞生长速度较慢，但具有更

高水平的化疗抵抗性，并且经常表现出类似于上皮 - 间质转化细胞的表型变化。在乳腺恶性肿瘤中，采用基于分子标志物的方法来识别或富集干细胞人群，如测量醛脱氢酶活性（ALDEFLUOR 测定）（Charafe-Jauffret et al., 2009; Huang et al., 2009; Charafe-Jauffret et al., 2010）、分析整合素受体的表达及计算排除 ABC 转运蛋白底物的能力（Pontier and Muller, 2009; Britton et al., 2012）等。早期研究发现，乳腺癌干细胞可能代表了一群具有抵抗传统治疗能力从而导致疾病复发的肿瘤细胞亚群，因此乳腺癌干细胞被认为是发掘新式治疗方式的合适靶点。癌症干细胞在 TNBC、BLBC 及其他几个亚型中都很丰富。虽然有大量的临床前和临床数据支持乳腺癌干细胞的存在，但维持这种细胞群体的生物学途径尚不完全清楚。研究发现，Ras/MAPK（Balko et al., 2013）、Wnt（DiMeo et al., 2009）、JAK/STAT（Marotta et al., 2011）、TGF-β（Bhola et al., 2013）、Notch（Harrison et al., 2010）和 Hedgehog（Liu et al., 2006）途径均有助于维持乳腺癌干细胞。

（七）抗体 - 药物耦联物

抗体 - 药物耦联物（ADC）技术旨在保持血浆稳定性，以极高的特异性和亲和力靶向肿瘤细胞表面抗原，进入细胞内部后释放有效药物，通过细胞毒性直接发挥抗癌作用并引起免疫原性细胞死亡（Mir, 2021a，图 3-5）。

戈沙妥珠单抗（sacituzumab govitecan-hziy, SG）是一种抗人绒毛膜细胞表面抗原 2（trophoblast cell-surface antigen, TROP-2）抗体联合伊立替康代谢物 SN-38 的可切割化合物，而 TROP-2 糖蛋白在超过 90% 的 TNBC 中具有表达。一项研究（NCT01631552）探索了 SG 在 TNBC 中的应用价值，共纳入 108 例患者，其中 80% 出现了内脏转移。患者初始治疗包括化疗和免疫检查点抑制药，CPS 评分中位数为 3 分（范围为 2～10分）。57 例患者的免疫组化（immunohistochemistry staining, IHC）结果显示中度（2+）至高度（3+）

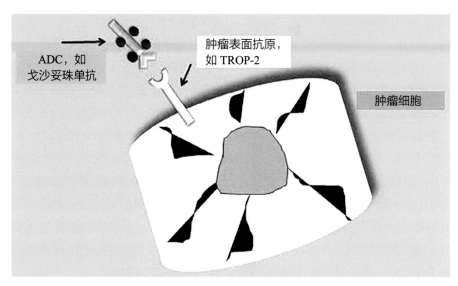

▲ 图 3-5　ADC 通过与肿瘤细胞表面抗原结合释放细胞毒性药物从而介导抗肿瘤效应

ADC. 抗体 – 药物耦联物；TROP-2. 抗人绒毛膜细胞表面抗原 2

TROP-2 表达，而 5 例患者的 IHC 显示低或不存在 TROP-2 表达。试验结果显示，治疗响应持续时间（duration of response，DOR）中位数为 7.7 个月，ORR 为 33%。中位 PFS 为 5.5 个月，平均 OS 为 13.0 个月。SG 的最常见不良反应为骨髓毒性，其中中性粒细胞减少和贫血可达到三级或四级不良事件（Bardia et al., 2019）。Ⅲ期临床研究 ASCENT（NCT02574455）探索了 SG 在转移性 TNBC 患者中的应用，因多个令人信服的有效终点而提前终止。同时，基于 IMMU-132-01 Ⅱ 期临床试验的结果，FDA 授予 SG 加速批准，用于治疗已接受二线方案的转移性 TNBC 患者。这也是 FDA 首个批准针对复发性或难治性转移性 TNBC 患者的抗 TROP-2 ADC 药物。

LIV-1 是一种跨膜蛋白，可作为锌转运蛋白或金属蛋白酶，正常组织中不表达，但在超过 90% 的乳腺癌中表达。Ladiratuzumab vedotin（LV）是针对 LIV-1 的靶向药物，其药物载体是单甲基奥瑞斯他汀 E（monomethyl-auristatin-E，MMAE），一种微管干扰药。在一项 Ⅰ 期试验（NCT01969643）中，LV 治疗转移性三阴性乳腺癌患者的 ORR 为 25%，中位 PFS 为 11 周，患者耐受性较好，最常见的不良反应包括贫血、中性粒细胞减少和神经病变（Modi S et al., 2018）。目前，LV 正在进一步研究中，用于组合治疗和早期治疗。一项针对 LIV-1 的抗体联合帕博丽珠单抗的 SGNLVA-002 Phase Ⅰ b/ Ⅱ 试验（NCT03310957）正在进行中，以探讨 LV 是否具有协同作用，有利于增加抗 PD-L1 活性的环境。LV 正在用于无法切除的局部进展或转移性三阴性乳腺癌患者的一线治疗。早期剂量寻找实验发现，LV 的 ORR 为 35%，反应与 PD-L1 状态无关，且治疗耐受性可控（Boni et al., 2019）。

五、免疫治疗在三阴性乳腺癌治疗中的作用

免疫检查点系统允许肿瘤细胞逃避宿主免疫系统的检测和破坏；因此，抑制免疫检查点系统是一种可行的有效抗肿瘤免疫的治疗方法。PD-L1（程序性死亡受体配体 1）是一种跨膜蛋白，大小为 40kDa（Ishida et al., 1992; Mir, 2021b）。当外来抗原聚集在脾脏或淋巴结时，在正常情况下免疫系统的应答是促进抗原特异性 T 细胞增殖。当程序性死亡受体 1（PD-1）与 PD-L1 结合时，它可以向 T 细胞传递限制生长和增强 T 细胞

耗竭的信号。肿瘤细胞通过将 PD-L1 与 T 细胞表面的 PD-1 相结合的方式向 T 细胞传递抑制信号（Pardoll 2012; Qayoom et al., 2021）。根据一项研究表明，59% 的 TNBC 患者具有高 PD-L1 表达，70% 具有高 PD-1 表达，45% 同时具有 PD-1 和 PD-L1 表达。此外，肿瘤淋巴细胞浸润程度和肿瘤组织学分级与 PD-1 和 PD-L1 的表达有关（Gatalica et al., 2014; Khosravi-Shahi et al., 2018）。

Sun 及其同事对 218 个 TNBC 标本进行了 PD-L1 免疫组化分析，发现 TNBC 细胞表达 PD-L1，这意味着 PD-L1 可能是 TNBC 免疫治疗的一个有希望的关注点（Sun et al., 2016）。在一项 2016 年关于帕博利珠单抗（一种抗 PD-1 单克隆抗体）治疗 TNBC 的临床试验中，在 27 例具有可评估抗肿瘤活性的患者中，ORR 为 18.5%（95% CI 6.3～38.1）。1 例完全缓解（3.7%），4 例部分缓解（14.8%），7 例（25.9%）病情稳定，13 例疾病进展（48.1%）（Nanda et al., 2016）。同样，在一项 2017 年关于单克隆抗体阿替利珠单抗抗 PD-L1 治疗 TNBC 的 I 期临床试验中，约 10% 的 TNBC 患者在治疗后表现出长期影响。尽管针对 PD-L1/PD-1 的免疫检查点药物的临床获益率较低，但一些患者预后良好，OS 率显著提高。因此，目前的关键问题是确定如何提高 TNBC 患者对抗 PD-1/PD-L1 治疗的反应性，并将无应答者变为应答者。经历晚期 / 转移性 TNBC 的患者将受益于这种更好的治疗，这将有助于降低死亡人数，并给他们带来巨大的希望（Tolba and Omar, 2018）。此外，在 TNBC 中，免疫反应和 Ras/MAPK 通路之间存在联系。一项研究发现，Ras/MAPK 系统通过影响抗原呈递（如 MHC-II、MHC-I 和 PD-1）来抑制抗肿瘤免疫，因此 MEK 抑制与 PD-1/PD-L1 抗体的联合应用提高了小鼠同基因肿瘤模型的治疗结果（Mir, Giltnane and Balko, 2014）。

CTLA-4 通过附着在 CD80 和 CD86 等共刺激分子上阻止 T 细胞被激活（Mir and Agrewala, 2007; Mir and Agrewala, 2008; Mao et al., 2010; Mir 2015）。美国食品药品管理局（FDA）已批准一种抗 CTLA-4 抗体药物伊匹木单抗用于转移性癌症的治疗。伊匹木单抗治疗癌症患者的 ORR 为 11%（Intlekofer and Thompson, 2013）。在 I 期临床研究（NCT01927419）中，伊匹木单抗联合纳武利尤单抗（PD-1 抗体）作为转移性黑色素瘤的一线治疗，ORR 提高到 61%（Postow et al., 2015）。进一步的研究（NCT01927419）发现，与单一治疗相比，联合治疗显著提高了转移性黑色素瘤患者的 ORR 和 2 年 OS 率（伊匹木单抗 + 纳武利尤单抗联合治疗组的 63.8% vs. 伊匹木单抗单药治疗组的 53.6%）。然而，联合治疗组的 3～4 级不良事件发生率明显高于单克隆抗体单药治疗组（59% vs. 20%）。结肠炎和腹泻是最常见的 3～4 级不良反应（Hodi et al., 2016）。Liu 及其同事利用 MUC1 mRNA 纳米疫苗联合抗 CTLA-4 单克隆抗体来处理 TNBC，并报道了在 TNBC 4 T1 细胞中大量的细胞杀伤作用及小鼠的肿瘤生长抑制活性（Liu et al., 2018）。Bernier 及其同事（Bernier et al., 2018）联合 DZ-2384（一种新的微管靶向小分子药物）和 CTLA-4 抑制药的使用，在 TNBC 转移小鼠模型中显著延长了小鼠的生存期。因此，改善 TNBC 靶向 CTLA-4 免疫治疗的联合方案可能是研究关键。

特异性嵌合抗原受体 T 细胞（chimeric antigen receptor T cell，CAR-T）治疗是另外一种免疫治疗选择。根据 Song 等的研究表明，靶向叶酸受体（folate receptor，FR）的 CAR 改造的 T 淋巴细胞对表达 FR 的体外 TNBC 细胞显示出极其有效的选择性杀伤和抑制作用。他们还发现，将靶向 FRα 的人 CAR-T 细胞注入具有 MDA-MB-231 肿瘤异种移植的免疫缺陷小鼠体内，可显著抑制肿瘤生长（Song et al., 2016）。间皮素是一种膜结合的糖蛋白。它只在健康人体组织的间皮细胞中表达；但在 TNBC 等实体肿瘤组织中大量表达。因此，间皮素可能是 TNBC CAR-T 治疗的潜在靶点（Pastan and Hassan, 2014）。AXL 是一种受体酪氨酸激酶，与另外两种激酶 Tyros 和 MER 一起在慢性髓系白血病患者中发现。TAM（Tyros、AXL 和 MER）是一个包括 AXL 在内的蛋白质家族。据研究表明，AXL 在 TNBC 中 MDA-MB-231 细胞表面大量表达。AXL-CAR-T 细胞用于体外细胞杀伤实验，结果显示 AXL-CAR-T 细胞可以显著杀伤 MDA-MB-231 细胞（Wei et al., 2018）。

通过阻断腺苷途径治疗三阴性乳腺癌的免疫疗法

肿瘤细胞经常过度产生和释放腺苷，腺苷由 ATP 分解代谢。分化 73 簇（cluster of differentiation 73，CD73）是一种质膜蛋白，在几种癌症类型中增加，将细胞外核苷酸转化为 CD73（Allard et al., 2017; Ghalamfarsa et al., 2019），分别广泛表达于髓细胞和淋巴细胞表面的腺苷 2A 受体（adenosine 2A receptor，A2aR）和 2B 受体（adenosine 2B receptor，A2bR）（Duhant et al., 2002; Allard et al., 2016）在肿瘤环境中被丰富的腺苷激活，导致免疫抑制后果（图 3-6）。通过消除对免疫系统的抑制影响和增加细胞毒性 T 淋巴细胞（cyto-toxic T lymphocyte，CTL）介导的免疫应答，处理这些受体和酶可能有助于抗肿瘤免疫的重新激活（Ahta 2016; Buisseret et al., 2018）。

临床实验研究了腺苷途径抑制药与免疫检查点抑制药的联合应用。NZV930（SRF373）是一种抗 CD73 单克隆抗体，它附着在肿瘤细胞上的 CD73 上，使 CD73 内化并阻止 CD73 将细胞外 AMP 转化为腺苷。对于晚期癌症患者，包括 TNBC，正在进行的一项 I / II b 期的研究（NCT03549000），用以检测单药 NZV930 并且联合 PD-1 抑制药 PDR001 和（或）A2aR 抑制药 NIR178。NIR178 是一种 A2aR 抑制药，可防止 T 细胞被腺苷 A2aR 抑制。NIR178 正在与

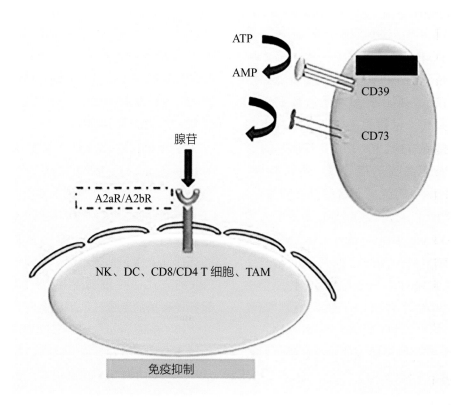

▲ 图 3-6　ATP- 腺苷途径：CD39 和 CD37 从 ATP 合成腺苷

当 T 细胞与免疫细胞上的 A2 受体结合时，T 细胞的启动、扩增和激活都会被阻断，免疫抑制是由自然杀伤细胞脱颗粒、DC 成熟和激活及肿瘤相关巨噬细胞（TAM）M₁ 极化引起的

PD-1 抗体 spartalizumab 联合用于包括弥漫性大 B 细胞淋巴瘤（DLBCL）在内的几种实体肿瘤的 II 期试验（NCT03207867），以观察腺苷拮抗药是否能增加 PD-1 抑制的有效性。在 I 期试验（NCT03629756）中，双重腺苷 A2aR/A2bR 受体拮抗药 AB928 正在与 PD-1 抑制药 AB122 联合用于晚期癌症患者。早期数据显示，AB928 联合治疗具有积极的安全性及可预测的 PK/PD 关系（Powderly et al., 2019）。

六、三阴性乳腺癌先进的治疗选择

化疗耐药是转移性癌症治疗中的一个主要问题（Toh et al., 2014; Mehraj et al., 2021）。尽管化疗在治疗技术上已经发展到一个新的水平（Bagnyukova et al., 2010），但仍有必要减少所有治疗方法的负面结果（Ramirez et al., 2009）。此外，非甾体抗癌药物有多种不良反应，除对癌细胞外，对正常细胞也有很大危害（Thun et al., 2002）。当涉及靶向治疗肿瘤区域时，有两种主要方法：① 一种被称为"增强渗透性和潴留"（enhanced permeability and retention，EPR）的被动运输方法，其中外周血动脉的血管渗漏到肿瘤中增强了纳米颗粒的渗透性。然而，EPR 有一个缺点，不是所有的肿瘤都有血管渗漏。因此，在装载纳米颗粒到具有特异性寻找高表达受体［如 CXCR4（叶酸受体）］的配体之前，需要对 TNBC 肿瘤生物标志物进行彻底检查。② 由 miRNA、抗体、蛋白质等生物标志物，以及 siRNA 和受体等治疗分子控制的主动转运是研究人员采用的另一种策略。

（一）miRNA 和 LncRNA

RNA-seq 用于对细胞中所有 RNA 种类进行测序，并发现包括 mRNA 在内的多种 RNA 种类。微 RNA 和长链非编码 RNA 是探索 TNBC 发展和治疗中的两种主要类型的非编码 RNA。

微 RNA（miRNA/miR）是一种短链的非编码 RNA，可调节基因表达，通常有 20～22 个核苷酸长。mRNA 的 3′ 末翻译区是已知 miRNA 结合的位置。这种结合要么破坏 mRNA，要么阻止它被翻译（Lin and Gregory, 2015）。在 TNBC 中，miRNA 在癌变、干细胞特性和治疗耐药中起着至关重要的作用（Ding et al., 2019; Si et al., 2019; Qattan, 2020）。由于其作为诊断生物标志物的可能性，微 RNA（miRNA/miR）在癌症治疗中的作用最近有所增加（Rastogi et al., 2008）。miRNA558 是 TNBC 中过表达的 miRNA（Zhu et al., 2017）。此外，一项 Meta 分析发现了大量的 TNBC miRNA（Lü et al., 2017）。miRNA 检测有望成为医院肿瘤研究的一部分，可作为有效的生物标志物进行更准确的预测和诊断。微 RNA 分析研究是该类型的首次研究，重点关注原发性 TNBC 和正常组织，揭示了约 116 个微 RNA 已被解除调控。过表达的包括 miR-106b、miR-200 家族簇（miR-200a、miR-200b 和 miR-200c）、miR-17/92、miR-155 和 miR-21（Cascione et al., 2013）。此外，在随后的与淋巴结转移相关的 TNBC mRNA 分析模块中，miR-424、miR-579、miR-627、miR-101、iR-125a-5P 和 let-7g 在淋巴结组织中高表达（Cascione et al., 2013）。

miR-126-5p、miR-136-5p、miR-135b-5p、miR-190a 和 miR-182-5p 等与肿瘤发展有关的肿瘤抑制 miRNA 在 TNBC 中下调（Lyng et al., 2012）。miR-22 与迁移和转移有关，并且在 TNBC 中下调。miR-22 的作用是由真核伸长因子 2 激酶（eukaryotic elongation factor 2 kinase，eEF2K）的激活所介导的，eEF2K 刺激 PI3K 信号通路（Gorur et al., 2021）。miR-200b 作为抑癌因子，也可激活靶基因，包括 SRY-box 转录因子 2、锌指 E-box 结合同源盒子 1（zinc finger E-box binding homeobox 1，ZEB1）和 CD133，促进侵袭、迁移和干细胞特性（Pang et al., 2018; Ding et al., 2019）。当靶向鞘氨醇 -1- 磷酸信号时，就会出现放射治疗耐药性，这可以通过 miR-95 在 TNBC 中的表达升高来证明。TNBC（Naorem et al., 2019; Tormo et al., 2019）具有多柔比星耐药性，是由于 miR-449 下调，从而引起 CDK2、CCNE2 上调（表 3-2）。根据各种研究，miRNA 也在 TNBC 的不同阶段表达（Liu et al., 2015; Kahraman et al., 2018; Malla et al., 2019）。这些发现表明，基于 miRNA 的治疗，如 miRNA 模拟或抑制性寡核苷酸，可用于治疗 TNBC（Mei et al., 2020）。Shu（Shu et al., 2015）等在小鼠模型中应用 miR-21 联合靶向 EGFR 的适体来抑制肿瘤生长。Yin（Yin et al., 2019）等创造了一种 CD133 结合 RNA 适体，其序列与 miR-21 互补，由三通结基序支架携带，能够抑制 TNBC 的细胞迁移。

长链非编码 RNA（LncRNA）在表观遗传、转录、转录后和翻译后阶段影响基因的表达，长度为 200 个核苷酸。为了增强 TNBC 中的糖酵解和致癌作用，激酶激活的长基因间非编码 RNA 通过富含亮氨酸的重复激酶 2 磷酸化 HIF-1。Yang 等发现 POU 结构域第 3 类转录因子 3（POU domain class 3 transcription factor 3，POU3F3）参与抑制 TNBC 的细胞凋亡并促进增殖（Yang et al., 2019）。核旁斑组装转录物 1（nuclear paraspeckle assembly transcript 1，NEAT1）有助于 TNBC 的转移（Ke et al., 2016;

Jiang et al., 2018; Wang et al., 2018）。据报道，几种 lncRNA 与涉及 EMT 和增殖的转录因子共表达，如 HOTAIR、LncRNA-ATB 和 LincRNA-ROR（Xu et al., 2016）。这些研究为应用反义寡核苷酸靶向致癌的 LncRNA 来治疗 TNBC 提供了可能的信息。Vaidya（Vaidya et al., 2019）等在 TNBC 小鼠异种移植模型中显示，纳米颗粒介导的定向分化拮抗非蛋白编码 RNA（一种在 TNBC 中富集的 LncRNA）的 RNA 干扰剂的转运表现出一定的有效性。

（二）siRNA

随着秀丽新杆线虫植物特性的发现，siRNA 在疾病治疗中开创了一个新时代，siRNA 被用于关闭或修饰引起耐药性的肿瘤基因，从而提高了治疗效果（Bertrand et al., 2014; Dana et al., 2017）。在 TNBC 细胞系中，对多种基因进行 siRNA 筛选，发现了 RSK2。NCAPD2（非 smc 凝缩蛋白 I 复合体亚基 D2）、Gpx1（谷胱甘肽过氧化物酶 -1）（Lee et al., 2020）也是治疗 TNBC 的前瞻性治疗选择。先前在动物模型中用于对抗 TNBC 的 siRNA 可以装载在非病毒纳米颗粒、超分子复合物和病毒衣壳中，使一些与预后不良相关（Guo et al., 2014）。

表 3-2　在 TNBC 中表达的 miRNA 及 LncRNA 的作用

	序　号	miRNA/LncRNA	在 TNBC 中的作用	参考文献
miRNA	1	miR-126-5p、miR-136-5p、miR-190a、miR-135b-5p、miR-182-5p	肿瘤发生	（Lyng et al., 2012）
	2	miR15a/16,miR-95 和 miR-449	耐药	（Huang et al., 2013; Tormo et al., 2019）
	3	miR-22 和 miR-200 家族	上皮间质转化	（Pang et al., 2018; Gorur et al., 2021）
LncRNA	1	LINKA	肿瘤发生和糖酵解	（Lin et al., 2016）
	2	DANCR	抑制细胞凋亡	（Jin et al., 2019）
	3	NEAT1	细胞凋亡、迁移和侵袭	（Ke et al., 2016；Jiang et al., 2018）
	4	POU3F3	抑制细胞凋亡	（Yang et al., 2019）

外泌体在 siRNA 的传递中也很重要，能够抑制手术后的 TNBC 转移。阳离子 BSA 联合 siS100A4 和外泌体膜覆盖的 NP 有助于 siRNA 的监管，以防止侵袭性 TNBC 的转移（Zhao et al., 2020）。

七、总结

与其他乳腺癌亚型相比，TNBC 具有极强的侵袭性，且具有较高的早期复发率。由于 ER、PR 和 HER-2 的阴性表达，内分泌治疗和靶向治疗对 TNBC 无效。TNBC 的治疗方案较少，且疗效均较低。由于缺乏靶向治疗，化疗仍然是早期患者的主要治疗手段。当前的技术平台极大地帮助了我们对该亚型分子多样性的掌握。这些分子方面的突破使我们能够开始识别 TNBC 的潜在治疗靶点。目前正在研究几种实验性技术，几种有前景的药物类别，包括免疫检查点抑制药、PARPi、铂剂和 PI3K 抑制药，正在进行人体试验研究。传统药物通过给患者和肿瘤应用以使其受益最大而被不断优化，而新的治疗方法正在生物学上选择的患者亚组中进行研究。新一代 TNBC 研究开始纳入异质性的概念，更小的分子定义的 TNBC 亚群正在研究中。TNBC 是一种难以治疗的疾病，很可能需要多种不同的靶向治疗才能取得重大进展。

参考文献

[1] Abdulkarim, B.S., Cuartero, J., Hanson, J., Deschênes, J., Lesniak, D., Sabri, S., 2011. Increased risk of locoregional recurrence for women with T1-2N0 triple-negative breast cancer treated with modified radical mastectomy without adjuvant radiation therapy compared with breast-conserving therapy. J. Clin. Oncol. 29 (21), 2852.

[2] Aberger, F., Kern, D., Greil, R., Hartmann, T.N., 2012. Canonical and noncanonical Hedgehog/GLI signaling in hematological malignancies. Vitam. Horm. 88, 25-54.

[3] Adimoolam, S., Sirisawad, M., Chen, J., Thiemann, P., Ford, J.M., Buggy, J.J., 2007. HDAC inhibitor PCI-24781 decreases RAD51 expression and inhibits homologous recombination. Proc. Natl. Acad. Sci. 104 (49), 19482-19487.

[4] Adkins, F.C., Gonzalez-Angulo, A.M., Lei, X., Hernandez-Aya, L.F., Mittendorf, E.A., Litton, J.K., Wagner, J., Hunt, K.K., Woodward, W.A., Meric-Bernstam, F., 2011. Triple-negative breast cancer is not a contraindication for breast conservation. Ann. Surg. Oncol. 18 (11), 3164-3173.

[5] Allard, B., Beavis, P.A., Darcy, P.K., Stagg, J., 2016. Immunosuppressive activities of adenosine in cancer. Curr. Opin. Pharmacol. 29, 7-16.

[6] Allard, B., Longhi, M.S., Robson, S.C., Stagg, J., 2017. The ectonucleotidases CD 39 and CD 73: novel checkpoint inhibitor targets. Immunol. Rev. 276 (1), 121-144.

[7] Andre, F., Job, B., Dessen, P., Tordai, A., Michiels, S., Liedtke, C., Richon, C., Yan, K., Wang, B., Vassal, G., 2009. Molecular characterization of breast cancer with high-resolution oligonucleotide comparative genomic hybridization array. Clin. Cancer Res. 15 (2), 441-451.

[8] Andreopoulou, E., Kelly, C.M., McDaid, H.M., 2017. Therapeutic advances and new directions for triple-negative breast cancer. Breast Care (Basel) 12 (1), 21-28.

[9] Arcaro, A., Guerreiro, A.S., 2007. The phosphoinositide 3-kinase pathway in human cancer: genetic alterations and therapeutic implications. Curr. Genomics 8 (5), 271-306.

[10] Bagnyukova, T.V., Serebriiskii, I.G., Zhou, Y., Hopper-Borge, E.A., Golemis, E.A., Astsaturov, I., 2010. Chemotherapy and signaling: How can targeted therapies supercharge cytotoxic agents? Cancer Biol. Ther. 10 (9), 839-853.

[11] Bakkenist, C.J., Kastan, M.B., 2003. DNA damage activates ATM through intermolecular autophosphorylation and dimer dissociation. Nature 421 (6922), 499-506.

[12] Balko, J.M., Cook, R.S., Vaught, D.B., Kuba, M.G., Miller, T.W., Bhola, N.E., Sanders, M.E., Granja-Ingram, N.M., Smith, J.J., Meszoely, I.M., 2012. Profiling of residual breast cancers after neoadjuvant chemotherapy identifies DUSP4 deficiency as a mechanism of drug resistance. Nat. Med. 18 (7), 1052-1059.

[13] Balko, J.M., Schwarz, L.J., Bhola, N.E., Kurupi, R., Owens, P., Miller, T.W., Gómez, H., Cook, R.S., Arteaga, C.L., 2013. Activation of MAPK pathways due to DUSP4 loss promotes cancer stem cell-like phenotypes in basal-like breast cancer. Cancer Res. 73 (20), 6346-6358.

[14] Bardia, A., Mayer, I.A., Vahdat, L.T., Tolaney, S.M., Isakoff, S.J., Diamond, J.R., O'Shaughnessy, J., Moroose, R.L., Santin, A.D., Abramson, V.G., 2019. Sacituzumab govitecan-hziy in refractory metastatic triple-negative breast

cancer. N. Engl. J. Med. 380 (8), 741-751.

[15] Barretina, J., Caponigro, G., Stransky, N., Venkatesan, K., Margolin, A.A., Kim, S., Wilson, C.J., Lehár, J., Kryukov, G.V., Sonkin, D., Reddy, A., Liu, M., Murray, L., Berger, M.F., Monahan, J.E., Morais, P., Meltzer, J., Korejwa, A., Jané-Valbuena, J., Mapa, F.A., Thibault, J., Bric-Furlong, E., Raman, P., Shipway, A., Engels, I.H., Cheng, J., Yu, G.K., Yu, J., Aspesi Jr., P., de Silva, M., Jagtap, K., Jones, M.D., Wang, L., Hatton, C., Palescandolo, E., Gupta, S., Mahan, S., Sougnez, C., Onofrio, R.C., Liefeld, T., MacConaill, L., Winckler, W., Reich, M., Li, N., Mesirov, J.P., Gabriel, S.B., Getz, G., Ardlie, K., Chan, V., Myer, V.E., Weber, B.L., Porter, J., Warmuth, M., Finan, P., Harris, J.L., Meyerson, M., Golub, T.R., Morrissey, M.P., Sellers, W.R., Schlegel, R., Garraway, L.A., 2012. The Cancer Cell Line Encyclopedia enables predictive modelling of anticancer drug sensitivity. Nature 483 (7391), 603-607.

[16] Barton, V.N., D'Amato, N.C., Gordon, M.A., Christenson, J.L., Elias, A., Richer, J.K., 2015. Androgen receptor biology in triple negative breast cancer: a case for classification as AR+ or quadruple negative disease. Horm. Cancer 6 (5), 206-213.

[17] Baselga, J., Gómez, P., Greil, R., Braga, S., Climent, M.A., Wardley, A.M., Kaufman, B., Stemmer, S.M., Pêgo, A., Chan, A., 2013. Randomized phase II study of the anti-epidermal growth factor receptor monoclonal antibody cetuximab with cisplatin versus cisplatin alone in patients with metastatic triple-negative breast cancer. J. Clin. Oncol. 31 (20), 2586.

[18] Bauer, J.A., Chakravarthy, A.B., Rosenbluth, J.M., Mi, D., Seeley, E.H., Granja-Ingram, N.D.M., Olivares, M.G., Kelley, M.C., Mayer, I.A., Meszoely, I.M., 2010. Identification of markers of taxane sensitivity using proteomic and genomic analyses of breast tumors from patients receiving neoadjuvant paclitaxel and radiation. Clin. Cancer Res. 16 (2), 681-690.

[19] Benedito, R., Roca, C., Sörensen, I., Adams, S., Gossler, A., Fruttiger, M., Adams, R.H., 2009. The notch ligands Dll4 and Jagged1 have opposing effects on angiogenesis. Cell 137 (6), 1124-1135.

[20] Bernier, C., Soliman, A., Gravel, M., Dankner, M., Savage, P., Petrecca, K., Park, M., Siegel, P.M., Shore, G.C., Roulston, A., 2018. DZ-2384 has a superior preclinical profile to taxanes for the treatment of triple-negative breast cancer and is synergistic with anti-CTLA-4 immunotherapy. Anticancer Drugs 29 (8), 774.

[21] Bertrand, N., Wu, J., Xu, X., Kamaly, N., Farokhzad, O.C., 2014. Cancer nanotechnology: the impact of passive and active targeting in the era of modern cancer biology. Adv. Drug. Deliv. Rev. 66, 2-25.

[22] Bhalla, K.N., Rao, R., Sharma, P., Gupta, S.D., Chauhan, L., Stecklein, S., Fiskus, W., 2012. S3-7: treatment with histone deacetylase inhibitors creates 'BRCAness' and sensitizes human triple negative breast cancer cells to PARP inhibitors and cisplatin. Cancer research, AACR, Philadelphia.

[23] Bhola, N.E., Balko, J.M., Dugger, T.C., Kuba, M.G., Sánchez, V., Sanders, M., Stanford, J., Cook, R.S., Arteaga, C.L., 2013. TGF-β inhibition enhances chemotherapy action against triple-negative breast cancer. J. Clin. Invest. 123 (3), 1348-1358.

[24] Bianchi, G., Loibl, S., Zamagni, C., Salvagni, S., Raab, G., Siena, S., Laferriere, N., Peña, C., Lathia, C., Bergamini, L., 2009. Phase II multicenter, uncontrolled trial of sorafenib in patients with metastatic breast cancer. Anticancer Drugs 20 (7), 616-624.

[25] Boni, V., Alemany, C., Meisel, J.L., Sinha, R., Sterrenberg, D., Tkaczuk, K.H.R., Wang, Y., Wang, Z., Han, H.S., 2019. SGNLVA-002: single arm, open label, phase Ib/II study of ladiratuzumab vedotin (LV) in combination with pembrolizumab for first-line treatment of patients with unresectable locally-advanced or metastatic triple-negative breast cancer. Ann. Oncol. 30, iii63.

[26] Bonneterre, J., Roché, H., Kerbrat, P., Brémond, A., Fumoleau, P., Namer, M., Goudier, M.-J., Schraub, S., Fargeot, P., Chapelle-Marcillac, I., 2005. Epirubicin increases long-term survival in adjuvant chemotherapy of patients with poor-prognosis, node-positive, early breast cancer: 10-year follow-up results of the French Adjuvant Study Group 05 randomized trial. J. Clin. Oncol. 23 (12), 2686-2693.

[27] Botrugno, O.A., Robert, T., Vanoli, F., Foiani, M., Minucci, S., 2012. Molecular pathways: old drugs define new pathways: non-histone acetylation at the crossroads of the DNA damage response and autophagy. Clin. Cancer Res. 18 (9), 2436-2442.

[28] Brazelle, W., Kreahling, J.M., Gemmer, J., Ma, Y., Cress, W.D., Haura, E., Altiok, S., 2010. Histone deacetylase inhibitors downregulate checkpoint kinase 1 expression to induce cell death in non-small cell lung cancer cells. PLoS One 5 (12), e14335.

[29] Brennan, K., Clarke, R.B., 2013. Combining Notch inhibition with current therapies for breast cancer treatment. Ther. Adv. Med. Oncol. 5 (1), 17-24.

[30] Britton, K.M., Eyre, R., Harvey, I.J., Stemke-Hale, K., Browell, D., Lennard, T.W.J., Meeson, A.P., 2012. Breast cancer, side population cells and ABCG2 expression. Cancer Lett. 323 (1), 97-105.

[31] Brufsky, A., Valero, V., Tiangco, B., Dakhil, S., Brize, A., Rugo, H.S., Rivera, R., Duenne, A., Bousfoul, N., Yardley, D.A., 2012. Second-line bevacizumab-containing therapy in patients with triple-negative breast cancer: subgroup analysis of the RIBBON-2 trial. Breast Cancer Res. Treat. 133 (3), 1067-1075.

[32] Buisseret, L., Pommey, S., Allard, B., Garaud, S., Bergeron, M., Cousineau, I., Ameye, L., Bareche, Y., Paesmans, M., Crown, J.P.A., 2018. Clinical significance of CD73 in triple-negative breast cancer: multiplex analysis of a phase III clinical trial. Ann. Oncol. 29 (4), 1056-1062.

[33] Byrski, T., Gronwald, J., Huzarski, T., Grzybowska, E., Budryk, M., Stawicka, M., Mierzwa, T., Szwiec, M., Wiśniowski, R., Siolek, M., 2008. Response to neo-adjuvant chemotherapy in women with BRCA1-positive breast cancers. Breast Cancer Res. Treat. 108 (2), 289-296.

[34] Cameron, D., Brown, J., Dent, R., Jackisch, C., Mackey, J., Pivot, X., Steger, G.G., Suter, T.M., Toi, M., Parmar, M., 2013. Adjuvant bevacizumab-containing therapy in triple-negative breast cancer (BEATRICE): primary results of a randomised, phase 3 trial. Lancet Oncol. 14 (10), 933-942.

[35] Canto, P., Soderlund, D., Reyes, E., Mendez, J.P., 2004. Mutations in the desert hedgehog (DHH) gene in patients with 46, XY complete pure gonadal dysgenesis. J. Clin. Endocrinol. Metab. 89 (9), 4480-4483.

[36] Carey, L., Winer, E., Viale, G., Cameron, D., Gianni, L., 2010. Triple-negative breast cancer: disease entity or title of convenience? Nat. Rev. Clin. Oncol. 7 (12), 683-692.

[37] Cascione, L., Gasparini, P., Lovat, F., Carasi, S., Pulvirenti, A., Ferro, A., Alder, H., He, G., Vecchione, A., Croce, C.M., 2013. Integrated microRNA and mRNA signatures associated with survival in triple negative breast cancer. PLoS One 8 (2), e55910.

[38] Cerami, E., Gao, J., Dogrusoz, U., Gross, B.E., Sumer, S.O., Aksoy, B.A., Jacobsen, A., Byrne, C.J., Heuer, M.L., Larsson, E., 2012. The cBio cancer genomics portal: an open platform for exploring multidimensional cancer genomics data. Cancer Dis., AACR, Philadelphia.

[39] Chakravarti, B., Ravi, J., Ganju, R.K., 2014. Cannabinoids as therapeutic agents in cancer: current status and future implications. Oncotarget 5 (15), 5852.

[40] Chan, S.M., Weng, A.P., Tibshirani, R., Aster, J.C., Utz, P.J., 2007. Notch signals positively regulate activity of the mTOR pathway in T-cell acute lymphoblastic leukemia. Blood. 110 (1), 278-286.

[41] Chang, A.L.S., Arron, S.T., Migden, M.R., Solomon, J.A., Yoo, S., Day, B.-M., McKenna, E.F., Sekulic, A., 2016. Safety and efficacy of vismodegib in patients with basal cell carcinoma nevus syndrome: pooled analysis of two trials. Orphanet. J. Rare. Dis. 11 (1), 1-5.

[42] Charafe-Jauffret, E., Ginestier, C., Iovino, F., Tarpin, C., Diebel, M., Esterni, B., Houvenaeghel, G., Extra, J.-M., Bertucci, F., Jacquemier, J., 2010. Aldehyde dehydrogenase 1-Positive cancer stem cells mediate metastasis and poor clinical outcome in inflammatory breast cancer. Clin. Cancer Res. 16 (1), 45-55.

[43] Charafe-Jauffret, E., Ginestier, C., Iovino, F., Wicinski, J., Cervera, N., Finetti, P., Hur, M.-H., Diebel, M.E., Monville, F., Dutcher, J., 2009. Breast cancer cell lines contain functional cancer stem cells with metastatic capacity and a distinct molecular signature. Cancer Res. 69 (4), 1302-1313.

[44] Cobleigh, M.A., Langmuir, V.K., Sledge, G.W., Miller, K.D., Haney, L., Novotny, W.F., J., D., 2021. A phase i/ii doseescalation trial of bevacizumab in previously treated metastatic breast cancer. Seminars in oncology. Elsevier, UK.

[45] Cooney, C.A., Jousheghany, F., Yao-Borengasser, A., Phanavanh, B., Gomes, T., Kieber-Emmons, A.M., Siegel, E.R., Suva, L.J., Ferrone, S., Kieber-Emmons, T., 2011. Chondroitin sulfates play a major role in breast cancer metastasis: a role for CSPG4 and CHST11 gene expression in forming surface P-selectin ligands in aggressive breast cancer cells. Breast Cancer Res. 13 (3), 1-15.

[46] Corda, G., Sala, G., Lattanzio, R., Iezzi, M., Sallese, M., Fragassi, G., Lamolinara, A., Mirza, H., Barcaroli, D., Ermler, S., 2017. Functional and prognostic significance of the genomic amplification of frizzled 6 (FZD6) in breast cancer. J. Pathol. 241 (3), 350-361.

[47] Corkery, B., Crown, J., Clynes, M., O'Donovan, N., 2009. Epidermal growth factor receptor as a potential therapeutic target in triple-negative breast cancer. Ann. Oncol. 20 (5), 862-867.

[48] Craig, D.W., O'Shaughnessy, J.A., Kiefer, J.A., Aldrich, J., Sinari, S., Moses, T.M., Wong, S., Dinh, J., Christoforides, A., Blum, J.L., 2013. Genome and transcriptome sequencing in prospective metastatic triple-negative breast cancer uncovers therapeutic vulnerabilities. Mol. Cancer Ther. 12 (1), 104-116.

[49] Creighton, C.J., Chang, J.C., Rosen, J.M., 2010. Epithelial-mesenchymal transition (EMT) in tumor-initiating cells and its clinical implications in breast cancer. J. Mammary Gland Biol. Neoplasia 15 (2), 253-260.

[50] Creighton, C.J., Li, X., Landis, M., Dixon, J.M., Neumeister, V.M., Sjolund, A., Rimm, D.L., Wong, H., Rodriguez, A., Herschkowitz, J.I., 2009. Residual breast cancers after conventional therapy display mesenchymal as well as tumor-initiating features. Proc. Natl. Acad. Sci. 106 (33), 13820-13825.

[51] Dana, H., Chalbatani, G.M., Mahmoodzadeh, H., Karimloo, R., Rezaiean, O., Moradzadeh, A., Mehmandoost, N., Moazzen, F., Mazraeh, A., Marmari, V., 2017. Molecular mechanisms and biological functions of siRNA. Int. J. Biomed. Sci. 13 (2), 48.

[52] De Vos, M., Schreiber, V., Dantzer, F., 2012. The diverse roles and clinical relevance of PARPs in DNA damage repair: current state of the art. Biochem. Pharmacol. 84 (2), 137-146.

[53] Dean, M., Fojo, T., Bates, S., 2005. Tumour stem cells and drug resistance. Nat. Rev. Cancer 5 (4), 275-284.

[54] Dey, N., Barwick, B.G., Moreno, C.S., Ordanic-Kodani, M., Chen, Z., Oprea-Ilies, G., Tang, W., Catzavelos, C., Kerstann, K.F., Sledge, G.W., 2013. Wnt signaling in triple negative breast cancer is associated with metastasis. BMC Cancer 13 (1), 1-15.

[55] DiMeo, T.A., Anderson, K., Phadke, P., Feng, C., Perou, C.M., Naber, S., Kuperwasser, C., 2009. A novel lung metastasis signature links Wnt signaling with cancer cell self-renewal and epithelial-mesenchymal transition in basal-like breast cancer. Cancer Res. 69 (13), 5364-5373.

[56] Ding, L., Gu, H., Xiong, X., Ao, H., Cao, J., Lin, W., Yu, M., Lin, J., Cui, Q., 2019. MicroRNAs involved in carcinogenesis, prognosis, therapeutic resistance, and applications in human triple-negative breast cancer. Cells 8 (12), 1492.

[57] Doane, A.S., Danso, M., Lal, P., Donaton, M., Zhang, L., Hudis, C., Gerald, W.L., 2006. An estrogen receptor-negative breast cancer subset characterized by a hormonally regulated transcriptional program and response to androgen. Oncogene 25 (28), 3994-4008.

[58] Duhant, X., Schandené, L., Bruyns, C., Gonzalez, N.S., Goldman, M., Boeynaems, J.-M., Communi, D., 2002. Extracellular adenine nucleotides inhibit the activation of human CD4+ T lymphocytes. J. Immunol. 169 (1), 15-21.

[59] Duncan, J.S., Whittle, M.C., Nakamura, K., Abell, A.N., Midland, A.A., Zawistowski, J.S., Johnson, N.L., Granger, D.A., Jordan, N.V., Darr, D.B., 2012. Dynamic reprogramming of the kinome in response to targeted MEK inhibition in triple-negative breast cancer. Cell 149 (2), 307-321.

[60] Eccles, S.A., 2011. The epidermal growth factor receptor/Erb-B/HER family in normal and malignant breast biology. Int. J. Dev. Biol. 55 (7-8-9), 685-696.

[61] El Ayachi, I., Fatima, I., Wend, P., Alva-Ornelas, J.A., Runke, S., Kuenzinger, W.L., Silva, J., Silva, W., Gray, J.K., Lehr, S., 2019. The WNT10B network is associated with survival and metastases in chemoresistant triple-negative breast cancer. Cancer Res. 79 (5), 982-993.

[62] Espinoza, I., Miele, L., 2013. Notch inhibitors for cancer treatment. Pharmacol. Ther. 139 (2), 95-110.

[63] Espinoza, I., Pochampally, R., Xing, F., Watabe, K., Miele, L., 2013. Notch signaling: targeting cancer stem cells and epithelial-to-mesenchymal transition. OncoTargets Ther. 6, 1249.

[64] Farmer, P., Bonnefoi, H., Becette, V., Tubiana-Hulin, M., Fumoleau, P., Larsimont, D., MacGrogan, G., Bergh, J., Cameron, D., Goldstein, D., 2005. Identification of molecular apocrine breast tumours by microarray analysis. Breast Cancer Res. 7 (2), 1 1.

[65] Fong, P.C., Boss, D.S., Yap, T.A., Tutt, A., Wu, P., Mergui-Roelvink, M., Mortimer, P., Swaisland, H., Lau, A., O'Connor, M.J., 2009. Inhibition of poly (ADP-ribose) polymerase in tumors from BRCA mutation carriers. N. Engl. J. Med. 361 (2), 123-134.

[66] Foulkes, W.D., Stefansson, I.M., Chappuis, P.O., Bégin, L.R., Goffin, J.R., Wong, N., Trudel, M., Akslen, L.A., 2003. Germline BRCA1 mutations and a basal epithelial phenotype in breast cancer. J. Natl. Cancer Inst. 95 (19), 1482-1485.

[67] Frasci, G., Comella, P., Rinaldo, M., Iodice, G., Di Bonito, M., D'Aiuto, M., Petrillo, A., Lastoria, S., Siani, C., Comella, G., 2009. Preoperative weekly cisplatin-epirubicin-paclitaxel with G-CSF support in triple-negative large operable breast cancer. Ann. Oncol. 20 (7), 1185-1192.

[68] Freedman, G.M., Anderson, P.R., Li, T., Nicolaou, N., 2009. Locoregional recurrence of triple-negative breast cancer after breast-conserving surgery and radiation. Cancer 115 (5), 946-951.

[69] Fruman, D.A., Rommel, C., 2014. PI3K and cancer: lessons, challenges and opportunities. Nat. Rev. Drug Discov. 13 (2), 140-156.

[70] Gagné, J.-P., Rouleau, M., Poirier, G.G., 2012. PARP-1 activation—bringing the pieces together. Science 336 (6082), 678-679.

[71] Gao, J., Long, B., Wang, Z., 2017. Role of Notch signaling pathway in pancreatic cancer. Am. J. Cancer Res. 7 (2), 173-186.

[72] Garber, J.E., 2006. Neo-adjuvant cisplatin in triple-negative breast cancer. Breast Cancer Res. Treat 1000, S149.

[73] Gatalica, Z., Snyder, C., Maney, T., Ghazalpour, A., Holterman, D.A., Xiao, N., Overberg, P., Rose, I., Basu, G.D., Vranic, S., 2014. Programmed cell death 1 (PD-1) and its ligand (PD-L1) in common cancers and their correlation with molecular cancer type. Cancer Epidemiol. Biomarkers Prev. 23 (12), 2965-2970.

[74] Geyer, F.C., Lacroix-Triki, M., Savage, K., Arnedos, M., Lambros, M.B., MacKay, A., Natrajan, R., Reis-Filho, J.S., 2011. β-Catenin pathway activation in breast cancer is associated with triple-negative phenotype but not with CTNNB1 mutation. Mod. Pathol. 24 (2), 209-231.

[75] Ghalamfarsa, G., Kazemi, M.H., Raoofi Mohseni, S., Masjedi, A., Hojjat-Farsangi, M., Azizi, G., Yousefi, M., Jadidi-Niaragh, F., 2019. CD73 as a potential opportunity for cancer immunotherapy. Expert Opin. Ther. Targets 23 (2), 127-142.

[76] Giltnane, J.M., Balko, J.M., 2014. Rationale for targeting the Ras/MAPK pathway in triple-negative breast cancer. Discov. Med. 17 (95), 275-283.

[77] Gonzalez-Angulo, A.M., Stemke-Hale, K., Palla, S.L., Carey, M., Agarwal, R., Meric-Berstam, F., Traina, T.A., Hudis, C., Hortobagyi, G.N., Gerald, W.L., 2009. Androgen receptor levels and association with PIK3CA mutations and prognosis in breast cancer. Clin. Cancer Res. 15 (7), 2472-2478.

[78] Gorur, A., Bayraktar, R., Ivan, C., Mokhlis, H.A., Bayraktar, E., Kahraman, N., Karakas, D., Karamil, S., Kabil, N.N., Kanlikilicer, P., 2021. ncRNA therapy with miRNA-22-3p suppresses the growth of triple-negative breast cancer. Mol. Ther. Nucleic Acids 23, 930-943.

[79] Gray, R., Bhattacharya, S., Bowden, C., Miller, K., Comis, R.L., 2009. Independent review of E2100: a phase III trial of bevacizumab plus paclitaxel versus paclitaxel in women with metastatic breast cancer. J. Clin. Oncol. 27 (30), 4966.

[80] Gronwald, J., Byrski, T., Huzarski, T., Dent, R., Bielicka, V., Zuziak, D., Wisniowski, R., Lubinski, J., Narod, S., 2009. Neoadjuvant therapy with cisplatin in BRCA1-positive breast cancer patients. J. Clin. Oncol. 27 (15_suppl), 502.

[81] Gucalp, A., Tolaney, S., Isakoff, S.J., Ingle, J.N., Liu, M.C.,

Carey, L.A., Blackwell, K., Rugo, H., Nabell, L., Forero, A., 2013. Phase II trial of bicalutamide in patients with androgen receptor-positive, estrogen receptor-negative metastatic breast cancer. Clin. Cancer Res. 19 (19), 5505-5512.

[82] Guo, P., You, J.-O., Yang, J., Jia, D., Moses, M.A., Auguste, D.T., 2014. Inhibiting metastatic breast cancer cell migration via the synergy of targeted, pH-triggered siRNA delivery and chemokine axis blockade. Mol. Pharm. 11 (3), 755-765.

[83] Gurney, A., Axelrod, F., Bond, C.J., Cain, J., Chartier, C., Donigan, L., Fischer, M., Chaudhari, A., Ji, M., Kapoun, A.M., 2012. Wnt pathway inhibition via the targeting of Frizzled receptors results in decreased growth and tumorigenicity of human tumors. Proc. Natl. Acad. Sci. 109 (29), 11717-11722.

[84] Ha, K., Fiskus, W., Choi, D.S., Bhaskara, S., Cerchietti, L., Devaraj, S.G.T., Shah, B., Sharma, S., Chang, J.C., Melnick, A.M., 2014. Histone deacetylase inhibitor treatment induces 'BRCAness' and synergistic lethality with PARP inhibitor and cisplatin against human triple negative breast cancer cells. Oncotarget 5 (14), 5637.

[85] Habib, J.G., O'Shaughnessy, J.A., 2016. The hedgehog pathway in triple-negative breast cancer. Cancer Med. 5 (10), 2989-3006.

[86] Haffty, B.G., Yang, Q., Reiss, M., Kearney, T., Higgins, S.A., Weidhaas, J., Harris, L., Hait, W., Toppmeyer, D., 2006. Locoregional relapse and distant metastasis in conservatively managed triple negative early-stage breast cancer. J. Clin. Oncol. 24 (36), 5652-5657.

[87] Harrison, H., Farnie, G., Howell, S.J., Rock, R.E., Stylianou, S., Brennan, K.R., Bundred, N.J., Clarke, R.B., 2010. Regulation of breast cancer stem cell activity by signaling through the Notch4 receptor. Cancer Res. 70 (2), 709-718.

[88] Helleday, T., 2011. The underlying mechanism for the PARP and BRCA synthetic lethality: clearing up the misunderstandings. Mol. Oncol. 5 (4), 387-393.

[89] Henderson, I.C., Berry, D.A., Demetri, G.D., Cirrincione, C.T., Goldstein, L.J., Martino, S., Ingle, J.N., Cooper, M.R., Hayes, D.F., Tkaczuk, K.H., 2003. Improved outcomes from adding sequential paclitaxel but not from escalating doxorubicin dose in an adjuvant chemotherapy regimen for patients with node-positive primary breast cancer. J. Clin. Oncol. 21 (6), 976-983.

[90] Herschkowitz, J.I., Simin, K., Weigman, V.J., Mikaelian, I., Usary, J., Hu, Z., Rasmussen, K.E., Jones, L.P., Assefnia, S., Chandrasekharan, S., 2007. Identification of conserved gene expression features between murine mammary carcinoma models and human breast tumors. Genome Biol. 8 (5), 1-17.

[91] Heussler, H.S., Suri, M., 2003. Sonic hedgehog. Mol. Pathol. 56 (3), 129.

[92] Hodi, F.S., Chesney, J., Pavlick, A.C., Robert, C., Grossmann, K.F., McDermott, D.F., Linette, G.P., Meyer, N., Giguere, J.K., Agarwala, S.S., 2016. Combined nivolumab and ipilimumab versus ipilimumab alone in patients with advanced melanoma: 2-year overall survival outcomes in a multicentre, randomised, controlled, phase 2 trial. Lancet Oncol. 17 (11), 1558-1568.

[93] Horiuchi, D., Kusdra, L., Huskey, N.E., Chandriani, S., Lenburg, M.E., Gonzalez-Angulo, A.M., Creasman, K.J., Bazarov, A.V., Smyth, J.W., Davis, S.E., 2012. MYC pathway activation in triple-negative breast cancer is synthetic lethal with CDK inhibition. J. Exp. Med. 209 (4), 679-696.

[94] Howard, B., Ashworth, A., 2006. Signalling pathways implicated in early mammary gland morphogenesis and breast cancer. PLos Genet. 2 (8), e112.

[95] Hsiao, Y.-C., Yeh, M.-H., Chen, Y.-J., Liu, J.-F., Tang, C.-H., Huang, W.-C., 2015. Lapatinib increases motility of triple-negative breast cancer cells by decreasing miRNA-7 and inducing Raf-1/MAPK-dependent interleukin-6. Oncotarget 6 (35), 37965.

[96] Huang, E.H., Hynes, M.J., Zhang, T., Ginestier, C., Dontu, G., Appelman, H., Fields, J.Z., Wicha, M.S., Boman, B.M., 2009. Aldehyde dehydrogenase 1 is a marker for normal and malignant human colonic stem cells (SC) and tracks SC overpopulation during colon tumorigenesis. Cancer Res. 69 (8), 3382-3389.

[97] Huang, X., Taeb, S., Jahangiri, S., Emmenegger, U., Tran, E., Bruce, J., Mesci, A., Korpela, E., Vesprini, D., Wong, C.S., 2013. miRNA-95 mediates radioresistance in tumors by targeting the sphingolipid phosphatase SGPP1. Cancer Res. 73 (23), 6972-6986.

[98] Hui, M., Cazet, A., Nair, R., Watkins, D.N., O'Toole, S.A., Swarbrick, A., 2013. The Hedgehog signalling pathway in breast development, carcinogenesis and cancer therapy. Breast Cancer Res. 15 (2), 1-14.

[99] Infante, J.R., Papadopoulos, K.P., Bendell, J.C., Patnaik, A., Burris Iii, H.A., Rasco, D., Jones, S.F., Smith, L., Cox, D.S., Durante, M., 2013. A phase 1b study of trametinib, an oral Mitogen-activated protein kinase kinase (MEK) inhibitor, in combination with gemcitabine in advanced solid tumours. Eur. J. Cancer 49 (9), 2077-2085.

[100] Intlekofer, A.M., Thompson, C.B., 2013. At the bench: preclinical rationale for CTLA-4 and PD-1 blockade as cancer immunotherapy. J. Leukocyte Biol. 94 (1), 25-39.

[101] Ishida, Y., Agata, Y., Shibahara, K., Honjo, T., 1992. Induced expression of PD-1, a novel member of the immunoglobulin gene superfamily, upon programmed cell death. EMBO J. 11 (11), 3887-3895.

[102] Jamdade, V.S., Sethi, N., Mundhe, N.A., Kumar, P., Lahkar, M., Sinha, N., 2015. Therapeutic targets of triple-negative breast cancer: a review. Br. J. Pharmacol. 172 (17), 4228-4237.

[103] Jiang, X., Zhou, Y., Sun, A.J., Xue, J.L., 2018. NEAT1 contributes to breast cancer progression through modulating miR-448 and ZEB1. J. Cell. Physiol. 233 (11), 8558-8566.

[104] Jin, S.-J., Jin, M.-Z., Xia, B.-R., Jin, W.-L., 2019. Long

non-coding RNA DANCR as an emerging therapeutic target in human cancers. Front. Oncol. 9, 1225.

[105] Jovanović, B., Mayer, I.A., Mayer, E.L., Abramson, V.G., Bardia, A., Sanders, M.E., Kuba, M.G., Estrada, M.V., Beeler, J.S., Shaver, T.M., 2017. A randomized phase II neoadjuvant study of cisplatin, paclitaxel with or without everolimus in patients with stage II/III triple-negative breast cancer (TNBC): responses and long-term outcome correlated with increased frequency of DNA damage response gene mutations, TNBC subtype, AR status, and Ki67. Clin. Cancer Res. 23 (15), 4035-4045.

[106] Juul, N., Szallasi, Z., Eklund, A.C., Li, Q., Burrell, R.A., Gerlinger, M., Valero, V., Andreopoulou, E., Esteva, F.J., Symmans, W.F., 2010. Assessment of an RNA interference screen-derived mitotic and ceramide pathway metagene as a predictor of response to neoadjuvant paclitaxel for primary triple-negative breast cancer: a retrospective analysis of five clinical trials. Lancet Oncol. 11 (4), 358-365.

[107] Kahraman, M., Röske, A., Laufer, T., Fehlmann, T., Backes, C., Kern, F., Kohlhaas, J., Schrörs, H., Saiz, A., Zabler, C., 2018. MicroRNA in diagnosis and therapy monitoring of early-stage triple-negative breast cancer. Sci. Rep. 8 (1), 1-11.

[108] Ke, H., Zhao, L., Feng, X., Xu, H., Zou, L., Yang, Q., Su, X., Peng, L., Jiao, B., 2016. NEAT1 is required for survival of breast cancer cells through FUS and miR-548. Gene Regulation and Systems Biology-GRSB 10, 1-7 GRSB-S29414.

[109] Khosravi-Shahi, P., Cabezón-Gutiérrez, L., Custodio-Cabello, S., 2018. Metastatic triple negative breast cancer: optimizing treatment options, new and emerging targeted therapies. Asia Pac. J. Clin. Oncol. 14 (1), 32-39.

[110] Kubo, M., Nakamura, M., Tasaki, A., Yamanaka, N., Nakashima, H., Nomura, M., Kuroki, S., Katano, M., 2004. Hedgehog signaling pathway is a new therapeutic target for patients with breast cancer. Cancer Res. 64 (17), 6071-6074.

[111] Kundranda, M.N., Niu, J., 2015. Albumin-bound paclitaxel in solid tumors: clinical development and future directions. Drug Des. Dev. Ther. 9, 3767.

[112] Lang, I., Brodowicz, T., Ryvo, L., Kahan, Z., Greil, R., Beslija, S., Stemmer, S.M., Kaufman, B., Zvirbule, Z., Steger, G.G., 2013. Bevacizumab plus paclitaxel versus bevacizumab plus capecitabine as first-line treatment for HER2-negative metastatic breast cancer: interim efficacy results of the randomised, open-label, non-inferiority, phase 3 TURANDOT trial. Lancet Oncol. 14 (2), 125-133.

[113] Layman, R.M., Ruppert, A.S., Lynn, M., Mrozek, E., Ramaswamy, B., Lustberg, M.B., Wesolowski, R., Ottman, S., Carothers, S., Bingman, A., 2013. Severe and prolonged lymphopenia observed in patients treated with bendamustine and erlotinib for metastatic triple negative breast cancer. Cancer Chemother. Pharmacol. 71 (5), 1183-1190.

[114] Lee, E., Choi, A., Jun, Y., Kim, N., Yook, J.I., Kim, S.Y., Lee, S., Kang, S.W., 2020. Glutathione peroxidase-1 regulates adhesion and metastasis of triple-negative breast cancer cells via FAK signaling. Redox. Biol. 29, 101391.

[115] Lehmann, B.D., Bauer, J.A., Chen, X., Sanders, M.E., Chakravarthy, A.B., Shyr, Y., Pietenpol, J.A., 2011. Identification of human triple-negative breast cancer subtypes and preclinical models for selection of targeted therapies. J. Clin. Invest. 121 (7), 2750-2767.

[116] Leone, J.P., Guardiola, V., Venkatraman, A., Pegram, M.D., Welsh, C., Silva, O., Larrieux, R., Franchesci, D., Gomez, C., Hurley, J., 2009. Neoadjuvant platinum-based chemotherapy (CT) for triple-negative locally advanced breast cancer (LABC): retrospective analysis of 125 patients. J. Clin. Oncol. 27 (15_suppl), 625.

[117] Levine, M.N., Pritchard, K.I., Bramwell, V.H.C., Shepherd, L.E., Tu, D., Paul, N., 2005. Randomized trial comparing cyclophosphamide, epirubicin, and fluorouracil with cyclophosphamide, methotrexate, and fluorouracil in premenopausal women with node-positive breast cancer: update of National Cancer Institute of Canada Clinical Trials Group Trial MA5. J. Clin. Oncol. 23 (22), 5166-5170.

[118] Li, Q., Li, Q., Zhang, P., Yuan, P., Wang, J., Ma, F., Luo, Y., Fan, Y., Cai, R., Xu, B., 2015. A phase II study of capecitabine plus cisplatin in metastatic triple-negative breast cancer patients pretreated with anthracyclines and taxanes. Cancer Biol. Ther. 16 (12), 1746-1753.

[119] Li, Y., Maitah, M.i.Y., Ahmad, A., Kong, D., Bao, B., Sarkar, F.H., 2012. Targeting the Hedgehog signaling pathway for cancer therapy. Expert Opin. Ther. Targets 16 (1), 49-66.

[120] Lin, A., Li, C., Xing, Z., Hu, Q., Liang, K., Han, L., Wang, C., Hawke, D.H., Wang, S., Zhang, Y., 2016. The LINK-A lncRNA activates normoxic HIF1α signalling in triple-negative breast cancer. Nat. Cell Biol. 18 (2), 213-224.

[121] Lin, S., Gregory, R.I., 2015. MicroRNA biogenesis pathways in cancer. Nat. Rev. Cancer 15 (6), 321-333.

[122] Linderholm, B.K., Hellborg, H., Johansson, U., Elmberger, G., Skoog, L., Lehtiö, J., Lewensohn, R., 2009. Significantly higher levels of vascular endothelial growth factor (VEGF) and shorter survival times for patients with primary operable triple-negative breast cancer. Ann. Oncol. 20 (10), 1639-1646.

[123] Liu, L., Wang, Y., Miao, L., Liu, Q., Musetti, S., Li, J., Huang, L., 2018. Combination immunotherapy of MUC1 mRNA nano-vaccine and CTLA-4 blockade effectively inhibits growth of triple negative breast cancer. Mol. Ther. 26 (1), 45-55.

[124] Liu, S., Dontu, G., Mantle, I.D., Patel, S., Ahn, N.-s., Jackson, K.W., Suri, P., Wicha, M.S., 2006. Hedgehog signaling and Bmi-1 regulate self-renewal of normal and malignant human mammary stem cells. Cancer Res. 66

(12), 6063-6071.

[125] Liu, Y., Cai, Q., Bao, P.-P., Su, Y., Cai, H., Wu, J., Ye, F., Guo, X., Zheng, W., Zheng, Y., 2015. Tumor tissue microRNA expression in association with triple-negative breast cancer outcomes. Breast Cancer Res. Treat. 152 (1), 183-191.

[126] Lü, L., Mao, X., Shi, P., He, B., Xu, K., Zhang, S., Wang, J., 2017. MicroRNAs in the prognosis of triple-negative breast cancer: a systematic review and meta-analysis. Medicine (Baltimore). 96 (22), 1-27.

[127] Lyng, M.B., Lænkholm, A.-V., Søkilde, R., Gravgaard, K.H., Litman, T., Ditzel, H.J., 2012. Global microRNA expression profiling of high-risk ER+ breast cancers from patients receiving adjuvant tamoxifen mono-therapy: a DBCG study. PLoS One 7 (5), e36170.

[128] Mahfoudh, W., Bettaieb, I., Ghedira, R., Snoussi, K., Bouzid, N., Klayech, Z., Gabbouj, S., Remadi, Y., Hassen, E., Bouaouina, N., 2019. Contribution of BRCA1 5382insC mutation in triple negative breast cancer in Tunisia. J. Transl. Med. 17 (1), 1-5.

[129] Malla, R.R., Kumari, S., Gavara, M.M., Badana, A.K., Gugalavath, S., Kumar, D.K.G., Rokkam, P., 2019. A perspective on the diagnostics, prognostics, and therapeutics of microRNAs of triple-negative breast cancer. Biophys. Rev. 11 (2), 227-234.

[130] Mani, S.A., Guo, W., Liao, M.-J., Eaton, E.N., Ayyanan, A., Zhou, A.Y., Brooks, M., Reinhard, F., Zhang, C.C., Shipitsin, M., 2008. The epithelial-mesenchymal transition generates cells with properties of stem cells. Cell 133 (4), 704-715.

[131] Mao, H., Zhang, L., Yang, Y., Zuo, W., Bi, Y., Gao, W., Deng, B., Sun, J., Shao, Q., Qu, X., 2010. New insights of CTLA-4 into its biological function in breast cancer. Curr. Cancer Drug Targets 10 (7), 728-736.

[132] Marotta, L.L.C., Almendro, V., Marusyk, A., Shipitsin, M., Schemme, J., Walker, S.R., Bloushtain-Qimron, N., Kim, J.J., Choudhury, S.A., Maruyama, R., 2011. The JAK2/STAT3 signaling pathway is required for growth of CD44+ CD24-stem cell-like breast cancer cells in human tumors. J. Clin. Invest. 121 (7), 2723-2735.

[133] Masuda, H., Baggerly, K.A., Wang, Y., Zhang, Y., Gonzalez-Angulo, A.M., Meric-Bernstam, F., Valero, V., Lehmann, B.D., Pietenpol, J.A., Hortobagyi, G.N., 2013. Differential response to neoadjuvant chemotherapy among 7 triplenegative breast cancer molecular subtypes. Clin. Cancer Res. 19 (19), 5533-5540.

[134] Mehraj, U., Dar, A.H., Wani, N.A., Mir, M.A., 2021. Tumor microenvironment promotes breast cancer chemoresistance. Cancer Chemother. Pharmacol. 87, 1-12.

[135] Mehraj, U., Qayoom, H., Mir, M.A., 2021. Prognostic significance and targeting tumor-associated macrophages in cancer: new insights and future perspectives. Breast Cancer 28, 1-17.

[136] Mei, J., Hao, L., Wang, H., Xu, R., Liu, Y., Zhu, Y., Liu, C.,

2020. Systematic characterization of non-coding RNAs in triple-negative breast cancer. Cell Prolif. 53 (5), e12801.

[137] Miles, D.W., Chan, A., Dirix, L.Y., Cortés, J., Pivot, X., Tomczak, P., Delozier, T., Sohn, J.H., Provencher, L., Puglisi, F., 2010. Phase III study of bevacizumab plus docetaxel compared with placebo plus docetaxel for the first-line treatment of human epidermal growth factor receptor 2-negative metastatic breast cancer. J. Clin. Oncol. 28 (20), 3239-3247.

[138] Miles, D.W., Diéras, V., Cortés, J., Duenne, A.A., Yi, J., O'Shaughnessy, J., 2013. First-line bevacizumab in combination with chemotherapy for HER2-negative metastatic breast cancer: pooled and subgroup analyses of data from 2447 patients. Ann. Oncol. 24 (11), 2773-2780.

[139] Miller, K., Wang, M., Gralow, J., Dickler, M., Cobleigh, M., Perez, E.A., Shenkier, T., Cella, D., Davidson, N.E., 2007. Paclitaxel plus bevacizumab versus paclitaxel alone for metastatic breast cancer. N. Engl. J. Med. 357 (26), 2666-2676.

[140] Mir, M.A., 2014. Immunotherapy by reverse signaling inhibits the growth of intracellular pathogens and cancer cells. Article No. 10-IRCESM-2014, pp. 55-60.

[141] Mir, M.A., 2015. Developing costimulatory molecules for immunotherapy of diseases. Developing costimulatory molecules for immunotherapy of diseases. Academic Press, Amsterdam.

[142] Mir, M.A., Agrewala, J.N., 2007. Influence of CD80 and CD86 co-stimulation in the modulation of the activation of antigen presenting cells. Curr. Immunol. Rev. 3 (3), 160-169.

[143] Mir, M.A., Agrewala, J.N., 2008. Signaling through CD80: an approach for treating lymphomas. Expert Opin. Ther. Targets 12 (8), 969-979.

[144] Mir, M.A., Mehraj, U., 2019. Double-crosser of the immune system: macrophages in tumor progression and metastasis. Curr. Immunol. Rev. 15 (2), 172-184.

[145] Mir, M.A., Mehraj, U., Sheikh, B.A., Hamdani, S.S., 2020. Nanobodies: The "magic bullets" in therapeutics, drug delivery and diagnostics. Hum. Antibodies 28 (1), 29-51.

[146] Mir, M.A., Qayoom, H., Mehraj, U., Nisar, S., Bhat, B., Wani, N.A., 2020. Targeting different pathways using novel combination therapy in triple negative breast Cancer. Curr. Cancer Drug Targets 20 (8), 586-602.

[147] Mir, M.A., An introduction to breast cancer. 2021, ISBN: 978-1-68507-195-0. DOI: https://doi.org/10.52305/ITAK4470.

[148] Mir, M.A., Novel biomarkers in breast cancer. 2021, ISBN: 978-1-68507-195-0. DOI: https://doi.org/10.52305/DXSK7394.

[149] Mir, M.A., Therapeutic options for breast cancer. 2021, ISBN: 978-1-68507-195-0. DOI: https://doi.org/10.52305/TILJ1241.

[150] Mir, M.A., Immunotherapy and chemotherapy in breast cancer. 2021, ISBN: 978-1-68507-195-0. DOI: https://doi.

org/10.52305/TJHX9068.

[151] Mir, M.A., Chemotherapy in combination with surgery and radiotherapy in breast cancer. 2021, ISBN: 978-1-68507-195-0. DOI:https://doi.org/10.52305/ZMNJ6932.

[152] Mir, M.A., Therapeutic landscape of metaplastic breast cancer. 2021, ISBN: 978-1-68507-195-0. DOI: https://doi.org/10.52305/GGFR2459.

[153] Mir, M.A., Combination therapy with phytochemicals in breast cancer. 2021, ISBN: 978-1-68507-195-0. DOI: https://doi.org/10.52305/PPUF2780.

[154] Moreno-Aspitia, A., Morton, R.F., Hillman, D.W., Lingle, W.L., Rowland Jr, K.M., Wiesenfeld, M., Flynn, P.J., Fitch,T.R., Perez, E.A., 2009. Phase II trial of sorafenib in patients with metastatic breast cancer previously exposed toanthracyclines or taxanes: North Central Cancer Treatment Group and Mayo Clinic Trial N0336. J. Clin. Oncol. 27 (1), 11.

[155] Munshi, A., Kurland, J.F., Nishikawa, T., Tanaka, T., Hobbs, M.L., Tucker, S.L., Ismail, S., Stevens, C., Meyn, R.E., 2005. Histone deacetylase inhibitors radiosensitize human melanoma cells by suppressing DNA repair activity. Clin. Cancer Res. 11 (13), 4912-4922.

[156] Murai, J., Shar-yin, N.H., Das, B.B., Renaud, A., Zhang, Y., Doroshow, J.H., Ji, J., Takeda, S., Pommier, Y., 2012. Trapping of PARP1 and PARP2 by clinical PARP inhibitors. Cancer Res. 72 (21), 5588-5599.

[157] Nabholtz, J.M., Abrial, C., Mouret-Reynier, M.A., Dauplat, M.M., Weber, B., Gligorov, J., Forest, A.M., Tredan, O., Vanlemmens, L., Petit, T., 2014. Multicentric neoadjuvant phase II study of panitumumab combined with an anthracycline/taxane-based chemotherapy in operable triple-negative breast cancer: identification of biologically defined signatures predicting treatment impact. Ann. Oncol. 25 (8), 1570-1577.

[158] Nagase, T., Nagase, M., Machida, M., Fujita, T., 2008. Hedgehog signalling in vascular development. Angiogenesis 11 (1), 71-77.

[159] Nakatsukasa, K., Koyama, H., Oouchi, Y., Imanishi, S., Mizuta, N., Sakaguchi, K., Fujita, Y., Fujiwara, I., Kotani, T., Matsuda, T., 2017. Docetaxel and cyclophosphamide as neoadjuvant chemotherapy in HER2-negative primary breast cancer. Breast Cancer 24 (1), 63-68.

[160] Nanda, R., Chow, L.Q.M., Dees, E.C., Berger, R., Gupta, S., Geva, R., Pusztai, L., Pathiraja, K., Aktan, G., Cheng, J.D., 2016. Pembrolizumab in patients with advanced triple-negative breast cancer: phase Ib KEYNOTE-012 study. J. Clin. Oncol. 34 (21), 2460.

[161] Naorem, L.D., Muthaiyan, M., Venkatesan, A., 2019. Identification of dysregulated miRNAs in triple negative breast cancer: a meta-analysis approach. J. Cell. Physiol. 234 (7), 11768-11779.

[162] Neve, R.M., Chin, K., Fridlyand, J., Yeh, J., Baehner, F.L., Fevr, T., Clark, L., Bayani, N., Coppe, J.-P., Tong, F., 2006. A collection of breast cancer cell lines for the study of functionally distinct cancer subtypes. Cancer Cell 10 (6), 515-527.

[163] Nguyen, P.L., Taghian, A.G., Katz, M.S., Niemierko, A., Abi Raad, R.F., Boon, W.L., Bellon, J.R., Wong, J.S., Smith, B.L., Harris, J.R., 2008. Breast cancer subtype approximated by estrogen receptor, progesterone receptor, and HER-2 is associated with local and distant recurrence after breast-conserving therapy. J. Clin. Oncol. 26 (14), 2373-2378.

[164] O'Neill, C.F., Urs, S., Cinelli, C., Lincoln, A., Nadeau, R.J., León, R., Toher, J., Mouta-Bellum, C., Friesel, R.E., Liaw, L., 2007. Notch2 signaling induces apoptosis and inhibits human MDA-MB-231 xenograft growth. Am. J. Pathol. 171 (3), 1023-1036.

[165] Ohta, A., 2016. A metabolic immune checkpoint: adenosine in tumor microenvironment. Front. Immunol. 7, 109.

[166] Palomero, T., Barnes, K.C., Real, P.J., Bender, J.L.G., Sulis, M.-L., Murty, V.V., Colovai, A.I., Balbin, M., Ferrando, A.A., 2006. CUTLL1, a novel human T-cell lymphoma cell line with t (7; 9) rearrangement, aberrant NOTCH1 activation and high sensitivity to γ-secretase inhibitors. Leukemia 20 (7), 1279-1287.

[167] Pang, Y., Liu, J., Li, X., Xiao, G., Wang, H., Yang, G., Li, Y., Tang, S.C., Qin, S., Du, N., 2018. MYC and DNMT 3A-mediated DNA methylation represses micro RNA-200b in triple negative breast cancer. J. Cell. Mol. Med. 22 (12), 6262-6274.

[168] Pardoll, D.M., 2012. The blockade of immune checkpoints in cancer immunotherapy. Nat. Rev. Cancer 12 (4), 252-264.

[169] Park, S.R., Chen, A., 2012. Poly (adenosine diphosphate-ribose) polymerase inhibitors in cancer treatment. Hematol. Oncol. Clin. 26 (3), 649-670.

[170] Pastan, I., Hassan, R., 2014. Discovery of mesothelin and exploiting it as a target for immunotherapy. Cancer Res. 74 (11), 2907-2912.

[171] Pearl, L.H., Prodromou, C., Workman, P., 2008. The Hsp90 molecular chaperone: an open and shut case for treatment. Biochem. J. 410 (3), 439-453.

[172] Pivot, X., Schneeweiss, A., Verma, S., Thomssen, C., Passos-Coelho, J.L., Benedetti, G., Ciruelos, E., von Moos, R., Chang, H.-T., Duenne, A.-A., 2011. Efficacy and safety of bevacizumab in combination with docetaxel for the firstline treatment of elderly patients with locally recurrent or metastatic breast cancer: results from AVADO. Eur. J. Cancer 47 (16), 2387-2395.

[173] Pleschke, J.M., Kleczkowska, H.E., Strohm, M., Althaus, F.R., 2000. Poly (ADP-ribose) binds to specific domains in DNA damage checkpoint proteins. J. Biol. Chem. 275 (52), 40974-40980.

[174] Pohl, S.G., Brook, N., Agostino, M., Arfuso, F., Kumar, A.P., Dharmarajan, A., 2017. Wnt signaling in triple-negative breast cancer. Oncogenesis 6 (4), e310.

[175] Pontier, S.M., Muller, W.J., 2009. Integrins in mammary-

stem-cell biology and breast-cancer progression-a role in cancer stem cells? J. Cell Sci. 122 (2), 207-214.

[176] Postow, M.A., Chesney, J., Pavlick, A.C., Robert, C., Grossmann, K., McDermott, D., Linette, G.P., Meyer, N., Giguere, J.K., Agarwala, S.S., 2015. Nivolumab and ipilimumab versus ipilimumab in untreated melanoma. N. Engl. J. Med. 372 (21), 2006-2017.

[177] Powderly, J., Spira, A., Gutierrez, R., DiRenzo, D., Udyavar, A., Karakunnel, J.J., Rieger, A., Colabella, J., Lai, D.W., de Souza, P., 2019. Phase I evaluation of AB928, a novel dual adenosine receptor antagonist, combined with chemotherapy or AB122 (anti-PD-1) in patients (pts) with advanced malignancies. Ann. Oncol. 30, v493.

[178] Pratt, W.B., Toft, D.O., 2003. Regulation of signaling protein function and trafficking by the hsp90/hsp70-based chaperone machinery. Exp. Biol. Med. 228 (2), 111-133.

[179] Qattan, A., 2020. Novel miRNA targets and therapies in the triple-negative breast cancer microenvironment: an emerging Hope for a challenging disease. Int. J. Mol. Sci. 21 (23), 8905.

[180] Qayoom, H., U. Mehraj, S. Aisha, S. Sofi and M.A. Mir (2021). "Integrating immunotherapy with chemotherapy: a new approach to drug repurposing."

[181] Qayoom, H., Wani, N.A., Alshehri, B., Mir, M.A., 2021. An insight into the cancer stem cell survival pathways involved in chemoresistance in triple-negative breast cancer. Future Oncol. 17 (0), 4185-4206.

[182] Ramirez, L.Y., Huestis, S.E., Yap, T.Y., Zyzanski, S., Drotar, D., Kodish, E., 2009. Potential chemotherapy side effects: what do oncologists tell parents? Pediatr. Blood. Cancer 52 (4), 497-502.

[183] Rastogi, P., Anderson, S.J., Bear, H.D., Geyer, C.E., Kahlenberg, M.S., Robidoux, A., Margolese, R.G., Hoehn, J.L., Vogel, V.G., Dakhil, S.R., 2008. Preoperative chemotherapy: updates of national surgical adjuvant breast and bowel project protocols B-18 and B-27. J. Clin. Oncol. 26 (5), 778-785.

[184] Robert, N.J., Diéras, V., Glaspy, J., Brufsky, A.M., Bondarenko, I., Lipatov, O.N., Perez, E.A., Yardley, D.A., Chan, S.Y.T., Zhou, X., 2011. RIBBON-1: randomized, double-blind, placebo-controlled, phase III trial of chemotherapy with or without bevacizumab for first-line treatment of human epidermal growth factor receptor 2-negative, locally recurrent or metastatic breast cancer. J. Clin. Oncol. 29 (10), 1252-1260.

[185] Roche, H., Perez, E.A., Llombart-Cussac, A., Pivot, X., Thomas, E., Baselga, J., Gianni, L., Poulart, V., Peck, R., Martin, M., 2021. Ixabepilone, an epothilone B analog, is effective in ER, PR, HER-2 negative (triple negative) patients (pts): data from neoadjuvant and metastatic breast cancer (MBC) Trials. Annals of oncology, Oxford univ press great clarendon st, oxford ox2 6dp, England.

[186] Rugo, H., Thomas, E., Lee, R., Fein, L., Peck, R., Verrill, M., 2007. Combination therapy with the novel epothilone B analog, ixabepilone, plus capecitabine has efficacy in ER/PR/HER2-negative breast cancer resistant to anthracyclines and taxanes. Breast Cancer Res. Treat. 106, 16.

[187] Rugo, H.S., Barry, W.T., Moreno-Aspitia, A., Lyss, A.P., Cirrincione, C., Mayer, E.L., Naughton, M., Layman, R.M., Carey, L.A., Somer, R.A., 2012. CALGB 40502/NCCTG N063H: randomized phase III trial of weekly paclitaxel (P) compared to weekly nanoparticle albumin bound nab-paclitaxel (NP) or ixabepilone (Ix) with or without bevacizumab (B) as first-line therapy for locally recurrent or metastatic breast cancer (MBC). Breast cancer—triplenegative/ cytotoxics/local therapy, American Society of Clinical Oncology, Alexandria.

[188] Sharma, A., Paranjape, A.N., Rangarajan, A., Dighe, R.R., 2012. A monoclonal antibody against human Notch1 ligand-binding domain depletes subpopulation of putative breast cancer stem-like cells. Mol. Cancer Ther. 11 (1), 77-86.

[189] Shu, D., Li, H., Shu, Y., Xiong, G., Carson Iii, W.E., Haque, F., Xu, R., Guo, P., 2015. Systemic delivery of anti-miRNA for suppression of triple negative breast cancer utilizing RNA nanotechnology. ACS Nano 9 (10), 9731-9740.

[190] Si, W., Shen, J., Zheng, H., Fan, W., 2019. The role and mechanisms of action of microRNAs in cancer drug resistance. Clin. Epigenetics 11 (1), 1-24.

[191] Sirohi, B., Arnedos, M., Popat, S., Ashley, S., Nerurkar, A., Walsh, G., Johnston, S., Smith, I.E., 2008. Platinum-based chemotherapy in triple-negative breast cancer. Ann. Oncol. 19 (11), 1847-1852.

[192] Slamon, D., Eiermann, W., Robert, N., Pienkowski, T., Martin, M., Press, M., Mackey, J., Glaspy, J., Chan, A., Pawlicki, M., 2011. Adjuvant trastuzumab in HER2-positive breast cancer. N. Engl. J. Med. 365 (14), 1273-1283.

[193] Soares, R., Balogh, G., Guo, S., Gartner, F., Russo, J., Schmitt, F., 2004. Evidence for the notch signaling pathway on the role of estrogen in angiogenesis. Mol. Endocrinol. 18 (9), 2333-2343.

[194] Sobande, F., Dusek, L., Matejková, A., Rozkos, T., Laco, J., Ryska, A., 2015. EGFR in triple negative breast carcinoma: significance of protein expression and high gene copy number. Cesk. Patol. 51 (2), 80-86.

[195] Song, D.-G., Ye, Q., Poussin, M., Chacon, J.A., Figini, M., Powell, D.J., 2016. Effective adoptive immunotherapy of triple-negative breast cancer by folate receptor-alpha redirected CAR T cells is influenced by surface antigen expression level. J. Hematol. Oncol. 9 (1), 1-12.

[196] Speiser, J.J., Erşahin, Ç., Osipo, C., 2013. The functional role of Notch signaling in triple-negative breast cancer. Vitam. Horm. 93, 277-306.

[197] St-Jacques, B., Hammerschmidt, M., McMahon, A.P., 1999. Indian hedgehog signaling regulates proliferation and differentiation of chondrocytes and is essential for bone formation. Genes Dev. 13 (16), 2072-2086.

[198] Staudacher, L., Cottu, P.H., Dieras, V., Vincent-Salomon,

A., Guilhaume, M.N., Escalup, L., Dorval, T., Beuzeboc, P., Mignot, L., Pierga, J.Y., 2011. Platinum-based chemotherapy in metastatic triple-negative breast cancer: the Institut Curie experience. Ann. Oncol. 22 (4), 848-856.

[199] Stecklein, S.R., Kumaraswamy, E., Behbod, F., Wang, W., Chaguturu, V., Harlan-Williams, L.M., Jensen, R.A., 2012. BRCA1 and HSP90 cooperate in homologous and non-homologous DNA double-strand-break repair and G2/M checkpoint activation. Proc. Natl. Acad. Sci. 109 (34), 13650-13655.

[200] Stemke-Hale, K., Gonzalez-Angulo, A.M., Lluch, A., Neve, R.M., Kuo, W.-L., Davies, M., Carey, M., Hu, Z., Guan, Y., Sahin, A., 2008. An integrative genomic and proteomic analysis of PIK3CA, PTEN, and AKT mutations in breast cancer. Cancer Res. 68 (15), 6084-6091.

[201] Ström, C.E., Johansson, F., Uhlen, M., Szigyarto, C.A.-K., Erixon, K., Helleday, T., 2011. Poly (ADP-ribose) polymerase (PARP) is not involved in base excision repair but PARP inhibition traps a single-strand intermediate. Nucleic Acids Res. 39 (8), 3166-3175.

[202] Sun, W.Y., Lee, Y.K., Koo, J.S., 2016. Expression of PD-L1 in triple-negative breast cancer based on different immunohistochemical antibodies. J. Transl. Med. 14 (1), 1-12.

[203] Tao, Y., Mao, J., Zhang, Q., Li, L., 2011. Overexpression of Hedgehog signaling molecules and its involvement in triplenegative breast cancer. Oncol. Lett. 2 (5), 995-1001.

[204] Taylor, S.K., Chia, S., Dent, S., Clemons, M., Agulnik, M., Grenci, P., Wang, L., Oza, A.M., Ivy, P., Pritchard, K.I., 2010. A phase II study of pazopanib in patients with recurrent or metastatic invasive breast carcinoma: a trial of the Princess Margaret Hospital phase II consortium. Oncologist 15 (8), 810.

[205] Thun, M.J., Henley, S.J., Patrono, C., 2002. Nonsteroidal anti-inflammatory drugs as anticancer agents: mechanistic, pharmacologic, and clinical issues. J. Natl. Cancer Inst. 94 (4), 252-266.

[206] Toh, T.-B., Lee, D.-K., Hou, W., Abdullah, L.N., Nguyen, J., Ho, D., Chow, E.K.-H., 2014. Nanodiamond-mitoxantrone complexes enhance drug retention in chemoresistant breast cancer cells. Mol. Pharm. 11 (8), 2683-2691.

[207] Tolba, M.F., Omar, H.A., 2018. Immunotherapy, an evolving approach for the management of triple negative breast cancer: converting non-responders to responders. Crit. Rev. Oncol. Hematol. 122, 202-207.

[208] Tormo, E., Ballester, S., Adam-Artigues, A., Burgués, O., Alonso, E., Bermejo, B., Menéndez, S., Zazo, S., Madoz-Gúrpide, J., Rovira, A., 2019. The miRNA-449 family mediates doxorubicin resistance in triple-negative breast cancer by regulating cell cycle factors. Sci. Rep. 9 (1), 1-14.

[209] Traina, T.A., Miller, K., Yardley, D.A., Eakle, J., Schwartzberg, L.S., O'Shaughnessy, J., Gradishar, W.,

Schmid, P., Winer, E., Kelly, C., 2018. Enzalutamide for the treatment of androgen receptor-expressing triple-negative breast cancer. J. Clin. Oncol. 36 (9), 884.

[210] Trudeau, M., Charbonneau, F., Gelmon, K., Laing, K., Latreille, J., Mackey, J., McLeod, D., Pritchard, K., Provencher, L., Verma, S., 2005. Selection of adjuvant chemotherapy for treatment of node-positive breast cancer. Lancet Oncol. 6 (11), 886-898.

[211] Ueno, N.T., Zhang, D., 2011. Targeting EGFR in triple negative breast cancer. J. Cancer 2, 324.

[212] Vaidya, A.M., Sun, Z., Ayat, N., Schilb, A., Liu, X., Jiang, H., Sun, D., Scheidt, J., Qian, V., He, S., 2019. Systemic delivery of tumor-targeting siRNA nanoparticles against an oncogenic LncRNA facilitates effective triple-negative breast cancer therapy. Bioconjugate Chem. 30 (3), 907-919.

[213] Velasco, G., Sánchez, C., Guzmán, M., 2016. Anticancer mechanisms of cannabinoids. Curr. Oncol. 23 (s1), 23-32.

[214] Von Minckwitz, G., Schneeweiss, A., Loibl, S., Salat, C., Denkert, C., Rezai, M., Blohmer, J.U., Jackisch, C., Paepke, S., Gerber, B., 2014. Neoadjuvant carboplatin in patients with triple-negative and HER2-positive early breast cancer (GeparSixto; GBG 66): a randomised phase 2 trial. Lancet Oncol. 15 (7), 747-756.

[215] Edwardson, W., D., R.N, Chewchuk, S., Mispel-Beyer, K., Pj Mapletoft, J., Parissenti, A.M, 2015. Role of drug metabolism in the cytotoxicity and clinical efficacy of anthracyclines. Curr. Drug Metab. 16 (6), 412-426.

[216] Wang, J., Shi, M., Ling, R., Xia, Y., Luo, S., Fu, X., Xiao, F., Li, J., Long, X., Wang, J., 2011. Adjuvant chemotherapy and radiotherapy in triple-negative breast carcinoma: a prospective randomized controlled multi-center trial. Radiother. Oncol. 100 (2), 200-204.

[217] Wang, L.I., Liu, D., Wu, X., Zeng, Y., Li, L., Hou, Y., Li, W., Liu, Z., 2018. Long non-coding RNA (LncRNA) RMST in triple-negative breast cancer (TNBC): Expression analysis and biological roles research. J. Cell. Physiol. 233 (10), 6603-6612.

[218] Wang, Q., Xu, M., Sun, Y., Chen, J., Chen, C., Qian, C., Chen, Y., Cao, L., Xu, Q., Du, X., 2019. Gene expression profiling for diagnosis of triple-negative breast cancer: a multicenter, retrospective cohort study. Front. Oncol. 9, 354.

[219] Wang, X., Osada, T., Wang, Y., Yu, L., Sakakura, K., Katayama, A., McCarthy, J.B., Brufsky, A., Chivukula, M., Khoury, T., 2010. CSPG4 protein as a new target for the antibody-based immunotherapy of triple-negative breast cancer. J. Natl. Cancer Inst. 102 (19), 1496-1512.

[220] Wang, Z., Zhang, X., Shen, P., Loggie, B.W., Chang, Y., Deuel, T.F., 2005. Identification, cloning, and expression of human estrogen receptor-α36, a novel variant of human estrogen receptor-α66. Biochem. Biophys. Res. Commun. 336 (4), 1023-1027.

[221] Weberpals, J.I., O'Brien, A.M., Niknejad, N., Garbuio, K.D., Clark-Knowles, K.V., Dimitroulakos, J., 2011. The effect of the histone deacetylase inhibitor M344 on

BRCA1 expression in breast and ovarian cancer cells. Cancer Cell Int. 11 (1), 29.

[222] Wei, J., Sun, H., Zhang, A., Wu, X., Li, Y., Liu, J., Duan, Y., Xiao, F., Wang, H., Lv, M., 2018. A novel AXL chimeric antigen receptor endows T cells with anti-tumor effects against triple negative breast cancers. Cell. Immunol. 331, 49-58.

[223] Weijzen, S., Rizzo, P., Braid, M., Vaishnav, R., Jonkheer, S.M., Zlobin, A., Osborne, B.A., Gottipati, S., Aster, J.C., Hahn, W.C., 2002. Activation of Notch-1 signaling maintains the neoplastic phenotype in human Ras-transformed cells. Nat. Med. 8 (9), 979-986.

[224] Weng, A.P., Ferrando, A.A., Lee, W., Morris, J.P., Silverman, L.B., Sanchez-Irizarry, C., Blacklow, S.C., Look, A.T., Aster, J.C., 2004. Activating mutations of NOTCH1 in human T cell acute lymphoblastic leukemia. Science 306 (5694), 269-271.

[225] Wu, C.-E., Chen, S.-C., Lin, Y.-C., Lo, Y.-F., Hsueh, S., Chang, H.-K., 2014. Identification of patients with node-negative, triple-negative breast cancer who benefit from adjuvant cyclophosphamide, methotrexate, and 5-fluorouracil chemotherapy. Anticancer Res. 34 (3), 1301-1306.

[226] Xu, Q., Deng, F., Qin, Y., Zhao, Z., Wu, Z., Xing, Z., Ji, A., Wang, Q.J., 2016. Long non-coding RNA regulation of epithelial-mesenchymal transition in cancer metastasis. Cell Death. Dis. 7 (6), e2254 e2254.

[227] Yang, J., Meng, X., Yu, Y., Pan, L., Zheng, Q., Lin, W., 2019. LncRNA POU3F3 promotes proliferation and inhibits apoptosis of cancer cells in triple-negative breast cancer by inactivating caspase 9. Biosci. Biotechnol.

Biochem. 83 (6), 1117-1123.

[228] Yang, N., Zhou, T.-C., Lei, X.-x., Wang, C., Yan, M., Wang, Z.-F., Liu, W., Wang, J., Ming, K.-H., Wang, B.-C., 2016. Inhibition of sonic hedgehog signaling pathway by thiazole antibiotic thiostrepton attenuates the CD44+/CD24-stem-like population and sphere-forming capacity in triple-negative breast cancer. Cell. Physiol. Biochem. 38 (3), 1157-1170.

[229] Yin, H., Xiong, G., Guo, S., Xu, C., Xu, R., Guo, P., Shu, D., 2019. Delivery of anti-miRNA for triple-negative breast cancer therapy using RNA nanoparticles targeting stem cell marker CD133. Mol. Ther. 27 (7), 1252-1261.

[230] Zaytseva, Y.Y., Valentino, J.D., Gulhati, P., Evers, B.M., 2012. mTOR inhibitors in cancer therapy. Cancer Lett. 319 (1), 1-7.

[231] Zhang, J., Wang, Z., Hu, X., Wang, B., Wang, L., Yang, W., Liu, Y., Liu, G., Di, G., Hu, Z., 2015. Cisplatin and gemcitabine as the first line therapy in metastatic triple negative breast cancer. Int. J. Cancer 136 (1), 204-211.

[232] Zhao, L., Gu, C., Gan, Y., Shao, L., Chen, H., Zhu, H., 2020. Exosome-mediated siRNA delivery to suppress postoperative breast cancer metastasis. J. Controlled Release 318, 1-15.

[233] Zhu, H., Dai, M., Chen, X., Chen, X., Qin, S., Dai, S., 2017. Integrated analysis of the potential roles of miRNA-mRNA networks in triple negative breast cancer. Mol. Med. Rep. 16 (2), 1139-1146.

[234] Zhu, Y., Tian, Y., Du, J., Hu, Z., Yang, L., Liu, J., Gu, L., 2012. Dvl2-dependent activation of Daam1 and RhoA regulates Wnt5a-induced breast cancer cell migration. PLoS One 7 (5), e37823.

第4章 常规辅助化疗联合手术、放疗和其他靶向治疗

Conventional adjuvant chemotherapy in combination with surgery, radiotherapy, and other specific targets

Manzoor A. Mir*   Shazia Sofi*   Hina Qayoom   著
邵喜英   袁荷清   郭贵龙   译

乳腺癌（breast cancer, BC）是最常见的恶性肿瘤，也是癌症相关死亡的首要原因（Bray et al., 2018; Mehraj et al., 2021）。三阴性乳腺癌（triple-negative breast cancer, TNBC）是乳腺癌的分子亚型之一，其分子特征是 ER、PR、HER-2 三种受体表达均阴性（Irvin Jr and Carey, 2008）。目前，针对乳腺癌治疗的几种治疗方法在三阴性乳腺癌中疗效甚微（表 4-1）。TNBC 占乳腺癌的 10%～20%，是预后最差的亚型之一（Mir et al., 2020）。与 HR+ 乳腺癌相比，TNBC 增殖率高，且分化更差（Dent et al., 2007）。其复发及远处转移风险更高，总生存期（overall survival, OS）更差（Dent et al., 2007）。TNBC 无法从内分泌治疗或抗 HER-2 靶向治疗中获益，预后更差。因此，这种特殊类型的乳腺癌需要某些特定的治疗方案。此外，EGFR 蛋白过表达能导致 TNBC 对治疗耐药（Nielsen et al., 2004）。因此，治疗上可以通过抑制该蛋白表达提高治疗疗效（Mir, 2021）。

乳腺癌治疗方案包括放疗、化疗、免疫治疗和靶向治疗（Qayoom et al., 2021，图 4-1）。目前，化疗是唯一被批准用于 TNBC 的治疗手段（Lebert et al., 2018）。虽然，TNBC 是最具侵袭性的亚型，但新辅助化疗病理学完全缓解（pathologic complete response，pCR）率达 20%（Liedtke et al., 2008; Qayoom et al., 2021）。与非 TNBC 患者相比，TNBC pCR 高，但 OS 更差，这种现象被称为"三阴矛盾"（Carey et al., 2007）。新辅助化疗临床疗效存在一定差异，一些 TNBC 患者对化疗敏感，而另一些对化疗耐药或不敏感（Mir et al., 2021）。

一、化疗概述

化疗是乳腺癌的主要治疗手段之一，在某些药物作用下破坏肿瘤细胞，从而治愈恶性肿瘤。根据患者情况，化疗可以在术前或术后进行。化疗治疗方案通常以周期的形式进行，一个特定时期的治疗，伴随一个恢复期，然后是另一个治疗周期。通常在手术后给药，可在术后每 3 周或每 2 周以剂量密集的方式给药。

---

*. 两位著者对本章的贡献相等。

表 4-1　可手术乳腺癌的系统辅助治疗方案

三阴性乳腺癌亚型系统辅助治疗				
激　素	HER-2 过度表达	抗 HER-2 治疗	内分泌治疗	化　疗
—	—	无效	无效	有效

HER-2. 人表皮生长因子受体 2

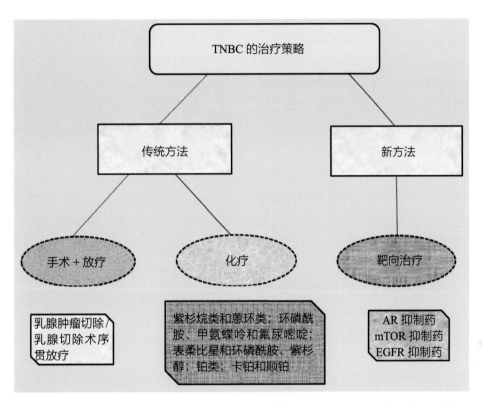

▲ 图 4-1　三阴性乳腺癌（TNBC）的治疗方案包括放疗、化疗、手术和靶向治疗。其中，最主要的是化疗

TNBC 是最具侵袭性的亚型。尽管与其他类型乳腺癌相比，化疗是 TNBC 更好的治疗选择，但其预后仍然更差（Ismail-Khan and Bui, 2010; Mehraj et al., 2021）。其主要原因是新辅助治疗和辅助治疗后无病间期较短，转移阶段侵袭性更强（Mir et al., 2021）。

化疗主要通过靶向于细胞增殖、DNA 修复机制、*p53* 等发挥作用（Berrada et al., 2010; Mir, 2021）。多项新辅助化疗研究证明了新型化疗药物与标准化疗药物（如紫杉烷类、蒽环类、抗代谢药物、铂类药物和新型微管稳定剂）联合应用的优势（Amos et al., 2012）。目前，TNBC 最主要的治疗策略是第三代化疗（chemotherapy, CT）方案，包括剂量密集或节拍化疗（Cardoso et al., 2012）。多项研究发现，铂类导致的 DNA 损伤与 *BRCA1* 突变和 DNA 修复功能障碍有关，这再次引起广大学者对 DNA 损伤药物如铂类的兴趣。此外，博来霉素和依托泊苷引起的双链 DNA 断裂也表明了这种相关性（Gluz et al., 2008）。

研究表明，以蒽环类为基础的化疗在 HER-2 阳性乳腺癌治疗中具有一定优势，但对 TNBC 治疗疗效仍存在争议（Slamon et al., 2007; Gennari et al., 2008）。紫杉烷类在 TNBC 化疗中扮演重要的角色，但它们在非 TNBC 中的作用尚不明确（Quinn et al., 2003; Cleator et al., 2007）。*p53* 突变是 TNBC 的特征之一，与蒽环类耐药相关，因此，*p53* 突变患者对化疗敏感性仍存在争议（Geisler et al., 2001）。内脏转移负荷较高的 TNBC 中位生存期短，仅为 7~13 个月，后线治疗缓解时间短。因此，选择最有效的治疗药物是至关重要（Lin et al., 2008; Kassam et al., 2009）。

TNBC 具有异质性，其治疗充满挑战（Qayoom et al., 2021）。因此，需要识别预测特定化疗疗效的生物标志物，在 TNBC 治疗领域化疗现有选择和未来组合中取得更多进展（Verma et al., 2011）。

（一）新辅助化疗

新辅助化疗是指部分周期化疗在手术前给药，而其余周期在手术后给药。其最初的目的是使局部晚期、不可切除乳腺癌经过治疗后成为可切除。目前，新辅助化疗已被用于可切除的乳腺癌和腋窝的降期，其目的是在某些情况下保留乳腺组织和减少腋窝淋巴结清扫（Mieog et al., 2007）。单中心且相对于其乳房大小较大者以及 HER-2 阳性或 TNBC 可能从新辅助化疗中获益。新辅助化疗有效地降低了临床淋巴结阴性腋窝转移的风险。新辅助化疗后的系统治疗增加了乳腺和腋窝的反应率。3 项随机临床研究观察了腋窝淋巴结阳性患者新辅助化疗后前哨淋巴结活检的疗效。根据 ACOSOG Z1071 和 SENTINA 试验，当采用双示踪剂标测并发现三个或更多阴性前哨淋巴结时，假阴性率低于 10%，其结果与手术前哨淋巴结活检效果相当（Boughey et al., 2013）。在纪念斯隆 – 凯特琳（Memorial Sloan Kettering）癌症中心完成的一项随机对照研究显示，在 288 例淋巴结转移患者中，新辅助化疗后临床淋巴结阴性的 48 例患者达到了淋巴结 pCR 和 3 个或 3 个以上可识别的前哨淋巴结，避免了腋窝淋巴结清扫（Mamtani et al., 2016）。

（二）含蒽环类和紫杉类药物的新辅助 CT

Dees 等报道了含 AC 方案新辅助化疗的临床

和病理缓解率，与其他 BC 亚型相比，ER 阴性和 HER-2 阴性患者临床和病理缓解率（remission, RR）更高（Carey et al., 2007）。

Le Tourneau 等通过增加剂量强度 / 剂量密度化疗，提高蒽环类药物的缩瘤率，当 FEC100 方案提高到 E70C 700mg/m^2（第 1 天 + 第 8 天）和标准 5-FU（第 1~5 天）剂量，pCR 率从 13% 提高到 47%（Wahba and El-Hadaad, 2015）。

有研究探索了含蒽环类和紫杉类方案在 TNBC 和非 TNBC 中的新辅助化疗疗效。研究表明，与非 TNBC 患者相比，TNBC 患者 pCR 率为 14 %（38 % vs. 12 %）。同时达到 pCR 的患者 DFS 显著延长，而未达 pCR 患者，TNBC 预后更差（Wang et al., 2009）。

Rouzier 等评估了 22 例基底样型乳腺癌术前新辅助化疗的疗效，接受周疗紫杉醇治疗 12 周序贯 4 周期 FAC 方案新辅助化疗后，pCR 率达 45 %（Rouzier et al., 2005）。

（三）新辅助铂类药物在 TNBC 和 *BRCA* 突变中的作用

相关临床研究表明，*BRCA1* 缺陷的乳腺癌细胞对损伤 DNA 的铂类药物如丝裂霉素和顺铂具有敏感性，并且这种敏感性可以随着 *BRCA1* 正常功能化或 *BRCA1* 的上调而逆转（Tassone et al., 2003）。

顺铂不良反应预防取得了较好的进展，顺铂被重新考虑用于治疗 TNBC，同时 TNBC 的特性与 *BRCA1* 突变乳腺癌相似，临床数据亦显示了铂类药物在 TNBC 中的重要性（Foulkes et al., 2010）。值得注意的是，几乎所有 *BRCA1* 突变肿瘤都是基底样型的，然而并不是所有的基底样肿瘤都伴有 *BRCA1* 突变（Bhattacharyya et al., 2000）。铂类新辅助化疗在 TNBC 中取得了显著的疗效。相关研究还揭示了铂类联合其他药物在新辅助治疗中的作用（Ezzat et al., 2004）。

（四）辅助化学

根据医学药理学和治疗学，辅助化疗是指患

者在接受初始治疗，尤其是手术治疗后，为了减少隐匿性复发而给予的治疗。

（五）辅助系统治疗的简要历史

（NSABP）B-01 是自 1958 年开始第一个用于评估乳腺癌辅助化疗的临床研究。1968 年，该研究结果显示，乳腺癌术后使用烷化剂（硫替派）辅助化疗可有效降低 4 个及以上腋窝淋巴结阳性绝经前乳腺癌患者的复发率（Fisher et al., 1968）。1975 年，一项临床研究亦显示了另外一种烷化剂——L- 苯丙氨酸芥子气的优势（Fisher et al., 1975）。意大利米兰国立肿瘤研究所的研究也表明，CMF 作为含烷化剂化疗方案之一，显著降低了复发风险，从而使多药化学疗法迈入现代临床研究的时代。这些临床研究评估了辅助化疗在高复发风险绝经前患者中的作用（Bonadonna et al., 1976）。此后，相关研究评估了辅助化疗在绝经后女性（Albain et al., 2009）和患有 ANP 疾病女性中的作用（Mansour et al., 1989; Fisher et al., 1997; Mansour et al., 1998）。2001 年，美国国立卫生研究院共识表明，辅助化疗可以提高生存率，应该在大多数患有局限性乳腺癌的女性，无论淋巴结、绝经或激素受体状态如何中推荐（Abrams, 2001）。化疗降低了美国或全球乳腺癌的死亡率（Jemal et al., 2010），但也导致了一些不需要化疗的患者过度治疗。

二、辅助化疗：第一代、第二代、第三代方案

Adjuvant! 是一个帮助医生判断辅助治疗（尤其是化疗）重要性的网站（Loprinzi and Ravdin, 2003）。该网站将化疗药物分为第一代、第二代和第三代（表 4-2）。在所有的各种组合中，用于早期乳腺癌辅助治疗和晚期乳腺癌解救治疗的两个重要的组合是蒽环类（表柔比星、多柔比星）和（或）紫杉烷类（多西他赛、紫杉醇）（图 4-2）。

（一）蒽环类药物

20 世纪 50 年代，蒽环类药物最初从链霉菌（革兰阳性）中提取，现在从抗生素红霉素 b 中提取的。多柔比星是从链霉菌中提取的，是 MBC 中最重要的单药之一（Shockman and Waksman, 1951）。多柔比星是一种存在于亚得里亚海周围的原始链霉菌菌株的突变体，因此，也被称为表阿霉素（Tan et al., 1973; Bonadonna et al., 1976）。多柔比星具有心肌毒性，可以通过限制累积终身剂量来控制。多柔比星随后被其差向异构体——表柔比星（Epirubicin）取代，表柔比星在糖上的 C4OH 基团的取向与多柔比星不同，表现出比多柔比星更少或更低的毒性（Torti et al., 1986; Ambrosini et al., 1988）。

（二）紫杉烷类

紫杉烷类属于二萜类化合物，其中最广泛应用的化疗药物包括紫杉醇和多西他赛（Mir et al., 2021）。

1971 年，首次报道了紫杉醇的抗肿瘤功效，它是从短叶红豆杉的树皮中提取的（Wani, 1972）。紫杉醇具有与微管蛋白结合并抑制其解聚的能力，导致有丝分裂阻滞（Schiff et al., 1979; Horwitz 2004）和染色体在异常多极纺锤体上的

表 4-2　辅助化疗方案的分类

序　号	级　别	优　点
1	第一代	与未行辅助化疗相比，乳腺癌死亡率降低 35%
2	第二代	与第一代方案相比，乳腺癌死亡率降低 20%
3	第三代	与第二代方案相比，乳腺癌死亡率降低了 20%

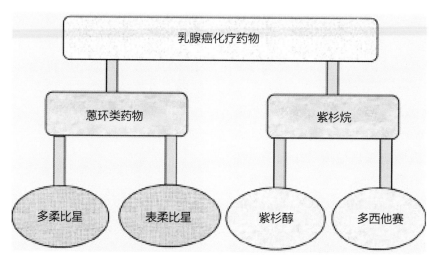

▲ 图4-2　乳腺癌化疗中使用的部分化疗药物

错误分离（Weaver, 2014; Zasadil et al., 2014）。紫杉醇具有特定的作用方式，但由于其短缺和溶解性较差，起初开发被推迟。随后，最终制备出溶于聚氧乙烯蓖麻油的紫杉醇制剂，然而，它与聚氧乙烯蓖麻油载体的超敏反应有关（Rowinsky and Donehower, 1995），需要使用抗组胺和皮质类固醇药物预处理，这也阻碍了紫杉醇的临床开发。1994 年，美国 FDA 批准克雷莫福 –EL–紫杉醇用于蒽环类药物治疗失败或 AT 化疗后 6 个月内复发的转移性乳腺癌（metastatic breast cancer，mBC）患者（Rowinsky and Donehower, 1995）。多西他赛是从欧洲红豆杉中研发的紫杉醇的替代药物，解决了紫杉醇缺乏的问题（Ringel and Horwitz, 1991）。多西他赛是一种微管抑制剂，其作用方式与紫杉醇相同，在体外非常有效（Ringel and Horwitz, 1991）。多西他赛溶于聚山梨酯 –80，在水中的溶解度略高于紫杉醇。用药前需关注多西他赛输注相关的急性超敏反应和体液潴留的不良反应（Schrijvers et al., 1993）。在 mBC 患者中，与紫杉醇相比，多西他赛显示出更好的疗效而毒性更大（Jones et al., 2005），而在一线治疗中，与多柔比星相比，紫杉醇显现出更好的疗效（Sledge et al., 2003）。基于紫杉醇和多西他赛在晚期乳腺癌解救治疗中的疗效，已开展了相关辅助临床研究（Bachegowda

et al., 2014）。

三、TNBC 的化疗案例

多项研究证实了细胞毒药物在 TNBC 辅助、新辅助治疗及晚期解救治疗中的作用。由于早期的许多研究都是在 HER-2 发现之前开展的，因此，它们对 TNBC 的适用性比较有限。雌激素受体水平影响化疗反应的首次发现为现代研究提供依据。一项来自 70 例 mBC 的回顾性分析是第一个证明化疗获益因 ER 状态而异的研究（Lippman et al., 1978）。25 例 ER 阳性患者临床反应率仅为 12%，而 45 例 ER 阴性患者反应率为 75%。然而矛盾的是，另一项研究显示，在 mBC 中，与 ER 低表达患者相比，ER 高表达者化疗反应率更高（Kiang et al., 1978）。

在 2005 年的一项 Meta 分析中，早期乳腺癌试验协作组证明了联合化疗在 ER 阴性乳腺癌中的有效性（Clarke et al., 2008）。据报道，在 2000 年前开展的 46 项综合化疗（但不包括紫杉烷）相关研究中，年轻女性（10 年 HR 分别为 0.73 和 0.73）和老年女性（10 年 HR 分别为 0.82 和 0.86）的乳腺癌复发率和死亡率显著下降。这项研究的不足是这些研究中缺乏 HER-2 状态数据，但研究结果与化疗对 TNBC 有显著获益的

观点是一致的。一项含 6444 例患者的 3 个大型
CALGB 试验的回顾性研究结果显示，ER 阴性
肿瘤从强化化疗中获益更多（Berry et al., 2006）。
此外，与 CALGB8541 的低剂量 CAF 方案相比，
CALGB9741 的高剂量阿霉素、环磷酰胺序贯紫
杉醇（AC-T）方案使 ER 阳性乳腺癌复发率降低
了 26 %，ER 阴性乳腺癌复发率降低了 55%。仅
用他莫昔芬治疗的 ER 阳性患者的 5 年复发风险
率为 7%，而 ER 阴性为 22.8%。一项回顾性研究
评估了 WSG AM-01 研究中的 236 例高风险患者，
患者接受 4 周期表柔比星和环磷酰胺的剂量密集
方案序贯 3 周期 CMF 方案，与高剂量化疗联合
外周干细胞支持相比，剂量密集方案在 TNBC 中
的改善最佳（Gluz et al., 2008）。尽管，高剂量化
疗通常显示 OS 无改善，但中位随访时间 62 个月
结果显示，接受高剂量化疗 TNBC 患者 OS 改善
了 76 %，而在剂量密集组则为 61%。综合这两
项研究的结果，认为化疗特别是在剂量密集和剂
量加强的情况下对 TNBC 有显著的获益。

（一）辅助和新辅助化疗原则

TNBC 和其他亚型乳腺癌有着相同的因素来
决定使用新辅助化疗还是辅助化疗。其原则是提
高原发肿瘤和淋巴结切缘阴性的概率，缩小乳腺
肿瘤体积，提高保乳率，而不是乳房切除（Palma
et al., 2015，图 4-3）。

（二）新辅助和辅助中标准的化疗方案

新辅助治疗的主要目的是增加保乳手术的
机会和监测对全身治疗的反应（Kaufmann et al.,
2006）。由于缺乏辅助靶向治疗，TNBC 更多地
考虑化疗。与有残留病变（residual-disease，RD）
的女性相比，乳腺或腋下淋巴结 pCR 患者有更好
的长期生存（Cortazar et al., 2014）。然而，Meta
分析发现，pCR 与患者 OS 无相关性，提示，
NAC 疗效并不能完全替代所有乳腺癌亚型的远期
疗效（Cortazar et al., 2014）。

蒽环类序贯紫杉类药物是新辅助化疗的基
石。根据 NSABP-30 研究，与蒽环类联合紫杉类
治疗相比，序贯治疗在 DFS 方面略有改善（Swain
et al., 2010）。很多学者对新的治疗方案或在现有
的治疗方案中添加药物是否会提高 pCR 率和远期
疗效产生好奇。

以剂量密集的蒽环类 - 紫杉烷为基础方案是
中高危 TNBC 患者的常用方案，但 TNBC 的辅
助常规化疗有几种替代方案（Swain et al., 2010）。
对于患有中高风险 TNBC，表柔比星为基础的方
案——FEC 序贯多西他赛或紫杉醇方案也是一种
选择（Martín et al., 2008）。

在美国，多西他赛与环磷酰胺联合方案似乎
和 AC（阿霉素 + 环磷酰胺）疗效相当；然而，
本研究仅涉及一小部分激素受体阴性患者（Jones

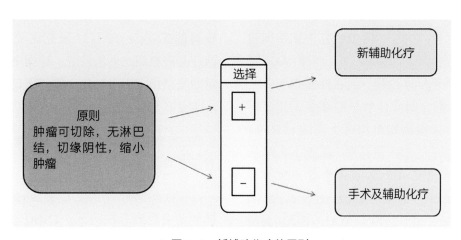

▲ 图 4-3　新辅助化疗的原则

et al., 2009）。CMF（环磷酰胺 + 甲氨蝶呤 + 氟尿嘧啶）可以作为一种替代方案，降低了长期和短期毒性，但治疗周期较长（Colleoni et al., 2010; Cheang et al., 2012）。

（三）TNBC 铂类为基础化疗

有研究表明，TNBC 中 DNA 修复错误的发生率较高，这使 TNBC 对交联剂特别敏感，晚期解救亦有很高的反应率，这引起了学者对铂类药物的兴趣（Isakoff, 2010; Silver, 2010; Isakoff et al., 2015）。TNT 研究中，局部晚期及复发转移 TNBC 随机接受多西他赛或卡铂作为一线治疗（Tutt et al., 2015）。结果显示，多西他赛和卡铂组 18 个月客观缓解率相当，多西他赛为 35.6%，卡铂为 31.4%，揭示了铂类作为一线解救治疗的可行性。此外，一项转移性 TNBC 单药铂类治疗的 II 期临床研究表明，在接受过 0～1 线化疗的患者，缓解率略偏低（25.6%）（Isakoff et al., 2015）。

Gepar Sixto 和 CALGB/Alliance 40603 前瞻性地研究了 TNBC 患者中含铂类新辅助治疗的情况。在 GeparSixto 研究中，TNBC 患者随机接受脂质体多柔比星、紫杉醇和贝伐珠单抗及卡铂或不含卡铂治疗（Von Minckwitz et al., 2014）。在 CALGB/Alliance 40603 中，TNBC 患者在接受周疗紫杉醇 12 周，序贯阿霉素 + 环磷酰胺（每 2 周 1 次）4 周期后，随机分配到卡铂（每 3 周 1 次）4 周期和（或）贝伐珠单抗（每 2 周 1 次）9 周期（Sikov et al., 2015）。两个研究中铂类剂量和时间不同，在 Alliance 40603 中，卡铂 AUC=6 每 3 周联合每周紫杉醇 12 周，而在 GeparSixto 中，卡铂 AUC=1.5 联合脂质体紫杉醇和多柔比星每周给药 18 周。卡铂治疗组均有更高的 pCR 率。GeparSixto 中卡铂的加入使乳房 / 腋窝 pCR 率从 36.9% 提升到 53.2%，BRCA 携带患者 pCR 率增加了 25%（$P=0.005$）（Von Minckwitz et al., 2014; Von Minckwitz et al., 2014）。CALGB/Alliance 40603 研究中，pCR 亦明显提升（54% 比 41%;

$P=0.0029$）（Sikov et al., 2015）。在 GeparSixto 中卡铂治疗组显示出 DFS 改善（中位随访时间 35 个月；HR 为 0.56；95%CI 0.33～0.96），而在 CALGB/Alliance 40603 中卡铂组并未改善无事件生存率（中位随访时间 39 个月；HR 为 0.84；95%CI 0.58～1.22）（Von Minckwitz et al., 2014; Sikov et al., 2015）。

尽管在新辅助治疗的标准 CT 中加入铂类的研究结果很有希望，但这两项研究都缺乏最终的结果终点，因此很难得出明确的结论。这两个研究在烷化剂的添加方面不同，CALGB/Alliance 试验中的患者除了蒽环类和紫杉烷（有或没有卡铂）之外，还加用烷化剂（环磷酰胺）。同时，铂给药剂量（40603 中每 3 周一次 vs. GeparSixto 中每周一次）或时间段（12 周 vs. 18 周）的不同可能会对结果产生影响。此外，在 CALGB/Alliance 研究中，pCR 的提高与更高的毒性相关，如 3～4 级中性粒细胞减少和血小板减少，以及紫杉醇剂量下调（Sikov et al., 2015）。目前，铂类是否加入现有方案，是否取代蒽环类、紫杉烷类或烷基化剂尚不明确。

正在进行的各种铂类药物的 III 期研究可以提供更多的信息。ADAPT 研究比较了白蛋白紫杉醇与吉西他滨或卡铂在 TNBC 患者新辅助治疗中的疗效。在 NRG BR003 研究中，对于高危或淋巴结阳性 TNBC 接受多柔比星 + 环磷酰胺序贯每周紫杉醇联合或不联合卡铂辅助治疗，其可能提供更多的长期生存数据。对于新辅助化疗后病灶残留的 TNBC，EA1131 研究比较了 4 周期铂类治疗与观察组之间的疗效。铂类由于其毒性和剂量的复杂性，以及其他未知的不良反应，尚未纳入 TNBC 患者的标准新辅助或辅助化疗方案。

（四）多聚（ADP- 核糖）聚合酶抑制药在 TNBC 中的研究

在存在 *BRCA1/BRCA2* 突变的患者中，PARP1 抑制药会导致合成致死。TNBC 经常发生 *BRCA* 突变或其他 DNA 修复成分受损，PARP1 抑制剂已开展了相关研究（Lord and Ashworth, 2013; Mir and Mehraj, 2019）。在 I-SPY2 研究中，TNBC 和激素受体阳性的患者给予卡铂和维利帕尼联合紫杉醇作为新辅助治疗，结果显示，加入卡铂 / 维利帕尼后，PARPi+ 卡铂组 pCR 率为 52%，而对照组 pCR 率为 26%（Lee et al., 2020）。另外一项 Ⅲ 期临床研究（NCT02032277），TNBC 患者接受卡铂 / 紫杉醇 / 维利帕尼、紫杉醇 / 卡铂或紫杉醇单药治疗序贯环磷酰胺治疗，正在进行中。

一项研究比较了 TNBC 或 *BRCA* 突变新辅助治疗后伴有残留病灶患者随机接受顺铂 + 鲁卡帕尼或单药顺铂的疗效。PARP1 抑制药的加入没有增加毒性，亦没有明显提高 1 年 DFS（Dwadasi et al., 2014）。尽管目前没有确切的研究表明 PARP1 抑制剂能改善 OS 和（或）DFS，但即将在辅助和新辅助治疗中进行的研究可能会显示 PARP 抑制剂的疗效（表 4–3）。

（五）血管内皮生长因子抑制药在 TNBC 中的研究

TNBC 肿瘤中血管内皮生长因子（VEGF）高表达，相关学者已开展了贝伐珠单抗相关研究（Foekens et al., 2001）。一项 NSABP B-40 研究评估了在新辅助紫杉烷 / 蒽环类方案中加入化疗药物（卡培他滨或吉西他滨），以及新辅助贝伐珠单抗在 HER-2 阴性乳腺癌中的作用（Bear et al., 2015）。卡培他滨或吉西他滨单药治疗均未获得较好的疗效（Bear et al., 2015）。伴有 3～4 级中性粒细胞减少、高血压病和手足综合征等不良反应的患者，贝伐单抗显著延长了 OS（HR 为 0.65；95%CI 0.49～0.88；P=0.004），而与 DFS 无显著延长（HR 为 0.8；95%CI 0.63～1.01；P=0.06）（Bear HD et al., 2015）。在 GeparQuinto 研究中，在新辅助环磷酰胺 / 表柔比星的基础上加入贝伐珠单抗，再加入多西他赛，患者 pCR 率更高（39.3% vs. 27.9%），而 OS 和 DFS 没有显著改善（Von Minckwitz et al., 2014）。

贝伐珠单抗在 TNBC 患者辅助治疗中亦开展了相关研究。BEATRICE 是一个开放、多中心、Ⅲ 期临床研究，患者被随机接受 4 周期常规化疗联合贝伐珠单抗和 4 周期常规化疗。结果显示，联合贝伐珠单抗组 DFS 无显著改善（82.7% vs. 83.7%），OS 亦无显著差异（HR 为 0.84；95%CI 0.64～1.12；P=0.23）。同时，使用蒽环类药物和贝伐珠单抗的患者心脏事件发生率略有上升（Cameron et al., 2013）。贝伐珠单抗辅助治疗增加

表 4–3　三阴性乳腺癌新辅助治疗 PARP 抑制药研究

序　号	实验名	治疗方案	患者数量	pCR	P 值
1	I-SPY 2	P 和 Cb+ 维利帕尼序贯 AC vs. P 序贯 AC	39 vs. 21	51% vs. 26%	未报道（95% PI, 33%～66% vs. 9%～43%）
2	BrighTNess	组 1：P 和 Cb + 维利帕尼 组 2：P 和 Cb 组 3：P 所以组均序贯 AC	316vs. 169 vs. 58	53% vs. 58% vs. 31%	组 1 vs. 组 2：0.357 组 1 vs. 组 3：<0.0001
3	GeparOLA	P+ 奥拉帕利 vs. P+Cb，序贯 EC	50 vs. 27	56.0% vs. 59.3%	未报道
4	NCT02401347	他拉唑帕利 Ⅱ期	已招募 40 个	N/A	N/A

AC. 多柔比星和环磷酰胺；Cb. 卡铂；EC. 表柔比星和环磷酰胺；N/A. 没有；P. 紫杉醇。pCR 在乳腺和腋窝均有扩增（ypT$_{0/is}$ ypN$_0$）

数据改编自 Lee et al., 2020

了毒性，疗效无明显提高。贝伐单抗在 TNBC 辅助治疗具有争议（BEATRICE 和 ECOG 5103）。

（六）*BRCA* 突变 TNBC 病例：PARP 抑制药和铂类

最新研究表明，*BRCA* 突变患者可能具有独特的生物学特性，能从铂类新辅助治疗和辅助治疗中获益。根据内在表达谱，70% *BRCA* 突变患者被归类为基底样型和三阴性（图 4-4）。一项纳入 107 例 *BRCA1* 突变乳腺癌患者的研究结果显示，接受 4 个周期顺铂新辅助治疗 pCR 达 61%（Byrski et al., 2014）。

在一项非随机 II 期研究中（TBCR009），接受铂类单药治疗转移性 TNBC，*BRCA* 突变患者缓解率达 54.2%，而 *BRCA* 野生型患者缓解率仅为 19.7%（Isakoff, 2010）。有一项 TNBC 的新辅助化疗研究中，*BRCA1* 低表达、*BRCA1* 高甲基化和 *BRCA1* 突变是铂类反应的生物标志物（Silver, 2010）。亚组分析显示，在 TNT 研究中，接受卡铂治疗的 *BRCA1/2* 基因突变转移性乳腺癌无进展生存期显著改善（Tutt, Ellis et al.）。

基于上述研究结果，铂类可能对 *BRCA* 突变患者有效。在 INFORM（TBCRC 031）研究中，*BRCA* 突变患者随机接受 4 周期顺铂或 4 周期 AC 新辅助治疗后接受手术。主要终点是 pCR、两组毒性和长期临床反应率，提供更多关于如何在这类特殊患者中使用铂类治疗的信息。

虽然 PARPi 在未经选择的 TNBC 中未能显示出确切的疗效，但在 *BRCA* 突变患者显示出较好的疗效（Tutt, Ellis et al., Silver, 2010）。在一项 II 期临床研究中，*BRCA* 突变的复发转移性乳腺癌随机接受低剂量奥拉帕利或高剂量奥拉帕利治疗。在可接受的毒性下，高剂量组客观缓解率更高（41% vs. 22%）（Tutt et al., 2009）。正在进行的 OlympiA 研究将验证 *BRCA* 突变乳腺癌接受 1 年 PARP 抑制药的疗效，提供更多关于 PARP 抑制剂参与这一类独特患者治疗的信息。

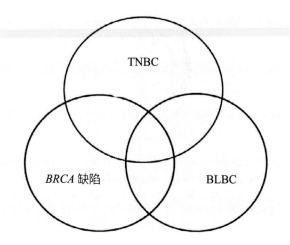

▲ 图 4-4　三阴性乳腺癌（TNBC）、基底样型乳腺癌（BLBC）和 *BRCA* 突变型乳腺癌显著重叠

四、三阴性乳腺癌的外科治疗

三阴性乳腺癌的手术方式取决于肿瘤的性质和分期，包括乳房肿瘤切除术，指单纯切除肿瘤的手术；乳房全部切除术，也就是切除整个乳房的手术。外科医生必须遵循其操作规范，以确保术中肿瘤切除的切缘无肿瘤浸润，即肿瘤被完整切除。术中也可能切除前胸壁的主要构成肌肉——胸大肌（Mir et al., 2021）。近年来新出现的外科技术之一，前哨淋巴结活检术，因切除较少淋巴结，减少了腋清带来的并发症而备受欢迎（Ellis et al., 2017; Houssami et al., 2017; Pearson et al., 2017）。

手术是三阴性乳腺癌及其他类型乳腺癌最好的局部治疗手段。三阴性乳腺癌在磁共振上常表现为边界光滑的单灶性肿物，这使三阴性乳腺癌在进行乳腺癌保乳术时更易获得阴性的切缘（Uematsu et al., 2009）。已有多个研究评估了三阴性乳腺癌行乳腺癌保乳术后的区域和局部复发风险（Haffty et al., 2006; Nguyen et al., 2008; Freedman et al., 2009; Millar et al., 2009），研究表明三阴性乳腺癌保乳术后的复发风险相较于非基底细胞型乳腺癌或非三阴性乳腺癌并不会升高（Solin et al., 2009; Voduc et al., 2010），然而 Nguyen 及其同事研究发现相较于 HR 阳性 +

HER-2 阴性的乳腺癌，三阴性乳腺癌保乳术后的局部复发风险更高（Nguyen et al., 2008）。虽然乳腺癌保乳术对区域或局部复发风险的影响尚未定论，但区域或局部复发对患者的生活质量具有显著的影响。因此，腋窝前哨淋巴结活检术应尽量减少假阴性率和腋窝肿瘤细胞的残留。

（一）TN 分期对手术方式的影响

已有研究针对三阴性乳腺癌患者是否更适合选择乳房全部切除术而非乳房肿瘤切除术进行探索，研究结果表明 TN 分期与高级别肿瘤、发病年龄小相关，而与手术治疗方式无关（Mir MA et al., 2021）。虽然三阴性乳腺癌被认为是最具侵袭性的乳腺癌分子亚型，但手术方式更多的是基于传统的临床病理分期标准和患者的意愿（Crutcher et al.）。根据 Freedman 及其同事的研究结果，三阴性乳腺癌接受保乳术后复发的相对风险度，相较于其他类型的乳腺癌亚型更低，因此乳腺癌保乳术仍然是三阴性乳腺癌患者的适宜人群。

（二）手术前及手术后的化疗

不管手术前，还是手术后的化疗，皆可用于三阴性乳腺癌的治疗。手术前化疗的主要优点是在不增加局部复发风险的情况下，可以获得更高的保乳率，同时可密切监测肿瘤对化疗的反应。如以缩小肿瘤为目的，则可以采用新辅助治疗（Giordano 2003; Chen et al., 2017）。

五、三阴性乳腺癌的放射治疗

放射治疗指应用高能 X 线或 γ 射线对肿瘤或肿瘤术后区域进行的照射治疗，它可以降低乳房全部切除术的局部复发。在乳腺癌的早期阶段，放射治疗联合乳房肿瘤切除术相较于乳房全部切除术应用更多（Hall and Brenner, 2008）。印度进行的一项研究共招募了 135 例女性患者，其中大多数接受了乳房全部切除术。研究表明，采用大分割放疗后 135 例患者中无局部复发，仅有 4 例

发生远处转移（Nandi et al., 2014）。Zhou 及其同事证明了在早期乳腺癌患者中放射治疗疗效确切（Zhou et al., 2012）。他们观察了 143 例接受了乳腺癌保乳术的女性患者，这些患者接受了术中放射治疗或术后常规放射治疗。经过 54 个月的随访，肿瘤得到了有效的局部控制。利用置管方式的近距离后装治疗来施加额外的放射治疗剂量有助于消灭这些残存的肿瘤细胞，然而这种疗法已被电子束局部外照射所取代。放射治疗应用高能光束攻击肿瘤细胞，可破坏和杀死术后仍残留在肿瘤切除部位或局部再次复发的乳腺癌细胞。放射治疗的剂量应足以杀死癌细胞，通常持续 5～6 周，每周 5 天，每次治疗持续时间约为 15min（Sharma et al., 2010）。

（一）三阴性乳腺癌保乳术后的放射治疗

在过去的 40 年里，早期乳腺癌保乳术联合全乳放疗将局部复发率从 10% 下降到约 2%。这一进步不仅仅是由于放疗的进步，还归功于早期诊断，更好的全身治疗和有效的病理评估。采用标准的预后指标，个体生物学信息可有助于识别复发风险较高的患者个体，以便在分子分型的时代，为患者提供个体化的治疗。三阴性和 HER-2 阳性乳腺癌的区域复发率被认为是相同的。尽管曲妥珠单抗降低了 HER-2 过表达患者约 50% 保乳手术后的局部复发率，这一作用抵消了 HER-2 阳性导致的局部复发。外科医生和放射治疗师仍需综合考虑以决定患者是否可接受乳腺癌保乳术及如何降低三阴性乳腺癌患者的术后局部复发率。Abdulkarim 在随访 7.2 年的 768 例早期三阴性乳腺癌患者中，针对如何选择局部治疗方法进行了队列研究，研究显示乳腺癌保乳术联合辅助放疗、单纯乳腺癌改良根治术、乳腺癌改良根治术联合辅助放疗后的无复发生存率分别为 94%、85% 和 87%（Abdulkarim et al., 2011）。术后放疗可降低三阴性乳腺癌的局部复发率，这一结论显示了术后放疗在三阴性乳腺癌局部治疗中的潜力。根据临床研究，乳腺癌保乳术后显微镜下持

续检测到癌细胞的三阴性患者可能受益于放疗剂量的增加。根据 Jone 的研究，尽管三阴性乳腺癌有更高的局部复发率，但通过瘤床加量可以显著降低其复发的水平，因此乳腺癌保乳术在三阴性乳腺癌患者中并非不可应用。根据 $T_{1\sim2}N_0$ 期三阴性乳腺癌的研究，乳腺癌保乳治疗联合术后放疗可减少约 6% 的局部复发率，因此对于三阴性乳腺癌患者采取乳腺癌的保乳治疗相比乳房切除术是更好的选择。欧洲癌症研究与治疗组织（European Organization for Research and Treatment of Cancer, EORTC）对 5000 例乳腺癌保乳术后接受瘤床放疗加量的患者进行了 22 881 项研究。结果显示，年龄在 50 岁以下、高组织分级的三阴性乳腺癌患者均受益于辅助放疗的瘤床加量。Bartelink 等研究者通过 10 年随访证实与全乳照射组的局部复发率 10.2% 相比，全乳照射联合瘤床加量组的局部复发率为 6.2%（P<0.0001）（Bartelink et al., 2007）。Chen 等研究表明，未发生淋巴结转移的三阴性乳腺癌患者接受乳腺癌保乳术联合术后放疗的预后与三阴性乳腺癌患者接受乳房全部切除术的预后相同（DFS、OS、LRFS）（Chen et al., 2017）。结果显示，术后放疗对 T_1/T_2、阳性淋巴结 ≥4 枚的三阴性乳腺癌患者有益。因此，三阴性乳腺癌患者保乳术后辅助放疗可降低局部复发率，特别是淋巴结 ≥4 枚阳性的患者，结合瘤床加量对三阴性乳腺癌患者更有益。

（二）三阴性乳腺癌乳房全切术后的放射治疗

乳腺癌术后多数放疗适应证取决于 TNM 分期。虽然目前还没有足够的证据来改变指南，美国临床肿瘤学会（American Society of Clinical Oncology, ASCO）建议阳性淋巴结 ≥4 或 Ⅲ 期的乳腺癌患者在乳腺癌改良根治术后进行辅助放疗。美国国立综合癌症网（National Comprehensive Cancer Network, NCNN）不建议对于病灶很小或淋巴结阴性的患者进行术后放疗。临床研究表明，三阴性乳腺癌比其他分子类型的乳腺癌有更高的局部复发率，预后较差。即使在早期（$T_{1\sim2}N_{0\sim1}$）行乳腺癌改良根治术，局部复发率仍较高。此外，乳腺癌根治术后的早期三阴性乳腺癌患者是否需要放疗仍是一个有争议的问题。研究显示，乳腺癌根治术后 $T_{1\sim2}N_0$ 期三阴性乳腺癌患者 10 年局部复发率为 5.2%。多因素分析显示，肿瘤切缘、肿瘤大小、全身性治疗、年龄、淋巴血管浸润与局部复发率显著相关。无危险因素和 >3 个危险因素患者的局部复发率分别为 2% 和 19.7%（Abi-Raad et al., 2011）。术后接受放疗组的 5 年局部复发率为 11.7%，明显低于未接受放疗组 25.4%（Abdulkarim et al., 2011）。$T_{1\sim2}N_0$ 期三阴性乳腺癌患者接受乳腺癌改良根治术而不接受放疗的局部复发率明显高于接受乳腺癌保乳治疗的三阴性乳腺癌患者。Marianne Kyndi 等从 3000 例患者中选取 1000 例 $T_{1\sim3}$ 期（$T_{1\sim2}$ 期 84%, T_3 期 15%）和淋巴结阳性的高危乳腺癌患者进行研究，所有患者均知情同意行乳腺癌改良根治术，随机分为两组。共有 152 例三阴性乳腺癌患者（占全部患者的 15%），放疗组 7 例复发，局部复发率为 9.4%，非放疗组 20 例复发，局部复发率为 25.6%。根据单因素分析，三阴性乳腺癌患者术后是否放疗与总死亡率（P=0.02）、局部复发率（P=0.01）和远处转移率（P=0.02）的增加显著相关。结果显示早期高危的三阴性乳腺癌患者在乳腺癌根治术后拒绝放疗的局部复发率更高（Kyndi et al., 2008）。在一项 Ⅲ 期临床研究中，Ⅰ 期和 Ⅱ 期三阴性乳腺癌患者在乳房全切术后接受 CT 评估，随后随机分配接受或不接受乳房切除术后放疗。中位随访时间为 7 年的数据显示，80% 以上的患者淋巴结呈阴性，70% 以上的患者肿瘤直径 <2cm，术后接受放疗组的 5 年无复发生存率显著提高。Wang 及其同事进行了前瞻性随机研究，比较 $T_{1\sim2}N_0M_0$ 三阴性乳腺癌患者行乳腺癌改良根治术后接受或不接受放疗的局部复发率，发现放疗组和非放疗组 5 年局部复发率分别为 11.7% 和 25.4%（P=0.02）；术后接受放疗组的 5 年总生存率为 90.4%，明显

高于未接受放疗组的 78.7%（P=0.03）。同时，放疗组 5 年客观缓解率比非放疗组高 11.6%（P=0.03）（Wang et al., 2011）。尽管乳房切除术后放疗可以改善三阴性乳腺癌患者的预后，但仍需要更多的研究来支持这一观点。因此，临床医生必须评估患者的情况，以确定 N_0 期三阴性乳腺癌患者是否应该进行术后放疗，目的为每个患者选择个体化的治疗。

（三）三阴性乳腺癌的放疗敏感性

虽然尚不清楚三阴性乳腺癌（TNBC）是否对放疗敏感，但临床上 TNBC 容易复发，表明其存在对放疗的潜在抵抗性。Kyndi 等发表的 Meta 分析研究不同分子表型乳腺癌患者行改良根治术后的生存状况，发现 TNBC 接受放疗后局部复发率的下降程度不如管腔型乳腺癌，提示 TNBC 可能具有放疗抵抗性（Kyndi et al., 2008）。目前针对 ER 阳性或 HER-2 阳性乳腺癌已有成功的靶向治疗，但 TNBC 没有特定的治疗策略。因此，我们可以开发新的放射增敏剂，以调控 TNBC 固有的和放疗诱导的放疗抗性，并改善放疗对局部和全身各系统的影响。一些研究者认为，TNBC 的放疗抗性与多个基因靶点的过表达或缺失有关，通过抑制与这些受体或分子相关的信号传导通路，或许可以提高癌细胞的放疗敏感性。有研究表明，在 TNBC 中，通过沉默或过表达某些基因靶点继而激活 PI3K/Akt 通路，可以进一步调控放疗抗性（Koboldt et al., 2012）。在 BRCA 基因高度突变的 TNBC 中，多聚腺苷二磷酸核糖聚合酶抑制药（PARPi）可以有效阻碍受损 DNA 的修复，从而增强放疗的细胞毒性作用，通过合成致死的机制产生明显的治疗效果。此外，在 45%～70.5% 的 TNBC 患者中发现了 EGFR 基因存在过表达和扩增，因此抗 EGFR 治疗对于 TNBC 患者可能是有益的。ZR-BA1 是一种双功能靶向分子抑制药，可引起 DNA 烷基化病变，同时抑制 EGFR 的酪氨酸激酶结构域。在小鼠 TNBC 细胞系 MDA-MB-468 和 4T1 中，ZR-BA1

联合电离辐射可导致 DNA 双链断裂和修复延迟，并抑制 EGFR 通路的传导（Heravi et al., 2015）。其他引起放疗抗性的可能机制在图 4-5 中简述。

（四）化疗联合放疗（化放疗）治疗三阴性乳腺癌

由于 TNBC 是一种内分泌治疗无效的，具有高度侵袭性的乳腺癌类型，因此化疗是主要的治疗选择，尽管大部分患者预后仍不佳。辅助放疗可降低乳腺癌死亡率，但尚未在预后差的 TNBC 患者中进行广泛研究。Wang 及其同事（Wang et al., 2011）的研究探讨了化疗联合放疗对接受乳房切除术后 TNBC 患者生存结局的影响。该前瞻性随机对照多中心临床试验共纳入 681 例 I～II 期接受了乳房切除术的 TNBC 女性患者，其中 315 例仅行全身化疗，366 例在化疗疗程结束后接受放疗，主要评估终点为总生存期（overall survival, OS）和无复发生存期（relapse free survival, RFS），同时观察入组患者全身或局部的不良反应。研究结果显示，在经过 86.5 个月的随访后，单纯化疗组和化疗联合放疗组的 5 年 RFS 率分别为 74.6% 和 88.3%，两组对比统计学差异显著（HR=0.77, 95%CI 0.72～0.98, P=0.02）。与单纯化疗组相比，化疗联合放疗组 5 年 OS 率也明显改善（90.4% vs. 78.7%）（HR=0.79, 95% CI 0.74～0.97, P=0.03）。此外，两组均没有出现严重不良事件。本研究的结论表明，乳腺癌切除术后早期 TNBC 女性患者，接受化疗联合放疗比单独化疗更能获益。

探究乳腺癌患者术后化疗联合放疗治疗效果的临床试验（NCT01289353）已经完成，该研究采用卡铂联合放疗的方案治疗 TNBC 患者，结果显示卡铂联合放疗是治疗早期 TNBC 的一种良好的、有效的治疗方案。

六、化疗联合特异性分子靶向治疗用于三阴性乳腺癌的治疗

由于 TNBC 具有高度异质性，寻找新的治疗

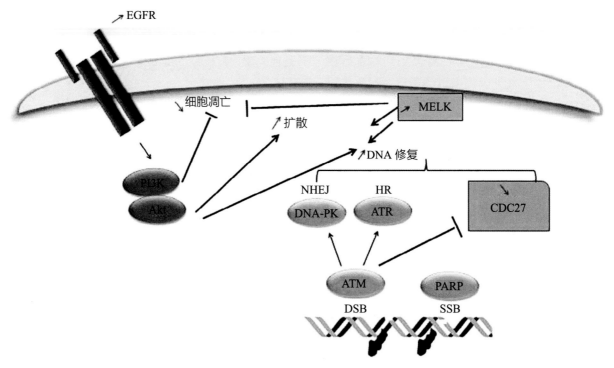

▲ 图 4-5　三阴性乳腺癌（TNBC）细胞中过表达与放射敏感性有关的基因

表皮生长因子（EGFR）等基因的过表达促进细胞增殖和 DNA 损伤反应，减少细胞凋亡，有助于 TNBC 对放疗的抵抗。PI3K. 磷脂酰肌醇 -3 激酶；Akt. 蛋白激酶 B；MELK. 母体胚胎亮氨酸拉链激酶；NHEJ. 非同源末端链接；HR. 同源重组；DNA-PK. DNA 依赖性蛋白激酶；ATR. 共济失调毛细血管扩张和 Rad3 相关；ATM. 共济失调毛细血管扩张突变；PARP. 腺苷二磷酸核糖聚合酶；CDC27. 细胞分裂周期 27 基因；DSB. 双链断裂；SSB. 单链断裂

靶点，进而实施靶向治疗尤为困难。基于免疫组化染色结果，目前有多项针对 TNBC 的特异性受体或靶向治疗的临床试验正在进行（图 4-6 和表 4-4）。

（一）表皮生长因子受体

Nielsen 及其同事对不同的基底细胞样乳腺癌样本进行了 DNA 微阵列分析，发现约 60% 的样本表达高水平的 EGFR（Nielsen et al, 2004）。Livasy 及其同事的统计学结果进一步显示，70%~78% 的基底样型三阴性乳腺癌样本高表达 EGFR。因此，EGFR 有可能作为治疗 TNBC 的靶点（Livasy et al., 2006）。然而，一项纳入 120 例 TNBC 患者的 II 期随机临床研究（NCT00232505）表明，西妥昔单抗单药治疗的缓解率（response rate, RR）＜6%，而西妥昔单

抗与卡铂联合治疗的 RR 仅为 17%（Carey et al., 2012）。因此，尽管临床前证据强烈支持使用 EGFR 作为 TNBC 靶向治疗的可能靶点，但临床试验数据显示，EGFR 靶向 TNBC 治疗未达到预期结果。

（二）雄激素受体

雄激素受体（AR）在正常乳腺组织和乳腺癌组织中均有表达，然而在不同类型乳腺癌组织中表达水平差别很大（Mir et al., 2021）。10%~15% 的 TNBC 患者表达 AR（Barton et al., 2015）。AR 阳性表达的 TNBC 被定义为 AR 亚型 TNBC（Farmer et al., 2005; Lehmann et al., 2011）。目前有关 AR 在乳腺癌中意义的研究尚不足。Doane 及其同事分析了 99 例乳腺癌患者样本和 8 个不同的乳腺癌细胞株，发现 MDA-MB-453 细胞株与 AR 亚型 TNBC 具有相同的特征。他们对 MDA-

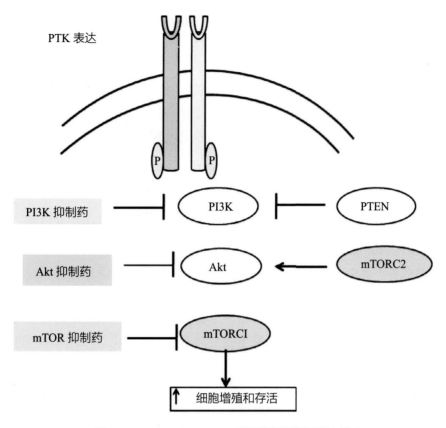

▲ 图 4-6　AKT/PI3K/mTOR 通路激活机制及靶向治疗

RTK. 受体酪氨酸激酶；PI3K. 磷脂酰肌醇 -3 激酶；Akt. 蛋白激酶 B；PTEN. 磷酸酶及张力蛋白同源物；mTOR. 哺乳动物雷帕霉素靶蛋白；mTORC. 哺乳动物雷帕霉素靶蛋白复合体

表 4-4　三阴性乳腺癌的部分治疗策略和药物举例

序　号	治疗策略	药物举例
1	抑制 PARP	奥拉帕利、ABT-S888
2	抑制雄激素受体	比卡鲁胺
3	抑制 EGFR 通路	西妥昔单抗
4	抑制 PI3K 通路	NVP/BEZ235、依维莫司

MB-453 细胞进行了临床前试验，发现它们以依赖雄激素的方式生长。AR 抑制药氟他胺可抑制 MDA-MB-453 的增殖。因此，Doane 等研究者主张将抑制 AR 作为 AR 亚型 TNBC 患者的靶向治疗（Doane et al., 2006）。Gucalp 及其同事将抗雄激素疗法应用于 AR 亚型的 TNBC 患者，发现这些患者可以从中获益。在 Ⅱ 期临床研究中，使用靶向 AR 抑制药（比卡鲁胺）治疗 AR 阳性，但 ER 和 PR 表达阴性的乳腺癌患者，临床获益率（clinical benefit rate, CBR）达到 19%（Gucalp et al., 2013）。此外，Traina 等的研究使用另一种 AR 抑制药（恩扎卢胺）治疗 AR 亚型 TNBC 患者，CBR 亦达到 25%（Traina et al., 2018）。AR 亚型细胞株具有更高的 *PIK3CA* 激活突变率，除了高表达 AR，也对 PI3K 抑制药敏感（Lehmann et al., 2011）。*PIK3CA* 突变与 AR 高表达的相关

性在 ER 阳性乳腺癌中也得到证实（Stemke-Hale et al., 2008；Gonzalez-Angulo et al., 2009）。根据临床前研究，比卡鲁胺联合 PI3K 抑制药对 AR 亚型细胞系具有协同作用，但还需要进一步的研究支持。AR 在 TNBC 肿瘤发生中的作用还有待进一步研究，这种新的靶向 AR 方案仍需进一步完善。

（三）雌激素受体 ER-α36

TNBC 细胞被认为缺乏细胞内雌激素信号转导，因为它们缺乏 PR、ER 和 HER-2 的表达。这样的癌细胞不仅对内分泌治疗不敏感，也没有明确的治疗靶点。Wang 等研究者首次发现、克隆和识别了一种分子量为 36kDa 的新型雌激素受体 ER-36。这个新发现的 ER 与已经广泛研究的 ER-66 不同。与 ER-66 相比，ER-36 不具有转录激活结构域 AF-1 和 AF-2，但具有 DNA 结合结构域和几个二聚体配体结构域。ER 阳性和 ER 阴性乳腺癌细胞均含有 ER-36，其主要表达在细胞质和细胞膜。因此，ER-36 是一种膜表达的 ER，其可以快速调节 ER+ 和 ER– 的 BC 细胞中的雌激素和抗雌激素信号转导。Zhang 等研究 MDA-MB-231 和 MDA-MB-436 TNBC 细胞系中 ER-36 的信号通路，发现 TNBC 中 EGFR 和 ER-36 的正反馈环，提示 ER-36 可能是 TNBC 治疗的有效靶点（Zhang et al., 2011）。目前缺乏临床试验的支持，有关 ER-36 的多种治疗方案仍在探索中。

（四）哺乳动物雷帕霉素靶蛋白

哺乳动物雷帕霉素靶蛋白（mammalian target of rapamycin，mTOR）是一种通常与细胞生长，增殖等密切相关的细胞内激酶。已经证明 mTOR 抑制药在多种癌症（包括肾癌）患者中有所获益。在 TNBC 中 PTEN（磷酸酶和张力蛋白同源基因）丢失和 mTOR 活化都很常见。因此，有必要在 PTEN 缺失的 TNBC 患者中开发 mTOR 抑制药（Lehmann et al., 2011；Mir, 2015）。有趣的是，有研究结果发现 mTOR 活性的增加可能导致

顺铂耐药，这种耐药可以通过 mTOR 抑制药依维莫司逆转（Beuvink et al., 2005）。Beuvink 及其同事（Beuvink et al., 2005）发现，依维莫司与顺铂联合使用可使 PTEN 缺失的 TNBC 细胞的体外活力抑制程度增加 5 倍。这些研究表明在 TNBC 患者中探索顺铂联合 mTOR 抑制药是有意义的。

七、总结

TNBC 因其预后较差，治疗选择方案较少，以及缺乏针对性的药物使用，与其他乳腺癌亚型相比具有死亡率高的特征，TNBC 的治疗对患者和医生来说都是一种挑战。由于 TNBC 没有特定的治疗靶点，细胞毒药物的化疗仍然是目前治疗的基石。化疗对 TNBC 的获益已在早期和晚期乳腺癌的很多研究中得到证实。TNBC 具有比非 TNBC 更高的新辅助化疗敏感性，pCR 可以更好地预测 TNBC 患者的长期生存率。然而，个体化的化疗药物选择需要权衡利弊，通过选择更有利于患者的治疗方案，减少不必要的不良反应。CALGB40603 和 TNT 这两个最重要的试验表明了含铂类化疗药物的重要性。近来研究也揭示了 PARP 抑制药在 TNBC 的重要性，特别是具有 BRCA 突变的 TNBC，正在进行的很多研究将突显 PARP 抑制药在 TNBC 治疗中的重要作用。总之，如何选择手术方式取决于肿瘤的各种病理因素和患者意愿，术前新辅助治疗的意义应该在于获得较高的保乳率，降低局部复发危险以及监测体内肿瘤对化疗的反应。早期三阴性乳腺癌保乳术后联合全乳放疗降低了局部复发率，同时也强调了放化疗联合的作用，因为这些研究表明，对于接受了乳房切除术后的早期 TNBC 女性患者来说，常规化疗联合放疗比单独化疗更有获益。目前有各种基于免疫组织化学染色结果的临床试验正在进行，这些数据主要针对 TNBC 的特异性受体或靶向治疗剂，如 EGFR、mTOR 等。综上所述，各种正在进行的研究结果可能会改善 TNBC 患者的治疗现状。

参考文献

[1] Abdulkarim, B.S., Cuartero, J., Hanson, J., Deschênes, J., Lesniak, D., Sabri, S., 2011. Increased risk of locoregional recurrence for women with T1-2N0 triple-negative breast cancer treated with modified radical mastectomy without adjuvant radiation therapy compared with breast-conserving therapy. J. Clin. Oncol. 29 (21), 2852.

[2] Abi-Raad, R., Boutrus, R., Wang, R., Niemierko, A., Macdonald, S., Smith, B., Taghian, A.G., 2011. Patterns and risk factors of locoregional recurrence in T1-T2 node negative breast cancer patients treated with mastectomy: implications for postmastectomy radiotherapy. Int. J. Radiat. Oncol. Biol. Phys. 81 (3), e151-e157.

[3] Abrams, J.S., 2001. Adjuvant therapy for breast cancer—results from the USA consensus conference. Breast Cancer 8 (4), 298-304.

[4] Albain, K.S., Barlow, W.E., Ravdin, P.M., Farrar, W.B., Burton, G.V., Ketchel, S.J., Cobau, C.D., Levine, E.G., Ingle, J.N., Pritchard, K.I., 2009. Adjuvant chemotherapy and timing of tamoxifen in postmenopausal patients with endocrineresponsive, node-positive breast cancer: a phase 3, open-label, randomised controlled trial. Lancet North Am. Ed. 374 (9707), 2055-2063.

[5] Ambrosini, G., Balli, M., Garusi, G., Demicheli, R., Jirillo, A., Bonciarelli, G., Bruscagnin, G., Fila, G., Bumma, C., Lacroix, F., 1988. Phase III randomized study of fluorouracil, epirubicin, and cyclophosphamide v fluorouracil, doxorubicin, and cyclophosphamide in advanced breast cancer: an Italian multicentre trial. J. Clin. Oncol. 6 (6), 976-982.

[6] Amos, K.D., Adamo, B., Anders, C.K., 2012. Triple-negative breast cancer: an update on neoadjuvant clinical trials. Int. J. Breast Cancer 2012, 1-8.

[7] Bachegowda, L.S., Makower, D.F., Sparano, J.A., 2014. Taxanes: impact on breast cancer therapy. Anticancer Drugs 25 (5), 512-521.

[8] Bartelink, H., Horiot, J.-C., Poortmans, P.M., Struikmans, H., Van den Bogaert, W., Fourquet, A., Jager, J.J., Hoogenraad, W.J., Oei, S.B., Wárlám-Rodenhuis, C.C., 2007. Impact of a higher radiation dose on local control and survival in breast-conserving therapy of early breast cancer: 10-year results of the randomized boost versus no boost EORTC 22881-10882 trial. J. Clin. Oncol. 25 (22), 3259-3265.

[9] Barton, V.N., D'Amato, N.C., Gordon, M.A., Christenson, J.L., Elias, A., Richer, J.K., 2015. Androgen receptor biology in triple negative breast cancer: a case for classification as AR+ or quadruple negative disease. Horm. Cancer 6 (5), 206-213.

[10] Bear, H.D., Tang, G., Rastogi, P., Geyer Jr, C.E., Liu, Q., Robidoux, A., Baez-Diaz, L., Brufsky, A.M., Mehta, R.S., Fehrenbacher, L., 2015. Neoadjuvant plus adjuvant bevacizumab in early breast cancer (NSABP B-40 [NRG Oncology]): secondary outcomes of a phase 3, randomised controlled trial. Lancet Oncol. 16 (9), 1037-1048.

[11] Berrada, N., Delaloge, S., Andre, F., 2010. Treatment of triple-negative metastatic breast cancer: toward individualized targeted treatments or chemosensitization? Ann. Oncol. 21, vii30-vii35.

[12] Berry, D.A., Cirrincione, C., Henderson, I.C., Citron, M.L., Budman, D.R., Goldstein, L.J., Martino, S., Perez, E.A., Muss, H.B., Norton, L., 2006. Estrogen-receptor status and outcomes of modern chemotherapy for patients with node-positive breast cancer. JAMA 295 (14), 1658-1667.

[13] Beuvink, I., Boulay, A., Fumagalli, S., Zilbermann, F., Ruetz, S., O'Reilly, T., Natt, F., Hall, J., Lane, H.A., Thomas, G., 2005. The mTOR inhibitor RAD001 sensitizes tumor cells to DNA-damaged induced apoptosis through inhibition of p21 translation. Cell 120 (6), 747-759.

[14] Bhattacharyya, A., Ear, U.S., Koller, B.H., Weichselbaum, R.R., Bishop, D.K., 2000. The breast cancer susceptibility gene BRCA1 is required for subnuclear assembly of Rad51 and survival following treatment with the DNA cross-linking agent cisplatin. J. Biol. Chem. 275 (31), 23899-23903.

[15] Bonadonna, G., Brusamolino, E., Valagussa, P., Rossi, A., Brugnatelli, L., Brambilla, C., De Lena, M., Tancini, G., Bajetta, E., Musumeci, R., Veronesi, U., 1976. Combination chemotherapy as an adjuvant treatment in operable breast cancer. N. Engl. J. Med. 294 (8), 405-410.

[16] Boughey, J.C., Suman, V.J., Mittendorf, E.A., Ahrendt, G.M., Wilke, L.G., Taback, B., Leitch, A.M., Kuerer, H.M., Bowling, M., Flippo-Morton, T.S., 2013. Sentinel lymph node surgery after neoadjuvant chemotherapy in patients with node-positive breast cancer: the ACOSOG Z1071 (Alliance) clinical trial. JAMA 310 (14), 1455-1461.

[17] Bray, F., Ferlay, J., Soerjomataram, I., Siegel, R.L., Torre, L.A., Jemal, A., 2018. Global cancer statistics 2018: GLOBOCAN estimates of incidence and mortality worldwide for 36 cancers in 185 countries. CA Cancer J. Clin. 68 (6), 394-424.

[18] Byrski, T., Huzarski, T., Dent, R., Marczyk, E., Jasiówka, M., Gronwald, J., Jakubowicz, J., Cybulski, C., Wisniowski, R., Godlewski, D., 2014. Pathologic complete response to neoadjuvant cisplatin in BRCA1-positive breast cancer patients. Breast Cancer Res. Treat. 147 (2), 401-405.

[19] Cameron, D., Brown, J., Dent, R., Jackisch, C., Mackey, J., Pivot, X., Steger, G.G., Suter, T.M., Toi, M., Parmar, M., Laeufle, R., Im, Y.H., Romieu, G., Harvey, V., Lipatov, O., Pienkowski, T., Cottu, P., Chan, A., Im, S.A., Hall,

P.S., Bubuteishvili-Pacaud, L., Henschel, V., Deurloo, R.J., Pallaud, C., Bell, R., 2013. Adjuvant bevacizumab-containing therapy in triple-negative breast cancer (BEATRICE): primary results of a randomised, phase 3 trial. Lancet Oncol. 14 (10), 933-942.

[20] Cardoso, F., Harbeck, N., Fallowfield, L., Kyriakides, S., Senkus, E., 2012. Locally recurrent or metastatic breast cancer: ESMO Clinical Practice Guidelines for diagnosis, treatment and follow-up. Ann. Oncol. 23 (7), vii11-vii19 Suppl.

[21] Carey, L.A., Dees, E.C., Sawyer, L., Gatti, L., Moore, D.T., Collichio, F., Ollila, D.W., Sartor, C.I., Graham, M.L., Perou, C.M., 2007. The triple negative paradox: primary tumor chemosensitivity of breast cancer subtypes. Clin. Cancer Res. 13 (8), 2329-2334.

[22] Carey, L.A., Rugo, H.S., Marcom, P.K., Mayer, E.L., Esteva, F.J., Ma, C.X., Liu, M.C., Storniolo, A.M., Rimawi, M.F., Forero-Torres, A., 2012. TBCRC 001: randomized phase II study of cetuximab in combination with carboplatin in stage IV triple-negative breast cancer. J. Clin. Oncol. 30 (21), 2615.

[23] Cheang, M.C.U., Voduc, K.D., Tu, D., Jiang, S., Leung, S., Chia, S.K., Shepherd, L.E., Levine, M.N., Pritchard, K.I., Davies, S., 2012. Responsiveness of intrinsic subtypes to adjuvant anthracycline substitution in the NCIC. CTG MA. 5 randomized trial. Clin. Cancer Res. 18 (8), 2402-2412.

[24] Chen, L., Zhang, J., Chen, J., Liu, L., Liang, L., Shangguan, Z., Wang, D., 2017. Post-operative radiotherapy is beneficial for T1/T2 triple negative breast cancer patients with four or more positive lymph nodes. Oncotarget 8 (26), 42917.

[25] Citron, M.L., Berry, D.A., Cirrincione, C., Hudis, C., Winer, E.P., Gradishar, W.J., Davidson, N.E., Martino, S., Livingston, R., Ingle, J.N., 2003. Randomized trial of dose-dense versus conventionally scheduled and sequential versus concurrent combination chemotherapy as postoperative adjuvant treatment of node-positive primary breast cancer: first report of Intergroup Trial C9741/Cancer and Leukemia Group B Trial 9741. J. Clin. Oncol. 21 (8), 1431-1439.

[26] Clarke, M., Coates, A.S., Darby, S.C., Davies, C., Gelber, R.D., Godwin, J., Goldhirsch, A., Gray, R., Peto, R., Pritchard, K.I., Wood, W.C., 2008. Adjuvant chemotherapy in oestrogen-receptor-poor breast cancer: patient-level metaanalysis of randomised trials. Lancet 371 (9606), 29-40.

[27] Cleator, S., Heller, W., Coombes, R.C., 2007. Triple-negative breast cancer: therapeutic options. Lancet Oncol. 8 (3), 235-244.

[28] Colleoni, M., Cole, B.F., Viale, G., Regan, M.M., Price, K.N., Maiorano, E., Mastropasqua, M.G., Crivellari, D., Gelber, R.D., Goldhirsch, A., Coates, A.S., Gusterson, B.A., 2010. Classical cyclophosphamide, methotrexate, and fluorouracil chemotherapy is more effective in triple-negative, node-negative breast cancer: results from two randomized trials of adjuvant chemoendocrine therapy for node-negative breast cancer. J. Clin. Oncol. 28 (18), 2966-2973.

[29] Cortazar, P., Zhang, L., Untch, M., Mehta, K., Costantino, J.P., Wolmark, N., Bonnefoi, H., Cameron, D., Gianni, L., Valagussa, P., 2014. Pathological complete response and long-term clinical benefit in breast cancer: the CTNeoBC pooled analysis. Lancet North Am. Ed. 384 (9938), 164-172.

[30] Crutcher, C.L., L.B. Cornwell and A. B. Chagpar Effect of triple-negative status on surgical decision making. 2021

[31] Dent, R., Trudeau, M., Pritchard, K.I., Hanna, W.M., Kahn, H.K., Sawka, C.A., Lickley, L.A., Rawlinson, E., Sun, P., Narod, S.A., 2007. Triple-negative breast cancer: clinical features and patterns of recurrence. Clin. Cancer Res. 13 (15), 4429-4434.

[32] Doane, A.S., Danso, M., Lal, P., Donaton, M., Zhang, L., Hudis, C., Gerald, W.L., 2006. An estrogen receptor-negative breast cancer subset characterized by a hormonally regulated transcriptional program and response to androgen. Oncogene 25 (28), 3994-4008.

[33] Dwadasi, S., Tong, Y., Walsh, T., Danso, M.A., Ma, C.X., Silverman, P., King, M.-C., Perkins, S.M., Badve, S.S., Miller, K., 2014. Cisplatin with or without rucaparib after preoperative chemotherapy in patients with triple-negative breast cancer (TNBC): Hoosier Oncology Group BRE09-146. Journal of Clinical Oncology. American Society of Clinical Oncology, Alexandria.

[34] Ellis, M.J., Suman, V.J., Hoog, J., Goncalves, R., Sanati, S., Creighton, C.J., DeSchryver, K., Crouch, E., Brink, A., Watson, M., 2017. Ki67 proliferation index as a tool for chemotherapy decisions during and after neoadjuvant aromatase inhibitor treatment of breast cancer: results from the American College of Surgeons Oncology Group Z1031 Trial (Alliance). J. Clin. Oncol. 35 (10), 1061.

[35] Ezzat, A.A., Ibrahim, E.M., Ajarim, D.S., Rahal, M.M., Raja, M.A., Tulbah, A.M., Al-Malik, O.A., Al-Shabanah, M., Sorbris, R., 2004. Phase II study of neoadjuvant paclitaxel and cisplatin for operable and locally advanced breast cancer: analysis of 126 patients. Br. J. Cancer 90 (5), 968-974.

[36] Farmer, P., Bonnefoi, H., Becette, V., Tubiana-Hulin, M., Fumoleau, P., Larsimont, D., MacGrogan, G., Bergh, J., Cameron, D., Goldstein, D., 2005. Identification of molecular apocrine breast tumours by microarray analysis. Breast Cancer Res. 7 (2), 1 1.

[37] Fisher, B., Carbone, P., Economu, S.G., 1975. L-PAM in the management of primary breast cancer: a report of early findings. N. Engl. J. Med 292, 117.

[38] Fisher, B., Dignam, J., Emir, B., Bryant, J., DeCillis, A., Wolmark, N., Wickerham, D.L., Dimitrov, N.V., Abramson, N., Atkins, J.N., 1997. Tamoxifen and chemotherapy for lymph node-negative, estrogen receptor-positive breast

cancer. J. Natl. Cancer Inst. 89 (22), 1673-1682.

[39] Fisher, B., Ravdin, R.G., Ausman, R.K., Slack, N.H., Moore, G.E., Noer, R.J., 1968. Surgical adjuvant chemotherapy in cancer of the breast: results of a decade of cooperative investigation. Ann. Surg. 168 (3), 337.

[40] Foekens, J.A., Peters, H.A., Grebenchtchikov, N., Look, M.P., Meijer-van Gelder, M.E., Geurts-Moespot, A., van der Kwast, T.H., Sweep, C.G.J.F., Klijn, J.G.M., 2001. High tumor levels of vascular endothelial growth factor predict poor response to systemic therapy in advanced breast cancer. Cancer Res. 61 (14), 5407-5414.

[41] Foulkes, W.D., Smith, I.E., Reis-Filho, J.S., 2010. Triple-negative breast cancer. N. Engl. J. Med. 363 (20), 1938-1948.

[42] Freedman, G.M., Anderson, P.R., Li, T., Nicolaou, N., 2009. Locoregional recurrence of triple-negative breast cancer after breast-conserving surgery and radiation. Cancer: Interdiscip. Int. J. Am. Cancer Soc. 115 (5), 946-951.

[43] Geisler, S., Lønning, P.E., Aas, T., Johnsen, H., Fluge, Ø., Haugen, D.F., Lillehaug, J.R., Akslen, L.A., Børresen-Dale, A.-L., 2001. Influence of TP53 gene alterations and c-erbB-2 expression on the response to treatment with doxorubicin in locally advanced breast cancer. Cancer Res. 61 (6), 2505-2512.

[44] Gennari, A., Sormani, M.P., Pronzato, P., Puntoni, M., Colozza, M., Pfeffer, U., Bruzzi, P., 2008. HER2 status and efficacy of adjuvant anthracyclines in early breast cancer: a pooled analysis of randomized trials. J. Natl. Cancer Inst. 100 (1), 14-20.

[45] Giordano, S.H., 2003. Update on locally advanced breast cancer. Oncologist 8 (6), 521-530.

[46] Gluz, O., Nitz, U.A., Harbeck, N., Ting, E., Kates, R., Herr, A., Lindemann, W., Jackisch, C., Berdel, W.E., Kirchner, H., 2008. Triple-negative high-risk breast cancer derives particular benefit from dose intensification of adjuvant chemotherapy: results of WSG AM-01 trial. Ann. Oncol. 19 (5), 861-870.

[47] Gonzalez-Angulo, A.M., Stemke-Hale, K., Palla, S.L., Carey, M., Agarwal, R., Meric-Berstam, F., Traina, T.A., Hudis, C., Hortobagyi, G.N., Gerald, W.L., 2009. Androgen receptor levels and association with PIK3CA mutations and prognosis in breast cancer. Clin. Cancer Res. 15 (7), 2472-2478.

[48] Gucalp, A., Tolaney, S., Isakoff, S.J., Ingle, J.N., Liu, M.C., Carey, L.A., Blackwell, K., Rugo, H., Nabell, L., Forero, A., 2013. Phase II trial of bicalutamide in patients with androgen receptor-positive, estrogen receptor-negative metastatic breast cancer. Clin. Cancer Res. 19 (19), 5505-5512.

[49] Haffty, B.G., Yang, Q., Reiss, M., Kearney, T., Higgins, S.A., Weidhaas, J., Harris, L., Hait, W., Toppmeyer, D., 2006. Locoregional relapse and distant metastasis in conservatively managed triple negative early-stage breast cancer. J. Clin. Oncol. 24 (36), 5652-5657.

[50] Hall, E.J., Brenner, D.J., 2008. Cancer risks from diagnostic radiology. Br. J. Radiol. 81 (965), 362-378.

[51] Heravi, M., Kumala, S., Rachid, Z., Jean-Claude, B.J., Radzioch, D., Muanza, T.M., 2015. ZRBA1, a mixed EGFR/DNA targeting molecule, potentiates radiation response through delayed DNA damage repair process in a triple negative breast cancer model. Int. J. Radiat. Oncol. Biol. Phys. 92 (2), 399-406.

[52] Horwitz, S.B., 2004. Personal recollections on the early development of taxol. J. Nat. Prod. 67 (2), 136-138.

[53] Houssami, N., Turner, R.M., Morrow, M., 2017. Meta-analysis of pre-operative magnetic resonance imaging (MRI) and surgical treatment for breast cancer. Breast Cancer Res. Treat. 165 (2), 273-283.

[54] Jr, I., J., W., Carey, L.A., 2008. What is triple-negative breast cancer? Eur. J. Cancer 44 (18), 2799-2805.

[55] Isakoff, S.J., 2010. Triple-negative breast cancer: role of specific chemotherapy agents. Cancer J. 16 (1), 53-61.

[56] Isakoff, S.J., Mayer, E.L., He, L., Traina, T.A., Carey, L.A., Krag, K.J., Rugo, H.S., Liu, M.C., Stearns, V., Come, S.E., 2015. TBCRC009: a multicenter phase II clinical trial of platinum monotherapy with biomarker assessment in metastatic triple-negative breast cancer. J. Clin. Oncol. 33 (17), 1902.

[57] Ismail-Khan, R., Bui, M.M., 2010. A review of triple-negative breast cancer. Cancer Control 17 (3), 173-176.

[58] Jemal, A., Center, M.M., DeSantis, C., Ward, E.M., 2010. Global patterns of cancer incidence and mortality rates and trends. Cancer Epidemiol. Biomarkers Prev. 19 (8), 1893-1907.

[59] Jones, S., Holmes, F.A., O'Shaughnessy, J., Blum, J.L., Vukelja, S.J., McIntyre, K.J., Pippen, J.E., Bordelon, J.H., Kirby, R.L., Sandbach, J., 2009. Docetaxel with cyclophosphamide is associated with an overall survival benefit compared with doxorubicin and cyclophosphamide: 7-year follow-up of US Oncology Research Trial 9735. J. Clin. Oncol. 27 (8), 1177-1183.

[60] Jones, S.E., Erban, J., Overmoyer, B., Budd, G.T., Hutchins, L., Lower, E., Laufman, L., Sundaram, S., Urba, W.J., Pritchard, K.I., 2005. Randomized phase III study of docetaxel compared with paclitaxel in metastatic breast cancer. J. Clin. Oncol. 23 (24), 5542-5551.

[61] Kassam, F., Enright, K., Dent, R., Dranitsaris, G., Myers, J., Flynn, C., Fralick, M., Kumar, R., Clemons, M., 2009. Survival outcomes for patients with metastatic triple-negative breast cancer: implications for clinical practice andtrial design. Clin. Breast Cancer 9 (1), 29-33.

[62] Kaufmann, M., Hortobagyi, G.N., Goldhirsch, A., Scholl, S., Makris, A., Valagussa, P., Blohmer, J.-U., Eiermann, W., Jackesz, R., Jonat, W., 2006. Recommendations from

an international expert panel on the use of neoadjuvant (primary) systemic treatment of operable breast cancer: an update. J. Clin. Oncol. 24 (12), 1940-1949.

[63] Kiang, D.T., Frenning, D.H., Goldman, A.I., Ascensao, V.F., Kennedy, B.J., 1978. Estrogen receptors and responses to chemotherapy and hormonal therapy in advanced breast cancer. N. Engl. J. Med. 299 (24), 1330-1334.

[64] Koboldt, D., Fulton, R., McLellan, M., Schmidt, H., Kalicki-Veizer, J., McMichael, J., Fulton, L., Dooling, D., Ding, L., Mardis, E., 2012. Comprehensive molecular portraits of human breast tumours. Nature 490 (7418), 61-70.

[65] Kyndi, M., Sørensen, F.B., Knudsen, H., Overgaard, M., Nielsen, H.M., Overgaard, J., 2008. Estrogen receptor, progesterone receptor, HER-2, and response to postmastectomy radiotherapy in high-risk breast cancer: the Danish Breast Cancer Cooperative Group. J. Clin. Oncol. 26 (9), 1419-1426.

[66] Lebert, J.M., Lester, R., Powell, E., Seal, M., McCarthy, J., 2018. Advances in the systemic treatment of triple-negative breast cancer. Curr. Oncol. 25 (s1), 142-150.

[67] Lee, J.S., Yost, S.E., Yuan, Y., 2020. Neoadjuvant treatment for triple negative breast cancer: recent progresses and challenges. Cancers 12 (6), 1404.

[68] Lehmann, B.D., Bauer, J.A., Chen, X., Sanders, M.E., Chakravarthy, A.B., Shyr, Y., Pietenpol, J.A., 2011. Identification of human triple-negative breast cancer subtypes and preclinical models for selection of targeted therapies. J. Clin. Invest. 121 (7), 2750-2767.

[69] Liedtke, C., Mazouni, C., Hess, K.R., André, F., Tordai, A., Mejia, J.A., Symmans, W.F., Gonzalez-Angulo, A.M., Hennessy, B., Green, M., 2008. Response to neoadjuvant therapy and long-term survival in patients with triplenegative breast cancer. J. Clin. Oncol. 26 (8), 1275-1281.

[70] Lin, N.U., Claus, E., Sohl, J., Razzak, A.R., Arnaout, A., Winer, E.P., 2008. Sites of distant recurrence and clinical outcomes in patients with metastatic triple-negative breast cancer: high incidence of central nervous system metastases. Cancer 113 (10), 2638-2645.

[71] Lippman, M.E., Allegra, J.C., Thompson, E.B., Simon, R., Barlock, A., Green, L., Huff, K.K., Do, H.M.T., Aitken, S.C., Warren, R., 1978. The relation between estrogen receptors and response rate to cytotoxic chemotherapy in metastatic breast cancer. N. Engl. J. Med. 298 (22), 1223-1228.

[72] Livasy, C.A., Karaca, G., Nanda, R., Tretiakova, M.S., Olopade, O.I., Moore, D.T., Perou, C.M., 2006. Phenotypic evaluation of the basal-like subtype of invasive breast carcinoma. Mod. Pathol. 19 (2), 264-271.

[73] Loprinzi, C.L., Ravdin, P.M., 2003. Decision-making for patients with resectable breast cancer: individualized decisions for and by patients and their physicians. J. Natl.

Compr. Cancer Netw. 1 (2), 189-196.

[74] Lord, C.J., Ashworth, A., 2013. Mechanisms of resistance to therapies targeting BRCA-mutant cancers. Nat. Med. 19 (11), 1381-1388.

[75] Mamtani, A., Barrio, A.V., King, T.A., Van Zee, K.J., Plitas, G., Pilewskie, M., El-Tamer, M., Gemignani, M.L., Heerdt, A.S., Sclafani, L.M., 2016. How often does neoadjuvant chemotherapy avoid axillary dissection in patients with histologically confirmed nodal metastases? Results of a prospective study. Ann. Surg. Oncol.23 (11), 3467-3474.

[76] Mansour, E.G., Gray, R., Shatila, A.H., Osborne, C.K., Tormey, D.C., Gilchrist, K.W., Cooper, M.R., Falkson, G., 1989. Efficacy of adjuvant chemotherapy in high-risk node-negative breast cancer. N. Engl. J. Med. 320 (8), 485-490.

[77] Mansour, E.G., Gray, R., Shatila, A.H., Tormey, D.C., Cooper, M.R., Osborne, C.K., Falkson, G., 1998. Survival advantage of adjuvant chemotherapy in high-risk node-negative breast cancer: ten-year analysis-an intergroup study. J. Clin. Oncol. 16 (11), 3486-3492.

[78] Martín, M., Rodríguez-Lescure, A., Ruiz, A., Alba, E., Calvo, L., Ruiz-Borrego, M., Munárriz, B., Rodríguez, C.A., Crespo, C., de Alava, E., 2008. GEICAM 9906 Study Investigators: Randomized phase 3 trial of fluorouracil, epirubicin, and cyclophosphamide alone or followed by Paclitaxel for early breast cancer. J. Natl. Cancer Inst. 100 (11), 805-814.

[79] Mehraj, U., Dar, A.H., Wani, N.A., Mir, M.A., 2021. Tumor microenvironment promotes breast cancer chemoresistance. Cancer Chemother. Pharmacol. 87, 1-12.

[80] Mehraj, U., Qayoom, H., Mir, M.A., 2021. Prognostic significance and targeting tumor-associated macrophages in cancer: new insights and future perspectives. Breast Cancer 28, 1-17.

[81] Mieog, J.S.D., Van der Hage, J.A., Van De Velde, C.J.H., 2007. Neoadjuvant chemotherapy for operable breast cancer. Journal of British Surgery 94 (10), 1189-1200.

[82] Millar, E.K.A., Graham, P.H., O'Toole, S.A., McNeil, C.M., Browne, L., Morey, A.L., Eggleton, S., Beretov, J., Theocharous, C., Capp, A., 2009. Prediction of local recurrence, distant metastases, and death after breast-conserving therapy in early-stage invasive breast cancer using a five-biomarker panel. J. Clin. Oncol. 27 (28), 4701-4708.

[83] Mir, M.A., 2015. Developing costimulatory molecules for immunotherapy of diseases. Developing costimulatory molecules for immunotherapy of diseases. Academic Press, Amsterdam.

[84] Mir, M.A., Mehraj, U., 2019. Double-crosser of the immune system: macrophages in tumor progression and metastasis. Curr. Immunol. Rev. 15 (2), 172-184.

[85] Mir, M.A., Qayoom, H., Mehraj, U., Nisar, S., Bhat, B., Wani, N.A., 2020. Targeting different pathways using novel

combination therapy in triple negative breast Cancer. Curr. Cancer Drug Targets 20 (8), 586-602.

[86] M.A. Mir, An introduction to breast cancer. Chapter-1. 2021, ISBN: 978-1-68507-195-0. DOI: https://doi.org/10.52305/ITAK4470.

[87] M.A. Mir, Novel biomarkers in breast cancer. Chapter-2. 2021, ISBN: 978-1-68507-195-0. DOI: https://doi.org/10.52305/DXSK7394.

[88] M.A. Mir, Therapeutic options for breast cancer. Chapter-3. 2021, ISBN: 978-1-68507-195-0. DOI: https://doi.org/10.52305/TILJ1241.

[89] M.A. Mir, Combination therapy with phytochemicals in breast cancer. Chapter-4. 2021, ISBN: 978-1-68507-195-0. DOI: https://doi.org/10.52305/PPUF2780.

[90] M.A. Mir, Immunotherapy and chemotherapy in breast cancer. Chapter-5. 2021, ISBN: 978-1-68507-195-0. DOI: https:// doi.org/10.52305/TJHX9068.

[91] M.A. Mir, Chemotherapy in combination with surgery and radiotherapy in breast cancer. Chapter-6. 2021, ISBN: 978-1-68507-195-0. DOI: https://doi.org/10.52305/ZMNJ6932.

[92] M.A. Mir, Different drug delivery approaches for breast cancer. 2021, ISBN: 978-1-68507-195-0. Chapter-7. DOI: https:// doi.org/10.52305/DHHG6044.

[93] M.A. Mir, Therapeutic landscape of metaplastic breast cancer. Chapter-8. 2021, ISBN: 978-1-68507-195-0. DOI: https:// doi.org/10.52305/GGFR2459.

[94] Nandi, M., Mahata, A., Mallick, I., Achari, R., Chatterjee, S., 2014. Hypofractionated radiotherapy for breast cancerspreliminary results from a tertiary care center in eastern India. Asian Pac. J. Cancer Prev. 15 (6), 2505-2510.

[95] Nguyen, P.L., Taghian, A.G., Katz, M.S., Niemierko, A., Abi Raad, R.F., Boon, W.L., Bellon, J.R., Wong, J.S., Smith, B.L., Harris, J.R., 2008. Breast cancer subtype approximated by estrogen receptor, progesterone receptor, and HER-2 is associated with local and distant recurrence after breast-conserving therapy. J. Clin. Oncol. 26 (14), 2373-2378.

[96] Nielsen, T.O., Hsu, F.D., Jensen, K., Cheang, M., Karaca, G., Hu, Z., Hernandez-Boussard, T., Livasy, C., Cowan, D., Dressler, L., 2004. Immunohistochemical and clinical characterization of the basal-like subtype of invasive breast carcinoma. Clin. Cancer Res. 10 (16), 5367-5374.

[97] Palma, G., Frasci, G., Chirico, A., Esposito, E., Siani, C., Saturnino, C., Arra, C., Ciliberto, G., Giordano, A., D'Aiuto, M., 2015. Triple negative breast cancer: looking for the missing link between biology and treatments. Oncotarget 6 (29), 26560.

[98] Pearson, R., Milligan, R., Cain, H., 2017. Radioactive iodine-125 seed localisation of breast carcinoma in advance of the day of surgery reduces pre-operative anxiety levels. Eur. J. Surg. Oncol. 43 (5), S7.

[99] Qayoom, H., Mehraj, U., Aisha, S., Sofi, S., Mir, M.A., 2021. Integrating immunotherapy with chemotherapy:

a new approach to drug repurposing. In (Ed.), Drug repurposing - molecular aspects and therapeutic applications [working title]. IntechOpen. https://doi.org/10.5772/intechopen.100183.

[100] Quinn, J.E., Kennedy, R.D., Mullan, P.B., Gilmore, P.M., Carty, M., Johnston, P.G., Harkin, D.P., 2003. BRCA1 functions as a differential modulator of chemotherapy-induced apoptosis. Cancer Res. 63 (19), 6221-6228.

[101] Ringel, I., Horwitz, S.B., 1991. Studies with RP 56976 (taxotere): a semisynthetic analogue of taxol. J. Natl. Cancer Inst. 83 (4), 288-291.

[102] Rouzier, R., Perou, C.M., Symmans, W.F., Ibrahim, N., Cristofanilli, M., Anderson, K., Hess, K.R., Stec, J., Ayers, M., Wagner, P., 2005. Breast cancer molecular subtypes respond differently to preoperative chemotherapy. Clin. Cancer Res. 11 (16), 5678-5685.

[103] Rowinsky, E.K., Donehower, R.C., 1995. Paclitaxel (taxol). N. Engl. J. Med. 332 (15), 1004-1014.

[104] Schiff, P.B., Fant, J., Horwitz, S.B., 1979. Promotion of microtubule assembly in vitro by taxol. Nature 277 (5698), 665-667.

[105] Schrijvers, D., Wanders, J., Dirix, L., Prove, A., Vonck, I., Van Oosterom, A., Kaye, S., 1993. Coping with toxicities of docetaxel (TaxotereTM). Ann. Oncol. 4 (7), 610-611.

[106] Sharma, G.N., Dave, R., Sanadya, J., Sharma, P., Sharma, K.K., 2010. Various types and management of breast cancer: an overview. J. Adv. Pharm. Technol. Res. 1 (2), 109.

[107] Shockman, G., Waksman, S.A., 1951. Rhodomycin-an antibiotic produced by a red-pigmented mutant of Streptomyces griseus. Antibiot. Chemother. 1 (1), 68-75.

[108] Sikov, W.M., Berry, D.A., Perou, C.M., Singh, B., Cirrincione, C.T., Tolaney, S.M., Kuzma, C.S., Pluard, T.J., Somlo, G., Port, E.R., 2015. Impact of the addition of carboplatin and/or bevacizumab to neoadjuvant once-per-week paclitaxel followed by dose-dense doxorubicin and cyclophosphamide on pathologic complete response rates in stage II to III triple-negative breast cancer: CALGB 40603 (Alliance). J. Clin. Oncol. 33 (1), 13.

[109] Silver, D.P., et al., 2010. Efficacy of neoadjuvant cisplatin in triple-negative breast cancer. J. Clin. Oncol. 28, 1145-1153.

[110] Slamon, D., Mackey, J., Robert, N., Crown, J., Martin, M., Eiremann, W., Pienkowski, T., Bee, V., Taupin, H., Villalobos, I., 2007. Role of anthracycline-based therapy in the adjuvant treatment of breast cancer: efficacy analyses determined by molecular subtypes of the disease. Breast Cancer Res. Treat. 106, S5-S6.

[111] Sledge, G.W., Neuberg, D., Bernardo, P., Ingle, J.N., Martino, S., Rowinsky, E.K., Wood, W.C., 2003. Phase III trial of doxorubicin, paclitaxel, and the combination of doxorubicin and paclitaxel as front-line chemotherapy

for metastatic breast cancer: an intergroup trial (E1193). J. Clin. Oncol. 21 (4), 588-592.

[112] Solin, L.J., Hwang, W.-T., Vapiwala, N., 2009. Outcome after breast conservation treatment with radiation for women with triple-negative early-stage invasive breast carcinoma. Clin. Breast Cancer 9 (2), 96-100.

[113] Sparano, J.A., 1998, August. Use of dexrazoxane and other strategies to prevent cardiomyopathy associated with doxorubicin-taxane combinations. Semin. Oncol. 25 (4) Suppl 10, 66-71.

[114] Stemke-Hale, K., Gonzalez-Angulo, A.M., Lluch, A., Neve, R.M., Kuo, W.-L., Davies, M., Carey, M., Hu, Z., Guan, Y., Sahin, A., 2008. An integrative genomic and proteomic analysis of PIK3CA, PTEN, and AKT mutations in breast cancer. Cancer Res. 68 (15), 6084-6091.

[115] Swain, S.M., Jeong, J.-H., Geyer Jr, C.E., Costantino, J.P., Pajon, E.R., Fehrenbacher, L., Atkins, J.N., Polikoff, J., Vogel, V.G., Erban, J.K., 2010. Longer therapy, iatrogenic amenorrhea, and survival in early breast cancer. N. Engl. J. Med. 362 (22), 2053-2065.

[116] Tan, C., Etcubanas, E., Wollner, N., Rosen, G., Gilladoga, A., Showel, J., Murphy, M.L., Krakoff, I.H., 1973. Adriamycin—an antitumor antibiotic in the treatment of neoplastic diseases. Cancer 32 (1), 9-17.

[117] Tassone, P., Tagliaferri, P., Perricelli, A., Blotta, S., Quaresima, B., Martelli, M.L., Goel, A., Barbieri, V., Costanzo, F., Boland, C.R., 2003. BRCA1 expression modulates chemosensitivity of BRCA1-defective HCC1937 human breast cancer cells. Br. J. Cancer 88 (8), 1285-1291.

[118] Torti, F.M., Bristow, M.M., Lum, B.L., Carter, S.K., Howes, A.E., Aston, D.A., Brown, B.W., Hannigan, J.F., Meyers, F.J., Mitchell, E.P., 1986. Cardiotoxicity of epirubicin and doxorubicin: assessment by endomyocardial biopsy. Cancer Res. 46 (7), 3722-3727.

[119] Traina, T.A., Miller, K., Yardley, D.A., Eakle, J., Schwartzberg, L.S., O'Shaughnessy, J., Gradishar, W., Schmid, P., Winer, E., Kelly, C., 2018. Enzalutamide for the treatment of androgen receptor-expressing triple-negative breast cancer. J. Clin. Oncol. 36 (9), 884.

[120] Tutt, A., Ellis, P., Kilburn, L., Gilett, C., Pinder, S., Abraham, J., Bliss, J., 2015. The TNT trial: A randomized phase III trial of carboplatin (C) compared with docetaxel (D) for patients with metastatic or recurrent locally advanced triple negative or BRCA1/2 breast cancer (CRUK/07/012). Cancer Res 75 (9), S3-01.

[121] Tutt, A., Robson, M., Garber, J.E., Domchek, S., Audeh, M.W., Weitzel, J.N., Friedlander, M., Carmichael, J., 2009. Phase II trial of the oral PARP inhibitor olaparib in BRCA-deficient advanced breast cancer. J. Clin. Oncol. 27 (18_suppl), CRA501 CRA501.

[122] Uematsu, T., Kasami, M., Yuen, S., 2009. Triple-negative breast cancer: correlation between MR imaging and pathologic findings. Radiology 250 (3), 638-647.

[123] Verma, S., Provencher, L., Dent, R., 2011. Emerging trends in the treatment of triple-negative breast cancer in Canada: a survey. Curr. Oncol. 18 (4), 180-190.

[124] Voduc, K.D., Cheang, M.C.U., Tyldesley, S., Gelmon, K., Nielsen, T.O., Kennecke, H., 2010. Breast cancer subtypes and the risk of local and regional relapse. J. Clin. Oncol. 28 (10), 1684-1691.

[125] Von Minckwitz, G., Hahnen, E., Fasching, P.A., Hauke, J., Schneeweiss, A., Salat, C., Rezai, M., Blohmer, J.U., Zahm, D.M., Jackisch, C., 2014. Pathological complete response (pCR) rates after carboplatin-containing neoadjuvant chemotherapy in patients with germline BRCA (g BRCA) mutation and triple-negative breast cancer (TNBC): results from GeparSixto. Journal of clinical oncology. American Society of Clinical Oncology, Amsterdam.

[126] Von Minckwitz, G., Loibl, S., Untch, M., Eidtmann, H., Rezai, M., Fasching, P.A., Tesch, H., Eggemann, H., Schrader, I., Kittel, K., 2014. Survival after neoadjuvant chemotherapy with or without bevacizumab or everolimus for HER2-negative primary breast cancer (GBG 44-GeparQuinto). Ann. Oncol. 25 (12), 2363-2372.

[127] Von Minckwitz, G., Schneeweiss, A., Loibl, S., Salat, C., Denkert, C., Rezai, M., Blohmer, J.U., Jackisch, C., Paepke, S., Gerber, B., 2014. Neoadjuvant carboplatin in patients with triple-negative and HER2-positive early breast cancer (GeparSixto; GBG 66): a randomised phase 2 trial. Lancet Oncol. 15 (7), 747-756.

[128] Wahba, H.A., El-Hadaad, H.A., 2015. Current approaches in treatment of triple-negative breast cancer. Cancer Biol. Med. 12 (2), 106.

[129] Wang, J., Shi, M., Ling, R., Xia, Y., Luo, S., Fu, X., Xiao, F., Li, J., Long, X., Wang, J., Hou, Z., Chen, Y., Zhou, B., Xu, M., 2011. Adjuvant chemotherapy and radiotherapy in triple-negative breast carcinoma: a prospective randomized controlled multi-center trial. Radiother. Oncol. 100 (2), 200-204.

[130] Wang, S., Yang, H., Tong, F., Zhang, J., Yang, D., Liu, H., Cao, Y., Liu, P., Zhou, P., Cheng, L., 2009. Response to neoadjuvant therapy and disease free survival in patients with triple-negative breast cancer. Gan To Kagaku Ryoho 36 (2), 255-258.

[131] Wani, M.C., 1972. Plant antitumor agents. VI. The isolation and structure of taxol, a novel antileukemic and antitumor agent from Taxus brevifolia. J. Am. Chem. Soc. 19, 2325-2326.

[132] Weaver, B.A., 2014. How Taxol/paclitaxel kills cancer cells. Mol. Biol. Cell 25 (18), 2677-2681.

[133] Zasadil, L.M., Andersen, K.A., Yeum, D., Rocque, G.B., Wilke, L.G., Tevaarwerk, A.J., Raines, R.T., Burkard, M.E.,

Weaver, B.A., 2014. Cytotoxicity of paclitaxel in breast cancer is due to chromosome missegregation on multipolar spindles. Sci. Transl. Med. 6 (229) 229ra243-229ra243.

[134] Zhang, X., Kang, L.G., Ding, L., Vranic, S., Gatalica, Z., Wang, Z.-Y., 2011. A positive feedback loop of ER-α36/EGFR promotes malignant growth of ER-negative breast cancer cells. Oncogene 30 (7), 770-780.

[135] Zhou, S.-F., Shi, W.-F., Meng, D., Sun, C.-L., Jin, J.-R., Zhao, Y.-T., 2012. Interoperative radiotherapy of seventy-two cases of early breast cancer patients during breast-conserving surgery. Asian Pac. J. Cancer Prev. 13 (4), 1131-1135.

第5章 免疫系统在三阴性乳腺癌中的作用

Role of immune system in TNBC

Manzoor A. Mir* Shazia Sofi* Hina Qayoom 著
傅健飞 郭秋生 译

乳腺癌是一种极具挑战性的疾病，死亡率高（Mehraj et al., 2021）。目前它已成为全球最常见的恶性肿瘤，也是世界公共卫生的难题。在组织学上，乳腺癌主要分为侵袭性乳腺癌和非侵袭性乳腺癌两种类型。在临床上，乳腺癌主要分为激素受体（hormone receptor，HR）阳性型、人表皮生长因子受体2（human epidermal growth factor receptor 2，HER-2）阳性型和三阴性乳腺癌（triple negative breast cancer，TNBC）三种分子亚型（Mir et al., 2021）。TNBC是雌激素受体（estrogen receptor，ER）、孕激素受体（progesterone receptor，PR）和HER-2三种受体全部缺失的一种类型，占全部乳腺癌的10%～20%，异质性强，预后最差（Kalimutho et al., 2015）。根据分子的异质性，TNBC可进一步分为6个亚类。包括乳腺癌在内的恶性肿瘤的特征之一是免疫系统的激活，免疫应答是先天性免疫和后天性免疫协调的结果。免疫系统的主要执行者是免疫细胞，既包括先天性免疫细胞［单核细胞、抗原提呈细胞（antigen-presenting cell, APC）、巨噬细胞和中性粒细胞］，也包括获得性免疫细胞（B细胞和T细胞）。获得性免疫细胞主要依靠先天性免疫系统识别并消灭抗原。在恶性肿瘤的进展过程中，先天性免疫系统和后天性免疫系统之间会出现失衡，这有利于恶性肿瘤的生长（Mir et al., 2021）。免疫细胞在调节免疫系统的促肿瘤或抗肿瘤功能方面发挥了重要作用。换言之，处于不同阶段的肿瘤细胞的转归很大程度上受到免疫细胞的调节（Denkert et al., 2010）。

尽管目前乳腺癌有多种治疗方案，然而仍有许多患者对这些治疗产生耐药。一方面，在所有乳腺癌亚型中，TNBC最具有挑战性，而另一方面，认为免疫系统对这一亚型有更多的影响。本章将对免疫系统在恶性肿瘤作用，尤其对TNBC的作用进行阐述，还将进一步阐述各种免疫检查点分子在TNBC中的作用。

一、肿瘤-免疫循环

早在1959年，就有学者开始研究乳腺癌和免疫系统之间的关系（Berg, 1959）。免疫系统有可能通过非连续的方式在乳腺癌发展的不同阶段发挥着清除肿瘤或免疫逃逸作用。这种循序渐进的破坏肿瘤细胞的过程被称为"肿瘤-免疫循环"

---

*. 两位著者对本章的贡献相等。

（Chen and Mellman, 2013）（图 5-1）。除此之外，肿瘤 - 免疫循环在激活、抑制免疫应答之间发挥平衡作用，以避免过度免疫应答引起自身免疫性疾病。在免疫编辑过程中，免疫系统清除肿瘤细胞并编辑肿瘤细胞的基因组，发挥双刃剑的作用（Efremova et al., 2018）。免疫检查点抑制药可增强免疫编辑的过程（Mir et al., 2021）。

二、肿瘤中的免疫系统：亦敌亦友

在恶性肿瘤中，多种内源性炎症参与了肿瘤的发生和发展。由于多种形式的炎症的形成，BTM 中出现了大量的先天性和获得性免疫细胞（Grivennikov et al., 2010）。此外，这些炎症会影响个体对肿瘤细胞的免疫应答，因此可在化疗和免疫治疗时加以利用（Grivennikov et al., 2010）。肿瘤通常由获得性免疫系统进行防御，主要由 T 细胞依赖的免疫应答完成（Hwang and Nguyen,

2015）。例如，CD8⁺T 细胞可分泌颗粒酶、穿孔素和 γ 干扰素（interferon-γ，IFN-γ），从而协助清除肿瘤细胞（Töpfer et al., 2011）。研究表明，免疫细胞可能具有抗肿瘤或促肿瘤作用，或者两者兼有。例如，CD8⁺ 和 CD4⁺T 细胞、DC 等兼具这两种作用，CD4⁺T2 细胞只具有促肿瘤作用，而自然杀伤（natural killer，NK）细胞不具有促肿瘤作用（Grivennikov et al., 2010）。此外，TME 内的 DC 通过将抗原提呈给 CD8⁺ 和 CD4⁺T 细胞而激发抗肿瘤反应（da Cunha et al., 2014）。调节性 T 细胞（regulatory T cell，Treg）除了具有抑制自身免疫性疾病的能力外，还具有通过抑制各种免疫细胞（如 NK 细胞、DC 和 CD8⁺T 细胞）来抑制对肿瘤的反应的能力（Tan et al., 2011）。因此，将来免疫治疗或许可以利用这一点，通过增强 DC、CD8⁺T 细胞和 NK 细胞的抗肿瘤作用，或者抑制 Treg 的促肿瘤作用，从而使乳腺癌患者获益。

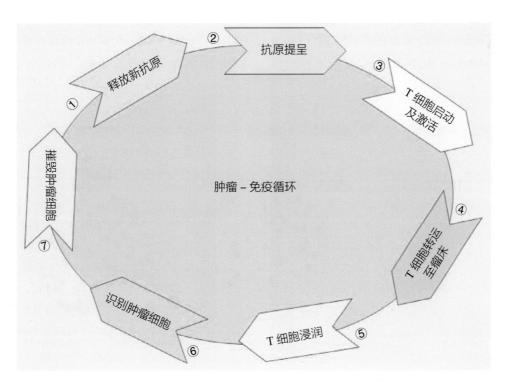

▲ 图 5-1　肿瘤 - 免疫循环包括多个步骤：①肿瘤细胞释放新的抗原；②树突状细胞（dendritic cell，DC）识别新抗原，并将其提呈给 T 细胞；③ T 细胞活化，并产生特异性肿瘤免疫应答；④活化的 T 细胞通过循环系统向肿瘤微环境（tumor microenvironment，TME）迁移；⑤ T 细胞浸润至 TME 中；⑥在 TME 中 T 细胞识别；⑦同时借助 T 细胞受体（T-cell receptor，TCR）杀伤肿瘤细胞

免疫细胞在肿瘤进展中的作用

肿瘤内的炎性细胞最先在人类肿瘤细胞中被发现，通过它们可以更好地了解肿瘤的生物学行为。肿瘤进展主要是因为个体免疫系统出现异常，导致肿瘤细胞增殖、免疫抑制，最终引起转移（Palucka and Coussens, 2016，图 5-2）。

起初，各种免疫细胞帮助识别和消除肿瘤细胞，但一些肿瘤细胞具有免疫耐受性或不具有免疫原性，从而不被免疫细胞清除。尽管免疫系统在一定程度上可控制肿瘤的生长，但这些细胞仍然可以不断地分裂（Teng et al., 2015）。当肿瘤细胞发生免疫逃逸时，意味着进入了进展期，有多种炎性细胞与预后相关。例如，浸润性巨噬细胞的增多与不良预后有关（Zhang et al., 2011; Mantovani et al., 2017; Gonzalez et al., 2018）；而肿瘤浸润性 T 细胞的增加与更好的预后相关。不同免疫细胞在肿瘤进展或消退中的作用如下。

1. 巨噬细胞

巨噬细胞属于先天免疫系统，在组织止血、抵抗病原体和伤口愈合等方面作用广泛（Lavin et al., 2015; Mehraj et al., 2021）。它们作为肿瘤相关炎症的重要参与者，在肿瘤耐药或转移进展的每一个阶段都有所参与（Noy and Pollard, 2014; Kitamura et al., 2015; Gonzalez et al., 2018，图 5-3）。

TME 中的巨噬细胞称为肿瘤相关巨噬细胞（tumor-associated macrophage，TAM）。研究表明，高水平的 TAM 与预后较差和总生存期（OS）下降有关（Noy and Pollard, 2014）。巨噬细胞根据其表型分为两种亚型：M_1 型（活化的巨噬细胞）和 M_2 型巨噬细胞（Mantovani et al., 2002），两者功能相反。M_1 型巨噬细胞具有抗肿瘤特性，因此有助于杀灭肿瘤细胞，而 M_2 型巨噬细胞则可促进肿瘤的进展（表 5-1）。在肿瘤进展过程中，TME 表现出 M_2 表型，从而促进了该过程（Mantovani et al., 2017）。TAM 的促进肿瘤作用可通过多种途径实现，如诱导淋巴管和血管生成、刺激肿瘤细胞增殖、刺激上皮 - 间质转化（EMT）、诱导耐药性产生、细胞外基质（extracellular matrix，ECM）重构、促进转移、抑制抗肿瘤免疫应答等（DeNardo et al., 2011; Qian et al., 2015; Mantovani et al., 2017）。通常，TAM 发挥促肿瘤功能，但也可表现出抗肿

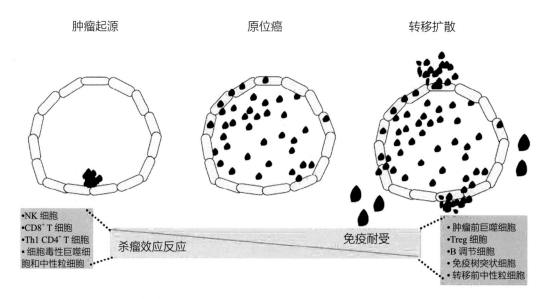

▲ 图 5-2 耐受性免疫应答和效应性免疫应答之间的平衡状态

在肿瘤的早期阶段，肿瘤细胞被效应 T 细胞清除。但在疾病进展的后期，发生了各种外周免疫耐受过程，以及免疫抑制细胞之间的相互作用，这对肿瘤细胞有益

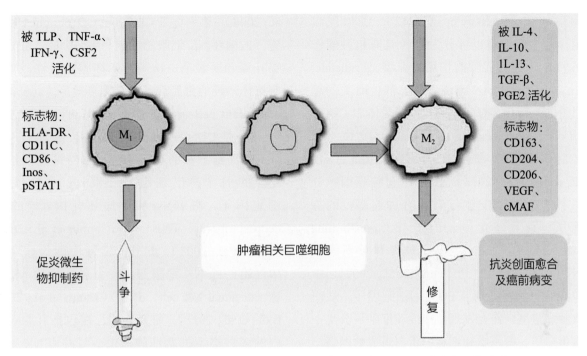

被 TLP、TNF-α、IFN-γ、CSF2 活化

标志物：HLA-DR、CD11C、CD86、Inos、pSTAT1

促炎微生物抑制药

斗争

肿瘤相关巨噬细胞

被 IL-4、IL-10、1L-13、TGF-β、PGE2 活化

标志物：CD163、CD204、CD206、VEGF、cMAF

修复

抗炎创面愈合及癌前病变

▲ 图 5-3　巨噬细胞的两种表型及其在免疫组化标记、激活机制和功能方面的区别

表 5-1　M_1 型和 M_2 型巨噬细胞的区别

序 号	特 征	M_1 型	M_2 型
1	表型	促炎	抗炎
2	标志物	TNF-α、IL-1β、IL-12、IL-23、CXCL10、Pstat1、MMP9	IL-10、TGF-β、CCL17、CCL22、CD163、CD206、Pstst3/6
3	吞噬能力	强	弱
4	抗原提呈	强	弱

瘤的活性（Hanna et al., 2015）。TAM 在肿瘤部位募集时需要大量的趋化因子参与，如血管内皮生长因子（VEGF）、C-C 基序趋化因子配体 2（c-c motif chemokine ligand 2，CCL2）、集落刺激因子 -1（colony-stimulating factor-1，CSF-1）、C-C 趋化因子受体 5 型（c-c chemokine receptor type 5，CCL5）等。VEGF 具有促肿瘤和促血管生成的作用，如在实验中，单核细胞中 VEGF 的缺失可以抑制乳腺癌转移负荷（Qian et al., 2011）。由此可见，TAM 可通过转化为更具侵袭性的表型以促进肿瘤进展。

2. 中性粒细胞

中性粒细胞约占白细胞总数的 50%～70%，在先天性免疫中发挥关键作用，是急性炎症的标志物。研究表明，它们是包括肿瘤在内的慢性炎症性疾病的重要参与者（Mir et al., 2021）。在各种免疫细胞中，它们最先到达受损组织，开启杀伤病原体的过程，并通过各种机制调节炎症过程，包括分泌抗菌蛋白及吞噬作用等（Kolaczkowska and Kubes, 2013）。研究表明，肿瘤患者体内肿瘤相关中性粒细胞（tumor associated neutrophil，TAN）水平的升高与较差的预后相关（Donskov et al., 2012）。类似巨噬细胞，中性粒细胞也可分为 N_1（具有抗肿瘤作用）和 N_2（具有促肿瘤作用）亚型（Fridlender et al., 2009）。同 TAN 定位到肿瘤部位有关的趋化因子主要是 C-X-C 基序趋化因子受体 2（C-X-C motif chemokine receptor 2，CXCR2）配体，如 CXCL5、CXCL2 和 CXCL1（Jamieson et al., 2012; Katoh et al., 2013），由间质和肿瘤细胞分泌。不仅 CXCR2 配体与 TAN 在肿瘤部位的募集有关，而且转化生长因子 –β（transforming growth factor-β，TGF-β）也在募集和重新编辑 TAN 方面发挥作用（Fridlender et al., 2009）。中性粒细胞分泌多种调节 ECM 的细胞因子，从而导致肿瘤进展。研究发现，中性粒细胞可分泌一种由蛋白质、染色质和细胞内蛋白组成的网络结构，具有破坏和清除肿瘤细胞的能力，被称为中性粒细胞胞外陷阱（neutrophil extracellular trap，NET）（Cools-Lartigue et al., 2013）。在肿瘤患者及动物模型中，发现肿瘤附近 NET 的出现与肿瘤进展有关（Papayannopoulos, 2018）。

多个研究已经得出结论，中性粒细胞在肿瘤进展的每一步都扮演着重要的角色；然而，只有获得充分的研究结果，才能深入地了解 TAN 表型多样性。

3. NK 细胞

NK 细胞属于先天性免疫系统细胞，具有溶解受感染细胞的能力（Cerwenka and Lanier, 2016）。NK 细胞的特征是所表达的受体在免疫监视过程中能够抑制或刺激特定的信号（Mir et al., 2021）。抑制受体具有破坏、下调主要组织相容性复合体（major histocompatibility complex，MHC）– I 分子表达的能力（Marcus et al., 2014），具有明确的抗肿瘤活性（Marcus et al., 2014; Marcus et al., 2014）。然而，正常细胞上 MHC-I 分子的存在使它们能够与 NK 细胞上的受体结合来抑制 NK 细胞的功能（Mir, Lanier, 2005）。根据 CD16 和 CD56 的表达情况，已鉴定出两种类型的血液 NK 细胞（Cooper et al., 2001; Vivier et al., 2008）。第一类是 CD56dim CD16bright NK 细胞，占循环 NK 细胞总数的 90%～95%，可分泌穿孔素和颗粒酶，从而产生细胞毒活性，并具有抗体依赖的细胞介导的细胞毒效应（antibody-dependent cell-mediated cytotoxicity，ADCC）。第二类是 CD56bright CD16dim NK 细胞，占循环 NK 细胞总数的 5%～10%，其特征是能够分泌辅助性 T 淋巴细胞 1（T-helper 1，Th1）型细胞因子，如 IFN-γ 和肿瘤坏死因子（tumor necrosis factor，TNF）–α（Cooper et al., 2001; Vivier et al., 2008）。此外，发育中的蜕膜组织中还有一个 NK 细胞亚群，命名为蜕膜 NK 细胞（decidual NK cell，dNK）（Hanna et al., 2006; Blois et al., 2011）。研究表明，在包括乳腺癌在内的多种类型的恶性肿瘤中，与外周 NK 细胞相比，肿瘤内 NK 细胞的表型发生了一些变化（Mamessier et al., 2011; Bruno et al., 2013; Bruno et al., 2018）。因此，很明显 NK 细胞的表型发生了异常变化，其功能和定位受到肿瘤转化的影响。

4. 树突状细胞

树突状细胞（dendritic cell, DC）是一种 APC，根据 MHC 分子的差异将抗原提呈给 T 细胞，在先天性和后天性免疫中均可发挥作用，存在于除脑实质以外的所有组织中（Mildner and Jung, 2014）。肿瘤浸润性 DC 存在于多种类型的肿瘤组织中（Janco et al., 2015），它们通过 T 细胞活化与否，发挥着调节肿瘤发生、发展的作用。研究表明，肿瘤中 DC 的分化和激活功能已发生改变，不能高效地激活免疫应答（Ruffell et al., 2014）。因此 DC 在肿瘤进展过程中也可以导致免疫无应答，尽管 TME 中存在 DC，但在肿瘤进展过程中免疫监测仍然可能遭遇失败。肿瘤细胞表达 PD-L1 是导致 TME 中 DC 功能改变的因素之一（Salmon et al., 2016），而导致它们功能失调的另外一个因素是异常的脂质聚集（Herber et al., 2010）。研究表明，TME 中的 DC 的特征是抗原交叉提呈改变（Zong et al., 2016）。这直接影响抗肿瘤免疫的激活和延续，从而导致肿瘤的进展。最近还发现，肿瘤浸润性 DC 可以被肿瘤细胞转化为免疫抑制调节细胞（Tassone et al., 2003）。包括乳腺癌小鼠模型在内的多种小鼠肿瘤模型的研究表明，肿瘤细胞分泌前列腺素 E_2，致使 DC 对 TME 的定位受损，导致肿瘤相关的 NK 细胞功能障碍，从而影响依赖 NK 细胞的 DC 的募集（Böttcher et al., 2018）。

5. T 细胞

T 细胞是一种特殊类型的获得性免疫细胞，具有直接杀伤受感染细胞、活化其他免疫细胞、分泌各种细胞因子从而调节免疫应答的能力（Speiser et al., 2016）。由于肿瘤细胞被各种类型的免疫细胞攻击，其中最常见的是 TAM，其次是 T 细胞，因此 T 细胞在各种类型的肿瘤中格外受到关注。TME 内的 T 细胞包括记忆 T 细胞、幼稚 T 细胞、效应 T 细胞和 Treg 细胞（Hashimoto et al., 2018）。T 细胞的作用机制涉及抗原激活 TCR，然后激活细胞内的程序，帮助 T 细胞分化为细胞毒效应性 T 细胞，从而将抗原清除。在效应性 T 细胞大量增殖并将抗原清除后，大多数 T 细胞死亡，只有少数记忆 T 细胞存活，从而保持对抗原的长期免疫（Chang et al., 2014）。然而，研究表明，肿瘤患者存在 T 细胞功能障碍和衰竭，这种功能障碍是许多肿瘤的重要特征之一（Jiang et al., 2015）。T 细胞功能受损是因为 TME 中存在多种免疫抑制细胞和趋化因子，导致肿瘤进展。例如，在 TME 的 $CD8^+T$ 细胞上，多种抑制受体的表达水平增加，包括与 T 细胞功能障碍直接相关的 T 细胞免疫球蛋白和黏蛋白结构域分子 –3（T cell immunoglobulin and mucin domain-3，TIM-3）和 PD-1 受体。此外，T 细胞功能的这种损害会导致多种细胞因子的分泌改变，包括 IFN-γ、白细胞介素（interleukin, IL）–2 和 TNF-α（Chauvin et al., 2015; Wang et al., 2017）。导致 T 细胞功能障碍的其他因素包括检查点上调、代谢和转录因子的改变（Le Bour-geois et al., 2018; Liu et al., 2019）（表 5–2）。在各种检查点中，最重要的两个是 PD-1 和 CTLA-4，它们可负向调节 T 细胞的功能，从而通过免疫逃逸促进肿瘤进展（Pardoll 2012）。在包括乳腺癌在内的多种恶性肿瘤中，CTLA-4 在 T 细胞功能障碍中的作用至关重要（Erfani et al., 2006）。通过多种免疫细胞和肿瘤细胞证实，PD-1 与 PD-L1 结合后，下调 T 细胞的功能，从而抑制 T 细胞的抗肿瘤活性（Topalian et al., 2015）。这些检查点已被用于免疫治疗，并在多种类型的肿瘤中取得了巨大的成功（Hamid et al., 2013; Gotwals et al., 2017）。

6. 骨髓抑制细胞

骨髓抑制细胞（myeloid-derived suppressor cell，MDSC）是具有表型可塑性的抑制性免疫细胞的主要亚群之一，主要见于人类和小鼠肿瘤（Bronte et al., 2016; Tcyganov et al., 2018）。研究表明，粒细胞 –MDSC 能够抑制 EMT，而 EMT 是肿瘤进展的过程之一。单核细胞 –MDSC 更倾向于 EMT，从而增强与肿瘤逃逸相关的过程（Nagaraj et al., 2013）。此外，在乳腺癌小鼠模型中观察到，由于 TME 中出现 MDSC，导致 ECM 发

表 5–2　导致 T 细胞功能障碍的因素

序　号	转录因子	功能障碍描述
1	NR4A	是一种在 T 细胞中表达升高的转录因子，可以诱导 PD-1 和 TIM-3 的表达，改变 T 细胞的抗肿瘤活性
2	mTOR	是一种代谢检查点，通过各种转录因子调节糖酵解，从而增加 T 细胞中抑制性受体的表达
3	Eomes	通过诱导共抑制分子 B7 超家族成员 1（B7S1）途径 VC 与 T 细胞耗竭相关的转录因子

生变化，大量表达半胱氨酸和富含酸性的分泌蛋白（Sangaletti et al., 2016）。在肿瘤患者中，免疫检查点抑制药（immune checkpoint blockade，ICB）的耐药与MDSC相关（Gebhardt et al., 2015）。CSF-1调控着MDCS的浸润，有学者提出使用CSF-1/CSF-1R信号和CTLA-4的联合抑制逆转免疫治疗耐药的设想（Holmgaard et al., 2016）。

7. 肿瘤相关成纤维细胞

肿瘤相关成纤维细胞（cancer-associated fibroblast, CAF）是一组具有多种来源的异质细胞，大多来源于常驻成纤维细胞（Mir et al., 2021），其他来源包括周细胞、内皮细胞、间充质干细胞、脂肪细胞和上皮细胞等（图5-4）。根据形态特征和特定的标志物，CAF可以在TME中得到相应的区分（Liu et al., 2006）。在转移的过程中，正常的成纤维细胞重新聚集到肿瘤部位，在肿瘤细胞产生的各种细胞因子的辅助下，成纤维细胞被激活（Räsänen and Vaheri, 2010）。此外，研究表明，miRNA在正常成纤维细胞转化为CAF的过程中起着重要作用（Yu et al., 2010; Enkelmann et al., 2011; Zhao et al., 2012）。这些

CAF分泌各种细胞因子促进肿瘤生长（Östman and Augsten, 2009）。研究还揭示了CAF在肿瘤转移中也发挥作用（Karagiannis et al., 2012; Pavlides et al., 2012）。此外，在TNBC患者肿瘤基质中的CAF也被认为在骨转移中起作用（Zhang et al., 2013）。因此，CAF可以被认为是肿瘤进展的重要驱动因素，它们对肿瘤的发展产生了积极的影响。

8. B细胞

B细胞是体液免疫应答的重要组成部分，能够产生免疫球蛋白（抗体）。它们对抗抗原的作用机制包括B细胞受体（B-cell receptor，BCR）识别抗原，然后幼稚B细胞转化为浆细胞（plasma cell，PC），从而产生抗体（Packard and Cambier, 2013）。因所在部位以及对T细胞的依赖与否等方面的差异，成熟后的B细胞分为B_1、B_2和边缘带（marginal zone, MZ）B细胞三个亚群（Allman and Pillai, 2008）。作为各种类型免疫细胞的定植地，TME中存在不同的B细胞亚群，这些亚群可能表现出抵抗或促进免疫应答的作用，进而导致肿瘤进展或肿瘤免疫逃逸（Nielsen et al., 2004;

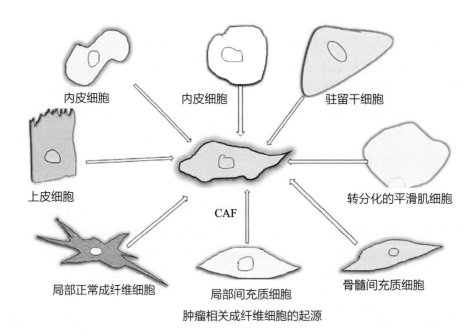

▲ 图5-4　CAF大多起源于局部成纤维细胞，以及内皮细胞、骨髓基质细胞等其他类型的细胞
CAF. 肿瘤相关成纤维细胞

Rubtsova et al., 2015; Mir and Mehraj, 2019）。

三、免疫系统和 TNBC

TNBC 具有较大的分子异质性，预后差（Kast et al., 2015），治疗选择非常有限，有必要开发新的治疗方法，从而能够彻底改变乳腺癌治疗领域的现状（Mir et al., 2021）。策略之一就是通过乳腺癌患者的免疫系统控制肿瘤（Qayoom et al., 2021）。

（一）TNBC 的免疫学特征

TNBC 细胞

与其他类型的乳腺癌不同，TNBC 有更多的 *BRCA1/2* 和 *TP53* 基因突变。TNBC vs. 其他类型的乳腺癌，*BRCA1/2* 和 *TP53* 基因突变的比例分别为约 30% vs. 约 5% 和约 80% vs. 约 33%，因此有更多的 DNA 损伤修复机制的缺陷（Nolan et al., 2017; Crosby et al., 2018; Crosby EJ et al., 2018; Nolan E et al., 2017）。TNBC 与其他类型乳腺癌的另外一个区别是，TNBC 的正常错配修复（mismatch repair，MMR）缺陷更多（4.7%～6.9% vs. 约 2%）（Staaf et al., 2019）。由于 TNBC 患者中存在这些突变，其肿瘤突变负荷（tumor mutation burden，TMB）、新抗原水平和基因组不稳定性都增加了。与其他类型的乳腺癌相比，TNBC 患者的多肽和 DNA 更易产生突变，因此该亚型乳腺癌的免疫原性更强，进而可成为免疫治疗的重要靶点。此外，TNBC 还具有抑制免疫应答的能力，进而削弱天然免疫系统对其带来的杀伤。METABRIC 和 TCGA-BRCA 数据库显示，与其他类型的乳腺癌相比，TNBC 中有更多免疫相关基因的表达显著上调，如 *LAG3*、*CTLA-4*、*IDO1/2*、*PD-L1/2*、*TIGIT* 和 *PD-1* 等（Liu et al., 2018）。由于这些基因的表达，导致 TNBC 中的肿瘤细胞更易产生免疫逃逸。研究表明，效应 T 细胞分泌 IFN-γ，激活肿瘤细胞表达的 IFN-γ 受体（IFN-γ receptor，IFNGR），从而通过 JAK/STAT1/IRF1 信号转导通路诱导 *PD-L1* 的表达（Singh et al., 2020）。有一项研究表明，在大约 90% 的 TNBC 中，*PD-L1* 的转录也可以通过 *MUC1-C* 的扩增来得到强化。同样，*JAK/STAT/IFNGR/IRF1* 可以被 *MUC1-C* 激活，从而引起 *IDO1* 的表达（Yamashita et al., 2021）。TNBC 细胞还具有上调 CD73 的功能，CD73 具有通过 NK 细胞和 T 细胞表达的腺苷 A2a 受体（A2a receptor，A2AR）从细胞外的一磷酸腺苷（adenosine monophosphate，AMP）形成腺苷的能力，从而引起免疫抑制。CD73 在 TNBC 患者中的表达增加可引起抗肿瘤免疫应答延迟，并导致 TNBC 患者预后不良（Buisseret et al., 2018）。因此，通过靶向腺苷能通路可以增强免疫检查点抑制的作用。

（二）肿瘤微环境

TNBC 拥有更高的 TMB，可引起更多的 TIL 表达，从而有别于其他类型乳腺癌的 TME（Mir MA et al., 2021）。这些免疫细胞具有破坏和消灭 TNBC 细胞的能力，但最终受到肿瘤细胞的调控。TNBC TME 中的免疫细胞在免疫抑制中起重要作用（Mehraj et al., 2021）。这种免疫抑制在很大程度上受多种趋化因子的调节，如 C-C 基序配体（C-C motif ligand，CCL）、TGF、CSF、IL 和 MDSC 等（图 5-5）。

此外，若 TME 中存在 CCL12，一部分活化的 CAF 改变了细胞毒性 T 细胞（cyto-toxic T lymphocyte，CTL）的正常功能和作用，导致 CD4⁺CD25⁺Treg 细胞变得活跃并具有更强的增殖能力（Costa et al., 2018）。此外，在 CSF 和 TGF-β 水平升高的情况下，TNBC 微环境中的 TAM 转变为促炎 CD163⁺M₂ 型，大量分泌趋化因子（如 IL-10），从而抑制了效应 T 细胞的渗透功能（Ruffell et al., 2014; Sami et al., 2020）。M₂ 型 TAM 亦可以通过上调 B7-H4 和 PD-L1 抑制 CD8⁺T 细胞功能（Ceeraz et al., 2013; Roux et al., 2019）。因此，为了提高免疫治疗的有效性，人们对 M₂ 型 TAM 产生了浓厚的兴趣（DeNardo and Ruffell, 2019）。研究表明，抑制 CCL2 的分泌

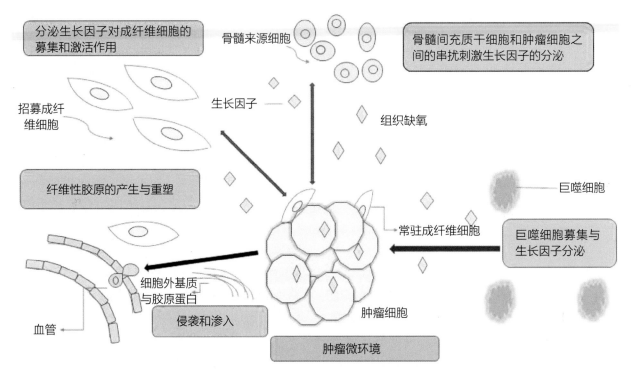

▲ 图 5-5　三阴性乳腺癌（TNBC）拥有更高的肿瘤突变负荷（TMB），可引起更多的肿瘤浸润淋巴细胞表达，从而有别于其他类型乳腺癌的肿瘤微环境（TME）。这些免疫细胞具有破坏和清除肿瘤细胞的能力，但反过来又受到肿瘤细胞的调控。TNBC 的 TME 中的免疫细胞在免疫抑制中起重要作用。这种免疫抑制在很大程度上受多种趋化因子的调节，如 CCL、TGF、CSF、IL 和 MDSC 等

可以通过减少 M₂ 型 TAM 和 MDSC 的数量而增强 TNBC 患者的肿瘤免疫应答（Liu et al., 2021）。尽管这些研究揭示了细胞因子在 TME 内免疫细胞表型转换中的重要性，但它们的表现和类型因个体和微环境的不同而有很大差异。由于 TNBC 具有异质性，因此有必要了解其在不同亚型中的细胞因子谱和模式，这些导致了它们在抗肿瘤免疫变化中的作用差异（Mir et al., 2020）。

　　肿瘤内的免疫细胞在组成上具有异质性，也就是说，瘤内免疫细胞在不同的局部微环境中获得表型可塑性和主导性，导致构建 TME 异质性的免疫细胞在招募、活化和分化中并非那么简单。最近的研究也强调了这一特点。Azizi 等做了单细胞 RNA 测序，观察到了相对于正常的乳房组织，乳腺癌组织中髓系和淋巴系相关的免疫细胞数量显著扩增，发现了 17 个独特的 T 细胞群和 14 个独特的髓系细胞群（Azizi et al., 2018）。局部微环境中免疫细胞的这种多样性是由于多

种因素造成的，包括多种细胞因子、缺氧和炎症等。不同 T 细胞亚群的出现即是这种多样性的一个例子，这是由于 TCR 表达的特异性决定的。同样，Wagner 团队用单细胞蛋白质组技术也得出了同样的结果，他们研究了人类乳腺癌生态系统，并揭示了 TME 内免疫细胞的表型可塑性（Wagner et al., 2019）。肿瘤内免疫细胞的这种特性影响了免疫治疗的有效性和预后。

四、TNBC 中的免疫检查点

　　如同其他亚型的乳腺癌一样，TNBC 与多种免疫检查点有关（表 5-3）。

（一）TNBC 中的肿瘤浸润淋巴细胞

　　BTM 是多种免疫细胞的定植地，这些细胞在肿瘤进展中发挥作用（Mir et al., 2013; Mehraj et al., 2021）。在 BTM 的各种免疫细胞中，肿

表 5-3　三阴性乳腺癌的免疫检查点概述

序　号	免疫检查点	概　述
1	TIL	是从血液中迁移到肿瘤中的免疫细胞，可以识别和消灭肿瘤细胞
2	PD-L1（CD274）	一种免疫抑制受体配体，表达于造血细胞、非造血细胞，如 B 细胞、T 细胞和不同类型的肿瘤细胞
3	PD-1（CD279）	一种共抑制膜受体，在活化的 T 细胞上的受体复合体受刺激，或者暴露于不同的细胞因子时表达（Seidel et al., 2018）。抑制 PD-1 可增强 T 细胞介导的免疫应答
4	CTLA-4（CD152）	一种共抑制蛋白，由 Treg 细胞组成性表达，主要在其他类型的 T 细胞中上调，如 CD4$^+$T 细胞、耗竭 T 细胞和活化后的细胞（Seidel et al., 2018）。阻止 CTLA-4 与 CD80/86 相互作用导致 T 细胞活性上调

瘤浸润淋巴细胞（tumor in filtering lymphocyte，TIL）是在肿瘤进展中发挥重要作用的免疫细胞之一（Dieci et al., 2014）。

乳腺癌中有超过 50% 的淋巴细胞浸润的称为淋巴细胞占优势的乳腺癌（lymphocyte predominant BC，LPBC），预后较好。TNBC 被认为是 LPBC（Loi et al., 2013; Ibrahim et al., 2014），问题是，相比其他乳腺癌亚型，为什么 TNBC 有更多的淋巴细胞浸润？原因之一可能是 TNBC 具有更频繁的基因突变和基因组不稳定性（Smid et al., 2011）。TIL 在乳腺癌领域，尤其是 TNBC 中具有更重要的临床意义。TNBC 中免疫炎症水平升高可作为化疗（chemotherapy，CT）疗效的预测指标（Ono et al., 2012; Dieci et al., 2014）。

1. TNBC 中的 TIL 亚群

(1) CD8$^+$T 细胞：CD8$^+$T 细胞是最重要的针对肿瘤细胞的获得性免疫 T 细胞之一。一旦识别出外来抗原，它们就会转变为 CTL。乳腺癌患者包括 TNBC 患者的 CD8$^+$T 细胞与预后改善相关（Mahmoud et al., 2011; Ibrahim et al., 2014; Ibrahim EM et al., 2014; Mahmoud SMA et al., 2011）。60% 的 TNBC 患者有 CD8$^+$T 细胞募集。一些研究表明，CD8$^+$T 细胞对激素受体（hormone receptor，HR）阴性的乳腺癌患者的影响更大。Baker 团队研究了 1854 份乳腺癌样本，发现 CD8$^+$T 细胞只在 ER 阴性的乳腺癌中与预后相关，而在 ER 阳

性乳腺癌中与预后并不相关（Baker et al., 2011）。

(2) CD4$^+$T 细胞：CD4$^+$T 细胞在活化后可以分化成多种细胞，并可通过调节 CD8$^+$T 细胞、B 细胞和巨噬细胞来发挥其调节免疫系统的功能（Ahn et al., 2015）。辅助性 CD4$^+$T（CD4$^+$T-helper，CD4$^+$Th）细胞包含一些重要的亚型，如滤泡辅助性 T 细胞（follicular helper T cells，Tfh）、Th1 型细胞和 Treg 细胞。

2. TIL 在 TNBC 中的临床意义

TIL 在 TNBC 中的临床意义可从如下三个不同方面描述。

(1) TIL 在预后中的作用：研究表明，TIL 在乳腺癌患者的生存中具有重要意义（Cimino-Mathews et al., 2015; Mehraj et al., 2021）。未接受治疗的 TNBC 患者中 TIL 的表达与 OS 的改善、远处转移下降和无转移生存期延长有关（Kreike et al., 2007; Adams et al., 2014; Loi et al., 2014）。大量研究揭示了 TIL 在 TNBC 中的预后作用。BIG 02-98 研究从 2009 例淋巴结阳性的乳腺癌患者中筛选出 256 例接收蒽环类辅助化疗的 TNBC 患者，结果显示，基质 TIL（stromal TIL，STIL）与预后相关（Loi et al., 2013）。多个研究结果表明，TIL 每增加 10%，死亡率和复发率就会下降 15%～20%（Adams et al., 2014）。

(2) TIL 作为预测因子的作用：在新辅助化疗（neoadjuvant chemotherapy，NACT）期间，TNBC 中

的 TIL 可以作为更好的病理学完全缓解（pathologic complete response，pCR）的预测因子（Denkert et al., 2010; Ono et al., 2012）。在 TNBC 患者中使用紫杉烷和蒽环类药物进行 NACT 后，可以观察到 pCR 随着 TIL 水平的增加而增加（Loi et al., 2013; Loi S et al., 2013）。此外，最近的一项研究表明，活检前较高的 TIL 水平与 NACT 后较高的 pCR 有关，而在 TNBC 中，较高的 pCR 与较高的 TIL 水平相关（Mao et al., 2014）。这些研究表明，TIL 可以作为化疗疗效的预测因子。

（3）TIL 作为残留病灶生物标志物的作用：NACT 后残留病灶中 TIL 数量的增加可作为 OS 和无转移生存期改善的预测因子（Dieci et al., 2014）。即便仍未达到 pCR，这些拥有更高 TIL 水平的 TNBC 患者仍显示出更好的预后。总之，许多 TNBC 患者的 TIL 水平显著增加，预后良好。

（二）PD-L1 在 TNBC 中的表达

PD-L1、B7-H1 或 CD274 是与免疫相关的检查点，与 PD-1 结合后对效应 T 细胞的功能产生负向调控（Mir, Vranic, Cyprian et al.）（图 5-6）。根据 TCGA 的 RNA 测序数据，Mittendorf 等发现与其他类型的乳腺癌相比，TNBC 中 PD-L1 的表达水平更高（Mittendorf et al., 2014）。一项纳入 7877 例患者的 Meta 分析发现，通过激活 PD-1/PD-L1 通路，可以降低患者的抗肿瘤免疫应答，从而增强肿瘤细胞的潜能（Kim et al., 2017），包括免疫细胞的凋亡、抑制 T 细胞的增殖、并可能帮助肿瘤细胞实施免疫逃逸。

PD-L1 的表达可因位置的不同而有差异。换句话说，PD-L1 在不同的位置发挥不同的作用，产生不同的结果。例如，PD-L1 在肿瘤细胞中的表达水平越高意味着肿瘤恶性程度越高，转移概率越大，预后越差。与 PD-L1 在乳腺癌细胞上的表达不同，其在 TIL 上的表达却与更好的预后和肿瘤高分化病理参数相关（Huang et al., 2019）。此外，Yuan 等对 47 对腋窝转移淋巴结和乳腺癌配对样本进行了研究，结果表明，与转移性淋

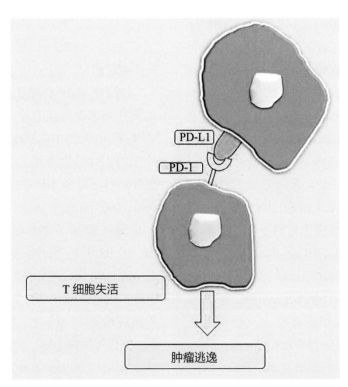

▲ 图 5-6　肿瘤细胞表达的程序性死亡受体配体 1（PD-L1）与 T 细胞表达的程序性死亡受体 1（PD-1）结合，引起免疫逃逸，从而有助于乳腺癌的进展

巴结相比，原发性肿瘤的 PD-L1 表达有所减少（Yuan et al., 2019）。

在 TNBC 患者中，PD-L1 在免疫细胞上的表达率为 40%~65%（Beckers et al., 2016）。在 IMpassion130 研究中，免疫细胞中 PD-L1 的表达超过 1% 的即纳入 PD-L1 阳性组。免疫细胞中 PD-L1 阳性的 TNBC 患者，其大多数在肿瘤细胞中的 PD-L1 也呈阳性状态（Emens et al., 2019）。PD-L1 表达水平升高可导致患者 pCR 反应率增加及生存时间延长（表 5-4）。

（三）CTLA-4 在 TNBC 中的表达

CTLA-4/CD152 是一种存在于 Treg 细胞和无能 T 细胞中的免疫检查点。它由一个跨膜蛋白结构组成，其胞外区域与 CD28 相同，细胞质区域由两个基于酪氨酸的基序组成，协助调节信号转导。该免疫检查点在调节 T 细胞功能方面发挥重要作用，减缓了免疫细胞带来的过度破坏作用。在 TCR 活化之前，CTLA-4 表达在细胞质内的微泡中，但在 TCR 活化后，它在 T 细胞相互作用分子（T-cell interacting molecule，TRIM）的协助下出现在细胞表面（图 5-7, Rudd et al., 2009）。

Y201VKM 上 CTLA-4 的磷酸化导致 CTLA-4 与细胞膜结合（Rudd et al., 2009）。随后 CTLA-4 与其同源异构体 CD28 之间将与其配体 CD80（B7-1）和 CD86（B7-2）展开竞争性结合，而 CD28 作为 T 细胞活化的共刺激分子的功能则被抑制（Egen and Allison, 2002）。因此，CTLA-4:B7 vs. CD28:B7 之间的比值将决定 T 细胞是失活还是活化状态（Krummel and Allison, 1995）。此外，CTLA-4 还与免疫系统的其他特征有关。

Treg 组成性表达的 CTLA-4 在抑制功能中起重要作用（Takahashi, 2000）。在模型中，*CTLA-4* 基因敲除后会抑制 Treg 细胞的抑制功能（Wing et al., 2008）。Treg 细胞调节效应 T 细胞的功能，在维持外周免疫耐受中发挥重要作用，机制之一是 Treg 细胞可下调 APC 上的 B7 配体，从而延缓 CD28 的共刺激作用（Wing et al., 2008; Qureshi et al., 2011）。

用 TCGA 数据库分析 CTLA-4 在不同亚型的乳腺癌中的表达水平，发现 CTLA-4 在 TNBC 中的表达水平高于其他亚型。在临床上，PR 阴性患者的 CTLA-4 的表达水平高于 PR 阳性的患者（Peng et al., 2020）。此外，TNBC 患者中 CTLA-4 水平的升高与生存率的改善相关（Peng et al., 2020）。因此，CTLA-4 在 TNBC 中的表达水平高于其他类型乳腺癌。

（四）PD-1

PD-1/CD279 属于一组共刺激受体，存在于髓系细胞、B 细胞、T 细胞和 NK 细胞等多种免疫细胞上。PD-1 可通过与其配体 PD-L1 和 PD-L2 结合来介导 T 细胞的活化（Keir et al., 2008）。像 CTLA-4 一样，PD-1 可抑制 T 细胞的增殖及 IFN-γ、IL-2、IFN-α 等细胞因子的产生，降低 T 细胞的存活率（Keir et al., 2008）。PD-1 和 TCR 的结合将抑制 TCR 的信号，从而抑制 T 细胞的活化（Bennett et al., 2003; Parry et al., 2005）。持续的免疫应答可使 PD-1 活化时间延长，这将直接导致 T 细胞耗尽（Barber et al., 2006）。这一阶段的 T 细胞耗尽发生在恶性肿瘤和慢性疾病期间，并导致 T 细胞功能障碍，从而不能正常控制

表 5-4 肿瘤浸润淋巴细胞（TIL）和程序性死亡受体配体 1（PD-L1）的预后意义

序 号	免疫检查点	预后意义
1	TIL	高 TIL 与更好的生存结果相关，并可作为对新辅助治疗反应增强的预测性生物标志物
2	PD-L1（CD274）	高表达与免疫检查抑制药试验中存活率的提高有关

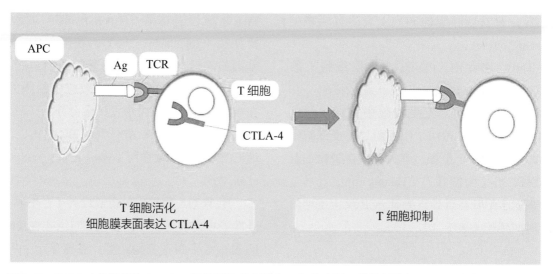

▲ 图 5-7　CTLA-4 位于细胞内，在 T 细胞活化后表达在 T 细胞表面，并抑制其与 APC 上存在的 B7 共受体的相互作用，从而抑制 T 细胞的功能

APC. 抗原提呈细胞；Ag. 抗原；TCR.T 细胞受体；CTLA-4. 细胞毒性 T 淋巴细胞相关抗原 4

恶性肿瘤和慢性感染性疾病（Mir et al., 2020）。

PD-1 和 CTLA-4 在分布、结合 T 细胞等方面既有相似之处，也有不同之处。表 5-5 详细说明了这些异同点及其之间的相互关系。

五、新兴的免疫检查点

（一）淋巴细胞活化基因 -3

淋巴细胞活化基因 -3（*lymphocyte activation gene-3*, *LAG-3*）是一种免疫相关基因，可由活化的 Th 细胞、CTL（Workman et al., 2002）、部分 NK 细胞（Everett et al., 2019）、B 细胞（Kisielow,

Kisielow et al., 2005）及 神 经 细 胞（Mao et al., 2016）等多种细胞表达。除了可在细胞表面表达外，它们还存在于溶酶体中，在 T 细胞活化后，它们在细胞膜上的表达增强（Bae et al., 2014）。*LAG-3* 主要与 APC 和肿瘤细胞上的配体 MHC-II 分子结合（Salgado et al., 2014）。*LAG-3* 通常表达在 CD8[+] 和 CD4[+] 耗竭 T 细胞上，从而改变了细胞因子的生成（Gandhi et al., 2006; Yang et al., 2017）。*LAG-3* 也可由 Treg 细胞表达（Huang et al., 2004）。由于 Treg 细胞上存在 *LAG-3*，它们会分泌高水平的 TGF-β 和 IL-10（免疫调节细胞因子），从而抑制肿瘤特异性 T 细胞的功能。研究

表 5-5　肿瘤浸润淋巴细胞（CTLA-4）和程序性死亡受体配体（PD-1）之间的异同点

序　号	相似点	差异点
1	B7 受体家族成员	CTLA-4 在免疫应答早期抑制 T 细胞活化，而 PD-1 在免疫应答后期抑制 T 细胞活化
2	由活化的 T 细胞表达	CTLA-4 仅由 T 细胞表达，而 PD-1 由包括 T 细胞在内的多种免疫细胞表达
3	T 细胞受体信号强度和时间对表达水平的影响	CTLA-4 影响 Treg 的功能，而 PD-1 对 Treg 的作用尚不清楚
4	减少 T 细胞增殖	与 CTLA-4 相比，PD-1 参与干扰更多的 T 细胞信号通路

PD-1. 程序性死亡受体 1；CTLA-4. 细胞毒性 T 淋巴细胞相关抗原 4

表明，在包括乳腺癌在内的多种类型的恶性肿瘤中，*LAG-3* 表达水平的增加和它们在肿瘤细胞中的募集与患者较差的预后、肿瘤进展和不良结局相关（Chen and Chen, 2014; Burugu et al., 2017）。因此，与 PD-1 一样，LAG-3 也有助于肿瘤发生免疫逃逸。LAG-3 也存在可溶性形式（soluble form LAG-3，sLAG-3）。sLAG-3 的主要作用是协助单核细胞分化为 DC 或巨噬细胞，形成免疫刺激能力较弱的 APC（Lienhardt et al., 2002）。在几乎 80% 的 TNBC 患者中，*LAG-3* 基因的表达与临床结局的改善有关，而且大多数情况下与其他免疫相关生物标志物共同出现，如 TIM-3（Solinas et al., 2019）。

（二）B 淋巴细胞和 T 淋巴细胞衰减因子

B 淋巴细胞和 T 淋巴细胞衰减因子（B and T lymphocyte attenuator, BTLA）是一种具有免疫球蛋白（immunoglobulin, Ig）结构域的糖蛋白，存在于静息 B 细胞、DC、巨噬细胞和 NK 细胞表面。T 细胞表面 BTLA 的存在导致 T 细胞功能障碍，这从抗 BTLA 疗法可导致 T 细胞增殖的事实中得到证实（Tao et al., 2005）。由于 BTLA 与 CTLA 和 PD-1 一样是 Ig 家族的成员，所以它具有与 B7 成员结合的能力。在人类中，BTLA 的配体是疱疹病毒进入调控因子（herpesvirus entry mediator, HVEM）。APC 上 HVEM 的表达可诱导 BTLA 相关的 T 细胞功能障碍（Murphy et al., 2006）。Liu 等通过生物信息学分析，发现 TNBC 患者 BTLA 的表达水平明显高于正常人或非 TNBC 的乳腺癌患者（Liu et al., 2018）。

（三）程序性死亡受体 1 同源基因

程序性死亡受体 1 同源基因（Programmed death 1 homolog, PD-1H）是一个新发现的免疫检查点，在包括乳腺癌在内的许多恶性肿瘤中观察到它的存在（Cao et al., 2020）。这种免疫相关的细胞表面分子在 Ig 可变区方面与 PD-1 有同源性（Flies et al., 2011）。PD-1H 又称 T 细胞活化的 V

结构域 Ig 抑制因子（v-domain Ig suppressor of T cell activation，VISTA），因为它具有减慢 T 细胞活化的功能（Wang et al., 2011）。尽管 PD-1H 与 B7 家族成员如 PD-L1、PD-L2 和 PD-1 具有同源性，但在表达模式方面具有特定的差异。PD-H1 可在 CD4[+]T 细胞和 APC 细胞中观察到表达（Wang et al., 2011; Flies et al., 2014）。APC 表面 PD-H1 的表达抑制了 CD8[+] 和 CD4[+]T 细胞的功能，并抑制 T 细胞引起的自身免疫性疾病（Wang et al., 2011）。PD-H1 的这种特殊作用不依赖于 T 细胞上 PD-1 的存在，从而揭示了 APC 上的 PD-1H 作为共抑制配体，并与 T 细胞上尚不清楚的受体结合。这种特殊的分子也显示了它在幼稚的 CD4[+]T 细胞上的结构性存在，在那里它起到了共抑制分子的作用。研究表明，在小鼠中敲除 PD-1H 会导致小鼠发生自身免疫性疾病（Liu et al., 2015）。研究还表明，PD-1H 既可以作为抑制性的配体，也可以作为抑制性的受体（Flies et al., 2014）。Cao 等的研究表明，PD-1H 存在于肿瘤细胞和免疫细胞中，免疫细胞中 PD-1H 的表达高于肿瘤细胞，免疫细胞中 PD-1H 的高表达与 TNBC 患者较好的生存结局相关（Cao et al., 2020）。

六、TIM/CEACAM1-L

TIM 是 2002 年发现的一种免疫检查点受体分子，常表达在巨噬细胞、DC 和 T 细胞等多种免疫细胞上（Yan et al., 2015; de Mingo Pulido et al., 2018）。这种特殊的免疫检查点能够通过其不同的配体如 CEACAM-1、磷脂酰丝氨酸和人半乳糖凝集素 -9 对免疫细胞执行抑制功能（Zhu et al.,2005; Sabatos-Peyton et al.,2018）。这种分子存在于活化的 T 细胞上，并与细胞毒性 T 细胞相互作用，引起 T 细胞消耗，从而抑制 T 细胞的增殖，减少效应细胞因子的分泌，并导致效应 T 细胞的凋亡（Das et al., 2017）。此外，含有 TIM 的 TIL 也可表达 PD-1。同时抑制这两种受体会比单独抑制更显著地降低肿瘤的发病率（Fourcade et al., 2010）。

癌胚抗原细胞黏附分子 1（carcinoembryonic antigen cell adhesion molecule 1，CEACAM1-L）是一种免疫检查点分子，存在于活化的 T 细胞上，与 TIM-3 相互作用，从而抑制 T 细胞的功能（Huang et al.，2015）。除了 T 细胞外，NK 细胞和多种肿瘤细胞也会表达 CEACAM1-L（Dankner et al.，2017）。CEACAM1-L 具有不同亚型，既可发挥共刺激作用，也可发挥共抑制作用。共抑制亚型由 T 细胞表达，是其最主要的形式；而 CEACAM-S 是不太常见的亚型，发挥共刺激的作用（Dankner et al.，2017）。

（一）脊髓灰质炎病毒受体样蛋白

脊髓灰质炎病毒受体（poliovirus receptor，PVR）是新发现的免疫相关检查点，是具有免疫调节作用的 T 细胞受体。Stamm 等的研究发现，在 TNBC 患者中，PVR 和较差的生存率相关（Stamm et al.，2019）。参与免疫调节的两个主要 PVR 样蛋白是 T 细胞免疫球蛋白与 ITIM 结构域（T cell immunoglobulin and ITIM domain，TIGIT）和 CD226，两者可与配体 CD112 和 CD155 结合，发挥免疫调节的作用。TIGIT 与这两种配体的结合导致 T 细胞的抑制，而 CD226 与这两种配体的结合则引起 T 细胞的协同刺激。TIGIT 和 CD112 之间的作用不是很强，而 CD155 作为主导配体发挥作用（Dougall et al.，2017）。研究表明，在许多类型的恶性肿瘤中，TIL 中 TIGIT 的表达增加与 PD-1 的表达有关（Johnston et al.，2014）。另外一种存在于 NK 和 T 细胞上的 PVR 样受体是 CD96（早期称为 Tactile），它能与 CD111 和 CD155 结合，但不能与 CD112 结合。CD96 和 CD226 竞争 CD155 并调节 NK 细胞的功能（Chan et al.，2014）。

（二）IDO1（indole amine 2，3-dioxygenase 1，吲哚胺 2，3-双加氧酶 1）

IDO1 是 IDO1 基因编码的一种重要的胞质酶，在色氨酸分解代谢中起重要作用（Lemos et al.，2019）。在 TME 中表达 IDO 可诱导多种免疫耐受表型，如 T 细胞活化迟缓、B 细胞功能障碍、MDSC 浸润增加、肿瘤血管生成增强等（Fallarino et al.，2006；Yu et al.，2013）。在 T 细胞浸润和感染的情况下，IDO 在 TNBC 细胞中也有表达（Godin-Ethier et al.，2009）。Li 等研究发现，肿瘤细胞亦有 IDO1 的表达（Li et al.，2021），并且在 TNBC 样本中，PD-L1 和 IDO1 具有相关性。Yu 等进一步证实，IDO1 的高表达与 OS 缩短有关（Yu et al.，2018）。

七、TNBC 的转移和复发

转移是乳腺癌患者死亡率增加的主要原因之一，即肿瘤细胞通过血液从原发部位转移到另一远端部位，形成继发性肿瘤。与其他亚型乳腺癌相比，TNBC 的死亡或复发风险更大。一项研究表明，TNBC 患者的肿瘤转移到大脑和肺部的风险更大（Lin et al.，2009）。另一项研究也显示，TNBC 患者有更大的中枢神经系统转移率（Heitz et al.，2008；Saip et al.，2009）。未达到 pCR 的 TNBC 患者具有更高的复发概率（Liedtke et al.，2008）。大多数情况下，TNBC 的特点是 VEGF、EGFR 和 Ki-67 表达增强，预后较差且生存期缩短。此外，在 TNBC 中 AR、P53 和 E-cadherin 的低表达与组织学分级增高相关，并导致复发和转移（Siziopikou and Cobleigh，2007；Linderholm et al.，2009）。

八、总结

乳腺癌包括多种亚型，其中 TNBC 因其异质性而成为最具侵袭性的亚型。免疫治疗是治疗乳腺癌的多种治疗方法中的一种。免疫系统在乳腺癌的进展或消退中具有重要的意义。在肿瘤的发展过程中，先天性免疫系统和后天性免疫系统的功能都会出现失衡，因此有利于而不是抑制肿瘤的生长。在免疫编辑过程中，免疫系统清除肿瘤细胞和编辑肿瘤细胞的基因组，具有双刃剑的作用，免疫细胞在调节免疫系统的促肿瘤或抗肿瘤功能方面发挥了重要作用。因此，免疫细胞的状态将决定肿瘤的状态，到底是促进抑或延缓肿瘤的生长。多种免疫细胞和免疫检查点与乳腺癌相关，其中包括 TNBC。它们在乳腺癌中的存在将影响乳腺癌个体的生存结局。免疫相关检查点在 TNBC 中的表达决定了 TNBC 患者的生存结果。例如，TIL 和 PD-L1 的表达可以帮助判断 TNBC 的预后。这些免疫检查点和其他新出现的免疫相关分子可以用于免疫治疗的靶标，作为一种更佳的治疗手段延缓疾病的发展。

参考文献

[1] Abraham, D., et al., 2010. Stromal cell-derived CSF-1 blockade prolongs xenograft survival of CSF-1-negative neuroblastoma. Int. J. Cancer 126 (6), 1339-1352.

[2] Adams, S., et al., 2014. Prognostic value of tumor-infiltrating lymphocytes in triple-negative breast cancers from two phase III randomized adjuvant breast cancer trials: ECOG 2197 and ECOG 1199. J. Clin. Oncol. 32 (27), 2959.

[3] Ahn, S.G., et al., 2015. Current issues and clinical evidence in tumor-infiltrating lymphocytes in breast cancer. J. Pathol. Transl. Med. 49 (5), 355.

[4] Allman, D., Pillai, S., 2008. Peripheral B cell subsets. Curr. Opin. Immunol. 20 (2), 149-157.

[5] Azizi, E., et al., 2018. Single-cell map of diverse immune phenotypes in the breast tumor microenvironment. Cell 174 (5), 1293-1308.

[6] Bae, J., et al., 2014. Trafficking of LAG-3 to the surface on activated T cells via its cytoplasmic domain and protein kinase C signaling. J. Immunol. 193 (6), 3101-3112.

[7] Baker, K., et al., 2011. Prognostic significance of CD8+ T lymphocytes in breast cancer depends upon both oestrogen receptor status and histological grade. Histopathology 58 (7), 1107-1116.

[8] Barber, D.L., et al., 2006. Restoring function in exhausted CD8 T cells during chronic viral infection. Nature 439 (7077), 682-687.

[9] Beckers, R.K., et al., 2016. Programmed death ligand 1 expression in triple-negative breast cancer is associated with tumour-infiltrating lymphocytes and improved outcome. Histopathology 69 (1), 25-34.

[10] Bennett, F., et al., 2003. Program death-1 engagement upon TCR activation has distinct effects on costimulation and cytokine-driven proliferation: attenuation of ICOS, IL-4, and IL-21, but not CD28, IL-7, and IL-15 responses. J. Immunol. 170 (2), 711-718.

[11] Berg, J.W., 1959. Inflammation and prognosis in breast cancer. A search for host resistance. Cancer 12 (4), 714-720.

[12] Blois, S.M., et al., 2011. Decidualization and angiogenesis in early pregnancy: unravelling the functions of DC and NK cells. J. Reprod. Immunol. 88 (2), 86-92.

[13] Böttcher, J.P., et al., 2018. NK cells stimulate recruitment of cDC1 into the tumor microenvironment promoting cancer immune control. Cell 172 (5), 1022-1037.

[14] Bronte, V., et al., 2016. Recommendations for myeloid-derived suppressor cell nomenclature and characterization standards. Nat. Commun. 7 (1), 1-10.

[15] Bruno, A., et al., 2018. Angiogenin and the MMP9-TIMP2 axis are up-regulated in proangiogenic, decidual NK-like cells from patients with colorectal cancer. FASEB J. 32 (10), 5365-5377.

[16] Bruno, A., et al., 2013. The proangiogenic phenotype of natural killer cells in patients with non-small cell lung cancer. Neoplasia 15 (2), 133-IN137.

[17] Buisseret, L., et al., 2018. Clinical significance of CD73 in triple-negative breast cancer: multiplex analysis of a phase III clinical trial. Ann. Oncol. 29 (4), 1056-1062.

[18] Burugu, S., et al., 2017. LAG-3+ tumor infiltrating lymphocytes in breast cancer: clinical correlates and association with PD-1/PD-L1+ tumors. Ann. Oncol. 28 (12), 2977-2984.

[19] Cao, X., et al., 2020. VISTA expression on immune cells correlates with favorable prognosis in patients with triplenegative breast cancer. Front. Oncol. 10.

[20] Ceeraz, S., et al., 2013. B7 family checkpoint regulators in immune regulation and disease. Trends Immunol. 34 (11), 556-563.

[21] Cerwenka, A., Lanier, L.L., 2016. Natural killer cell memory in infection, inflammation and cancer. Nat. Rev. Immunol. 16 (2), 112-123.

[22] Chan, C.J., et al., 2014. The receptors CD96 and CD226 oppose each other in the regulation of natural killer cell functions. Nat. Immunol. 15 (5), 431-438.

[23] Chang, S.H., et al., 2014. T helper 17 cells play a critical pathogenic role in lung cancer. Proc. Natl. Acad. Sci. 111 (15), 5664-5669.

[24] Chauvin, J.-M., et al., 2015. TIGIT and PD-1 impair tumor antigen-specific CD8+ T cells in melanoma patients. J. Clin. Invest. 125 (5), 2046-2058.

[25] Chen, D.S., Mellman, I., 2013. Oncology meets immunology: the cancer-immunity cycle. Immunity 39 (1), 1-10.

[26] Chen, J., Chen, Z., 2014. The effect of immune

microenvironment on the progression and prognosis of colorectal cancer. Med. Oncol. 31 (8), 82.

[27] Cimino-Mathews, A., et al., 2015. Immune targeting in breast cancer. Oncology 29 (5), 375.

[28] Cools-Lartigue, J., et al., 2013. Neutrophil extracellular traps sequester circulating tumor cells and promote metastasis. J. Clin. Invest. 123 (8), 3446-3458.

[29] Cooper, M.A., et al., 2001. The biology of human natural killer-cell subsets. Trends Immunol. 22 (11), 633-640.

[30] Costa, A., et al., 2018. Fibroblast heterogeneity and immunosuppressive environment in human breast cancer. Cancer Cell 33 (3), 463-479.

[31] Crosby, E.J., et al., 2018. Complimentary mechanisms of dual checkpoint blockade expand unique T-cell repertoires and activate adaptive anti-tumor immunity in triple-negative breast tumors. Oncoimmunology 7 (5), e1421891.

[32] da Cunha, A., et al., 2014. Pattern response of dendritic cells in the tumor microenvironment and breast cancer. World J. Clin. Oncol. 5 (3), 495.

[33] Dankner, M., et al., 2017. CEACAM1 as a multi-purpose target for cancer immunotherapy. Oncoimmunology 6 (7), e1328336.

[34] Das, M., et al., 2017. Tim-3 and its role in regulating anti-tumor immunity. Immunol. Rev. 276 (1), 97-111.

[35] de Mingo Pulido, Á., et al., 2018. TIM-3 regulates CD103+ dendritic cell function and response to chemotherapy in breast cancer. Cancer Cell 33 (1), 60-74.

[36] DeNardo, D.G., et al., 2011. Leukocyte complexity predicts breast cancer survival and functionally regulates response to chemotherapy. Cancer Discov. 1 (1), 54-67.

[37] DeNardo, D.G., Ruffell, B., 2019. Macrophages as regulators of tumour immunity and immunotherapy. Nat. Rev. Immunol. 19 (6), 369-382.

[38] Denkert, C., et al., 2010. Tumor-associated lymphocytes as an independent predictor of response to neoadjuvant chemotherapy in breast cancer. J. Clin. Oncol. 28 (1), 105-113.

[39] Dieci, M.V., et al., 2014. Prognostic value of tumor-infiltrating lymphocytes on residual disease after primary chemotherapy for triple-negative breast cancer: a retrospective multicenter study. Ann. Oncol. 25 (3), 611-618.

[40] Dougall, W.C., et al., 2017. TIGIT and CD 96: new checkpoint receptor targets for cancer immunotherapy. Immunol. Rev. 276 (1), 112-120.

[41] Efremova, M., et al., 2018. Targeting immune checkpoints potentiates immunoediting and changes the dynamics of tumor evolution. Nat. Commun. 9 (1), 1-13.

[42] Egen, J.G., Allison, J.P., 2002. Cytotoxic T lymphocyte antigen-4 accumulation in the immunological synapse is regulated by TCR signal strength. Immunity 16 (1), 23-35.

[43] Emens, L.A., et al., 2019. Abstract GS1-04: IMpassion130: efficacy in immune biomarker subgroups from the global, randomized, double-blind, placebo-controlled, phase III study of atezolizumab+ nab-paclitaxel in patients with treatment-naïve, locally advanced or metastatic triple-negative breast cancer. AACR 5, 1-17.

[44] Enkelmann, A., et al., 2011. Specific protein and miRNA patterns characterise tumour-associated fibroblasts in bladder cancer. J. Cancer Res. Clin. Oncol. 137 (5), 751-759.

[45] Erfani, N., et al., 2006. Cytotoxic T lymphocyte antigen-4 promoter variants in breast cancer. Cancer Genet. Cytogenet. 165 (2), 114-120.

[46] Everett, K.L., et al., 2019. Generation of Fcabs targeting human and murine LAG-3 as building blocks for novel bispecific antibody therapeutics. Methods 154, 60-69.

[47] Fallarino, F., et al., 2006. The combined effects of tryptophan starvation and tryptophan catabolites down-regulate T cell receptor ζ-chain and induce a regulatory phenotype in naive T cells. J. Immunol. 176 (11), 6752-6761.

[48] Flies, D.B., et al., 2014. Coinhibitory receptor PD-1H preferentially suppresses CD4+ T cell-mediated immunity. J. Clin. Invest. 124 (5), 1966-1975.

[49] Flies, D.B., et al., 2011. Cutting edge: A monoclonal antibody specific for the programmed death-1 homolog prevents graft-versus-host disease in mouse models. J. Immunol. 187 (4), 1537-1541.

[50] Fourcade, J., et al., 2010. Upregulation of Tim-3 and PD-1 expression is associated with tumor antigen-specific CD8+ T cell dysfunction in melanoma patients. J. Exp. Med. 207 (10), 2175-2186.

[51] Fridlender, Z.G., et al., 2009. Polarization of tumor-associated neutrophil phenotype by TGF-β:"N1" versus "N2" TAN. Cancer Cell 16 (3), 183-194.

[52] Gandhi, M.K., et al., 2006. Expression of LAG-3 by tumor-infiltrating lymphocytes is coincident with the suppression of latent membrane antigen-specific CD8+ T-cell function in Hodgkin lymphoma patients. Blood 108 (7), 2280-2289.

[53] Gebhardt, C., et al., 2015. Myeloid cells and related chronic inflammatory factors as novel predictive markers in melanoma treatment with ipilimumab. Clin. Cancer Res. 21 (24), 5453-5459.

[54] Godin-Ethier, J., et al., 2009. Human activated T lymphocytes modulate IDO expression in tumors through Th1/Th2 balance. J. Immunol. 183 (12), 7752-7760.

[55] Gonzalez, H., et al., 2018. Innate and acquired immune surveillance in the postdissemination phase of metastasis. FEBS J. 285 (4), 654-664.

[56] Gotwals, P., et al., 2017. Prospects for combining targeted and conventional cancer therapy with immunotherapy. Nat. Rev. Cancer 17 (5), 286-301.

[57] Grivennikov, S.I., et al., 2010. Immunity, inflammation, and cancer. Cell 140 (6), 883-899.

[58] Halama, N., et al., 2016. Tumoral immune cell exploitation in colorectal cancer metastases can be targeted effectively by anti-CCR5 therapy in cancer patients. Cancer Cell 29 (4), 587-601.

[59] Hamid, O., et al., 2013. Safety and tumor responses with lambrolizumab (anti-PD-1) in melanoma. N. Engl. J. Med. 369 (2), 134-144.

[60] Hanna, J., et al., 2006. Decidual NK cells regulate key developmental processes at the human fetal-maternal interface. Nat. Med. 12 (9), 1065-1074.

[61] Hanna, R.N., et al., 2015. Patrolling monocytes control tumor metastasis to the lung. Science 350 (6263), 985-990.

[62] Hashimoto, M., et al., 2018. CD8 T cell exhaustion in chronic infection and cancer: opportunities for interventions. Annu. Rev. Med. 69, 301-318.

[63] Heitz, F., et al., 2008. Cerebral metastases (CM) in breast cancer (BC) with focus on triple-negative tumors. J. Clin. Oncol. 26 (15_suppl), 1010.

[64] Herber, D.L., et al., 2010. Lipid accumulation and dendritic cell dysfunction in cancer. Nat. Med. 16 (8), 880-886.

[65] Holmgaard, R.B., et al., 2016. Timing of CSF-1/CSF-1R signaling blockade is critical to improving responses to CTLA-4 based immunotherapy. Oncoimmunology 5 (7), e1151595.

[66] Huang, W., et al., 2019. Prognostic and clinicopathological value of PD-L1 expression in primary breast cancer: a meta-analysis. Breast Cancer Res. Treat. 178 (1), 17-33.

[67] Huang, Y.-H., et al., 2015. CEACAM1 regulates TIM-3-mediated tolerance and exhaustion. Nature 517 (7534), 386-390.

[68] Hwang, I., Nguyen, N., 2015. Mechanisms of tumor-induced T cell immune suppression and therapeutics to counter those effects. Arch. Pharmacal Res. 38 (8), 1415-1433.

[69] Ibrahim, E.M., et al., 2014. The prognostic value of tumor-infiltrating lymphocytes in triple-negative breast cancer: a meta-analysis. Breast Cancer Res. Treat. 148 (3), 467-476.

[70] Jamieson, T., et al., 2012. Inhibition of CXCR2 profoundly suppresses inflammation-driven and spontaneous tumorigenesis. J. Clin. Invest. 122 (9), 3127-3144.

[71] Janco, J.M.T., et al., 2015. Tumor-infiltrating dendritic cells in cancer pathogenesis. J. Immunol. 194 (7), 2985-2991.

[72] Jiang, Y., et al., 2015. T-cell exhaustion in the tumor microenvironment. Cell Death. Dis. 6 (6), e1792.

[73] Johnston, R.J., et al., 2014. The immunoreceptor TIGIT regulates antitumor and antiviral CD8+ T cell effector function. Cancer Cell 26 (6), 923-937.

[74] Kalimutho, M., et al., 2015. Targeted therapies for triple-negative breast cancer: combating a stubborn disease. Trends Pharmacol. Sci. 36 (12), 822-846.

[75] Karagiannis, G.S., et al., 2012. Cancer-associated fibroblasts drive the progression of metastasis through both paracrine and mechanical pressure on cancer tissue. Mol. Cancer Res. 10 (11), 1403-1418.

[76] Kast, K., et al., 2015. Impact of breast cancer subtypes and patterns of metastasis on outcome. Breast Cancer Res. Treat. 150 (3), 621-629.

[77] Katoh, H., et al., 2013. CXCR2-expressing myeloid-derived suppressor cells are essential to promote colitis-associated tumorigenesis. Cancer Cell 24 (5), 631-644.

[78] Keir, M.E., et al., 2008. PD-1 and its ligands in tolerance and immunity. Annu. Rev. Immunol. 26, 677-704.

[79] Keizman, D., et al., 2012. The association of pre-treatment neutrophil to lymphocyte ratio with response rate, progression free survival and overall survival of patients treated with sunitinib for metastatic renal cell carcinoma. Eur. J. Cancer 48 (2), 202-208.

[80] Kim, H.M., et al., 2017. Clinicopathological and prognostic significance of programmed death ligand-1 expression in breast cancer: a meta-analysis. BMC Cancer 17 (1), 1-11.

[81] Kisielow, M., et al., 2005. Expression of lymphocyte activation gene 3 (LAG-3) on B cells is induced by T cells. Eur. J. Immunol. 35 (7), 2081-2088.

[82] Kitamura, T., et al., 2015. Immune cell promotion of metastasis. Nat. Rev. Immunol. 15 (2), 73-86.

[83] Kolaczkowska, E., Kubes, P., 2013. Neutrophil recruitment and function in health and inflammation. Nat. Rev. Immunol. 13 (3), 159-175.

[84] Kreike, B., et al., 2007. Gene expression profiling and histopathological characterization of triple-negative/basal-like breast carcinomas. Breast Cancer Res. 9 (5), 1-14.

[85] Krummel, M.F., Allison, J.P., 1995. CD28 and CTLA-4 have opposing effects on the response of T cells to stimulation. J. Exp. Med. 182 (2), 459-465.

[86] Lanier, L.L., 2005. Missing self, NK cells, and the white album. J. Immunol. 174 (11), 6565.

[87] Lavin, Y., et al., 2015. Regulation of macrophage development and function in peripheral tissues. Nat. Rev. Immunol. 15 (12), 731-744.

[88] Le Bourgeois, T., et al., 2018. Targeting T cell metabolism for improvement of cancer immunotherapy. Front. Oncol. 8, 237.

[89] Lemos, H., et al., 2019. Immune control by amino acid catabolism during tumorigenesis and therapy. Nat. Rev. Cancer 19 (3), 162-175.

[90] Li, P., et al., 2021. IDO inhibition facilitates antitumor immunity of Vγ9Vδ2 T cells in triple-negative breast cancer. Front. Oncol., 2541.

[91] Liedtke, C., et al., 2008. Response to neoadjuvant therapy and long-term survival in patients with triple-negative breast cancer. J. Clin. Oncol. 26 (8), 1275-1281.

[92] Lienhardt, C., et al., 2002. Active tuberculosis in Africa is associated with reduced Th1 and increased Th2 activity in vivo. Eur. J. Immunol. 32 (6), 1605-1613.

[93] Lin, N.U., et al., 2009. Clinicopathological features and sites of recurrence according to breast cancer subtype in the National Comprehensive Cancer Network (NCCN). J. Clin. Oncol. 27 (15_suppl), 543.

[94] Linderholm, B.K., et al., 2009. Significantly higher levels of vascular endothelial growth factor (VEGF) and shorter survival times for patients with primary operable triple-negative breast cancer. Ann. Oncol. 20 (10), 1639-1646.

[95] Liu, J., et al., 2015. Immune-checkpoint proteins VISTA

and PD-1 nonredundantly regulate murine T-cell responses. Proc. Natl. Acad. Sci. 112 (21), 6682-6687.

[96] Liu, X., et al., 2019. Genome-wide analysis identifies NR4A1 as a key mediator of T cell dysfunction. Nature 567 (7749), 525-529.

[97] Liu, Y., et al., 2006. Separation, cultivation and biological characteristics of oral carcinoma-associated fibroblasts. Oral Dis. 12 (4), 375-380.

[98] Liu, Y., et al., 2021. Tumor-targeted gene therapy with lipid nanoparticles inhibits tumor-associated adipocytes and remodels the immunosuppressive tumor microenvironment in triple-negative breast cancer. Nanoscale Horizons 6 (4), 319-329.

[99] Liu, Z., et al., 2018. A comprehensive immunologic portrait of triple-negative breast cancer. Transl. Oncol. 11 (2), 311-329.

[100] Loi, S., et al., 2014. Tumor infiltrating lymphocytes are prognostic in triple negative breast cancer and predictive for trastuzumab benefit in early breast cancer: results from the FinHER trial. Ann. Oncol. 25 (8), 1544-1550.

[101] Loi, S., et al., 2013. Prognostic and predictive value of tumor-infiltrating lymphocytes in a phase III randomized adjuvant breast cancer trial in node-positive breast cancer comparing the addition of docetaxel to doxorubicin with doxorubicin-based chemotherapy: BIG 02-98. J. Clin. Oncol. 31 (7), 860-867.

[102] Mahmoud, S.M.A., et al., 2011. Tumor-infiltrating CD8+ lymphocytes predict clinical outcome in breast cancer. J. Clin. Oncol. 29 (15), 1949-1955.

[103] Mamessier, E., et al., 2011. Human breast cancer cells enhance self tolerance by promoting evasion from NK cell antitumor immunity. J. Clin. Invest. 121 (9), 3609-3622.

[104] Mantovani, A., et al., 2017. Tumour-associated macrophages as treatment targets in oncology. Nat. Rev. Clin. Oncol. 14 (7), 399-416.

[105] Mantovani, A., et al., 2002. Macrophage polarization: tumor-associated macrophages as a paradigm for polarized M2 mononuclear phagocytes. Trends Immunol. 23 (11), 549-555.

[106] Mao, Y., et al., 2014. The value of tumor infiltrating lymphocytes (TILs) for predicting response to neoadjuvant chemotherapy in breast cancer: a systematic review and meta-analysis. PLoS One 9 (12), e115103.

[107] Marcus, A., et al., 2014. Recognition of tumors by the innate immune system and natural killer cells. Adv. Immunol. 122, 91-128.

[108] Mehraj, U., et al., 2021. Tumor microenvironment promotes breast cancer chemoresistance. Cancer Chemother. Pharmacol. 87, 1-12.

[109] Mehraj, U., et al., 2021. The tumor microenvironment as driver of stemness and therapeutic resistance in breast cancer: New challenges and therapeutic opportunities. Cell. Oncol. 44, 1-21.

[110] Mildner, A., Jung, S., 2014. Development and function of dendritic cell subsets. Immunity 40 (5), 642-656.

[111] Mir, M.A. n.d. "Immunotherapy by reverse signaling inhibits the growth of Intracellular pathogens and cancer cells."

[112] Mir, M.A., et al., 2013. Costimulation in the treatment of lymphomas. Costimulation Immunotherapy for Autoimmunity, Transplantation and Lymphomas. Lap publishers, Germany, pp. 150-172.

[113] Mir, M.A., Mehraj, U., 2019. Double-crosser of the immune system: macrophages in tumor progression and metastasis. Curr. Immunol. Rev. 15 (2), 172-184.

[114] Mir, M.A., et al., 2020. Targeting different pathways using novel combination therapy in triple negative breast Cancer. Curr. Cancer Drug Targets 20 (8), 586-602.

[115] M.A. Mir, An introduction to breast cancer. Chapter-1. 2021, ISBN: 978-1-68507-195-0. DOI: https://doi.org/10.52305/ITAK4470.

[116] M.A. Mir, Novel biomarkers in breast cancer Chapter-2. 2021, ISBN: 978-1-68507-195-0. DOI: https://doi.org/10.52305/DXSK7394.

[117] M.A. Mir, Therapeutic options for breast cancer. Chapter-3. 2021, ISBN: 978-1-68507-195-0. DOI: https://doi.org/10.52305/TILJ1241.

[118] M.A. Mir, Combination therapy with phytochemicals in breast cancer. Chapter-4. 2021, ISBN: 978-1-68507-195-0. DOI: https://doi.org/10.52305/PPUF2780.

[119] ManzoorA Mir, Immunotherapy and chemotherapy in breast cancer. Chapter-5. 2021, ISBN: 978-1-68507-195-0. DOI: https://doi.org/10.52305/TJHX9068.

[120] M.A. Mir, Chemotherapy in combination with surgery and radiotherapy in breast cancer. Chapter-6. 2021, ISBN: 978-1-68507-195-0. DOI: https://doi.org/10.52305/ZMNJ6932.

[121] M.A. Mir, Different drug delivery approaches for breast cancer. 2021, ISBN: 978-1-68507-195-0. Chapter-7. DOI: https://doi.org/10.52305/DHHG6044.

[122] M.A. Mir, Therapeutic landscape of metaplastic breast cancer. Chapter-8. 2021, ISBN: 978-1-68507-195-0. DOI: https://doi.org/10.52305/GGFR2459.

[123] Mittendorf, E.A., et al., 2014. PD-L1 expression in triple-negative breast cancer. Cancer Immunol. Res. 2 (4), 361-370.

[124] Murphy, K.M., et al., 2006. Balancing co-stimulation and inhibition with BTLA and HVEM. Nat. Rev. Immunol. 6 (9), 671-681.

[125] Nagaraj, S., et al., 2013. Reciprocal relationship between myeloid-derived suppressor cells and T cells. J. Immunol. 191 (1), 17-23.

[126] Nakatsumi, H., et al., 2017. Noncanonical pathway for regulation of CCL2 expression by an mTORC1-FOXK1 axis promotes recruitment of tumor-associated macrophages. Cell Rep. 21 (9), 2471-2486.

[127] Nielsen, T.O., et al., 2004. Immunohistochemical and clinical characterization of the basal-like subtype of invasive breast carcinoma. Clin. Cancer Res. 10 (16),

5367-5374.

[128] Nolan, E., et al., 2017. Combined immune checkpoint blockade as a therapeutic strategy for BRCA1-mutated breast cancer. Sci. Transl. Med. 9 (393).

[129] Noy, R., Pollard, J.W., 2014. Tumor-associated macrophages: from mechanisms to therapy. Immunity 41 (1), 49-61.

[130] Ono, M., et al., 2012. Tumor-infiltrating lymphocytes are correlated with response to neoadjuvant chemotherapy in triple-negative breast cancer. Breast Cancer Res. Treat. 132 (3), 793-805.

[131] Östman, A., Augsten, M., 2009. Cancer-associated fibroblasts and tumor growth-bystanders turning into key players. Curr. Opin. Genet. Dev. 19 (1), 67-73.

[132] Packard, T.A., Cambier, J.C., 2013. B lymphocyte antigen receptor signaling: initiation, amplification, and regulation. F1000prime reports 5.

[133] Palucka, A.K., Coussens, L.M., 2016. The basis of oncoimmunology. Cell 164 (6), 1233-1247.

[134] Papayannopoulos, V., 2018. Neutrophil extracellular traps in immunity and disease. Nat. Rev. Immunol. 18 (2), 134-147.

[135] Pardoll, D.M., 2012. The blockade of immune checkpoints in cancer immunotherapy. Nat. Rev. Cancer 12 (4), 252-264.

[136] Parry, R.V., et al., 2005. CTLA-4 and PD-1 receptors inhibit T-cell activation by distinct mechanisms. Mol. Cell. Biol. 25 (21), 9543-9553.

[137] Pavlides, S., et al., 2012. Warburg meets autophagy: cancer-associated fibroblasts accelerate tumor growth and metastasis via oxidative stress, mitophagy, and aerobic glycolysis. Antioxid. Redox Signaling 16 (11), 1264-1284.

[138] Peng, Z., et al., 2020. Identification of CTLA-4 associated with tumor microenvironment and competing interactions in triple negative breast cancer by co-expression network analysis. J. Cancer 11 (21), 6365.

[139] Qayoom, H., Mehraj, U., Aisha, S., Sofi, S., Mir, M. A., 2021. Integrating immunotherapy with chemotherapy: a new approach to drug repurposing. In (Ed.), Drug Repurposing - Molecular Aspects and Therapeutic Applications [Working Title]. IntechOpen. https://doi.org/10.5772/intechopen.100183.

[140] Qian, B.-Z., et al., 2011. CCL2 recruits inflammatory monocytes to facilitate breast-tumour metastasis. Nature 475 (7355), 222-225.

[141] Qian, B.-Z., et al., 2015. FLT1 signaling in metastasis-associated macrophages activates an inflammatory signature that promotes breast cancer metastasis. J. Exp. Med. 212 (9), 1433-1448.

[142] Qureshi, O.S., et al., 2011. Trans-endocytosis of CD80 and CD86: a molecular basis for the cell-extrinsic function of CTLA-4. Science 332 (6029), 600-603.

[143] Räsänen, K., Vaheri, A., 2010. Activation of fibroblasts in cancer stroma. Exp. Cell. Res. 316 (17), 2713-2722.

[144] Roux, C., et al., 2019. Reactive oxygen species modulate macrophage immunosuppressive phenotype through the up-regulation of PD-L1. Proc. Natl. Acad. Sci. 116 (10), 4326-4335.

[145] Rubtsov, A.V., et al., 2015. CD11c-expressing B cells are located at the T cell/B cell border in spleen and are potent APCs. J. Immunol. 195 (1), 71-79.

[146] Rudd, C.E., et al., 2009. CD28 and CTLA-4 coreceptor expression and signal transduction. Immunol. Rev. 229 (1), 12-26.

[147] Ruffell, B., et al., 2014. Macrophage IL-10 blocks CD8+ T cell-dependent responses to chemotherapy by suppressing IL-12 expression in intratumoral dendritic cells. Cancer Cell 26 (5), 623-637.

[148] Sabatos-Peyton, C.A., et al., 2018. Blockade of Tim-3 binding to phosphatidylserine and CEACAM1 is a shared feature of anti-Tim-3 antibodies that have functional efficacy. Oncoimmunology 7 (2), e1385690.

[149] Saip, P., et al., 2009. Identification of patients who may benefit from the prophylactic cranial radiotherapy among breast cancer patients with brain metastasis. J. Neurooncol. 93 (2), 243-251.

[150] Salmon, H., et al., 2016. Expansion and activation of CD103+ dendritic cell progenitors at the tumor site enhances tumor responses to therapeutic PD-L1 and BRAF inhibition. Immunity 44 (4), 924-938.

[151] Sami, E., et al., 2020. The immunosuppressive microenvironment in BRCA1-IRIS-Overexpressing TNBC tumors is induced by bidirectional interaction with tumor-associated macrophages. Cancer Res. 80 (5), 1102-1117.

[152] Sangaletti, S., et al., 2016. Mesenchymal transition of high-grade breast carcinomas depends on extracellular matrix control of myeloid suppressor cell activity. Cell Rep. 17 (1), 233-248.

[153] Singh, S., et al., 2020. Loss of ELF5-FBXW7 stabilizes IFNGR1 to promote the growth and metastasis of triple-negative breast cancer through interferon-γ signalling. Nat. Cell Biol. 22 (5), 591-602.

[154] Siziopikou, K.P., Cobleigh, M., 2007. The basal subtype of breast carcinomas may represent the group of breast tumors that could benefit from EGFR-targeted therapies. The Breast 16 (1), 104-107.

[155] Smid, M., et al., 2011. Patterns and incidence of chromosomal instability and their prognostic relevance in breast cancer subtypes. Breast Cancer Res. Treat. 128 (1), 23-30.

[156] Solinas, C., et al., 2019. LAG3: the biological processes that motivate targeting this immune checkpoint molecule in human cancer. Cancers 11 (8), 1213.

[157] Speiser, D.E., et al., 2016. Regulatory circuits of T cell function in cancer. Nat. Rev. Immunol. 16 (10), 599-611.

[158] Staaf, J., et al., 2019. Whole-genome sequencing of triple-negative breast cancers in a population-based clinical study. Nat. Med. 25 (10), 1526-1533.

[159] Stamm, H., et al., 2019. Targeting the TIGIT-PVR immune

checkpoint axis as novel therapeutic option in breast cancer. Oncoimmunology 8 (12), e1674605.

[160] Takahashi, T., 2000. Immunologic self-tolerance maintained by CD25^+ CD^+ regulatory T cells constitutively expressing cytotoxic lymphocyte-associated antigen 4. J. Exp. Med. 192, 295.

[161] Tan, W., et al., 2011. Tumour-infiltrating regulatory T cells stimulate mammary cancer metastasis through RANKL-RANK signalling. Nature 470 (7335), 548-553.

[162] Tao, R., et al., 2005. Differential effects of B and T lymphocyte attenuator and programmed death-1 on acceptance of partially versus fully MHC-mismatched cardiac allografts. J. Immunol. 175 (9), 5774-5782.

[163] Tassone, P., et al., 2003. BRCA1 expression modulates chemosensitivity of BRCA1-defective HCC1937 human breast cancer cells. Br. J. Cancer 88 (8), 1285-1291.

[164] Taube, J.M., et al., 2014. Association of PD-1, PD-1 ligands, and other features of the tumor immune microenvironment with response to anti-PD-1 therapy. Clin. Cancer Res. 20 (19), 5064-5074.

[165] Tcyganov, E., et al., 2018. Plasticity of myeloid-derived suppressor cells in cancer. Curr. Opin. Immunol. 51, 76-82.

[166] Teng, M.W.L., et al., 2015. From mice to humans: developments in cancer immunoediting. J. Clin. Invest. 125 (9), 3338-3346.

[167] Topalian, S.L., et al., 2015. Immune checkpoint blockade: a common denominator approach to cancer therapy. Cancer Cell 27 (4), 450-461.

[168] Töpfer, K., et al., 2011. Tumor evasion from T cell surveillance. J. Biomed. Biotechnol. 2011, 1-12.

[169] Vivier, E., et al., 2008. Functions of natural killer cells. Nat. Immunol. 9 (5), 503-510.

[170] Vranic, S., et al. Pd-l1 status in breast cancer: current view and perspectives, Elsevier.

[171] Wagner, J., et al., 2019. A single-cell atlas of the tumor and immune ecosystem of human breast cancer. Cell 177 (5), 1330-1345.

[172] Wang, J., et al., 2011. Adjuvant chemotherapy and radiotherapy in triple-negative breast carcinoma: a prospective randomized controlled multi-center trial. Radiother. Oncol. 100 (2), 200-204.

[173] Wang, L., et al., 2011. VISTA, a novel mouse Ig superfamily ligand that negatively regulates T cell responses. J. Exp. Med. 208 (3), 577-592.

[174] Wang, M., et al., 2017. Neoadjuvant chemotherapy creates surgery opportunities for inoperable locally advanced breast cancer. Sci. Rep. 7 (1), 1-7.

[175] Wing, K., et al., 2008. CTLA-4 control over Foxp3+ regulatory T cell function. Science 322 (5899), 271-275.

[176] Workman, C.J., et al., 2002. Phenotypic analysis of the murine CD4-related glycoprotein, CD223 (LAG-3). Eur. J. Immunol. 32 (8), 2255-2263.

[177] Yamashita, N., et al., 2021. MUC1-C integrates activation of the IFN-γ pathway with suppression of the tumor immune microenvironment in triple-negative breast cancer. J. Immunother. Cancer 9 (1), 1-29.

[178] Yan, W., et al., 2015. Tim-3 fosters HCC development by enhancing TGF-β-mediated alternative activation of macrophages. Gut 64 (10), 1593-1604.

[179] Yang, Z.-Z., et al., 2017. Expression of LAG-3 defines exhaustion of intratumoral PD-1+ T cells and correlates with poor outcome in follicular lymphoma. Oncotarget 8 (37), 61425.

[180] Yu, C.-P., et al., 2018. The clinicopathological and prognostic significance of IDO1 expression in human solid tumors: evidence from a systematic review and meta-analysis. Cell. Physiol. Biochem. 49 (1), 134-143.

[181] Yu, J., et al., 2013. Myeloid-derived suppressor cells suppress antitumor immune responses through IDO expression and correlate with lymph node metastasis in patients with breast cancer. J. Immunol. 190 (7), 3783-3797.

[182] Yu, Z., et al., 2010. microRNA 17/20 inhibits cellular invasion and tumor metastasis in breast cancer by heterotypic signaling. Proc. Natl. Acad. Sci. 107 (18), 8231-8236.

[183] Yuan, C., et al., 2019. Expression of PD-1/PD-L1 in primary breast tumours and metastatic axillary lymph nodes and its correlation with clinicopathological parameters. Sci. Rep. 9 (1), 1-8.

[184] Zhang, X., et al., 2011. A positive feedback loop of ER-α36/EGFR promotes malignant growth of ER-negative breast cancer cells. Oncogene 30 (7), 770-780.

[185] Zhang, X.H.F., et al., 2013. Selection of bone metastasis seeds by mesenchymal signals in the primary tumor stroma. Cell 154 (5), 1060-1073.

[186] Zhao, L., et al., 2012. MiRNA expression analysis of cancer-associated fibroblasts and normal fibroblasts in breast cancer. Int. J. Biochem. Cell Biol. 44 (11), 2051-2059.

[187] Zhu, C., et al., 2005. The Tim-3 ligand galectin-9 negatively regulates T helper type 1 immunity. Nat. Immunol. 6 (12), 1245-1252.

[188] Zong, J., et al., 2016. Tumor-derived factors modulating dendritic cell function. Cancer Immunol. Immunother. 65 (7), 821-833.

第6章 三阴性乳腺癌的免疫治疗、化疗和靶向治疗的相互作用

The interplay of immunotherapy, chemotherapy, and targeted therapy in tripple negative breast cancer (TNBC)

Manzoor A. Mir* Shazia Sofi* Hina Qayoom 著

吴　芩　吴伟主　张克兢　译

临床上，乳腺癌可以分为三类：携带阳性激素受体的乳腺癌、HER-2 阳性乳腺癌和三阴性乳腺癌。三阴性乳腺癌（TNBC）是最易受侵害的一种乳腺癌类型，其特征是缺乏三种受体，即 ER 阴性、PR 阴性和 HER-2 阴性状态（Mir et al., 2021）。与 HR 阳性和 HER-2 阳性乳腺癌相比，TNBC 占所有乳腺癌病例的 15%～20%，且与发病年龄较早、凶险临床进程，以及较差预后相关（Garrido-Castro et al., 2019）。鉴于这种乳腺癌亚型缺乏有效的治疗方法，近年来已采取多种举措扩大 TNBC 患者的治疗选择（Mir et al., 2021）。

近十年来，免疫系统在 TNBC 病程中的关键作用已得到充分证实。在 TNBC 的新辅助和辅助治疗中，根据免疫组织化学标记确定的肿瘤浸润淋巴细胞（TIL）的存在通常被认为是良好预后的预测因子（Loi et al., 2013; Criscitiello et al., 2016; Hafeez et al., 2016）。此外，更详细的免疫浸润分析，如多种细胞毒性（CD8+）TIL 的存在或增加的 CD8+/FOXP3+ 比率，可用于识别接受新辅助化疗后预后改善的 TNBC 患者（Miyashita et al., 2015）。已发现，TIL 的存在可以改变 TNBC 的预后，但肿瘤微环境中免疫逃逸分子的表达，如 PD-L1，也会对患者的预后产生影响（Mittendorf et al., 2014; Beckers et al., 2016）。这些研究结果及靶向免疫检查点的新型免疫治疗药物的进展，如抗 PD-L1 和抗 PD-1 单克隆抗体，支持在 TNBC 患者中评估免疫治疗技术的应用。

根据 IMpassion130 试验的结果，引入免疫治疗时代为乳腺癌带来了新的希望，在过去几年中，针对 TNBC 免疫检查点治疗方法的运用，新的重要循证已获得发展（Mir MA et al., 2021）。Schmid 及其同事通过将抗 PD-L1 药物阿替利珠单抗与白蛋白紫杉醇联合使用作为一线治疗，在 PD-L1 阳性转移性或无法手术的局部晚期 TNBC 患者中取得了显著的总生存期改善（Schmid et al., 2018）。试验中登记的患者中，约有 60%（每个治疗组 451 例患者）在之前的新辅助/辅助治疗后出现了复发，同时有 37% 的患者初诊时为第四期疾病。此外，在意图治疗（intent-to-treat, ITT）组中，约 41% 的患者表现为 PD-L1 阳性

疾病。在中位随访 12.9 个月后，在 ITT 人群中，与单独化疗相比，使用阿替利珠单抗明显延长了中位无进展生存期（PFS）（7.2 个月 vs. 5.5 个月）；尤其对于 PD-L1 阳性人群而言，PFS 的益处更为明显（7.5 个月 vs. 5.0 个月）。在 ITT 人群中，中位总生存期（OS）的分析结果显示，阿替利珠单抗联合化疗组与单独化疗组之间的 OS 差异没有统计学意义（21.3 个月 vs. 17.6 个月）。然而，在 PD-L1 阳性人群中，加入阿替利珠单抗显著延长了中位 OS，增加了 9.5 个月（25.0 个月 vs. 15.5 个月）。此外，在 ITT 和 PD-L1 阳性人群中，加入阿替利珠单抗使得客观缓解率（objective response rate，ORR）略微提高（ITT 为 56% vs. 46%，PD-L1 阳性人群为 59% vs. 43%），且使用阿替利珠单抗的完全缓解率高于未使用阿替利珠单抗（PD-L1 阳性人群为 10% vs. 1%，ITT 为 7% vs. 2%）。

因此，上述研究结果引发了一些问题，即免疫治疗是否能够改变转移性 TNBC 的疾病进程。尽管 IMpassion130 试验的结果是积极的，但也产生了一些问题。例如，考虑到加用阿替利珠单抗在 PD-L1 群体中的优势，那么如何准确评估肿瘤中 PD-L1 的表达，哪种伴随诊断是最好的，是否需要检测肿瘤细胞或免疫细胞的 PD-L1 表达量，白蛋白紫杉醇是否是与免疫治疗联合使用的最佳化疗辅助手段，是否存在适用于特定患者亚组的阿替利珠单抗单药治疗组的需求，或者是否能够从新辅助治疗中获得有价值的经验教训都存在一些问题。

一、TNBC 免疫治疗概述

目前肿瘤微环境免疫情形的研究进展为 TNBC 提供了新的靶向治疗方法（Mehraj et al., 2021）。与其他乳腺癌亚型相比，TNBC 表现出更高水平的 PD-L1 表达和淋巴细胞浸润（Mittendorf, Philips et al., 2014）。由于基因组不稳定性，TNBC 具有更高频率的体细胞突变，从而

产生更多新抗原（Luen et al., 2016）。因此，基于这些数据，TNBC 更有可能对免疫治疗有积极的反应。靶向免疫检查点蛋白的免疫治疗药物，如帕博利珠单抗（Pembrolizumab）和阿替利珠单抗（Atezolizumab），在 TNBC 的治疗中取得了首次成功（Mir et al., 2021）。IMpassion130 试验发现，将阿替利珠单抗与白蛋白紫杉醇联合使用，相较于白蛋白紫杉醇单药治疗，能够显著提高 PD-L1 阳性 TNBC 患者的 PFS（7.5 个月 vs. 5.0 个月）和 3 年生存期（36 个月 vs. 22 个月）（Schmid et al., 2018; Emens et al., 2020）。该研究还证实了这些药物在亚洲人群中的有效性，为解决 TNBC 的异质性问题迈出了重要的一步。总体而言，TNBC 的免疫治疗在临床研究中取得了显著进展（Mir, 2015; Bai et al., 2021）。可以肯定的是，免疫治疗的出现将极大改变 TNBC 的治疗方式。

二、TNBC 中免疫治疗的潜力：需要考虑的变量

癌症免疫治疗是肿瘤治疗的新兴领域，它关注的焦点是肿瘤微环境，而不仅仅是肿瘤本身，并于 2018 年被授予了诺贝尔生理学或医学奖。免疫治疗包括多种技术，已显示出在产生长期临床反应方面的益处，其中免疫检查点抑制药治疗取得了最显著的成果（Cheng et al., 2018; Garon et al., 2018）。肿瘤通过激活由免疫检查点控制的抑制性通路等多种策略来避免被免疫系统识别和消除（Mir）。多个针对 CTLA-4、PD-L1 和 PD-1 的单克隆抗体（mAb）的临床试验和研究表明，免疫检查点抑制药可解放免疫系统，摆脱这些抑制性信号，并重塑抗癌免疫应答（Rosenberg and Restifo, 2015; Heimes and Schmidt, 2019）。免疫检查点抑制药的治疗已被证明能够改善乳腺癌的临床效果，尤其是 TNBC（Heimes and Schmidt, 2019）。免疫检查点抑制药的治疗通常标准化，并且与较低的毒性相关。然而，免疫相关的不良反应，如结肠炎、皮疹、肺炎、甲状腺功能异常、垂体炎和炎性关节炎可能发生，因此需要进

行持续监测（Naidoo et al., 2017）。

免疫治疗的成功很大程度上取决于肿瘤的免疫原性，如非小细胞肺癌和恶性黑色素瘤的治疗反应率增加（Qayoom and Bhat, 2020; Davies, 2014）。长期以来，乳腺癌被认为是对免疫治疗反应较差的免疫沉默性肿瘤。然而，越来越多的数据表明，乳腺癌是一个具有不同免疫原性强度的肿瘤多样性谱系，其中 TNBC 是最免疫原性的亚型（Ali et al., 2016）。此外，肿瘤细胞或肿瘤微环境和宏环境中的多种因素，如新抗原负荷和肿瘤突变负荷（TMB）、免疫浸润多样性及微生物组，都会影响肿瘤的免疫环境，从而影响其对免疫治疗的反应（Mir et al., 2013）。

三、选择合适的免疫治疗和化疗组合

尽管已对 ICI 与化疗联合治疗的最佳化疗伴侣进行了分析，但仍存在一些问题。最初在 IMpassion130 试验中选择白蛋白紫杉醇，是因为它可以减少皮质类固醇的使用（Aigner et al., 2013）。然而，可能会有更好的药物，如铂类盐、蒽环类化合物和其他紫杉醇类药物，可以提高乳腺癌的免疫原性（Kroemer et al., 2015）。化疗可在肿瘤微环境中引起多种免疫调节性的改变，如增强肿瘤细胞的抗原释放、过表达 PD-L1 及增强免疫原性细胞表面标志物的表达（如 MHC-Ⅰ）。这些变化综合起来可能对免疫治疗的疗效产生积极影响（Pol et al., 2015; Heinhuis et al., 2019）。具体而言，常用于治疗 TNBC 的不同化疗药物可能对免疫系统产生不同影响，细述如下（Mir et al., 2021）。

（一）蒽环类化合物

蒽环类化合物能够引发免疫原性细胞死亡（immunogenic cell death，ICD），一种可能通过激活树突状细胞并触发特定 T 细胞应答的凋亡方式，从而引发抗癌免疫应答（Galluzzi et al., 2017）。此外，蒽环类化合物还能促进 CD8+T 细胞的增长。

（二）紫杉醇

紫杉醇能够增加原发性乳腺癌中肿瘤浸润淋巴细胞（TIL）的招募。此外，紫杉醇已被证明能够减少肿瘤微环境中的调节性 T 细胞（Treg 细胞）和骨髓抑制细胞（MDSC），在一定程度上缓解免疫抑制作用（Kodumudi et al., 2010; Roselli et al., 2013）。

（三）环磷酰胺

环磷酰胺能够抑制 Treg 细胞的活性，并增强 NK 细胞和 CD8+T 细胞的增殖能力，同时具有诱导免疫原性细胞死亡的特性（Ghiringhelli et al., 2007; Kwa and Adams, 2018; Mir et al., 2020）。

（四）吉西他滨

吉西他滨已被证明能够减少骨髓抑制细胞（MDSC）的数量，同时增强 CD8+T 细胞的抗癌活性（Vincent et al., 2010; Homma et al., 2014）。

（五）铂类盐

铂类盐已被证明能够引发免疫原性细胞死亡，并在癌细胞上表达 MHC-Ⅰ类复合物（Nio et al., 2000; Jackaman et al., 2012），同时促进 T 细胞的活化并抑制骨髓抑制细胞（MDSC）的功能。

四、TNBC 中的免疫检查点抑制

我们知道癌细胞与多种类型的免疫检查点相关联，这些检查点在减缓 T 细胞功能方面起着重要作用（Mir MA et al., 2021，图 6-1）。免疫检查点抑制药（ICI）治疗方案已被证明是在一系列恶性肿瘤中产生长期应答的最有效的免疫治疗方法。攻击 CTLA-4 和 PD-1/PD-L1 的单克隆抗体（mAb）已被证明是释放抑制性 T 细胞活化控制的有效方法（Pardoll 2012; Bansal et al., 2016）（表 6-1）。美国食品药品管理局（FDA）

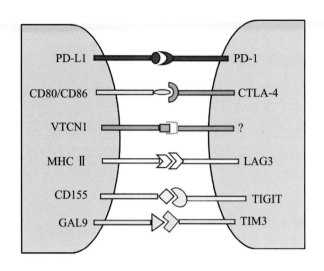

▲ 图 6-1 与 T 细胞失活相关的免疫检查点

表 6-1 免疫检查点靶向抗体

靶　点	抗　体
PD-1	帕博利珠单抗、纳武利尤单抗
PD-L1	阿替利珠单抗、阿维鲁单抗、度伐利尤单抗
CTLA-4	伊匹木单抗、替西木单抗

已批准多种阻断型单克隆抗体，包括抗 PD-1 抗体帕博利珠单抗（Pembrolizumab）、西米普利单抗（Cemiplimab）和纳武利尤单抗（Nivolumab），抗 CTLA-4 抗体伊匹木单抗（Ipilimumab），以及抗 PD-L1 抗体阿维鲁单抗（Avelumab）、阿替利珠单抗（Atezolizumab）和度伐利尤单抗（Durvalumab）（Ribas and Wolchok, 2018; Voorwerk et al., 2019）。只有少数患者从 ICI 治疗中受益，仅有极小比例的患者得到生存率的改善（García-Aranda and Redondo, 2019）。因此，对于 ICI 治疗反应预测生物标志物的需求越来越大。此外，只有少数临床前研究探索了靶向不同免疫检查点（如 PD-1、Tim3、Lag3 和 CTLA-4）的优势（Cogdill et al., 2017）。目前，大多数乳腺癌研究集中在抑制 PD-1/PD-L1 通路上。一项单臂试点研究发现，将 PD-1/PD-L1 阻断与 CTLA-4

抑制相结合，在三阴性乳腺癌（TNBC）患者中的客观缓解率（ORR）达到 43%，但激素受体阳性乳腺癌患者未出现缓解反应（Santa-Maria et al., 2018; Qayoom et al., 2021）。

（一）在 TNBC 中抑制 PD-1/PD-L1 通路

抑制受体 PD-1（CD279）是一种存在于 CTL 表面的免疫抑制受体，被认为是 ICI 的潜在靶点。PD-1 的主要功能是在感染引起的炎症反应期间抑制外周组织中的 T 细胞活化，从而减少自身免疫反应（Sharpe and Pauken, 2018）。PD-1 与 PD-L1（B7-H1 或 CD274）相互作用于 T 细胞上，降低了 TCR 激活后的信号传导（Emens, 2018）（图 6-2）。PD-L1 的表达在乳腺癌中占 40%~60%，与肿瘤大小、组织学分级和三阴性状态等预后较差的因素相关（Katz, 2017）。

ICI 抗体通过抑制 PD-L1/PD-1 通路启发了 TNBC 的治疗。TNBC 的临床意义主要是通过免疫疗法与放射或化疗联合使用来实现的。这些组合在理论上和实践上都应增加肿瘤突变负荷（TMB）并改善肿瘤微环境，为肿瘤免疫治疗做准备，从而提高患者的无进展生存期（PFS）。确实，这些联合治疗方案极大提高了 TNBC 患者的

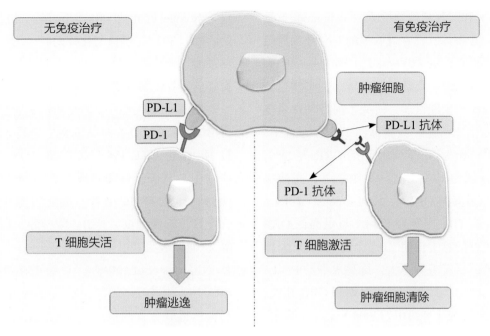

▲ 图 6-2　在缺乏免疫治疗的情况下，程序性死亡受体 1（PD-1）和程序性死亡受体配体 1（PD-L1）之间的相互作用会导致肿瘤逃逸，从而导致肿瘤进展。然而，在免疫治疗药物的存在下，如 PD-L1 抗体和 PD-1 抗体使得肿瘤细胞被消除

治愈率。

（二）PD-1/PD-L1 抗体单药治疗

在进展性及转移性三阴性乳腺癌（转移性 TNBC）患者中，PD-1/PD-L1 单药治疗显示出良好的长期效果。在 KEYNOTE-012（NCT01848834）临床试验中，最初研究了帕博利珠单抗（一种抗 PD-1 抑制药）在晚期、PD-L1 阳性乳腺癌、尿路上皮癌、头颈癌或胃癌患者中的临床活性和安全性。在转移性 TNBC 患者中，中期分析发现 ORR 为 18.5%，中位缓解持续时间在 15.0～47.3 周（Nanda et al., 2016）。在随后的 Ⅱ 期临床研究，KEYNOTE-086（NCT02447003）中，在既往未因转移性乳腺癌接受过固有治疗的 PD-L1 阳性转移性 TNBC 患者中，最大 ORR 为 21.4%，数据截止时的中位缓解持续时间为 10.4 个月，OS、PFS 和 OS 分别为 18.0 个月和 2.1 个月（Adams et al., 2019）。而已经接受过较多治疗的 PD-L1 阳性转移性 TNBC 患者的 ORR 为 5.7%，总生存期和中位无进展生存期分别为 9.0 个月和 2.0 个月。

两项研究均显示，帕博利珠单抗单药治疗 PD-L1 阳性转移性 TNBC 具有可行的安全性和长期临床活性，尤其是在一线治疗中。

随机 Ⅲ 期 KEYNOTE-119 试验（NCT02555657）旨在评估已接受治疗的 PD-L1 阳性转移性 TNBC 患者中，帕博利珠单抗单药疗法与化疗方案（吉西他滨、卡培他滨、长春瑞滨、艾立布林）的疗效。初步研究结果表明，接受帕博利珠单抗治疗的个体在 OS（HR=0.86）或 PFS（HR=1.35）方面没有有意义的改善，尽管有随着 PD-L1 评分的增加，生存期有改善趋势（Cortes J et al., 2019）。截至 2019 年 4 月 11 日，化疗组和帕博利珠单抗组的中位随访时间分别为 10.9 个月和 9.9 个月。随着研究的进展，生存结果的差异可能会更加明显。这些数据，可能从侧面表明帕博利珠单抗单药治疗作为转移性 TNBC 的一线治疗具有更重要的作用。这些抗体除了阻断 PD-1，还有一些能够攻击 PD-L1，干扰 PD-L1 与 CD80 的结合以及 PD-L1 与 PD-1 的结合，从而增强 T 细胞和 APC 的抗癌免疫反应（Butte et al., 2007）。阿维鲁单抗

（Avelumab）和阿替利珠单抗（Atezolizumab）是两种抗 PD-L1 抗体，已在乳腺癌的安全性和疗效方面进行了研究。NCT01375842 试验是一项纳入血液系统恶性肿瘤、局部晚期或转移性实体恶性肿瘤患者的多个 Ⅰ 期试验，研究了阿替利珠单抗单药治疗的临床活性。在转移性 TNBC 患者中，阿替利珠单抗作为一线药物使用的 ORR 为 24%，中位总生存期为 17.6 个月，相比之下，先前接受过治疗的患者的 ORR 为 6%（Emens，2018）。在至少 1% 的 TIIC 中存在 PD-L1 与更高的 ORR（12%）和更好的总生存期（10.1 个月 vs. 6.0 个月）相关。此外，尽管差异不大，更高水平的 PD-L1 阳性率（＞10%）与改善的总生存期和 ORR 相关。在 JAVELIN 研究（NCT01772004）的 Ⅰb 期中，阿维鲁单抗在转移性乳腺癌（metastatic breast cancer，mBC）和转移性 TNBC 患者中的 ORR 分别为 3.0% 和 5.2%。根据 PD-L1 阈值设定为 10%，PD-L1 阳性患者的缓解率在 PD-L1 阴性患者中更高（16.7% vs. 1.6%），特别是在 TNBC 患者中（22.2% vs. 2.6%）。综上所述，虽然转移性 TNBC 患者的 ICI 单药的缓解率有限，但部分 PD-L1 阳性患者的长期治疗反应表明，ICI 联合其他治疗模式可能获得良好结局（表 6–2）。

（三）PD-1/PD-L1 抗体与化疗的联合治疗

化疗已被证明能够通过增加肿瘤细胞抗原释放增强免疫反应，包括诱导 Ⅰ 类 MHC 分子、PD-L1 和新抗原的产生，并促进树突状细胞的活化（Zitvogel et al., 2008；Schmid et al., 2018）。因此，PD-1/PD-L1 抗体与化疗的联合治疗方案在局部进展、转移性和早期 TNBC 的治疗中，显示出良好的疗效（图 6–3）。

帕博利珠单抗的安全性和临床活性已在许多 TNBC 患者的 PD-1 抑制试验中进行了探索。在 Ⅲ 期 KEYNOTE-355（NCT02819518）的中期评估中，对于既往未接受过治疗的 PD-L1 强阳性的转移性 TNBC 患者，接受帕博利珠单抗联合化疗（吉西他滨 / 卡铂、紫杉醇、白蛋白紫杉醇），研究表明 PFS 显著提高（5.6 个月 vs. 9.7 个月）（Cortés et al., 2019）。目前正在进行的 Ⅱ 期 BR-076（NCT02755272）临床试验中，以帕博利珠单抗联合吉西他滨 / 卡铂治疗转移性 TNBC 为研究方向。在 KEYNOTE 150/ENHANCE 1（NCT02513472）试验表明，帕博利珠单抗联合微管抑制药依瑞布林治疗转移性 TNBC 的 ORR 为 25.6% 以及中位 PFS 为 4.1 个月（Tolaney et al., 2018）。Ⅱ 期 TONIC 试验（NCT02499367）研究了已接受治疗（顺铂、环磷酰胺、多柔比星）的转移性 TNBC 患者中纳武利尤单抗（一种 PD-1 抑制药）的疗效。在接受纳武利尤单抗之前接受多柔比星治疗的患者的 ORR 为 35%，而未接受事先化疗的患者为 17%，接受顺铂化疗的患者为 23%，这表明化疗可以产生炎症性肿瘤微环境（Voorwerk et al., 2019）。与转移性 TNBC 相比，局部进展或早期 TNBC 的研究更加丰富。在 Ⅱ 期 I-SPY 2（NCT01042379）研究中，将帕博利珠单

表 6–2　转移性三阴性乳腺癌（TNBC）中免疫检查点抑制药的主要单药治疗临床试验

药　物	试验名称	乳腺癌类型	阶　段	招募状态
阿替利珠单抗	NCT01375842	转移性 TNBC	Ⅰ	已完成
帕博利珠单抗	NCT01848834	转移性 TNBC	Ⅰb	已完成
帕博利珠单抗	NCT02447003	转移性 TNBC	Ⅱ	已完成
阿维鲁单抗	NCT01772004	转移性 TNBC	Ⅰb	已完成
替西木单抗	NCT02527434	转移性 TNBC	Ⅱ	进行中，未招募

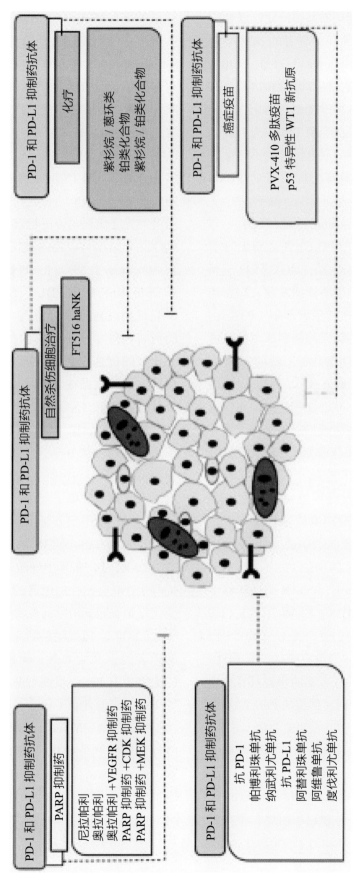

▲ 图 6-3　目前对三阴性乳腺癌中程序性死亡受体 1（PD-1）和程序性死亡受体配体 1（PD-L1）免疫检查点抑制的研究方法

抗与蒽环类和紫杉醇为基础的新辅助化疗联合应用，使早期 HER-2 阴性乳腺癌患者的 pCR 率增加了 4 倍，其中包括 TNBC（Nanda et al., 2020）。Ⅰ期 KEYNOTE-173 试验（NCT02622074）旨在研究将帕博利珠单抗与 6 种常规新辅助化疗方案联合应用于未经治疗的局部晚期 TNBC 患者，以探索其安全性和抗癌活性。联合治疗的不良反应与单独治疗相当，表明具有合理的安全性。此外，所有治疗组的 pCR 达到 60%，联合治疗显示出潜在的临床活性（Schmid et al., 2020）。与先前的研究一致，治疗前 PD-L1 表达增加与治疗效果改善相关。同样，对 KEYNOTE-522 三期试验（NCT03036488）的中期评估发现，在新辅助治疗中添加帕博利珠单抗到紫杉醇（PTX）－卡铂联合化疗方案，然后给予帕博利珠单抗，可以将未经治疗的局部晚期 TNBC 患者的 pCR 从 51.2% 提高至 64.8%（Schmid et al., 2020）。值得注意的是，该试验设计不允许比较新辅助化疗后辅助性帕博利珠单抗与安慰剂治疗的差异。除了 PD-1 阻断外，还有几项临床研究正在研究 PD-L1 抑制药与化疗的安全性和疗效，特别是在转移性 TNBC 患者中。对于接受阿替利珠单抗＋白蛋白紫杉醇治疗的局部晚期或转移性 TNBC 患者，一项Ⅰb 期临床研究 NCT01633970 显示出 39.4% 的 ORR 和 5.5 个月的中位 PFS（Adams et al., 2019）。无论治疗史如何，PD-L1 阳性转移性 TNBC 患者的 ORR（41.4% vs. 33.3%）、PFS（6.9 个月 vs. 5.4 个月）和 OS（21.9 个月 vs. 11.4 个月）均无显著增加。此外，尽管没有统计学显著性，但在一线治疗中接受该治疗方案的患者具有更高的 ORR（53.8% vs. 30.0%）、更长的 PFS（8.6 个月 vs. 5.1 个月）和更长的 OS（24.2 个月 vs. 12.4 个月），显示出比接受阿替利珠单抗单药治疗的患者更好的结果，后者的 ORR 为 24%，中位 PFS 为 1.6 个月（Adams et al., 2019；Emens et al., 2019）。白蛋白紫杉醇作为 PD-L1 阳性、不可根治、局部进展或转移性 TNBC 的一线治疗方案。IMpassion131 研究（NCT03125902）评估了阿替利珠单抗与 PTX 联合应用作为一线治疗局部进展或转移性 TNBC 患者的安全性和疗效。随后，IMpassion132 试验（NCT03371017）评估了阿替利珠单抗与化疗（卡培他滨、吉西他滨 / 卡铂）联合应用对于既往接受治疗、未经治疗、局部进展或转移性 TNBC 患者的疗效，这些患者不适合 IMpassion130 试验。目前对于 PD-L1 抑制药与化疗联合治疗早期 TNBC 的有效性数据有限。根据随机Ⅲ期 GeparNuevo 试验（NCT02685059）的结果，将度伐利尤单抗与紫杉醇 – 蒽环类新辅助化疗联合应用可以提高早期 TNBC 患者的 pCR，从 44% 提高至 53%（Loibl et al., 2019）。Ⅲ期临床研究 NeoTRI-PaPDL1（NCT02620280）旨在研究早期高危或局部进展 TNBC 患者中，新辅助阿替利珠单抗＋卡铂和白蛋白紫杉醇联合辅助化疗的抗癌效果，截至 2020 年 7 月尚无中期数据。初步数据在 2019 年的圣安东尼奥乳腺癌研讨会上公布，显示将帕博利珠单抗加入治疗方案可略微提高 pCR（Gianni et al., 2020）。Ⅲ期临床试验 NSABP B-59（NCT03281954）将 NAC（PTX 与卡铂）与阿替利珠单抗联合应用，并辅以辅助阿替利珠单抗和化疗。IMpassion031 试验（NCT03197935）将新辅助阿替利珠单抗与后续基于蒽环类和 Nab– 紫杉醇的化疗联合应用于早期 TNBC，已经公布了中期数据。接受阿替利珠单抗与化疗联合治疗的患者的 pCR 为 57.6%，而接受化疗加安慰剂治疗的患者为 41.1%（Mittendorf et al., 2020）。接受阿替利珠单抗与化疗联合治疗的患者的 pCR 为 69%，而接受化疗加安慰剂治疗的患者为 49%。目前有两项正在进行的局部进展 TNBC 试验评估了化疗与 PD-L1 抑制药在辅助治疗中的疗效。IMpassion30 试验（NCT03498716）将评估阿替利珠单抗与辅助化疗联合应用的疗效，而 A-Brave 试验（NCT02926196）将评估阿维鲁单抗的疗效。

（四）在 TNBC 中抑制 CTLA-4 分子

在 TNBC 中抑制 CTLA-4 分子，CTLA-4（CD152）

是一种共抑制分子，仅在 T 细胞表面表达，并且是首个医学靶向的免疫检查点受体（Lo and Abdel-Motal, 2017）。它调节早期 T 细胞活化的程度。CTLA-4 的配体 CD80（B7.1）和 CD86（B7.2）同样由 CTLA-4 的共刺激受体 CD28 共享（Krummel and Allison, 1995）。CTLA-4 对 CD86 和 CD80 的亲和力明显高于 CD28。因此，CTLA-4 的表达在 T 细胞表面抑制 T 细胞的激活，与 CD28 的正共刺激信号产生竞争（Mir MA et al., 2021）。由于 CTLA-4-CD80/CD86 相互作用产生的负反馈，导致 T 细胞的增殖和 IL-2 的分泌减少（Rudd et al., 2009）。*CTLA-4* 基因敲除小鼠的全身免疫致死性超活化表型表明，CTLA-4 在抑制 T 细胞活性方面具有重要功能（Waterhouse et al., 1995）。CTLA-4 抑制药，作为一种癌症免疫治疗方法，可以显著增强依赖辅助 T 细胞的免疫应答（Mir、Qayoom、Mehraj et al., 2021）。然而，由于 *CTLA-4* 敲除动物出现严重的自身免疫和免疫亢活表型，以及肿瘤对 CTLA-4 配体表达的不敏感性，抑制 CTLA-4 的方法一直受到质疑。这种受体的阻断最初被认为会导致免疫损伤。另一方面，Allison 及其同事通过临床前模型的研究表明，当 CTLA-4 被抗 CTLA-4 抗体部分抑制时，打开了治疗窗口（Leach et al., 1996）。进一步的研究表明，在部分免疫原性肿瘤的动物模型中注射 CTLA-4 的抗体，可以引发强烈的抗癌反应，而且没有明显的不良反应。当将抗 CTLA-4 抗体与携带 GM-CSF 的细胞疫苗联合应用时，对于免疫原性较低的肿瘤也能够产生反应（Chen、Chen et al., 2018）。因此，根据这些临床前研究，抗体介导的 CTLA-4 阻断有望在免疫相关性恶性肿瘤的治疗中发挥作用。

（五）针对 CTLA-4 的人源化抗体

基于之前的临床前研究结果，两种完全人源化的 CTLA-4 抗体的测试和开发得到了推动。其中，首个获得 FDA 批准用于临床的免疫检查点抑制药是伊匹木单抗，该单克隆抗体能有效阻断 CTLA-4 与其配体的结合（Ito et al., 2015）（图 6-4）。另外一种抗 CTLA-4 单克隆抗体是替西木单抗。最初的测试是将其作为单一药物应用于晚期黑色素瘤和卵巢肿瘤患者，这些患者对常规治疗方法无反应，实际上与其他抗肿瘤药物一样（Hodi et al., 2003）。虽然约 10% 的黑色素瘤患者显示出明显的临床反应，但有 25%～30% 的患者出现了影响多个组织部位的免疫相关效应，其中结肠炎是最常见的问题。替西木单抗是首个在晚期黑色素瘤患者中进行随机 III 期临床试验的抗 CTLA-4 单克隆抗体。该研究中，患者每 3 个月接受 15mg/kg 的替西木单抗单药治疗，并与传统的黑色素瘤化疗药物达卡巴嗪进行比较。然而，与达卡巴嗪相比，该剂量和方案并未显示出生存益处（Ribas，年份未知）。目前，抗 CTLA-4 免疫疗法作为单药治疗或与其他治疗药物联合应用正在非小细胞肺癌和黑色素瘤中进行研究，尤其关注脑转移灶的治疗（Blank and Enk, 2015; Venur and Ahluwalia, 2017）。针对 TNBC 的抗 CTLA-4 抗体临床试验仍在进行中，尚无明确的结果可供参考。

五、涉及 PD-1/PD-L1 的联合治疗

（一）在 TNBC 中双重应用免疫检查点抑制药（抗 CTLA-4 和抗 PD-1）

虽然在多项研究中，PD-1 抑制药已被证明对 TNBC 的治疗有效，但只有少数患者对该治疗有反应。人们逐渐认识到同时抑制这两个通路可能会对抗癌免疫产生协同效应，在黑色素瘤和肺癌中，联合应用抗 CTLA-4 和抗 PD-1 的疗效超过单独使用任何一种抗体（Tanvetyanon et al., 2017）。此外，同时阻断 CTLA-4 和 PD-1 可以改善肿瘤中 T 淋巴细胞的免疫活性，特别是在与 GVAX 免疫（表达 GM-CSF 的放射性肿瘤）联合应用时（Duraiswamy et al., 2013）。然而，在乳腺癌相关的研究中，对此进行的研究还很有限。联合应用这两种抗体可以减轻肿瘤对免疫的抑制，显著改善 TNBC 的治疗效果，使 80% 的

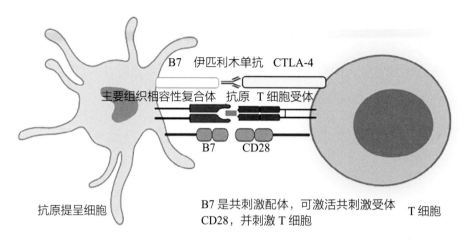

▲ 图 6-4　抗细胞毒性 T 淋巴细胞相关抗原 4（CTLA-4）单抗作用机制（伊匹利木单抗）

肿瘤出现退缩。这使得失活的肿瘤特异性 T 淋巴细胞得以激活并发挥效应功能，将肿瘤微环境从抑制性转变为炎症性（Curran et al., 2010; Mir et al., 2013）。因此，深入了解这两种抗体在患者中的药效动力学，将有助于正确开发基于免疫的 TNBC 联合治疗方案。此外，与顺铂联合应用抗 CTLA-4 和抗 PD-1 抗体不仅能够引发细胞毒性免疫反应，而非免疫抑制反应，还能够增强树突状细胞的活化、减少 FOXP3+ Treg 的数量，并同时增强 CD8+CD4+T 细胞的活化（$P<0.05$），同时更有效地抑制 BRCA1 缺陷肿瘤的生长（$P=0.008$）（Nolan et al., 2017）。

（二）PD-1/PD-L1 抗体 – 靶向治疗联合方案

三阴性癌具有更高的肿瘤突变负荷（TMB），以及严重的基因组不稳定性和 DNA 损伤应答缺陷（Couch et al., 2015）。因此，免疫疗法联合靶向不同致癌通路的综合治疗选项可能是三阴性乳腺癌（TNBC）治疗的有希望的选择（Mir et al., 2021）。表 6-3 总结了研究此类联合治疗的临床试验。例如，PARP 抑制药（用于攻击同源重组修复通路并在 BRCA1/2 基因突变携带者中引起合成致死作用）已被授权用于治疗具有 BRCA1/2 基因突变的 TNBC 患者（McCann and Hurvitz, 2018）。由于 PARP 抑制药诱导的细胞死亡释放肿瘤抗原后，浸润的 T 细胞被刺激，将 PARP 抑制药与免疫检查点抑制药（ICI）联合应用于这类 TNBC 患者能够刺激更强的抗癌免疫反应。PARP 抑制药还被证明能增强细胞系和动物模型中 PD-L1 的表达，进一步支持使用 PD-1/PD-L1 抑制药的理由（Jiao et al., 2017）。在 KEYNOTE-162/TOPACIO（NCT02657889）试验中，接受帕博利珠单抗和 PARP 抑制药尼拉帕尼布联合治疗的 TNBC 患者报告的总体有效率（ORR）为 29%。与 BRCA 突变相关的 ORR 较高，达到 67%（Vinayak et al., 2019）。这一 ORR 高于类似患者群接受单一 PD-1 抗体治疗的观察结果（Adams et al., 2019; Emens et al., 2019）。此外，还计划进行几项临床研究，评估 PD-L1 抑制与 PARP 抑制药在 TNBC 中的联合应用，包括两项 II 期试验将度伐利尤单抗与奥拉帕利联合使用（DORA/NCT03167619 和 NCT03801369），以及一项 II 期试验将阿替珠单抗与奥拉帕利联合使用（DORA/NCT03167619 和 NCT03801369）（NCT02849496）。此外，还正在开发 PD-L1 抑制药与血管内皮生长因子（VEGF）和 PARP 抑制药的三联组合。一项面向晚期或复发实体肿瘤的 1/2 期研究（NCT02484404）正在研究度伐利尤单抗与 VEGFR 抑制药塞地利单抗和奥拉帕利的双联或三联组合。根据初步结果，所示剂量耐受并导致 9 例复发性实体瘤女性患者中 67% 的

表 6–3　涉及 PD-1/PD-L1 抗体靶向疗法联合治疗 TNBC 的临床研究

试验名称	组　合	阶　段	招募状态
NCT03167619	度伐利尤单抗 + 奥拉帕利	Ⅱ	进行中，未招募
NCT02657889	帕博利珠单抗 + 尼拉帕利	Ⅱ	进行中，未招募
NCT02849496	阿替利珠单抗 + 奥拉帕利	Ⅱ	招募中
NCT03801369	度伐利尤单抗 + 奥拉帕利	Ⅱ	招募中
NCT02079636	帕博利珠单抗 + 阿贝西利	Ⅰ	已完成
NCT02484404	度伐利尤单抗 + 奥拉帕利 + VEGFR 抑制药	Ⅰ / Ⅱ	招募中
NCT02322814	阿替利珠单抗 + 紫杉烷 + MEK 抑制药Ⅱ	Ⅱ	进行中，未招募

PD-1. 程序性死亡受体 1；PD-L1. 程序性死亡受体配体 1；TNBC. 三阴性乳腺癌

临床益处率，其中 1 例为 TNBC（Zimmer et al.，2019）。另一项名为 MEDIOLA（NCT02734004）的临床试验旨在检查度伐利尤单抗与 PARP 抑制药奥拉帕利或与奥拉帕利加 VEGF 抑制药贝伐珠单抗联合使用在晚期实体瘤患者中的安全性和疗效，包括 *BRCA1/2* 缺失的乳腺癌。此外，评估联合应用 PARP 抑制药、PD-1/PD-L1 抑制药和 CDK 抑制药的治疗效果可能是有趣的。已经显示 CDK 抑制药能使乳腺癌细胞对 PARP 抑制药更敏感，这可能进一步增强对免疫检查点抑制药的治疗反应。CDK 是细胞周期进程和 DNA 修复通路的重要调节因子，已有研究显示 CDK 抑制药能使乳腺癌细胞对 PARP 抑制药更敏感，这可能进一步增强对免疫检查点抑制药的治疗反应（Johnson et al.，2011）。CDK4/6 抑制药还被观察到通过刺激效应 T 细胞功能、诱导成纤维细胞产生促炎细胞因子、抑制免疫抑制性 Treg 细胞增殖以及增加细胞表面抗原呈递来增强抗癌免疫（Goel et al.，2017）。Ⅱ 期 COLET（NCT02322814）试验研究了在局部进展或 TNBC 患者中，使用 MEK1/2 抑制药考比替尼与阿替利珠单抗和紫杉醇 / 白蛋白紫杉醇（PTX/nab-ptx）联合作为一线治疗的潜在优势。根据初步结果，紫杉醇联合白蛋白紫杉醇的 ORR 为 34%，而白蛋白紫杉醇的 ORR 为 29%（Brufsky et al.，2019）。

（三）PD-1/PD-L1 抗体与疫苗的联合治疗

肽疫苗在转移性癌症患者中的应用受到低反应率的限制；然而，通过采用多肽疫苗的方法，各种癌症类型的反应率已经提高至 9.9%（Sasada et al.，2012）。此外，将癌症疫苗与免疫检查点抑制药（ICI）结合可能会提高疫苗的抗癌免疫反应。表 6–4 总结了目前正在进行的利用 PD/PD-L1 抗体 – 疫苗联合治疗的临床试验。在晚期三阴性乳腺癌中，一些正在进行的试验正在研究将癌症疫苗与帕博利珠单抗联合应用的效果，其中一种是针对 p53 的特异性疫苗（NCT02432963），另一种是多肽疫苗 PVX-410（NCT03362060），还有一种是针对 WT1 的疫苗（NCT03761914）。此外，还有一些临床研究正在探讨将度伐利尤单抗与新抗原疫苗（NCT03199040、NCT03606967）或多肽疫苗 PVX-410（NCT02826434）或阿替利珠单抗与新抗原疫苗（NCT03199040、NCT03606967）联合应用的效果（NCT03289962）。

（四）PD-1/PD-L1 抗体与 NK 细胞联合治疗

NK 细胞作为机体对抗各种疾病中的异常细胞和感染的第一道防线。然而，癌细胞已经发现了一些策略来逃避 NK 细胞介导的免疫监视，比如通过脱落应激诱导配体 MHC- Ⅰ 类多肽相关序

表 6–4　目前癌症疫苗联合免疫治疗的临床试验

试验名称	组　合	阶　段	招募概况
NCT03289962	阿替利珠单抗 + 新抗原疫苗	I	招募中
NCT03761914	帕博利珠单抗 + WT1 特异性疫苗	I / II	招募中
NCT03199040 I	度伐利尤单抗 + 新抗原 DNA 疫苗	I	招募中
NCT03362060	帕博利珠单抗 + PVX-410	I	进行中，未招募
NCT03606967	度伐利尤单抗 + 白蛋白紫杉醇 + 新抗原疫苗	II	招募中
NCT02432963	帕博利珠单抗 + p53 特异性疫苗	I	进行中，未招募

列 A（MHC class I polypeptide-related sequence A，MICA）和 MICB 等方式，这些配体只在受到压力或发生改变的细胞中表达（Chan et al., 2020）。由于配体在细胞表面的密度降低，活化性的天然杀伤细胞组 2 成员 D（natural killer group2 member D，NKG2D）受体被下调，导致对 NK 细胞的细胞毒作用降低。目前，针对 NK 细胞的免疫疗法研究包括外体扩增自体 NK 细胞、增强 NK 细胞活性或靶向抑制性 NK 受体的技术，以及通过基因改造的 NK 细胞来逃避免疫抑制环境（Shenouda et al., 2017; Lorenzo-Herrero et al., 2019）。在 TNBC 方面，已进行了两项临床试验，采用 NK 细胞免疫疗法与 PD-1/PD-L1 免疫检查点抑制联合治疗，在表 6–5 中有详细记录。包括 TNBC 在内的多种晚期实体肿瘤正在研究中，阿维鲁单抗和多功能干细胞衍生的 NK 细胞（FT-516）联合使用，显示出不可分割版本的 NK 激活受体 CD16（hnCD16）的高亲和力（NCT04551885）。此外，QUILT-3.067（NCT03387085）试验正在评估 NK 细胞联合免疫疗法在 TNBC 耐药、转移性或不可切除恶性肿瘤患者中的安全性和有效性。该试验包括 ICI（阿维鲁单抗）、高亲和力 NK（haNK）细胞疗法、IL-15 细胞因子注射、间断化疗放疗和癌症疫苗。初步统计数据显示，9 例患者中有 67% 的整体反应率，78% 的疾病控制率和 22% 的完全反应率。特别值得注意的是，治疗反应持续时间非常有希望，中位无进展生存期为 13.7 个月，而典型的无进展生存期为 3 个月（Kistler et al., 2020）。

表 6–5　涉及 PD-1/PD-L1 抗体 –NK 细胞联合治疗进展性或转移性 TNBC 的临床研究

试验名称	组　合
NCT04551885	阿维鲁单抗 + FT-516
NCT03387085	阿维鲁单抗 + haNK + IL-15 + 疫苗 + 放化疗

（五）抗 PD-1/PD-L1 与抗 MMP-14 抗体联合治疗的潜在用途

MMP 家族通过介导细胞外基质（ECM）的降解来促进癌症的扩散（Shay et al., 2015）。MMP 存在于侵袭足，这是富含 F-actin 的细胞突起，用于降解 ECM。而 MMP-14 作为一种降解胶原的细胞表面受体，在侵袭足的形成中起着关键作用，侵袭足会释放 MMP，进一步促进癌症的扩散（Devy et al., 2009; Beaty and Condeelis, 2014）。针对肿瘤转移的早期阶段，如 ECM 的降解和癌细胞的侵袭，可能会增强三阴性乳腺癌的治疗效果（Venning et al., 2015）。MMP-14 的高表达与癌症转移增加，以及人类乳腺癌患者预后不良有关（Têtu et al., 2006）。现已有多种具有高选择性的 MMP-14 抗体投入使用。其中，DX-2400 是一种强力且高度特异性的人源抗体抑制药，可以降低 MMP-14 的活性，抑制 TGF-β 的作用，促使巨噬细胞转变为抗癌表型，并提高 iNOS（一氧化氮合酶）水平，从而减缓原发肿瘤的生长并改善放疗的效果（Ager et al., 2015; Mehraj et al., 2021）。此外，还有一些特异性的单链抗体可以与 MMP-14 的催化结构域之外的区域结合，并阻断其在细胞表面的蛋白酶活性（Botkjaer et al., 2016）。另外，还开发出了具有显著特异性的 Fab 抗体 Fab R2C7，可以有效抑制 MMP-14 的活性（Lopez et al., 2017）。Fab 3369 可同时抑制 ECM 的降解和 MDA-MB-231 细胞的侵袭。在一项使用人类三阴性乳腺癌异种移植模型的小鼠肺组织片段的研究中，发现 MMP-14 抗体 3369 可以显著减缓 MDA-MB-231 肿瘤异种移植的生长和转移（Ling et al., 2017）。Binbing Ling 还揭示了 MMP-14 阻断对破坏乳腺癌微环境中的免疫抑制以及改变多种免疫调节基因的能力（Ling et al., 2017）。然而，目前尚未发表关于 MMP-14 与抗 PD-1/PD-L1 治疗联合应用的论文或临床研究；未来可能会有新的潜在药物用于三阴性乳腺癌患者的治疗。

六、过继细胞免疫疗法

淋巴细胞浸润瘤（TIL）、细胞毒性 T 淋巴细胞（CTL）、自然杀伤细胞（NK 细胞）、辅助 T 细胞和树突状细胞（DC），以及广泛的体外扩增和淋巴细胞激活等自体疗法，都是引发抗肿瘤免疫反应的有希望且潜力巨大的方法（图 6-5）。CTL 表达特异性的 TCR（T 细胞受体），使其能够明确识别目标抗原，并成为最终的效应细胞。通过分泌炎症性细胞因子如 TNF-α、IFN-γ、FASL、TRAIL，并通过细胞毒性颗粒释放，激活 CTL 的效应功能，从而通过释放靶细胞表面的 TCR/MHC/ 抗原复合物来杀伤目标细胞（Dudley and Rosenberg, 2003; June, 2007）。在癌症免疫监视中，自然杀伤细胞（NK 细胞）起着关键作用。NK 细胞扩增技术的进展（Fujisaki et al., 2009; Denman et al., 2012）为 NK 细胞疗法带来了巨大的希望，主要分为两类：①利用 NK 细胞激活药或靶向药物来调节机体内源性免疫应答；②通过造血干细胞移植或细胞免疫治疗（ACT）引入外源性 NK 细胞（Ames and Murphy, 2014）。根据临床研究，来自乳腺癌患者的 NK 细胞可通过扩

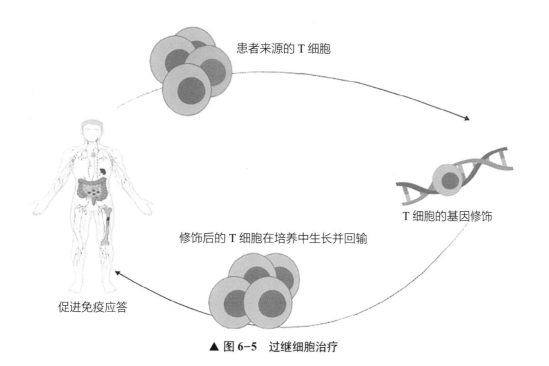

患者来源的 T 细胞

T 细胞的基因修饰

修饰后的 T 细胞在培养中生长并回输

促进免疫应答

▲ 图 6-5　过继细胞治疗

增技术获得，并具备强大的细胞毒性潜力，可用于攻击乳腺癌细胞（Shenouda et al., 2017）。细胞免疫治疗已在治疗转移性黑色素瘤、神经母细胞瘤和白血病患者中取得了显著的成果（Chodon et al., 2014）。因此，在未来，随着宿主免疫环境的改变，如预先施用宿主免疫抑制药和与细胞移植同时进行的细胞因子注入等策略，新的细胞移植免疫疗法有望在三阴性乳腺癌患者中得到应用。

（一）含有嵌合抗原受体的 T 细胞治疗

尽管自 1989 年 Gross G（Gross, Gorochov et al.）开始开发第一代嵌合抗原受体（chimeric antigen receptor，CAR）以来已经有近 30 年的发展，但这种治疗方法仍处于开发和进展的早期阶段，面临的重大挑战包括无法平衡细胞因子的分泌速率和癌细胞的破坏能力等。2010 年，Rosenberg 提出了 CAR 疗法，这是一种个体化的治疗方法，通过基因修饰患者的 T 细胞，使它们能够针对癌细胞（Rosenberg and Restifo, 2015）。目前，有多个研究团队正在开发针对多种靶点的 CAR，包括介素结合蛋白（mesothelin）和表皮生长因子受体 EGFRvⅢ，以及 CD19、CD30、CD20、CD33 和 CD138 等（Yan et al., 2015）。细胞免疫治疗，尤其是 CAR-T 细胞治疗，在过去几年中引起了广泛的关注。CAR 是由抗体衍生的单链可变片段（single-chain vari-able fragment，scFv）与 T 细胞信号传导和共刺激结构域通过铰链和跨膜区连接而成的融合受体。最近，白细胞介素 –7（IL-7）和 CCL19 已被开发成新型的 CAR-T 细胞（Adachi et al., 2018）。在三阴性乳腺癌（TNBC）的治疗中，已经开发并应用了一些针对 CAR-T 细胞的药物。最近的临床试验中使用了基于 CAR-T 细胞的免疫细胞治疗，其中包括针对 ROR1+、NKG2D 和 MUC1 的 CAR-T 细胞。此外，还有许多候选药物正在研发中。其中 TAB 004 是一种特有抗体，能够识别人类 TNBC 中超过 90% 的肿瘤相关 MUC1（tMUC1），而 TAB 004 识别的抗原亚型在正常上皮细胞中被掩盖，使其在 CAR-T 细

胞制备中具有非常高的安全性（Mukherjee et al., 2017）。介素结合蛋白是一个被广泛研究的潜在靶点，它在 TNBC 中高度表达（67%），但在 ER（+）或 HER-2-neu 阳性型中仅表达 5%，而在非肿瘤乳腺上皮细胞中没有检测到（Hassan et al., 2016）。最近，TEM8 CAR-T 细胞被提出作为一种有利的 CAR-T 细胞治疗方法，通过破坏 TEM8 阳性的 TNBC 肿瘤细胞并攻击肿瘤内皮细胞，抑制肿瘤新生血管形成，从而导致患者源自的异种移植瘤和来源于 TNBC 细胞系的肺转移瘤的萎缩（Byrd et al., 2018）。此外，还发现了其他一些潜在的靶点，如 FRα 和 brachyury，这些靶点可能对基于 CAR-T 细胞的临床肿瘤抗原筛选具有重要意义（Hamilton et al., 2016; Song et al., 2016）。这些研究为未来 TNBC 的 CAR-T 细胞治疗提供了希望和潜在的治疗选择。

（二）经过改造的 T 细胞 –T 细胞受体

经过改造的 T 细胞（TCR-engineered T cell）是 CD8+ T 细胞，经过有效的基因改造，可产生识别由 MHC 蛋白负责处理的细胞内抗原的 T 细胞受体（TCR），从而能针对并摧毁表达合适抗原的肿瘤细胞（Ping et al., 2018）。经过改造的 T 细胞已经进行了 20 多年的研究，许多临床前试验表明它们具有驱动肿瘤破坏和清除的能力。随着对其认识的增加，这种细胞免疫治疗方法的开发也越发积极，而针对 MAGE、NY-ESO-1 和 GP100 的经 TCR 改造的 T 细胞的研究取得了不少结果。在结直肠癌、转移性黑色素瘤、滑膜肉瘤和多发性骨髓瘤等患者中也取得了潜在的临床进展（Rapoport et al., 2015）。最近，研究人员还成功地创建了针对 PLAC1 特异性 HLA-A0201 限制性的经 TCR 改造的 CD8+ T 细胞，通过产生 γ干扰素（IFN-γ）和肿瘤坏死因子 –α（TNF-α）来摧毁乳腺癌细胞（Li et al., 2018）。然而，在像三阴性乳腺癌这样的实体肿瘤中，更广泛地应用经 TCR 改造的 T 细胞仍面临着挑战，为了满足治疗需求，T 细胞的长期存活能力和活性需要改进，

并要采用闭合培养技术来大规模扩增 T 细胞。幸运的是，现已开发出半自动设备和模块化系统用于大规模生产（Jin et al., 2018）。此外，通过将具有广泛抗肿瘤反应性的 TCR 与内源性 TCR 敲除的 CRISPR/Cas9 技术相结合，可以提高经 TCR 改造的 T 细胞对抗原的作用和敏感性（Legut et al., 2018）。值得注意的是，表达较高水平 PD-1 的经 TCR 改造的 T 细胞可能会降低其功能活性，但当将这些细胞与抗 PD-1 单克隆抗体联合应用时，可以增强其疗效（Perez et al., 2015）。

七、癌症疫苗

癌症疫苗是一种独特的癌症免疫疗法。通过向 BC 肽递送到 T 细胞，这些疫苗促进 T 细胞启动，并触发和加强肿瘤细胞的免疫学鉴定。肿瘤疫苗分为两种类型：单价疫苗和多价肽疫苗。前者向免疫系统提供单一的肿瘤相关抗原（tumor-associated antigen，TAA）目标，后者提供多个 TAA 目标。Sipuleucel-T 是一种针对前列腺癌的个性化治疗方法，通过编码患者的免疫系统来发挥作用。2010 年 4 月，美国食品药品管理局（FDA）推荐使用这种方法，因其可改善去势抵抗性前列腺癌患者的总生存期（OS）。基于 MAGE-3 蛋白的疫苗也正在黑色素瘤患者和非小细胞肺癌患者中开展Ⅲ期临床试验。迄今为止，从细胞因子疫苗（如联合 GM-CSF）到淋巴细胞疫苗（如 DC 相关疫苗），从肽疫苗（如 PPV）到 DNA 疫苗（如 hDR5 DNA 疫苗）等不同类型的癌症疫苗正在为 TNBC 的治疗铺平道路。

（一）CTA- 疫苗靶点

癌 - 睾丸抗原（cancer-testis antigen，CTAA）是一组多样的抗原，具有潜在免疫治疗靶点的特征（Mirandola et al., 2017）。其中，SP17、NY-ESO-1 和 MAGE 是仅在 TNBC 中表达的 CTA（Curigliano et al., 2011）。SP17 首先在兔精子的鞭毛中被发现（Richardson et al., 1994），并且在精子成熟的不同阶段在精子鞭毛的人纤维鞘（fibrous sheath，FS）中被发现。研究者成功利用正常捐赠者创建了 SP17 特异性细胞毒性 T 细胞（Chiriva-Internati et al., 2009）。SP17 在食管癌（Gupta et al., 2007）、卵巢癌（Chiriva-Internati et al., 2008）、神经系统肿瘤（Grizzi et al., 2006）、非小细胞肺癌（Mirandola et al., 2015）、骨髓瘤（Chiriva-Internati et al., 2002），以及子宫内膜和宫颈癌（Li et al., 2010）中异常表达，并与肿瘤细胞的迁移和运动能力有关，揭示了生殖和癌细胞的基因表达模式在不同组织学起源的关联（Arnaboldi et al., 2014）。因此，SP17 被认为是一个有前途的免疫治疗靶点。乳腺癌细胞系、人乳腺肿瘤细胞和 TNBC 亚型都表达 SP17。此外，研究者利用患者血清中的抗 SP17 抗体成功创建了特异性的 HLA-I 限制性 CTL，能够有效杀死乳腺癌细胞（Mirandola，Pedretti et al., 2017）。早期的临床数据和试验支持将 SP17 作为肿瘤疫苗靶点进行研究的合理性。NY-ESO-1 表达是 TNBC 的强预测因子（$P=0.046$），并且与显著的体液免疫反应和增加的肿瘤浸润淋巴细胞（TIL）有关（Ademuyiwa et al., 2012; Lee et al., 2015）。因此，检测 TNBC 中 NY-ESO-1 的表达可以帮助医生识别哪些患者能从癌症疫苗治疗中受益。

（二）个体化肽疫苗接种

在一项Ⅱ期试验中，应用 Itoh K 独特的定制肽疫苗接种组合，并从 31 种肽中选择疫苗抗原，表现出增强的免疫激活和显著的临床反应（Takahashi et al., 2014）。作为一种有前途的疫苗靶点，肌肉注射 DR5 DNA 或 TRAIL R2 不仅触发促凋亡抗体和释放 IFN-γ 的 T 细胞（$P<0.001$），而且还可以通过 hDR5 免疫血清减缓 TNBC 中 SUM159 的生长（$P=0.02$）（Piechocki et al., 2012）。在自发性乳腺癌 TA2 小鼠中，GM-CSF 与乳腺癌干细胞相关抗原和胞嘧啶 - 硫代鸟嘌呤寡核苷酸（CpG-ODN）组合不仅有效抑制肿瘤生长（$P=0.035$），而且还刺激和积累 CD3[+]

CD8[+] T 细胞以破坏癌细胞（*P*=0.001）（Liu et al., 2013）。

（三）基于抗原呈递细胞和树突状细胞的肿瘤疫苗接种

利用 APC 和 DC 进行肿瘤疫苗接种已经被广泛研究，已被证明在包括 TNBC 在内的多种癌症是有效的。在手术治疗前，O'Shaughnessy 等成功地对 10 例 TNBC 患者进行了自体单核细胞来源的 DC 疫苗的皮下和肿瘤内注射，并发现其是安全的（O'Shaughnessy et al., 2016）。与整个凋亡 MDA-MB-231 乳腺癌细胞耦合的第三天，DC 引发了显著的特异性抗癌 T 细胞反应，并可作为乳腺癌免疫治疗的潜在疫苗（Zhang et al., 2014）。从健康供体中获得的 DC 与 T 细胞共培养并转导 Runx2，产生 CTL 并摧毁 TNBC 细胞（Huang et al., 2016）。

八、免疫检查点抑制药的耐药性

目前为止，在 TNBC 中很少发生对 ICI 的获得性抗药。然而，考虑到 ICI 在肺癌和黑色素瘤中的应用情况，预计在 TNBC 中也会出现 ICI 的耐药性。例如，在经过治疗的 TNBC 中（Polk et al., 2018），ICI 的客观缓解率（ORR）仅为 5%～30%，表明治疗改变了肿瘤的免疫特征，从而影响 ICI 的疗效。转移性 TNBC 的突变特征揭示了分子亚型从免疫调节到基底样和间质样表型的转变，以及免疫活性的降低（Hutchinson et al., 2020; Mehraj et al., 2021）。因此，免疫治疗耐药性是一种有偿的免疫逃逸机制。ICI 的疗效需要免疫检查点的表达。T 细胞对新抗原的反应产生 IFN，激活 JAK / STAT1 / IFNGR / IRF1 通路，引起细胞 PD-L1 和 IDO1 的表达。TNBC 通过 ELF5-FBXW7 的缺失或 MUC-C 的扩增进一步增强了这条通路，在 TNBC 的免疫逃逸中扮演着至关重要的角色（Singh et al., 2020）。ICI 治疗后，肿瘤中 IFN，STAT1 和 JAK1 的表达增加，JAK 和 APLNR 的功能丧失突变（Patel et al., 2017），

IRF1 等位基因缺失（JL Schwartz et al., 2011）和 PBAF 复合物的激活（Pan, Kobayashi et al., 2018）会增强肿瘤对 T 细胞介导的杀伤敏感性，通过降低 PD-L1 表达削弱 ICI 的影响。虽然在对 PD-1 阻断治疗耐药的黑色素瘤中观察到了这种联系，但在 TNBC 个体中还未见证据。Sceneay 等（2019）发现，干扰素（IFN）传导信号随着年龄的增长而下降，降低了老年小鼠和 TNBC 患者（＞65 岁）对 ICI 的疗效。此外，IFN 诱导剂和抗 PD-1 联合使用能够在体内产生针对 TNBC 的长效免疫应答。这些发现表明，IFN 系统的功能丧失突变在 TNBC 免疫治疗耐药中扮演着关键角色。降低 MHC-Ⅰ类抗原呈递通路中的蛋白质（如 CALR、TAP1/2、HLA-A、TAPBP 和 ERAP1）是 TNBC 逃避免疫监视的关键策略，特别是在再发性肿瘤中。尽管 IFN 信号传导可以促进 MHC-Ⅰ类表达，但获得的基因变化，如 MEX3B 的扩增（Huang et al., 2018）和 B2M 的缺失，仍可能导致 MHC-Ⅰ类缺陷，从而失去抗原处理机制并导致免疫治疗抵抗。了解这些突变的变异情况不仅有助于个性化免疫治疗，而且还能更精确地预测疾病预后。

九、早期 TNBC 免疫治疗的应用

既往研究（Del Alcazar et al., 2017）发现，早期三阴性乳腺癌似乎比转移性三阴性乳腺癌具有更少的免疫抑制特征。因此，在辅助和新辅助中研究免疫治疗方法变得更为盛行。在Ⅲ期黑色素瘤和非小细胞肺癌中，已有有关早期情况下免疫检查点抑制药（ICI）效力的数据（Eggermont et al., 2016; Weber et al., 2017; Antonia et al., 2018）。目前正在进行各种 TNBC 新辅助研究。新辅助试验为检测免疫治疗药物及其与其他治疗（包括 CT、靶向治疗和其他免疫调节药物）的潜在相互作用提供了一个良好的体内实验平台。能够收集基线活检样本并在预定时间间隔内重新评估肿瘤反应并修改肿瘤微环境，可能导致开发用

于患者分类的新型生物标志物。新辅助研究的结果可以应用于辅助和转移性乳腺癌的情境中。然而，在新辅助情况下，另外一个需要考虑的关键因素是：在选择免疫治疗研究目标时，是否应优先考虑 OS 和无事件生存，而非病理学完全缓解（pCR）。因为 ICI 治疗在其他实体肿瘤中的真正益处表现为 OS 的改善，pCR 可能不是 OS 的最佳替代目标。因此，我们迫切需要在未来的 TNBC 免疫治疗临床试验中使用合适的研究终点。

TNBC 患者具有较高的复发风险，目前的标准治疗仍然无法治愈 TNBC。因此将 ICI 纳入辅助治疗中可能会获得最大的益处。例如，未能在新辅助化疗后达到 pCR 的 TNBC 患者预后更差，而对于这些患者，后续治疗只有卡培他滨治疗（Masuda et al., 2017）。在这种情况下，将 ICI 纳入后续的辅助治疗可能会提高治愈率，目前有多项试验正在探索这种可能性。

十、TNBC 中免疫治疗的有效性和未来展望

（一）免疫治疗和化疗的协同作用

多种证据表明，包括顺铂、蒽环类和卡铂在内的化疗药物不仅通过直接细胞毒性作用对肿瘤产生作用，还可通过改变 TIL 的分布来发挥作用。在小鼠中，基于蒽环类药物的化疗还需要刺激产生 IFN 的 CD8$^+$T 细胞（Ghiringhelli et al., 2009）。化疗的效果需要依赖免疫细胞（如 CD8$^+$ 细胞）和细胞因子（如 IFN-γ 基因、IL-17、IFN-γ、CD8α/β、IL-1β）及 IL-1β/IL-1R 信号通路（Mattarollo et al., 2011）。许多研究都涉及 ICI、ACT、抗 EGFR 抗体、顺铂、环磷酰胺、卡铂、多西环素的组合，这种组合通过各种不同机制起作用。

首先，化疗会改变 TNBC 的免疫基因特征，并在细胞毒治疗后上调许多代谢途径（Gonzalez-Angulo et al., 2012）。其次，化疗和 ICI 可通过改变肿瘤微环境（TME）来改善 TNBC 患者的预后。

研究发现，IFN-γ、TIL 数量的增加，以及由此产生的免疫反应的改善与更优异的化疗反应等均与更高比例的 pCR 有关。尽管各种化疗药物会损伤包括 CD4$^+$、CD68$^+$ 和 CD20$^+$ 在内的淋巴细胞，但同时也会减少免疫抑制的 Foxp3$^+$ 调节性 T 细胞，保留甚至增强 CD8$^+$ 效应细胞，并提高 CD4/CD8 比率（Ladoire et al., 2008; García-Martínez et al., 2014）。最后，化疗诱导的细胞会产生 ATP 和 IL-1 以诱导 DC 中的 NLRP3 炎症小体（Ghiringhelli et al., 2009）。因此，这些在 TNBC 中发生的基因表达谱的变化，以及 TME 和免疫细胞中的细胞因子，可能解释了化疗为什么仍有助于免疫治疗，尽管有损伤淋巴细胞的风险。

另外，三阴性乳腺癌对抗 PD-1 或抗 PD-L1 的反应是适度的，不足 20%。更高的 PD-L1 表达则与更佳的反应有关，这表明 ICI 在新辅助治疗中加速了单独常规 NAC 的影响，提高了治疗效果（Pelekanou et al., 2017）。在 DC 成熟期间使用抗 PD-1 疗法可以改善 DC 的存活（Park et al., 2014）。Doxisome（Doxorubicin 的脂质体封装制剂）与抗 PD-1 的协同治疗效果归因于 TME 中 DC 浸润的增强，其中包括肿瘤抗原，刺激 T 细胞抗癌免疫反应，从而改善了 TNBC 患者的治疗反应（Yuan et al., 2016）。化疗中包括抗 EGFR/VEGF mAb 在内的药物也被证明是有效的（Bear et al., 2015; Crozier et al., 2016; Ferrero et al., 2016）。与早期乳腺癌使用的紫杉醇和蒽环类为基础的辅助化疗相比，环磷酰胺、替加环磷酰胺和卡铂作为一线方案，结合 DC-CIK 免疫治疗，然后以口服低剂量环磷酰胺作为维持治疗，对 mTNBC 治疗是有效和安全的（Wang et al., 2016）。所有这些研究表明，免疫细胞在细胞毒性化疗传递中的功能可能与免疫反应和 TNBC 的临床结果相关。

（二）抗体药物耦连物

单克隆抗体（mAb）是可识别肿瘤相关抗原（TAA/TSA）并与癌细胞结合后优先内吞，以

传递高效细胞毒性药物的药物。这种药物被称为抗体-药物耦联物（ADC），是一种新型的治疗方式（Panowski et al., 2021）。目前有超过100项临床研究，用于评估ADC治疗黑色素瘤、胰腺癌、胃肠道癌、结直肠癌、宫颈癌、卵巢癌和子宫内膜癌等的疗效。在这些临床试验中，戈沙妥珠单抗（MMU-132，hRS7-SN-38）、SGN-LIV1A和Glembatumumab Vedotin（CDX-011、CR011-vcMMAE）被用于治疗TNBC。

锌转运蛋白LIV-1（SLC39A6）在TNBC中上调，并且即使在激素治疗后，在原发灶和转移灶中保持不变。SGN-LIV1A是一种抗LIV-1的单克隆抗体，通过可剪切的二肽连接物与微管破坏药物单甲基奥瑞斯他汀E（MMAE）结合，在体内和体外表现出对LIV-1表达的肿瘤细胞的选择性细胞毒性并被运输到溶酶体（Sussman et al., 2014）。IMMU-132是一种人源化的抗Trop-2（在TNBC中表达）单克隆抗体（hRS7），结合SN-38（伊立替康的活性代谢物），能够在多线治疗后的mTNBC患者中引起有效的反应。该药物可调节早期的促凋亡信号通路（p53和p21 WAF1/Cip1），并导致PARP分解（Bardia et al., 2017）。在具有*BRCA1/2*突变的三阴性乳腺癌小鼠中，IMMU-132与PARP抑制药（如Talazoparib或奥拉帕利）的联合使用相比单药治疗，产生了更好的抗癌效果，并减缓了肿瘤生长（Cardillo et al., 2017; Qayoom and Bhat, 2020）。糖蛋白NMB（gpNMB）是一种新型的I型跨膜蛋白，通过介导组织修复、调节细胞间黏附、促进细胞分化和生长，下调抗癌T细胞反应来促进转移。gpNMB在大多数乳腺癌中得到上调。CDX-011由抗gpNMB单克隆抗体和MMAE组成，在乳腺癌临床试验中显示出临床可接受的安全性。接受CDX-011治疗的60%三阴性乳腺癌患者，在12周内看到了无进展生存期（Bendell et al., 2014）。

十一、总结

总的来说，免疫检查点阻断在TNBC的临床研究中取得了令人鼓舞的成果，特别是在转移性TNBC中。在TNBC中，免疫检查点抑制药通常与化疗联合使用，用于晚期/转移性TNBC，或者作为早期TNBC的新辅助/辅助治疗与化疗或放疗一起使用，也可以与其他靶向药物一起使用。FDA已批准阿替利珠单抗与白蛋白紫杉醇联合用于治疗转移性TNBC，这是首个被FDA批准的乳腺癌免疫治疗方案。将免疫检查点抑制药与化疗、癌症疫苗、PARP抑制药或NK细胞治疗联合使用，有望提高TNBC的临床治疗效果。

参考文献

[1] Adachi, K., et al., 2018. IL-7 and CCL19 expression in car-t cells improves immune cell infiltration and car-t cell survival in the tumor. Nat. Biotechnol. 36 (4), 346-351.

[2] Adams, S., et al., 2019. Atezolizumab plus nab-paclitaxel in the treatment of metastatic triple-negative breast cancer with 2-year survival follow-up: a phase 1b clinical trial. JAMA Oncol. 5 (3), 334-342.

[3] Ademuyiwa, F.O., et al., 2012. NY-ESO-1 cancer testis antigen demonstrates high immunogenicity in triple negative breast cancer. PLoS One 7 (6), e38783.

[4] Ager, E.I., et al., 2015. Blockade of MMP14 activity in murine breast carcinomas: implications for macrophages, vessels, and radiotherapy. J. Natl. Cancer Inst. 107 (4).

[5] Aigner, J., et al., 2013. Nab-paclitaxel monotherapy as a treatment of patients with metastatic breast cancer in routine clinical practice. Anticancer Res. 33 (8), 3407-3413.

[6] Ali, H.R., et al., 2016. Patterns of immune infiltration in breast cancer and their clinical implications: a gene-expressionbased retrospective study. PLoS Med. 13 (12), e1002194.

[7] Ames, E., Murphy, W.J., 2014. Advantages and clinical applications of natural killer cells in cancer immunotherapy. Cancer Immunol. Immunother. 63 (1), 21-28.

[8] Antonia, S.J., et al., 2018. Overall survival with durvalumab after chemoradiotherapy in stage iii nsclc. N. Engl. J. Med.

379 (24), 2342-2350.

[9] Arnaboldi, F., et al., 2014. Sperm protein17 is an oncofetal antigen: a lesson from a murine model. Int. Rev. Immunol. 33 (5), 367-374.

[10] Bai, X., et al., 2021. Triple-negative breast cancer therapeutic resistance: where is the achilles' heel? Cancer Lett. 497, 100-111.

[11] Bansal, P., et al., 2016. Recent advances in immunotherapy in metastatic nsclc. Front. Oncol. 6, 239.

[12] Bardia, A., et al., 2017. Efficacy and safety of anti-trop-2 antibody drug conjugate sacituzumab govitecan (IMMU-132) in heavily pretreated patients with metastatic triple-negative breast cancer. J. Clin. Oncol. 35 (19), 2141.

[13] Bear, H.D., et al., 2015. Neoadjuvant plus adjuvant bevacizumab in early breast cancer (NSABP B-40 [NRG oncology]): secondary outcomes of a phase 3, randomised controlled trial. Lancet Oncol. 16 (9), 1037-1048.

[14] Beaty, B.T., Condeelis, J., 2014. Digging a little deeper: the stages of invadopodium formation and maturation. Eur. J. Cell Biol. 93 (10-12), 438-444.

[15] Beckers, R.K., et al., 2016. Programmed death ligand 1 expression in triple-negative breast cancer is associated with tumour-infiltrating lymphocytes and improved outcome. Histopathology 69 (1), 25-34.

[16] Bendell, J., et al., 2014. Phase i/ii study of the antibody-drug conjugate glembatumumab vedotin in patients with locally advanced or metastatic breast cancer. J. Clin. Oncol. 32 (32), 3619-3625.

[17] Blank, C.U., Enk, A., 2015. Therapeutic use of anti-CTLA-4 antibodies. Int. Immunol. 27 (1), 3-10.

[18] Botkjaer, K.A., et al., 2016. Development of a specific affinity-matured exosite inhibitor to MT1-MMP that efficiently inhibits tumor cell invasion in vitro and metastasis in vivo. Oncotarget 7 (13), 16773.

[19] Brufsky, A., et al., 2019. Phase II COLET Study: Atezolizumab (A)+ Cobimetinib (C)+ Paclitaxel (P)/nab-paclitaxel (nP) As First-Line (1L) Treatment (tx) For Patients (pts) With Locally Advanced Or Metastatic Triple-Negative Breast Cancer (mTNBC). American Society of Clinical Oncology, Alexandria.

[20] Butte, M.J., et al., 2007. Programmed death-1 ligand 1 interacts specifically with the B7-1 costimulatory molecule to inhibit t cell responses. Immunity 27 (1), 111-122.

[21] Byrd, T.T., et al., 2018. TEM8/ANTXR1-specific car t cells as a targeted therapy for triple-negative breast cancer. Cancer Res. 78 (2), 489-500.

[22] Cardillo, T.M., et al., 2017. Synthetic lethality exploitation by an anti-trop-2-SN-38 antibody-drug conjugate, IMMU-132, plus parp inhibitors in BRCA1/2-wild-type triple-negative breast cancer. Clin. Cancer Res. 23 (13), 3405-3415.

[23] Chan, I.S., et al., 2020. Cancer cells educate natural killer cells to a metastasis-promoting cell state. J. Cell Biol. 219 (9), e202001134.

[24] Chen, P., et al., 2018. Comparisons of therapeutic efficacy and safety of ipilimumab plus gm-csf versus ipilimumab alone in patients with cancer: a meta-analysis of outcomes. Drug Des. Dev. Ther. 12, 2025.

[25] Cheng, W., et al., 2018. Unwrapping the genomic characteristics of urothelial bladder cancer and successes with immune checkpoint blockade therapy. Oncogenesis 7 (1), 1-10.

[26] Chiriva-Internati, M., et al., 2002. Sperm protein 17 (Sp17) is a suitable target for immunotherapy of multiple myeloma. Blood 100 (3), 961-965.

[27] Chiriva-Internati, M., et al., 2008. Sperm protein 17 is a suitable target for adoptive T-cell-based immunotherapy in human ovarian cancer. J. Immunother. 31 (8), 693-703.

[28] Chiriva-Internati, M., et al., 2009. Sperm protein 17 is expressed in the sperm fibrous sheath. J. Transl. Med. 7 (1), 1-5.

[29] Chodon, T., et al., 2014. Adoptive transfer of MART-1 T-cell receptor transgenic lymphocytes and dendritic cell vaccination in patients with metastatic melanoma. Clin. Cancer Res. 20 (9), 2457-2465.

[30] Cogdill, A.P., et al., 2017. Hallmarks of response to immune checkpoint blockade. Br. J. Cancer 117 (1), 1-7.

[31] Cortés, J., et al., 2019. KEYNOTE-119: phase iii study of pembrolizumab (pembro) versus single-agent chemotherapy (chemo) for metastatic triple negative breast cancer (mTNBC). Ann. Oncol. 30, v859-v860.

[32] Couch, F.J., et al., 2015. Inherited mutations in 17 breast cancer susceptibility genes among a large triple-negative breast cancer cohort unselected for family history of breast cancer. J. Clin. Oncol. 33 (4), 304.

[33] Criscitiello, C., et al., 2016. Prognostic and predictive value of tumor infiltrating lymphocytes in early breast cancer. Cancer Treat. Rev. 50, 205-207.

[34] Crozier, J.A., et al., 2016. N0436 (Alliance): a phase ii trial of irinotecan with cetuximab in patients with metastatic breast cancer previously exposed to anthracycline and/or taxane-containing therapy. Clin. Breast Cancer 16 (1), 23-30.

[35] Curigliano, G., et al., 2011. Cancer-testis antigen expression in triple-negative breast cancer. Ann. Oncol. 22 (1), 98-103.

[36] Curran, M.A., et al., 2010. PD-1 and CTLA-4 combination blockade expands infiltrating t cells and reduces regulatory t and myeloid cells within B16 melanoma tumors. Proc. Natl. Acad. Sci. 107 (9), 4275-4280.

[37] Davies, M., 2014. New modalities of cancer treatment for NSCLC: focus on immunotherapy. Cancer Manag. Res. 6, 63.

[38] Del Alcazar, C.R.G., et al., 2017. Immune escape in breast cancer during in situ to invasive carcinoma transition. Cancer Discov. 7 (10), 1098-1115.

[39] Denman, C.J., et al., 2012. Membrane-bound IL-21 promotes sustained ex vivo proliferation of human natural killer cells. PLoS One 7 (1), e30264.

[40] Devy, L., et al., 2009. Selective inhibition of matrix metalloproteinase-14 blocks tumor growth, invasion, and angiogenesis. Cancer Res. 69 (4), 1517-1526.

[41] Dudley, M.E., Rosenberg, S.A., 2003. Adoptive-cell-transfer therapy for the treatment of patients with cancer. Nat. Rev. Cancer 3 (9), 666-675.

[42] Duraiswamy, J., et al., 2013. Dual blockade of PD-1 and CTLA-4 combined with tumor vaccine effectively restores T-cell rejection function in tumors. Cancer Res. 73 (12), 3591-3603.

[43] Eggermont, A.M.M., et al., 2016. Prolonged survival in stage iii melanoma with ipilimumab adjuvant therapy. N. Engl. J. Med. 375 (19), 1845-1855.

[44] Emens, L.A., 2018. Breast cancer immunotherapy: facts and hopes. Clin. Cancer Res. 24 (3), 511-520.

[45] Emens, L.A., Loi, S., Rugo, H.S., Schneeweiss, A., Diéras, V., Iwata, H., Duc, A.N., et al., 2018. IMpassion130: efficacy in immune biomarker subgroups from the global, randomized, double-blind, placebo-controlled, phase III study of atezolizumab+ nab-paclitaxel in patients with treatment-naïve, locally advanced or metastatic triple-negative breast cancer. In: AACR, San Antonio Breast Cancer Symposium (Vol. 5).

[46] Emens, L.A., et al., 2019. Long-term clinical outcomes and biomarker analyses of atezolizumab therapy for patients with metastatic triple-negative breast cancer: a phase 1 study. JAMA Oncol. 5 (1), 74-82.

[47] Emens, L.A., et al., 2020. LBA16 IMpassion130: final os analysis from the pivotal phase iii study of atezolizumab+ nab-paclitaxel vs placebo+ nab-paclitaxel in previously untreated locally advanced or metastatic triple-negative breast cancer. Ann. Oncol. 31, S1148.

[48] Ferrero, J.M., et al., 2016. Weekly paclitaxel, capecitabine, and bevacizumab with maintenance capecitabine and bevacizumab as first-line therapy for triple-negative, metastatic, or locally advanced breast cancer: results from the gineco A-TaXel phase 2 study. Cancer 122 (20), 3119-3126.

[49] Fujisaki, H., et al., 2009. Expansion of highly cytotoxic human natural killer cells for cancer cell therapy. Cancer Res. 69 (9), 4010-4017.

[50] Galluzzi, L., et al., 2017. Immunogenic cell death in cancer and infectious disease. Nat. Rev. Immunol. 17 (2), 97-111.

[51] García-Aranda, M., Redondo, M., 2019. Immunotherapy: a challenge of breast cancer treatment. Cancers 11 (12), 1822.

[52] García-Martínez, E., et al., 2014. Tumor-infiltrating immune cell profiles and their change after neoadjuvant chemotherapy predict response and prognosis of breast cancer. Breast Cancer Res. 16 (6), 1-17.

[53] Garon, E.B., et al., 2018. KEYNOTE-001 investigators." pembrolizumab for the treatment of non-small-cell lung cancer. N. Engl. J. Med. 372 (21), 28 2018.

[54] Garrido-Castro, A.C., et al., 2019. Insights into molecular classifications of triple-negative breast cancer: improving patient selection for treatment. Cancer Discov. 9 (2), 176-198.

[55] Ghiringhelli, F., et al., 2007. Metronomic cyclophosphamide regimen selectively depletes CD4+ CD25+ regulatory t cells and restores t and nk effector functions in end stage cancer patients. Cancer Immunol. Immunother. 56 (5), 641-648.

[56] Ghiringhelli, F., et al., 2009. Activation of the NLRP3 inflammasome in dendritic cells induces IL-1β-dependent adaptive immunity against tumors. Nat. Med. 15 (10), 1170-1178.

[57] Gianni, L., et al., 2020. GS3-04: pathologic complete response (pCR) to neoadjuvant treatment with or without atezolizumab in triple negative, early high-risk and locally advanced breast cancer. NeoTRIPaPDL1 Michelangelo randomized Study. AACR, Amsterdam.

[58] Goel, S., et al., 2017. CDK4/6 inhibition triggers anti-tumour immunity. Nature 548 (7668), 471-475.

[59] Gonzalez-Angulo, A.M., et al., 2012. Gene expression, molecular class changes, and pathway analysis after neoadjuvant systemic therapy for breast cancer. Clin. Cancer Res. 18 (4), 1109-1119.

[60] Grizzi, F., et al., 2006. Sperm protein 17 is expressed in human nervous system tumours. BMC Cancer 6 (1), 1-7.

[61] Gross, G., et al. Generation of effector t cells expressing chimeric t cell receptor with antibody type-specificity.

[62] Gupta, G., et al., 2007. Clinical significance of sperm protein 17 expression and immunogenicity in esophageal cancer. Int. J. Cancer 120 (8), 1739-1747.

[63] Hafeez, S., et al., 2016. BAD, a proapoptotic protein, escapes erk/rsk phosphorylation in deguelin and siRNA-treated hela cells. PLoS One 11 (1), e0145780.

[64] Hamilton, D.H., et al., 2016. Brachyury, a vaccine target, is overexpressed in triple negative breast cancer. Endocr. Relat. Cancer 23 (10), 783.

[65] Hassan, R., et al., 2016. Mesothelin immunotherapy for cancer: ready for prime time? J. Clin. Oncol. 34 (34), 4171.

[66] Heimes, A.-S., Schmidt, M., 2019. Atezolizumab for the treatment of triple-negative breast cancer. Expert Opin. Investig. Drugs 28 (1), 1-5.

[67] Heinhuis, K.M., et al., 2019. Enhancing antitumor response by combining immune checkpoint inhibitors with chemotherapy in solid tumors. Ann. Oncol. 30 (2), 219-235.

[68] Hodi, F.S., et al., 2003. Biologic activity of cytotoxic t lymphocyte-associated antigen 4 antibody blockade in previously vaccinated metastatic melanoma and ovarian carcinoma patients. Proc. Natl. Acad. Sci. 100 (8), 4712-4717.

[69] Homma, Y., et al., 2014. Changes in the immune cell population and cell proliferation in peripheral blood after gemcitabine-based chemotherapy for pancreatic cancer. Clin. Transl. Oncol. 16 (3), 330-335.

[70] Huang, L., et al., 2018. The RNA-binding protein mex3b mediates resistance to cancer immunotherapy by downregulating hla-a expression. Clin. Cancer Res. 24 (14),

3366-3376.

[71] Huang, Y., et al., 2016. Dendritic cells-based vaccine to inhibit triple-negative breast cancer cells proliferation. American Society of Clinical Oncology, Alexandria.

[72] Hutchinson, K.E., et al., 2020. Comprehensive profiling of poor-risk paired primary and recurrent triple-negative breast cancers reveals immune phenotype shifts. Clin. Cancer Res. 26 (3), 657-668.

[73] Ito, A., et al., 2015. Clinical development of immune checkpoint inhibitors. Biomed. Res. Int. 2015, 1-13.

[74] Jackaman, C., et al., 2012. Chemotherapy broadens the range of tumor antigens seen by cytotoxic CD8+ t cells in vivo. Cancer Immunol. Immunother. 61 (12), 2343-2356.

[75] Jiao, S., et al., 2017. PARP inhibitor upregulates PD-L1 expression and enhances cancer-associated immunosuppression. Clin. Cancer Res. 23 (14), 3711-3720.

[76] Jin, J., et al., 2018. Enhanced clinical-scale manufacturing of tcr transduced T-cells using closed culture system modules. J. Transl. Med. 16 (1), 1-13.

[77] Johnson, N., et al., 2011. Compromised CDK1 activity sensitizes BRCA-proficient cancers to parp inhibition. Nat. Med. 17 (7), 875-882.

[78] June, C.H., 2007. Adoptive t cell therapy for cancer in the clinic. J. Clin. Invest. 117 (6), 1466-1476.

[79] Katz, H., 2017. Alsharedi M. mohamed alsharedi. immunotherapy in triple-negative breast cancer. Med. Oncol. 35 (1), 13.

[80] Kistler, M., et al., 2020. P5-04-02: safety and efficacy from first-in-human immunotherapy combining nk and t cell activation with off-the-shelf high-affinity CD16 nk cell line (haNK) in patients with 2nd-line or greater metastatic triple-negative breast cancer (TNBC). AACR, Cancer Research, Philadelphia.

[81] Kodumudi, K.N., et al., 2010. A novel chemoimmunomodulating property of docetaxel: suppression of myeloid-derived suppressor cells in tumor bearers. Clin. Cancer Res. 16 (18), 4583-4594.

[82] Kroemer, G., et al., 2015. Natural and therapy-induced immunosurveillance in breast cancer. Nat. Med. 21 (10), 1128-1138.

[83] Krummel, M.F., Allison, J.P., 1995. CD28 and CTLA-4 have opposing effects on the response of t cells to stimulation. J. Exp. Med. 182 (2), 459-465.

[84] Kwa, M.J., Adams, S., 2018. Checkpoint inhibitors in triple-negative breast cancer (TNBC): where to go from here. Cancer 124 (10), 2086-2103.

[85] Ladoire, S., et al., 2008. Pathologic complete response to neoadjuvant chemotherapy of breast carcinoma is associated with the disappearance of tumor-infiltrating foxp3+ regulatory t cells. Clin. Cancer Res. 14 (8), 2413-2420.

[86] Leach, D.R., et al., 1996. Enhancement of antitumor immunity by CTLA-4 blockade. Science 271 (5256), 1734-1736.

[87] Lee, H.J., et al., 2015. Expression of NY-ESO-1 in triple-negative breast cancer is associated with tumor-infiltrating lymphocytes and a good prognosis. Oncology 89 (6), 337-344.

[88] Legut, M., et al., 2018. CRISPR-mediated tcr replacement generates superior anticancer transgenic t cells. Blood 131 (3), 311-322.

[89] Li, F.-q., et al., 2010. Sperm protein 17 is highly expressed in endometrial and cervical cancers. BMC Cancer 10 (1), 1-8.

[90] Li, Z., et al., 2018. Immunotherapeutic interventions of triple negative breast cancer. J. Transl. Med. 16 (1), 1-19.

[91] Ling, B., et al., 2017. A novel immunotherapy targeting MMP-14 limits hypoxia, immune suppression and metastasis in triple-negative breast cancer models. Oncotarget 8 (35), 58372.

[92] Liu, X., et al., 2013. Effects of two different immunotherapies on triple negative breast cancer in animal model. Cell. Immunol. 284 (1-2), 111-118.

[93] Lo, B., Abdel-Motal, U.M., 2017. Lessons from CTLA-4 deficiency and checkpoint inhibition. Curr. Opin. Immunol. 49, 14-19.

[94] Loi, S., et al., 2013. Prognostic and predictive value of tumor-infiltrating lymphocytes in a phase iii randomized adjuvant breast cancer trial in node-positive breast cancer comparing the addition of docetaxel to doxorubicin with doxorubicin-based chemotherapy: big 02-98. J. Clin. Oncol. 31 (7), 860-867.

[95] Loibl, S., et al., 2019. A randomised phase ii study investigating durvalumab in addition to an anthracycline taxane-based neoadjuvant therapy in early triple-negative breast cancer: clinical results and biomarker analysis of geparnuevo study. Ann. Oncol. 30 (8), 1279-1288.

[96] Lopez, T., et al., 2017. Identification of highly selective MMP-14 inhibitory fabs by deep sequencing. Biotechnol. Bioeng. 114 (6), 1140-1150.

[97] Lorenzo-Herrero, S., et al., 2019. NK cell-based immunotherapy in cancer metastasis. Cancers 11 (1), 29.

[98] Luen, S., et al., 2016. The genomic landscape of breast cancer and its interaction with host immunity. The Breast 29, 241-250.

[99] Masuda, N., et al., 2017. Adjuvant capecitabine for breast cancer after preoperative chemotherapy. N. Engl. J. Med. 376 (22), 2147-2159.

[100] Mattarollo, S.R., et al., 2011. Pivotal role of innate and adaptive immunity in anthracycline chemotherapy of established tumors. Cancer Res. 71 (14), 4809-4820.

[101] McCann, K.E., Hurvitz, S.A., 2018. Advances in the use of parp inhibitor therapy for breast cancer. Drugs Context 7, 1-54.

[102] Mehraj, U., et al., 2021. The tumor microenvironment as driver of stemness and therapeutic resistance in breast cancer: new challenges and therapeutic opportunities. Cell. Oncol. 44, 1-21.

[103] Mehraj, U., et al., 2021. Tumor microenvironment promotes

breast cancer chemoresistance. Cancer Chemother. Pharmacol., 1-12.

[104] Mir, M.A., et al., 2013. Costimulation in the treatment of lymphomas. Costimulation Immunotherapy for Autoimmunity. Nova Publishers, New York, pp. 150-172.

[105] Mir, M.A., 2015. Developing Costimulatory Molecules For Immunotherapy of Diseases. Academic Press, Amsterdam.

[106] Mir, M.A., et al., 2020. Targeting different pathways using novel combination therapy in triple negative breast cancer. Curr. Cancer Drug Targets 20 (8), 586-602.

[107] Mir, M.A. n.d. "Immunotherapy by reverse signaling inhibits the growth of intracellular pathogens and cancer cells."

[108] Manzoor A Mir, Therapeutic landscape of metaplastic breast cancer chapter-8. 2021, ISBN: 978-1-68507-195-0. DOI: https://doi.org/10.52305/GGFR2459.

[109] Manzoor A Mir, Different drug delivery approaches for breast cancer. 2021, ISBN: 978-1-68507-195-0. Chapter-7. DOI: https://doi.org/10.52305/DHHG6044.

[110] Manzoor A Mir, Chemotherapy in combination with surgery and radiotherapy in breast cancer. chapter-6. 2021, ISBN: 978-1-68507-195-0. DOI: https://doi.org/10.52305/ZMNJ6932.

[111] Manzoor A Mir, Immunotherapy and chemotherapy in breast cancer. chapter-5. 2021, ISBN: 978-1-68507-195-0. DOI: https://doi.org/10.52305/TJHX9068.

[112] Manzoor A Mir, Combination therapy with phytochemicals in breast cancer. chapter-4. 2021, ISBN: 978-1-68507-195-0. DOI: https://doi.org/10.52305/PPUF2780.

[113] Manzoor A Mir, Therapeutic options for breast cancer. chapter-3. 2021, ISBN: 978-1-68507-195-0. DOI: https://doi.org/10.52305/TILJ1241.

[114] Manzoor A Mir, Novel biomarkers in breast cancer. chapter-2. 2021, ISBN: 978-1-68507-195-0. DOI: https://doi.org/10.52305/DXSK7394.

[115] Manzoor A Mir, An introduction to breast cancer. chapter-1. 2021, ISBN: 978-1-68507-195-0. DOI: https://doi.org/10.52305/ITAK4470.

[116] Mirandola, L., et al., 2015. Novel antigens in non-small cell lung cancer: SP17, AKAP4, and PTTG1 are potential immunotherapeutic targets. Oncotarget 6 (5), 2812.

[117] Mirandola, L., et al., 2017. Cancer testis antigen sperm protein 17 as a new target for triple negative breast cancer immunotherapy. Oncotarget 8 (43), 74378.

[118] Mittendorf, E.A., et al., 2014. PD-L1 expression in triple-negative breast cancer. Cancer Immunol. Res. 2 (4), 361-370.

[119] Mittendorf, E.A., et al., 2020. Neoadjuvant atezolizumab in combination with sequential nab-paclitaxel and anthracycline-based chemotherapy versus placebo and chemotherapy in patients with early-stage triple-negative breast cancer (IMpassion031): a randomised, double-blind, phase 3 trial. Lancet North Am. Ed. 396 (10257), 1090-1100.

[120] Miyashita, M., et al., 2015. Prognostic significance of tumor-infiltrating CD8+ and FOXP3+ lymphocytes in residual tumors and alterations in these parameters after neoadjuvant chemotherapy in triple-negative breast cancer: a retrospective multicenter study. Breast Cancer Res. 17 (1), 1-13.

[121] Mukherjee, P., et al., 2017. A37: Development and Future of CAR T cell Therapy For Pancreatic Ductal Adenocarcinoma and Triple Negative Breast Cancer. New Frontiers in Cancer Research. AACR, Philadelphia.

[122] Naidoo, J., et al., 2017. Inflammatory arthritis: a newly recognized adverse event of immune checkpoint blockade. Oncologist 22 (6), 627.

[123] Nanda, R., et al., 2016. Pembrolizumab in patients with advanced triple-negative breast cancer: phase ib KEYNOTE-012 study. J. Clin. Oncol. 34 (21), 2460.

[124] Nanda, R., et al., 2020. Effect of pembrolizumab plus neoadjuvant chemotherapy on pathologic complete response in women with early-stage breast cancer: an analysis of the ongoing phase 2 adaptively randomized I-SPY2 trial. JAMA Oncol. 6 (5), 676-684.

[125] Nio, Y., et al., 2000. Induction of tumor-specific antitumor immunity after chemotherapy with cisplatin in mice bearing mopc-104e plasmacytoma by modulation of mhc expression on tumor surface. Anticancer Res. 20 (5A), 3293-3299.

[126] Nolan, E., et al., 2017. Combined immune checkpoint blockade as a therapeutic strategy for BRCA1-mutated breast cancer. Sci. Transl. Med. 9 (393).

[127] O'Shaughnessy, J., et al., 2016. Safety and initial clinical efficacy of a dendritic cell (DC) vaccine in locally advanced, triple-negative breast cancer (TNBC) patients (pts). Am. Soc. Clin. Oncol 34, 1086.

[128] Pan, D., et al., 2018. A major chromatin regulator determines resistance of tumor cells to t cell-mediated killing. Science 359 (6377), 770-775.

[129] Panowski, S., et al., 2021. Site-specific Antibody Drug Conjugates For Cancer Therapy. Journal of Cancer Research. Taylor & Francis, London.

[130] Pardoll, D.M., 2012. The blockade of immune checkpoints in cancer immunotherapy. Nat. Rev. Cancer 12 (4), 252-264.

[131] Park, S.J., et al., 2014. Negative role of inducible PD-1 on survival of activated dendritic cells. J. Leukocyte Biol. 95 (4), 621-629.

[132] Patel, S.J., et al., 2017. Identification of essential genes for cancer immunotherapy. Nature 548 (7669), 537-542.

[133] Pelekanou, V., et al., 2017. Effect of neoadjuvant chemotherapy on tumor-infiltrating lymphocytes and PD-L1 expression in breast cancer and its clinical significance. Breast Cancer Res. 19 (1), 1-11.

[134] Perez, C., et al., 2015. Permissive expansion and homing of adoptively transferred t cells in tumor-bearing hosts. Int. J. Cancer 137 (2), 359-371.

[135] Piechocki, M.P., et al., 2012. Induction of proapoptotic antibodies to triple-negative breast cancer by vaccination with trail death receptor DR5 dna. Int. J. Cancer 131 (11), 2562-2572.

[136] Ping, Y., et al., 2018. T-cell receptor-engineered t cells for cancer treatment: current status and future directions. Protein Cell 9 (3), 254-266.

[137] Pol, J., et al., 2015. Trial watch: immunogenic cell death inducers for anticancer chemotherapy. Oncoimmunology 4 (4), e1008866.

[138] Polk, A., et al., 2018. Checkpoint inhibitors in breast cancer-current status. Cancer Treat. Rev. 63, 122-134.

[139] Qayoom, H., Mehraj, U., Aisha, S., Sofi, S., Mir, M.A., 2021. Integrating immunotherapy with chemotherapy: a new approach to drug repurposing. In (Ed.), Drug Repurposing - Molecular Aspects and Therapeutic Applications [Working Title]. IntechOpen. https://doi.org/10.5772/intechopen.100183.

[140] Qayoom, H., Bhat, B.A., 2020. Rising trends of cancers in kashmir valley: distribution pattern, incidence and causes. J. Oncol. Res. Treat. 5 (150), 2.

[141] Rapoport, A.P., et al., 2015. NY-ESO-1-specific TCR-engineered t cells mediate sustained antigen-specific antitumor effects in myeloma. Nat. Med. 21 (8), 914-921.

[142] Ribas, A. Clinical Development of the anti-CTLA-4 Antibody Tremelimumab, Elsevier.

[143] Ribas, A., Wolchok, J.D., 2018. Cancer immunotherapy using checkpoint blockade. Science 359 (6382), 1350-1355.

[144] Richardson, R.T., et al., 1994. Sequence of a rabbit sperm zona pellucida binding protein and localization during the acrosome reaction. Dev. Biol. 165 (2), 688-701.

[145] Roselli, M., et al., 2013. Effects of conventional therapeutic interventions on the number and function of regulatory t cells. Oncoimmunology 2 (10), e27025.

[146] Rosenberg, S.A., Restifo, N.P., 2015. Adoptive cell transfer as personalized immunotherapy for human cancer. Science 348 (6230), 62-68.

[147] Rudd, C.E., et al., 2009. CD28 and CTLA-4 coreceptor expression and signal transduction. Immunol. Rev. 229 (1), 12-26.

[148] Santa-Maria, C.A., et al., 2018. A pilot study of durvalumab and tremelimumab and immunogenomic dynamics in metastatic breast cancer. Oncotarget 9 (27), 18985.

[149] Sasada, T., et al., 2012. Personalized peptide vaccination: a novel immunotherapeutic approach for advanced cancer. Hum. Vaccin. Immunother. 8 (9), 1309-1313.

[150] Sceneay, J., et al., 2019. Interferon signaling is diminished with age and is associated with immune checkpoint blockade efficacy in triple-negative breast cancer. Cancer Discov. 9 (9), 1208-1227.

[151] Schmid, P., et al., 2018. Atezolizumab and nab-paclitaxel in advanced triple-negative breast cancer. N. Engl. J. Med. 379 (22), 2108-2121.

[152] Schmid, P., et al., 2020. Atezolizumab plus nab-paclitaxel as first-line treatment for unresectable, locally advanced or metastatic triple-negative breast cancer (IMpassion130): updated efficacy results from a randomised, double-blind, placebo-controlled, phase 3 trial. Lancet Oncol. 21 (1), 44-59.

[153] Sharpe, A.H., Pauken, K.E., 2018. The diverse functions of the PD1 inhibitory pathway. Nat. Rev. Immunol. 18 (3), 153-167.

[154] Shay, G., et al., 2015. Moving targets: emerging roles for MMPs in cancer progression and metastasis. Matrix Biol. 44, 200-206.

[155] Shenouda, M.M., et al., 2017. Ex vivo expanded natural killer cells from breast cancer patients and healthy donors are highly cytotoxic against breast cancer cell lines and patient-derived tumours. Breast Cancer Res. 19 (1), 1-14.

[156] Singh, S., et al., 2020. Loss of ELF5-FBXW7 stabilizes IFNGR1 to promote the growth and metastasis of triple-negative breast cancer through interferon-γ signalling. Nat. Cell Biol. 22 (5), 591-602.

[157] Song, D.-G., et al., 2016. Effective adoptive immunotherapy of triple-negative breast cancer by folate receptor-alpha redirected car t cells is influenced by surface antigen expression level. J. Hematol. Oncol. 9 (1), 1-12.

[158] Sussman, D., et al., 2014. SGN-LIV1A: a novel antibody-drug conjugate targeting LIV-1 for the treatment of metastatic breast cancer. Mol. Cancer Ther. 13 (12), 2991-3000.

[159] Takahashi, R., et al., 2014. Feasibility study of personalized peptide vaccination for metastatic recurrent triple-negative breast cancer patients. Breast Cancer Res. 16 (4), 1-13.

[160] Tanvetyanon, T., et al., 2017. PD-1 checkpoint blockade alone or combined PD-1 and CTLA-4 blockade as immunotherapy for lung cancer? Expert Opin. Biol. Ther. 17 (3), 305-312.

[161] Têtu, B., et al., 2006. The influence of MMP-14, TIMP-2 and MMP-2 expression on breast cancer prognosis. Breast Cancer Res. 8 (3), 1-9.

[162] Venning, F.A., et al., 2015. Targeting ecm disrupts cancer progression. Front. Oncol. 5, 224.

[163] Venur, V.A., Ahluwalia, M.S., 2017. Novel therapeutic agents in the management of brain metastases. Curr. Opin. Oncol. 29 (5), 395-399.

[164] Vinayak, S., et al., 2019. Open-label clinical trial of niraparib combined with pembrolizumab for treatment of advanced or metastatic triple-negative breast cancer. JAMA Oncol. 5 (8), 1132-1140.

[165] Vincent, J., et al., 2010. 5-Fluorouracil selectively kills tumor-associated myeloid-derived suppressor cells resulting in enhanced t cell-dependent antitumor immunity. Cancer Res. 70 (8), 3052-3061.

[166] Voorwerk, L., et al., 2019. Immune induction strategies in metastatic triple-negative breast cancer to enhance the sensitivity to PD-1 blockade: the tonic trial. Nat. Med. 25

(6), 920-928.

[167] Wang, X., et al., 2016. Prospective study of cyclophosphamide, thiotepa, carboplatin combined with adoptive dc-cik followed by metronomic cyclophosphamide therapy as salvage treatment for triple negative metastatic breast cancers patients (aged< 45). Clin. Transl. Oncol. 18 (1), 82-87.

[168] Waterhouse, P., et al., 1995. Lymphoproliferative disorders with early lethality in mice deficient in ctla-4. Science 270 (5238), 985-988.

[169] Weber, J., et al., 2017. Adjuvant nivolumab versus ipilimumab in resected stage iii or iv melanoma. N. Engl. J. Med. 377 (19), 1824-1835.

[170] Yan, W., et al., 2015. Tim-3 fosters hcc development by enhancing TGF-β-mediated alternative activation of macrophages. Gut 64 (10), 1593-1604.

[171] Yuan, X., et al., 2016. Immunogenic Chemotherapy Synergize PD-1 Blockade By Enhancing Dendritic Cells Infiltration in Triple-Negative Breast Cancer (TNBC). AACR, Philadelphia.

[172] Zhang, P., et al., 2014. Preparation of triple-negative breast cancer vaccine through electrofusion with day-3 dendritic cells. PLoS One 9 (7), e102197.

[173] Zimmer, A.S., et al., 2019. A phase i study of the PD-L1 inhibitor, durvalumab, in combination with a parp inhibitor, olaparib, and a VEGFR1-3 inhibitor, cediranib, in recurrent women's cancers with biomarker analyses. J. Immunother. Cancer 7 (1), 1-8.

[174] Zitvogel, L., et al., 2008. Immunological aspects of cancer chemotherapy. Nat. Rev. Immunol. 8 (1), 59-73.

第7章 三阴性乳腺癌中靶向生物学特异性的分子

Targeting biologically specific molecules in triple negative breast cancer (TNBC)

Manzoor A. Mir* Shazia Sofi* Hina Qayoom 著

陈益定 邱福铭 王云珂 译

三阴性乳腺癌（TNBC）是一种雌激素受体（ER）、孕激素受体（PR）及人表皮生长因子受体2（HER-2）表达均为阴性的乳腺癌亚型（Mir, 2021a），约占全部乳腺癌患者的15%～20%（Curigliano and Goldhirsch, 2011; Penault-Llorca and Viale, 2012）。在美国、非洲及西班牙女性中，三阴性乳腺癌更为常见，其中年轻女性最易患（Ismail-Khan and Bui, 2010）。乳腺癌领域的科学研究进展显著提高了乳腺癌患者的生存率（Mir et al., 2019）。然而，这只有在癌症被及早发现且没有发生转移的情况下才是正确的（Hafeez et al., 2016）。由于其本身又可分为各种不同亚型，因此三阴性乳腺癌被认为是最难治疗的乳腺癌亚型（Mir and Agrewala, 2008; Mir 2015）。研究人员们正努力探索这个亚型更进一步的分类，并且为其寻找新的治疗方式（Mehraj et al., 2021）。Ⅳ期三阴性乳腺癌的患者治疗选择非常有限，而且往往不能取得成功。相较于其他亚型的乳腺癌，三阴性乳腺癌侵袭性更强，生长更快，且在每年定期的乳腺钼靶检查中更不易被检出（Mir, 2021b），

并且它在早期就转移至身体其他部位的机会比其他亚型乳腺癌更高（Mir, 2015）。由于缺乏相应治疗的靶点，比如标准的抗HER-2治疗和内分泌治疗，三阴性乳腺癌患者较其他浸润性乳腺癌预后更差（Lehmann et al., 2015）。因此，目前针对三阴性乳腺癌治疗的探索处于乳腺癌研究领域的前沿。针对三阴性乳腺癌的治疗主要包括放射治疗、化疗、手术及近年来发展的免疫治疗和靶向治疗在内的综合治疗方式。其中，三阴性乳腺癌局部治疗的措施主要有乳腺肿瘤区段切除术、保乳根治术、全乳切除术及伴或不伴瘤床加量的全乳放疗（Mir, 2021c）。虽然一些研究者认为三阴性乳腺癌需要更加积极的局部手术治疗措施，如切除所有的乳腺组织，但新的研究结果却表明保乳治疗可能改善局部区域复发的结局（Mir et al., 2013; Zumsteg et al., 2013）。辅助/新辅助化疗是三阴性乳腺癌治疗的基石，化疗药物通常包括紫杉烷类、蒽环类和（或）铂类，如TC方案（多西他赛/环磷酰胺）和剂量密集的AC方案（多柔比星/环磷酰胺）（Mir, 2021d）。尽管三阴性

乳腺癌对化疗较为敏感，但当前的治疗选择仍不充足。另外，有研究提示在标准的新辅助化疗中联合应用铂类，有可能提高三阴性乳腺癌患者的病理学完全缓解（pCR）率（Masuda et al., 2013; Petrelli et al., 2014）。有些特定的患者，在化疗之后还需要进一步行放疗，如胸壁放疗、全乳放疗、区域淋巴结放疗以及部分乳房瘤床加量放疗（Mir et al., 2020）。三阴性乳腺癌并不是传统观点认为的对免疫治疗比较敏感的疾病，直到最近的研究揭示了一些有前途的免疫治疗药物以及免疫学特征（Amara et al., 2017; Bottai et al., 2017）。

转移性三阴性乳腺癌（mTNBC）具有很强的增殖特性，通常容易发生内脏转移和中枢神经系统转移（Otvos and Surmacz, 2011），即使接受了积极的治疗，预后也仍然很差。晚期三阴性乳腺癌患者的平均生存时间仅有 1 年，明显短于其他亚型的晚期乳腺癌患者。因此，为三阴性乳腺癌寻找特定的靶点并且研发更有效及更有希望的治疗方法仍然是一项重大的临床挑战。近年来，针对三阴性乳腺癌靶点的研发受到越来越多的关注，如 Hedgehog（Hh）、Notch、Wnt/β-catenin 通路等信号通路（表 7-1），靶向分子如 mTOR 抑制药、EGFR 抑制药、PARP1 抑制药、抗血管生成抑制药、靶向硫酸软骨素蛋白多糖 4（chondroitin sulphate proteoglycan 4，CSPG4）蛋白的单克隆抗体和 TGF 抑制药（图 7-1）。

一、靶向治疗概述

靶向治疗是指有目的的针对肿瘤细胞某些独特的特征采取的治疗方式，如某些特定的蛋白质、生物标志物，或者一些信号通路（Mir, 2021f）。这种治疗措施通常不会损伤正常细胞，这种治疗策略中靶向的各种分子将作如下具体阐述。

（一）治疗三阴性乳腺癌的靶向信号通路

1. Notch 信号通路

Notch 信号系统调节重要的细胞功能并且是细胞间相互作用的一种极其保守的信号机制（Al-Hussaini et al., 2011）。该通路在乳腺癌的发生发展中发挥作用。三阴性乳腺癌与血管内皮细胞和肿瘤细胞中 Notch-1 和 Notch-4 受体的调节有关，并且该受体在细胞内的位置与激素受体阳性乳腺癌不同（Reedijk et al., 2005; Speiser et al., 2012）。Notch 信号通路的激活需要 Notch 配体与邻近细胞上的 Notch 受体结合。Notch 配体是天然存在的单次跨膜蛋白，其胞外区拥有 DSL 结构域和数个 EGF 样结构，有助于受体结合。当 Notch 配体与其受体结合后，形成一个复杂的 Notch 配体 – 受体复合物，该复合物通过多重的基本细胞进程，包括由细胞外区域的 ADAM/TACE 蛋白酶触发的蛋白水解酶裂解，导致 Notch 细胞外截断体（Notch extracel-lular truncation，NEXT）的形成。最终，一种独特的 γ- 分泌酶将 Notch 胞内结构域（Notch intracellular domain，NICD）从细胞质转移到细胞核，在细胞核中它与 DNA 结合蛋白 CSL 结合，并导致 CSL 复合物的激活，使其从转录抑制因子转变为激活因子（Shih and Wang, 2007）。

NICD 进入细胞核的进程可通过使用分泌酶

表 7-1　三阴性乳腺癌治疗中作为靶点的信号通路

序　号	信号通路	举　例	临床试验分期
1	Notch 信号通路	RO-4929097	I / II
2	Hedgehog 信号通路	环巴胺	II
3	Wnt/β-catenin 信号通路	沙利霉素	I / II
4	TGF-β 信号通路	LY2157299	I

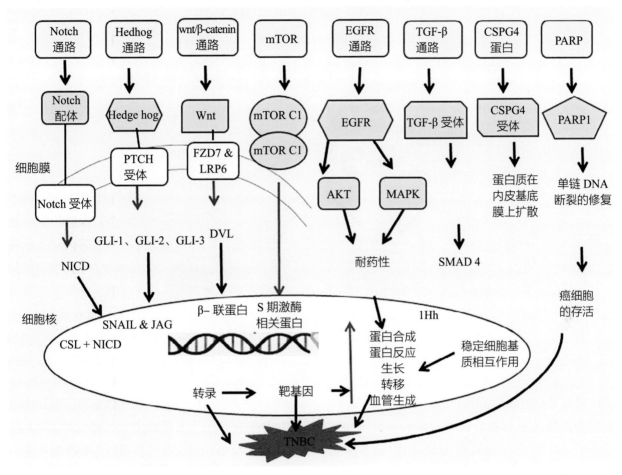

▲ 图 7-1　不同信号通路参与到三阴性乳腺癌（TNBC）的发生发展中

mTOR. 哺乳动物雷帕霉素靶蛋白；EGFR. 表皮生长因子受体；TGF-β. 转化生长因子 -β；CSPG4. 硫酸软骨素蛋白多糖 4；PARP. 多聚腺苷二磷酸核糖聚合酶；mTORC1. 哺乳动物雷帕霉素靶蛋白复合物 1；FZD7. 人卷曲同源物 7；LRP6. 低密度脂蛋白受体相关蛋白 6；AKT. 蛋白激酶 B；MAPK. 丝裂原活化蛋白激酶；CSL. CBF1/Su（H）/Lag-1 转录因子复合体；NICD. Notch 胞内结构域；TNBC. 三阴性乳腺癌；DVL. Dishevelled 蛋白

抑制药阻断，如 RO-4929097 或天冬氨酸蛋白酶抑制药，这是目前正在进行的用于复发性三阴性乳腺癌的 Ⅱ 期临床研究，是抑制 Notch 这一特定通路的新方法之一。此外，一项针对 Ⅰ 期和 Ⅱ 期三阴性乳腺癌的 Ⅰ 期临床研究采用了 RO-4929097、卡铂和紫杉醇联合治疗（Olsauskas-Kuprys et al., 2013）。Notch 配体与 Notch 受体的结合激活 Notch 信号通路，形成 Notch 配体 - 受体复合物，进一步转换为 NEXT，随后通过 γ- 分泌酶转化为 NICD。NICD 被 γ- 分泌酶切割形成 nicastrin 和 presenilin 两种蛋白。presenilin 是一种催化蛋白，而 nicastrin 促进基因的成熟。最终，

NICD 被转移入核，在细胞核中它与转录激活因子 CSL 结合，导致下游靶点如 ER、VEGFR3、Hes 和 Hey 被转录。转录因子（NF-B2 和 c-Myc）、人表皮生长因子受体（HER-2）、细胞周期调节因子（CD1 和 p21）、血管生成调节因子和凋亡调节因子都是转录靶点。因此，干扰 Notch 信号通路会对细胞分化、凋亡、血管生成和细胞增殖产生重大影响（图 7-2）。总之，应进一步研究靶向 Notch 通路的 γ- 分泌酶抑制药，以提升三阴性乳腺癌的治疗选择。

2. Hh 信号通路

这是一个在胚胎正常发育中起关键作用的

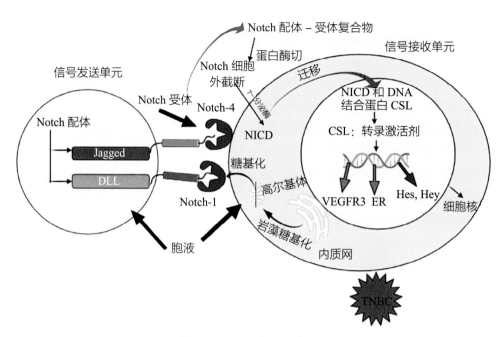

▲ 图 7-2 　Notch 信号通路的激活

DLL. Delta 样配体；NICD. Notch 胞内结构域；TNBC. 三阴性乳腺癌；VEGFR3. 血管内皮细胞生长因子受体 3；ER. 雌激素受体；CSL. CBF1/Su（H）/Lag-1 转录因子复合体

信号通路系统。该信号系统与多种癌症的发生、发展和血管生成有关。目前已知胚胎皮肤和神经系统中干细胞的自我再生是由 Hh 信号通路调节（Palma and Altaba, 2004）。该信号通路包括 3 个同源基因：Desert Hh，Sonic Hh（SHH）和 Indian Hh，其中 SHH 是目前靶向最多的同源体（Wismar et al., 2000）。Hh 通路是一个定义明确且协调良好的级联反应，首先通过结合 Hh 配体阻断 12 次跨膜蛋白 Pathd1，然后激活 7 次跨膜蛋白 Smoothened（SMO）蛋白（Kasper et al., 2009）。激活后，SMO 将 5- 锌指 TF Gli 从一个巨大的蛋白质复合体中释放出来，并与 Gli 转运进入细胞核及靶基因的转录有关（Jiang and Hui, 2008）。根据各种研究，Glia 是 Hh 信号通路激活的标志之一（Cayuso et al., 2006）。Glia 的活化是 Hh 信号通路中最重要的步骤（图 7-3），该步骤是由锌指转录因子如 Gli1、Gli2 和 Gli3 促进，其中 Gli3 是通路抑制因子，Gli1 和 Gli2 是通路激活因子（Kasper et al., 2009），但 SMO 向 Gli 蛋白传递信号的确切机制迄今尚未完全研究清楚。

然而，越来越多的证据表明，初级纤毛是一个更好的平台，可以将信号从细胞膜传递到细胞核（Oro, 2007）。Gli 转录因子的加工部位被认为是主要的纤毛。通过改变转录因子和蛋白质之间的平衡，激活的 Glia 靶向的基因在细胞核中发生变化，并参与凋亡，血管生成和转移相关基因的转录，导致三阴性乳腺癌的形成。血管生成素 1/2 和 SNAIL 蛋白在转录的过程中同样表达增加，这分别导致血管生成与肿瘤转移（Merchant and Matsui, 2010）。另外，SMO 直接激活 MYCN，进而使得与三阴性乳腺癌增殖和进展相关的转录因子 Cyclin D 和 FOXM1 表达增加，导致肿瘤增殖（Polkinghorn and Tarbell, 2007）。FOXM1 还调控有丝分裂和 DNA 合成所需的细胞周期相关基因的表达（Teh et al., 2002）。

环巴胺是一种从加州藜芦中提取的甾体生物碱，对 SMO 具有拮抗作用，在狗、啮齿动物和猕猴体内的口服生物利用度为 33%、半衰期为 4h，这一发现表明在临床上 Hh 通路可能被阻断。在三阴性乳腺癌的 Ⅱ 期临床研究中，正在探究环巴胺及其衍生物的生物利用度、增强的特异性和药代动力学（Merchant and Matsui, 2010）。

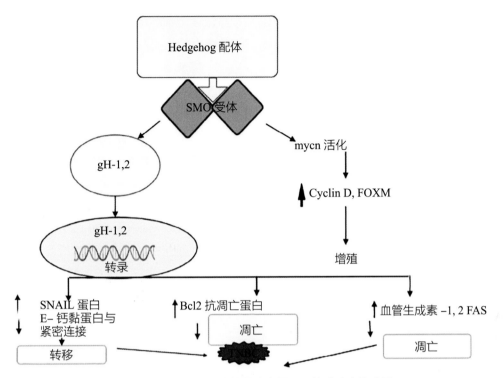

▲ 图 7-3　**HedgehSog** 信号通路介导三阴性乳腺癌的发展

Cyclin D. 细胞周期蛋白 D；TNBC. 三阴性乳腺癌；FAS. 死亡受体 Fas 蛋白；Bcl2. B 淋巴细胞瘤 -2 蛋白；SMO.Smoothened

3. Wnt/β-catenin 通路

Wnt/β-catenin 信号系统在胚胎生长中起关键作用，并可在异常激活状态下导致肿瘤形成。许多研究发现该通路在多种恶性肿瘤的发生过程中异常上调，包括三阴性乳腺癌（Barker and Clevers, 2006; Bayet-Robert et al., 2010）。最近，*FZD7* 和 *LRP6* 的表达被发现在三阴性乳腺癌患者中上调。此外，体内实验发现，在三阴性乳腺癌肿瘤中抑制 *LRP6* 或 *FZD7* 的转录可以抑制肿瘤的生长（King et al., 2012）。胞质 – 联蛋白通过结合 T 细胞因子 / 淋巴细胞增强因子（T cell factor/lymphoid enhancing factor，TCF/LEF）家族的转录因子，向细胞核移动，启动 Wnt 靶向基因激活，其稳定性是 Wnt/β-catenin 信号传导的标志（Lu et al., 2011; King et al., 2012）。如果 Wnt 配体缺失，一个结合了大肠腺瘤性息肉病（adenomatous polyposis coli，APC）、GSK3 和轴蛋白的超分子复合物成功地同步了联蛋白水平。β-catenin 的氨基末端区域被 GSK3 和 CK1

逐渐磷酸化。26S 蛋白酶体分解磷酸化的联蛋白，使其成为多泛素化（ubiquitinated Ub）。此外，Wnt 与其细胞表面受体的结合抑制了该复合物的功能（Lu et al., 2011; King et al., 2012）。各种 Wnt/-catenin 靶基因，包括那些促进细胞凋亡和细胞增殖的基因，在肿瘤的发生和发展中发挥了作用（Barker and Clevers, 2006; Bayet-Robert et al., 2010）。此外，尼日利亚菌素和盐霉素可延缓 Wnt/-catenin 通路，这两种选择性乳腺癌干细胞杀手通过促进 LRP6 降解破坏 Wnt/-catenin 信号系统（Lu et al., 2011）。盐碱霉素是一种常见的抗球虫抗生素，其抗肿瘤药代动力学特性正在一项三阴性乳腺癌 Ⅰ / Ⅱ 期临床试验中进行研究（Naujokat and Steinhart, 2012）。因此，Wnt/-catenin 信号系统，特别是细胞表面 Wnt 受体，代表了治疗三阴性乳腺癌的可行治疗靶点。

4. TGF-β 信号通路

转化生长因子 –β（transforming growth factor-β, TGF-β）信号系统与胚胎细胞增殖、凋亡、分

化、细胞稳态及成人器官的多种细胞作用有关。TGF-β_1 是 TGF 超家族的一种细胞因子，由 TGF-β_1 基因编码（Ghadami et al., 2000）。它最初是在人类血小板中发现的，是一种 25kDa 的蛋白质，在伤口愈合中起主要作用（Assoian et al., 1983）。TGF-β_1 也与免疫系统调节有关（Letterio and Roberts, 1998）。TGF-β_1 被发现可以抑制 IL-2、IFN-γ、TNF-α 等多种细胞因子的释放和活性。另外，TGF-β_1 对髓细胞具有完全相反的作用，它可以增加单核细胞因子如 IL-1α、TNF-α 和 IL-1β 的释放和产生（Wahl et al., 2006）。根据一项新的研究，TGF-β_1 可能在乳腺癌干细胞中显示出潜在的作用，该研究发现这些细胞显示出 TGF-β_1 和 TGF-β 受体 1（TGF-β receptor 1, TGFBR1）的过表达（Bhola et al., 2013）。

Bhola 及其同事首次发现 TGF 抑制药可阻止对化疗耐药的肿瘤起始细胞（tumor-initiation cell, TIC）在体内的扩散（Bhola et al., 2013）。这可能是未来临床试验的基础，它们在三阴性乳腺癌个体化疗关联中的作用应该被评估。TGF-β 也可能导致乳腺细胞发生上皮间质转化，从而获得肿瘤样特征（Mani et al., 2008）。事实上，通过使用 TGFBR1/2 抑制药并促进上皮细胞内充质细胞 – 上皮细胞转化，可以逆转上皮间质转化（Bhola et al., 2013）。研究还发现，TGF 配体通常在三阴性乳腺癌微环境中增加，它可以由癌细胞或肿瘤相关的免疫细胞和基质细胞产生。TGF-β 也产生 SMAD4 和 SMAD2/3，它们在增殖、蛋白质合成、血管生成、生长和转移等方面与其他通路具有相似的作用。因此，TGF 通路在乳腺癌的生长中发挥作用是可行的。TGF 抑制药目前正被研究用于癌症患者的抗转移治疗。

5. 抑制 JAK2/STAT3 通路

JAK 和 STAT 蛋白质是许多细胞因子受体系统的重要组成部分，控制细胞的生长和存活（Aittomäki and Pesu, 2014）。当细胞因子结合到受体上时，会导致二聚体形成，进而激活相关的 JAK。JAK 也会磷酸化 STAT，使它们形成二聚体，

并转移至细胞核，参与影响细胞分化、死亡和分裂能力的相关基因的转录（图 7-4）。

越来越多的临床前研究发现，干扰 JAK2/STAT3 信号通路可能可以成为成功治疗三阴性乳腺癌的临床策略。与免疫细胞信号和细胞因子信号相关的基因在免疫调节亚型（IM 亚型）中表达很丰富（Lehmann et al., 2011）。临床前研究发现，在基底样型乳腺癌细胞中，JAK/STAT3 通路表达特别活跃，并且抑制 JAK2 可以抑制移植瘤的生长（Marotta et al., 2011）。不同于骨髓增生性肿瘤，JAK 和 STAT 的突变在乳腺癌中尚未得到充分的研究。TCGA 数据库分析提示，接受过新辅助化疗治疗的三阴性乳腺癌（TNBC）比原发未经治疗的基底样型乳腺癌（BLBC）观察到更多的 JAK2 的扩增（Balko et al., 2014; Mir, 2021i）。这一发现可用于证明在残留病灶中存在 JAK2 扩增的患者中使用 JAK 抑制药是合理的。鲁索利替尼（Ruxolitinib）是一种 JAK1 和 JAK2 抑制药，现推荐用于治疗中高风险骨髓纤维化，目前正在乳腺癌患者中进行临床试验。在转移性乳腺癌（mBC）患者中，一项 I 期试验（NCT02041429）评估每日 2 次给予鲁索利替尼并连续 3 周，每周给予 80mg/m^2 紫杉醇（每 4 周治疗中休息 1 周）的联合治疗方案。对于炎性三阴性乳腺癌，在达到推荐的 II 期剂量后，患者将口服鲁索利替尼每天 2 次，共持续 21 天，每个周期 28 天，并且每周使用紫杉醇治疗，一共治疗 12 周，进行剂量密集 AC 治疗 4 个周期。该试验的主要终点是生物学终点，观察炎性三阴性乳腺癌患者在治疗前后 pSTAT3 表达的变化，预计治疗后 pSTAT3 表达会降低。

6. PI3K/AKT/mTOR 通路

1996 年，Moore 及其同事确定了人类基因 FRAP1 编码的丝 / 苏氨酸蛋白激酶被命名为 mTOR，又称 FRAP1（FK506 结合蛋白 12 – 雷帕霉素相关蛋白 1）。mTOR 是 PI3K 相关蛋白家族的成员，参与调节细胞的增殖、运动、生存、生长、转录和翻译（Hay and Sonenberg,

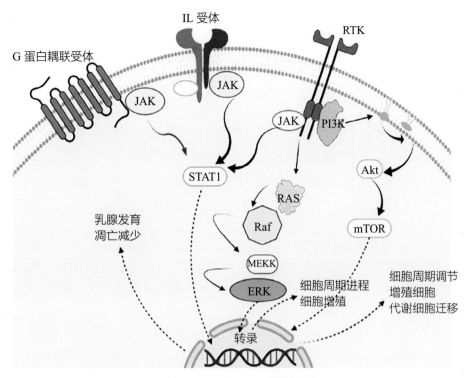

▲ 图 7-4 JAK/STAT 通路概述

当细胞因子与受体结合时，它会引起二聚化，从而激活相关的 JAK 蛋白。JAK 也使 STAT 磷酸化，使它们二聚化，转移到细胞核，并决定控制细胞分化和死亡分裂能力的基因的转录。RTK. 受体酪氨酸激酶；mTOR. 哺乳动物雷帕霉素靶蛋白；Akt. 蛋白激酶 B；STAT1. 信号转导和转录激活因子；JAK. Janus 激酶；Raf. 丝氨酸 / 苏氨酸蛋白激酶；ERK. 细胞外信号调节激酶；MEKK. 丝裂原活化蛋白激酶；PI3K. 磷脂酰肌醇 –3 激酶；IL. 白细胞介素

2004）。mTOR 由两个不同的复合物 mTORC1 和 mTORC2 组成的催化亚单位（Wullschleger et al., 2006），通过诱导 S 期激酶相关蛋白表达，从而参与调控蛋白质合成、肿瘤的生长、转移、增殖和血管生成（图 7-5）。

PI3K/AKT/mTOR 通路介导多种生物学活性，包括细胞生存、分裂、侵袭、运动和血管生成等（Datta et al., 1999）。在三阴性乳腺癌中，PI3K/AKT 信号通路的高度活化是一种常见的致癌改变，约发生在 10% 的患者中。活化 PIK3CA 的突变在三阴性乳腺癌中也很常见（Marty et al., 2008）。肿瘤抑制磷酸酶肌醇多磷酸四磷酸酶 Ⅱ（inositol polyphosphate 4-phosphatase type Ⅱ, INPP4B）和磷酸酶和张力同源物（phosphatase and tensin homolog, PTH）也会丢失，从而导致 PI3K 通路激活（Koboldt et al., 2012）。此外，极少数三阴性乳腺癌存在 AKT 的扩增和 AKT3 的

易位的情况（Banerji et al., 2012; Mir, 2021i）。PIK3CA 活化异常似乎在腔内雄激素受体（LAR）亚型和间充质亚型中更为常见（Lehmann et al., 2011）。因此，靶向 PI3K/AKT 信号通路系统是一种引人注目和明智的可能治疗选择。

Ipatasertib（GDC-0068）是一种新的、选择性的、ATP 竞争性的小分子抑制药，靶向丝 / 苏氨酸激酶 AKT 的所有 3 个异构体（Lin et al., 2013）。一项 Ⅰb 期的临床研究发现，Ipatasertib 联合紫杉醇对转移性乳腺癌患者的一般副作用为恶心、腹泻、疲倦、呕吐、皮疹和厌食症（Isakoff et al., 2021）。LOTUS（NCT02162719）是一项随机、双盲、安慰剂对照的多国家多中心参与的 Ⅱ 期临床试验，入组了约 120 例既往未接受过治疗的局部晚期或转移性乳腺癌患者，旨在探索研究 Ipatasertib 联合紫杉醇对比安慰剂联合紫杉醇的治疗疗效（Lehmann et al., 2015）（表 7-2）。

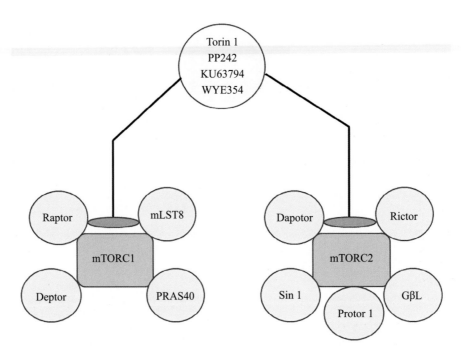

▲ 图 7-5　mTOR 复合物的组成部分，可作为治疗三阴性乳腺癌的靶点

Torin 1. mTOR 抑制药 Torin 1；PP242. mTOR 抑制药 Torkinib；KU63794. mTOR 抑制药 KU63794；WYE354. mTOR 抑制药 WYE354；Raptor. mTOR 复合物 1 组件 Raptor 蛋白；mLST8. mTOR 复合物 1 组件 mLST8 蛋白；PRAS40. mTOR 复合物 1 组件 PRAS40 蛋白；Deptor. mTOR 复合物 1 组件 Deptor 蛋白；Protor 1. mTOR 复合物 2 组件 Protor 1 蛋白；GβL. mTOR 复合物 2 组件 GβL 蛋白；Dapotor. mTOR 复合物 2 组件 Dapotor 蛋白；Rictor. mTOR 复合物 2 组件 Rictor 蛋白；Sin 1. mTOR 复合物 2 组件 Sin 1 蛋白；mTORC1. mTOR 复合物 1；mTORC2. mTOR 复合物 2

表 7-2　三阴性乳腺癌（TNBC）研究中的主要 AKT 抑制药

序　号	药　物	临床试验	临床试验分期	研究人群
1	Ipatasertib	LOTUS	Ⅱ	晚期 TNBC
2	Capivasertib	PAKT	Ⅱ	晚期 TNBC

FAIRLANE（NCT02301988）试验是另一项多中心、随机、双盲、安慰剂对照的 Ⅱ 期术前临床研究，比较了 Ipatasertib 联合紫杉醇与安慰剂联合紫杉醇在 Ⅰ A～Ⅲ A 期的女性三阴性乳腺癌患者中的疗效（其中原发肿瘤至少 1.5cm）。

（二）三阴性乳腺癌中过度表达的生长因子

在三阴性乳腺癌中，EGFR、FGFR 和 VEGFR 等多种生长因子受体过度表达。抑制这些因子可能对三阴性乳腺癌产生潜在影响。

1. 抑制成纤维细胞生长因子受体

成纤维细胞生长因子受体（FGFR）信号传导有助于细胞的生长、迁移、存活和分化（Turner et al., 2010）。FGFR1 基因过表达在约 9% 的三阴性乳腺癌中发现，而 FGFR2 基因扩增在约 4% 的三阴性乳腺癌中见到（Koboldt et al., 2012）。在三阴性乳腺癌中，FGFR 突变的发生率较低（＜1%）（Cerami et al., 2012）。在细胞系模型中，具有 FGFR1 扩增或 FGFR2 或 FGFR4 突变的细胞系对 FGFR 抑制药敏感（Turner and Grose, 2010）。此外，在基底样型三阴性乳腺癌细胞系中，抑制 FGFR 和 FGFR2 扩增可抑制细胞增殖（Sharpe et al., 2011; Mir, 2021i）。这些研究结果支持在三阴性乳腺癌中进行 FGFR 抑制药的临床试验；然而，它们可能只对有限的患者群体有益。迄今为止，已经有许多对FGFR具有相对高效的多靶点激酶抑制药正在进行临床开发。一项Ⅱ期试验（NCT02202746）在转移性乳腺癌中评估了口服德立替尼对FGFR1或11q扩增的肿瘤的治疗作用，且三阴性乳腺癌患者是符合条件的。JNJ-42756493是一种口服泛FGFR抑制药，在实体肿瘤患者中进行了一项Ⅰ期试验，其中一组患者包括具有FGFR激活突变或易位的任何亚型的乳腺癌患者（NCT01703481）。对特定FGFR突变，这些试验有更精确的纳入标准，可能比之前不进行患者筛选的试验更有益。

2. 表皮生长因子受体（EGFR）靶向治疗

Nielsen及其同事对几个基底样型三阴性乳腺癌样本进行了DNA微阵列研究，发现近60%的样本显示出高水平的EGFR（Nielsen et al., 2004）。Livasy及其同事的统计结果进一步揭示，70%～78%的基底样型三阴性乳腺癌样本显示出高水平的EGFR。因此，EGFR有可能作为三阴性乳腺癌的潜在靶点（Livasy et al., 2006）。然而，一项对120例三阴性乳腺癌患者进行的随机Ⅱ期临床研究（NCT00232505）表明，单独使用西妥昔单抗的有效率<6%，且联合使用西妥昔单抗和卡铂的有效率仅为17%（Carey et al., 2012）。因此，虽然临床前证据强烈支持将EGFR作为三阴性乳腺癌靶向治疗的可能靶点，但临床试验数据表明，EGFR靶向治疗并没有达到预期的效果。Cho及其同事（Cho, 2019）最近通过RNA测序揭示了ERBB途径激活的三阴性细胞群体。批量RNA测序数据显示3个亚型标记基因（ESR1、ERBB2和PGR）的差异表达没有改变，而单细胞转录组学揭示了肿瘤内部的异质性。这一发现表明，ERBB信号以一种间接方式被触发，并且ERBB的分子亚型在单细胞水平上发生了改变。三阴性乳腺癌患者EGFR信号通路研究的结果显示，大多数患者在EGFR靶向治疗后，EGFR下游信号通路仍然保持活跃，这意味着可能存在其他途径参与旁路激活。因此，单独使用EGFR靶向治疗无法达到较强疗效。根据上述研究结果及Lehmann及其同事的基因表达谱研究，我们认为在MSL、BL-2和M亚型中使用生长因子抑制药与其他下游信号传导抑制药（MAPK、PI3K和Scr抑制药）的联合治疗可能会产生更好的结果。

3. 三阴性乳腺癌中的血管内皮生长因子（VEGF）抑制药

由于在肿瘤中具有高水平的VEGF，研究人员正在考虑使用靶向VEGF的贝伐珠单抗来治疗三阴性乳腺癌（Foekens et al., 2001）。在NSABP B-40这项临床试验中，评估了将化疗药物（卡培他滨或吉西他滨）加入紫杉醇/蒽环类方案以及贝伐珠单抗在HER-2阴性乳腺癌新辅助治疗中的作用（Bear et al., 2015），发现无论是使用卡培他滨还是吉西他滨，都没有取得更好的结果（Bear et al., 2015）。考虑到更常见的3～4级中性粒细胞减少症、高血压和手足综合征，联合应用贝伐珠单抗与总生存期的增加相关（HR=0.65；95%CI 0.49～0.88；$P=0.004$），但没有明显改善无病生存期（HR=0.8；95%CI 0.63～1.01；$P=0.06$）（Bear et al., 2015）。另外一项GeparQuinto的试验中，将贝伐珠单抗加入新辅助环磷酰胺/表柔比星，然后再加入多西他赛，结果三阴性乳腺癌的病理学完全缓解率较高（39.3% vs. 27.9%），但在总生存期或无病生存期方面并没有明显改善（Von Minckwitz et al., 2014）。

贝伐珠单抗应用于三阴性乳腺癌患者的辅助治疗也有相关研究。在BEATRICE试验中，三阴性乳腺癌患者被随机分配接受4个周期的常规化疗联合或不联合贝伐珠单抗，该实验是一项非盲、多中心的Ⅲ期试验（Cameron et al., 2013），联合贝伐珠单抗后，发现相较对照组，两者无病生存期（82.7% vs. 83.7%）和总生存期（HR=0.84；95%CI 0.64～1.12；$P=0.23$）没有显著差异。同时使用蒽环类药物和贝伐珠单抗的患者心脏事件有轻度增加（Cameron et al., 2013）。因此，由于贝伐珠单抗在辅助治疗中的不良反应增加且缺乏疗效，贝伐珠单抗在辅助治疗三阴性乳腺癌阶段尚不被推荐（BEATRICE 和 ECOG 5103）。

（三）靶向特异性分子的三阴性乳腺癌的药物治疗

1. 靶向 Trop-2

多种上皮恶性肿瘤会过表达一种在相应的正常组织中不表达的细胞表面蛋白（Stepan et al., 2011）。Trop-2 是一种跨膜钙信号转导蛋白，与细胞间的黏附控制相关。Trop-2 与细胞膜的结合与乳腺癌（BC）的预后不良有关（Ambrogi et al., 2014）。人们对 Trop-2 的关注在三阴性乳腺癌（TNBC）中逐渐增加。抗体药物组合 IMMU-132（isactuzumab govitecan）包含针对 Trop-2 的人源化嵌合抗体 hRS7，该抗体与伊立替康（Irinotecan）的活性代谢物 7- 乙基 -10- 羟喜树碱（SN-38）结合。IMMU-132 的抗体部分能够结合 Trop-2。SN-38 能够在内化和蛋白水解后有选择地给到肿瘤细胞。根据临床前研究表明，在 MDA-MD-468 TNBC 异种移植瘤模型中，与伊立替康或抗体药物结合物相比，IMMU-132 对肿瘤产生更强的退化作用。2015 年 1 月，美国食品药品管理局（FDA）授予 IMMU-132 快速通道指定，用于治疗先前已经接受转移性疾病治疗的 TNBC 患者。在一个 I / II 期试验中，IMMU-132 在包括 TNBC 在内的晚期上皮恶性肿瘤中进行了检测。未发现 Trop-2 前期筛选的表达情况。在一个 21 天为周期的治疗的第 1 天和第 8 天中，IMMU-132 以 10mg/kg 静脉注射的剂量给予。主要的不良反应是中性粒细胞减少和轻度腹泻。一个包括 23 例已接受过预处理的 TNBC 转移性患者（之前接受治疗方案的中位数为 4）的扩展队列中，显示出 30% 的响应率（7 个部分缓解）和 40% 的 CBR（部分缓解 + 稳定病情＞6 个月）（Bardia et al., 2017）。Trop-2 免疫组织化学数据评分也正在收集中。在一项 II 期试验（NCT02161679）中，80 例接受过 2 个或更多先前疗程的 mTNBC 患者接受了单独使用 IMMU-132 或与卡铂联合治疗的治疗。为了评估使用抗 Trop-2 治疗乳腺癌的方法

以及 Trop-2 表达与治疗反应之间的关联，我们仍然需要进行更多研究。

2. 靶向 PARP 的 PARP 抑制药

BRCA 基因属于肿瘤抑制基因，可以使用同源重组修复机制修复断裂的双链 DNA。染色体中突变的 *BRCA1/2* 基因会导致 DNA 和同源重组修复的异常，从而引发基因组不稳定性（Evers et al., 2010）。肿瘤发生就是基于这一机制。携带 *BRCA1/2* 突变的乳腺癌患者占所有乳腺癌病例的 5%～10%。有卵巢癌或乳腺癌家族史的患者（特别是一级亲属）、年龄较年轻的患者（45 岁以下），以及三阴性乳腺癌患者更有可能具有这样的突变（Couch et al., 2015）。约 40% 的三阴性乳腺癌患者存在 *BRCA1/2* 突变，而 *BRCA1* 突变的癌症中约 60% 为三阴性乳腺癌（Atchley et al., 2008），表明 *BRCA1/2* 的突变和三阴性乳腺癌存在关联并非完全巧合。PARP 家族包括近 17 种能够催化 ADP 核糖基化的核酶。该家族的成员参与碱基修复和切割，有助于替换单链 DNA 损伤（Anwar et al., 2015; Mir, 2021i）。当在具有 *BRCA1/2* 突变的细胞中使用 PARP 抑制药时，单链 DNA 和双链 DNA 修复这两个修复过程，都会受到阻碍。此外，一项研究表明 *BRCA2* 缺陷细胞对 PARP1 抑制药敏感（Bryant et al., 2014）。从理论上讲，这两个观点都支持在治疗具有 *BRCA1/2* 突变的乳腺恶性肿瘤中使用 PARP 抑制药的治疗方案。PARP 和 BRCA 之间的关系与"合成致死性"理论非常相似，该理论认为其中一种基因的缺陷对细胞或生物体没有影响，但两种缺陷基因共同导致细胞或生物体死亡（Ashworth and Lord, 2018）。合成致死性是肿瘤抑制基因的缺陷，可以杀死肿瘤细胞但对正常细胞没有影响（Lord et al., 2015）。这种方法非常适合精确摧毁肿瘤细胞。奥拉帕利是一种口服 PARP 抑制药，可以同时减少 PARP1、PARP2 和 PARP3 的活性。这种治疗对于乳腺癌中携带 *BRCA1* 或 *BRCA2* 突变的患者是有效的。在具有遗传性 *BRCA* 突变的 HER-2 阴性转移性乳腺癌患者中，OlympiAD

研究将奥拉帕利与医生选择的其他治疗方案进行了比较。在这项实验中，与其他治疗方案相比，奥拉帕利显著增加了中位无进展生存期（$P<0.001$；7.0 个月 vs. 4.2 个月；$P<0.001$）。奥拉帕利组中大多数治疗相关的不良事件较轻，包括恶心、贫血、呕吐、疲劳和中性粒细胞减少。此外，与医生选择治疗组相比，奥拉帕利组的三级治疗相关不良事件发生率较低（Robson et al., 2017）。随后的生存期研究未显示出两组之间的统计学差异。然而，亚组分析表明，接受奥拉帕利作为一线治疗的患者更有可能从总生存期中获益。在奥拉帕利组中，没有毒性长期累积的影响（Robson et al., 2017）。他拉唑帕尼是一种可口服的 PARP1/2 抑制药。在转移性乳腺癌和携带遗传性 BRCA 突变的患者中，EMBRACA 研究将他拉唑帕尼与其他治疗方案（艾立布林、卡培他滨、吉西他滨或长春瑞滨）进行了比较。与对照组相比，他拉唑帕尼组的中位无进展生存期显著延长（8.6 个月 vs. 5.6 个月；$P<0.001$）。他拉唑帕尼组的客观缓解率（ORR）也高于其他治疗组（$P<0.001$；62.6%. vs. 27.2%）。在他拉唑帕尼组中，最常见的治疗相关不良事件是血液学毒性（主要是贫血）。他拉唑帕尼组的三级或四级血液学治疗相关不良事件发生率较其他治疗组更高（分别是 55% 和 38%）（Litton et al., 2018）。研究表明接受他拉唑帕尼治疗的患者在生活质量上有所提高，并且在达到临床明确的恶化时间上有显著延迟，这里使用了欧洲组织研究与治疗癌症生活质量问卷核心 30 项及其乳腺癌模块（QLQ-BR23）进行评估（Ettl et al., 2018）。此外，他拉唑帕尼治疗对于携带胚系 BRCA 突变的患者，无论是否接受铂类药物治疗，都有帮助（表 7-3）（Turner et al., 2010）。维利帕尼是另一种口服的 PARP1/2 抑制药。目前，维利帕尼在不同联合方案中的剂量使用有所不同。一项针对晚期三阴性乳腺癌和（或）与 BRCA 突变相关的乳腺癌的 I 期研究探究了将维利帕尼与长春瑞滨和顺铂联合使用的效果。该研究发现，不论维利帕尼剂量如何，携

带 BRCA 突变的患者更有可能从研究治疗中受益，并且 300mg 的维利帕尼每日 2 次（BID）方案耐受性良好（Rodler et al., 2016）。在携带 BRCA 突变的转移性乳腺癌患者中，BROCADE II 期试验研究了将维利帕尼加入到替莫唑胺（VT）或紫杉醇/卡铂（VCP）中的效果。符合条件的患者按 1：1：1 的比例接受 VCP（每日 120mg 维利帕尼，第 1～7 天，3 周周期）、VT 或安慰剂加紫杉醇/卡铂治疗（PCP）。与 PCP 组相比，VCP 显著提高了 ORR（77.8% vs. 61.3%；$P=0.027$），但对无进展生存期或总生存期无影响。与 PCP 组相比，VT 对 ORR、无进展生存期或总生存期也没有影响（Han HS et al., 2018）。相应的 III 期试验（BROCADE3，NCT02163694）正在进行，该试验比较了 VCP 和 PCP 在 HER-2 阴性 BRCA 相关的转移性乳腺癌中的疗效，目前已完成招募，但尚未发布结果。在紫杉醇和卡铂联合使用时，剂量效应分析显示，维利帕尼能够在 BROCADE 试验中的剂量提供额外的益处，而不影响安全性。在上述患者中，更高剂量的维利帕尼在该联合方案中似乎并没有提供明显的优势（Nuthalapati et al., 2019）。在转移性乳腺癌中，一项 I 期研究探究了间歇性或连续给予维利帕尼和卡铂的效果。维利帕尼（每天 2 次，250mg，第 1～21 天）与卡铂（曲线下面积为 5，3 周为 1 个周期）的联合使用有抗癌效果并显示良好的耐受性（表 7-3）（Wesolowski et al., 2020）。尼拉帕尼、奥拉帕利、鲁卡帕尼和他拉唑帕尼是目前由 FDA 批准的四种 PARP 抑制药。对于携带遗传性 BRCA 突变的患者和 HER-2 阴性转移性乳腺癌患者，只推荐使用他拉唑帕尼和奥拉帕利。另外两种 PARP 抑制药仅适用于晚期卵巢癌患者。

3. 血管生成抑制药

目前许多三阴性乳腺癌（TNBC）研究都强调了抗血管生成药物的重要性，比如血管内皮生长因子（VEGF）抑制药和血管内皮生长因子受体（vascular endothelial growth factor receptor, VEGFR）抑制药。抗血管生成药物单药在晚期 TNBC 中的

表 7-3　在三阴性乳腺癌 / 转移性乳腺癌治疗中的主要的 PARP 抑制药

序　号	药　物	试　验	临床试验分期	研究人群
1	奥拉帕利	OlympiAD	Ⅲ	遗传性 *BRCA* 突变转移性乳腺癌
2	他拉唑帕	EMBRACA	Ⅲ	遗传性 *BRCA* 突变转移性乳腺癌
3	维利帕尼	BROCADE	Ⅱ	遗传性 *BRCA* 突变转移性乳腺癌

疗效有限（Curigliano et al.,2013），而联合传统化疗已经被证实为可行的抗肿瘤方案。ECOG 2100 研究发现，与紫杉醇单药相比，紫杉醇联合贝伐珠单抗（抗 VEGF 单克隆抗体）作为一线方案显著延长了 HER-2 阴性晚期乳腺癌患者的无进展生存期（progression-free survival，PFS）（11.8 个月 vs. 5.9 个月，$P<0.001$）（Miller et al., 2007）。因此，基于该研究结果，2008 年美国食品药品管理局（FDA）批准了贝伐珠单抗联合紫杉醇作为 HER-2 阴性晚期乳腺癌的一线治疗方案。根据一项纳入 AVADO 研究、E2100 研究和 RIBBON 研究的 meta 分析结果，与单独使用化疗相比，贝伐珠单抗联合以紫杉类为基础的化疗在晚期 TNBC 患者中可延长 2.7 个月的 PFS，但该联合疗法没有总生存期（overall survival，OS）的获益。中性粒细胞减少症、高血压和感觉神经病变是贝伐珠单抗的主要 3 级不良反应（Miles et al., 2013）。

近年来，一些改良的联合疗法（比如，每周一次紫杉醇联合卡铂和贝伐珠单抗）在晚期 TNBC 中也得到了阳性结果（Symonds et al., 2019）。此外，由长链非编码 RNA 编码的含 60 个氨基酸的多肽（ASPRS）、内源性硫化氢、外泌体膜联蛋白 A2 和着丝粒蛋白 U 被发现与血管生成有关，并且可能成为未来的治疗靶点（Li et al., 2020; Wang et al., 2020）。

4. 雌激素受体（ER）-α36

由于 TNBC 细胞不表达 PR、ER 和 HER-2，所以通常被认为缺少细胞内的雌激素信号传导。TNBC 细胞对内分泌治疗不敏感并且没有明确的治疗靶点。Wang 等研究者第一次发现、克隆并且鉴定一种分子量为 36kDa 的新型 ER——ER-36。这种新发现的 ER 与被广泛研究的 ER-66 不同，它不包含转录激活结构域 AF-1 和 AF-2，但包含 DNA 结合结构域和二聚体配体结构域（Wang et al., 2005）。ER+ 和 ER- 乳腺癌细胞均包括 ER-36。ER-36 是一种在细胞膜和细胞质中均表达的 ER，因此可以快速促进 ER+ 和 ER- 乳腺癌细胞中的雌激素和抗雌激素信号传导（Wang et al., 2006）。Zhang 等研究者在 MDA-MB-231 和 MDA-MB-436 TNBC 细胞系中发现了 EGFR 和 ER-36 的正反馈通路，表明 ER-36 可能是 TNBC 的潜在治疗靶点（Zhang et al., 2011）。将 ER-36 作为治疗靶点目前缺乏临床试验证据支持，相关研究正在进行中。

5. 雄激素受体（AR）抑制药

AR 属于核受体家族中的类固醇受体，存在于 60%～70% 的乳腺肿瘤和 20%～40% 的 TNBC 中（Rahim and O'Regan，2017）。在 10%～15% 的 TNBC 患者中，AR 表达呈阳性（Barton et al., 2015），这一部分患者属于 TNBC 的腔内雄激素受体（LAR）亚型（Lehmann et al., 2011）。根据 Lehmann 等的研究，AR mRNA 在 LAR 亚型中的表达高出其他亚型 9 倍，同时 AR 信号通路可以促进 LAR 亚型的肿瘤生长。因此，AR 或许能成为 TNBC 的新兴治疗靶点。此外，LAR 亚型患者携带 *PIK3CA* 突变的概率较高，所以该部分患者或许对 PI3K/mTOR 抑制药敏感（Lehmann and Pietenpol, 2014）。

比卡鲁胺是 AR 的非甾体类抑制药，与促黄体生成素释放激素类似物一起用于治疗转移性前列腺癌。比卡鲁胺最近被证明在 ER/PR 阴性、AR 阳性（IHC 染色比例＞10%）晚期乳腺癌中具有抗癌作用，临床获益率（clinical benefit rate，CBR）为 19%，中位 PFS 为 3 个月，并且没有发生 4/5 级治疗相关不良反应（Gucalp et al., 2013）。17α- 羟化酶 /17，20 碳链裂解酶（CYP17）可以被醋酸阿比特龙（abiraterone acetate，AA）抑制，从而导致血清睾酮水平降低（Taplin et al., 2014）。AA 经常被应用于去势抵抗的前列腺癌患者中（Attard et al., 2008）。Bonnefoi 及其团队发现在 AR 阳性 TNBC 患者中使用 AA 和泼尼松可以达到 20% 的 CBR 和 2.8 个月的中位 PFS，轻度的高血压、疲劳、低钾血症和恶心是主要的不良反应（Bonnefoi et al., 2016）。恩扎卢胺是一种更强效的 AR 抑制药，口服时可以在 AR 信号通路的多个环节中发挥作用。在转移性 AR 阳性恶性肿瘤患者中，恩扎卢胺显示出抗肿瘤疗效和良好的耐受性。根据 Traina 及其团队的研究，在 AR 阳性晚期 TNBC 患者中，每天使用 160mg 恩扎卢胺在 16 周时的 CBR 为 33%，在 24 周时的 CBR 为 28%。在可评估的亚组中，OS 和中位 PFS 分别为 17.6 个月和 3.3 个月。此外，3% 服用恩扎卢胺的患者表现出 3 级不良反应，并普遍感到疲劳（表 7-4）（Traina et al., 2018）。

二、三阴性乳腺癌在研的治疗靶点

（一）磷酸腺苷活化蛋白激酶

在乳腺癌中，磷酸腺苷活化蛋白激酶（adenosine 5'-monophosphate-activated protein kinase，AMPK）的磷酸化水平（p-AMPK，Thr172）显著低于良性

和正常的乳腺组织，并且降低的 p-AMPK 与腋窝淋巴结转移和组织学分级密切相关。研究者通过分析转移性乳腺癌的免疫组化结果，发现 AMPK 可调节循环肿瘤细胞（circulating tumor cell, CTC）的细胞骨架力（Cytoskeletal force）。抑制 AMPK 通路可增加微管稳定性，同时激活丝切蛋白 Cofilin，从而促进微触手（Micro tentacle）形成。微触手通常被认为是一种细胞骨架的微管突起，其发育有助于 CTC 的聚集和再附着，最终提高乳腺癌的转移效率（Chakrabarti et al., 2015）。此外，肿瘤细胞介导的 AMPK 通路具有抗增殖功能，该功能与 TSC2-mTOR 信号通路的下调及 p53-p21 信号通路的上调有关（Motoshima et al., 2006）。

AMPK 别构激活剂 OSU-53 可上调 p-AMPK（Thr172）水平（Lee et al., 2011），抑制其下游 MDM2（参与泛素化降解 Foxo3a 的 E3 连接酶）和 Akt（介导 Foxo3a 的核定位过程）的磷酸化，从而增强 Foxo3a 的核定位和组装过程。AMPK 激活引发的 Foxo3a 核内累积可上调 E- 钙黏蛋白（E-cadherin）及间充质标志物的表达水平，如波形蛋白（Vimentin）、Y 盒结合蛋白 1（Y-box binding protein-1，YB-1）和 SNAIL 蛋白等（Chou et al., 2014）。二甲双胍（Metformin，Met）是一种常见的双胍类降糖药物，具有激活 AMPK 的作用。有研究报道，接受二甲双胍治疗的糖尿病患者，其癌症发病率和死亡率低于使用其他抗糖尿病药物的患者（Elamin Abdelgadir et al., 2017）。机制研究表明，二甲双胍及其衍生物苯甲双胍（Phenformin，Phe）在体外可抑制乳腺癌细胞和

表 7-4 三阴性乳腺癌中应用 AR 靶向治疗的相关临床研究

序 号	临床研究注册号	分 期	用药方案
1	NCT00468715	II	比卡鲁胺 150mg/d
2	NCT01842321	II	阿比特龙 1000mg/d+ 泼尼松每次 5mg，每天 2 次
3	NCT01889238	II	恩扎卢胺 160mg/d
4	NCT02605486	I / II	哌柏西利 100mg/d+ 比卡鲁胺 100mg/d，服用 3 周停 1 周

白色脂肪组织中血管生成相关蛋白的合成。Met 和 Phe 均能抑制 HER-2 过表达和三阴性乳腺癌的肿瘤生长和肺部转移（Orecchioni et al., 2015）。应用于 TNBC 治疗的 5- 氨基嘧啶 -4- 羧酸核苷酸（5-ami-noimidazole-4-carboxamide ribonucleotide, AICAR）是首个被发现的、可直接激活 AMPK 的分子药物。AICAR 在被转化为 AIC 之前，通过腺苷转运蛋白进入细胞，转化为 AICAR 单磷酸盐（monophosphate, ZMP）。接着，ZMP 被腺苷激酶磷酸化，该磷酸化后的 ZMP 分子可与 AMPK 的 AMP 结合位点结合，具有 AMP 类似物的功能（Kim et al., 2016）。AICAR 可通过抑制 c-Myc 或激活 SIRT1 和 GSK3β 信号通路，负向调控 MTDH 的表达，从而阻碍 BT-549、MDA-MB-231 等 TNBC 细胞的生长和增殖（Gollavilli et al., 2015）。AMPK 相关的研究尚未成熟，且相关药物尚未进入临床试验，其他直接或间接的 AMPK 激活药及其作用机制可参照 Joungmok Kim 等所写综述（Kim et al., 2016）。

（二）小鼠双微体蛋白 2

小鼠双微体蛋白 2（Mouse double minute-2 homolog, MDM2），又称为 E3 泛素蛋白连接酶，能直接与肿瘤抑制因子 p53 结合，通过抑制转录水平、促使降解等过程，负向调控 p53 的表达。MDM2 蛋白 N 端有一个 p53 结合结构域，C 端有一个 RING 结构域（Yuan et al., 2011）。*MDM2* 在软组织肉瘤中表达最高（基因扩增比例 20%），骨肉瘤（16%）次之（Momand et al., 1998）。来自癌症基因组图谱数据库（The Cancer Genome Atlas, TCGA）的 102 例 TNBC 患者中，*MDM2/4* 扩增的比例为 7%（Lehmann and Pietenpol, 2014）。p53 的 4 个疏水残基（Phe19、Leu22、Trp23、Leu26）在 MDM2-p53 相互作用过程中发挥重要作用。针对以上结构的小分子抑制药应运而生，作为恢复 p53 活性的治疗手段（Shangary et al., 2008）。MDM2 抑制药 Nutlin-3 及

MI-219 能直接与 MDM2 结合，阻止 MDM2-p53 的相互作用。这些化合物通过激活 p53 途径诱导肿瘤细胞死亡，而非通过促进 p53 磷酸化或 DNA 损伤等过程，因此它们的基因毒性明显低于其他抗肿瘤药物（Shangary et al., 2008）。在临床前试验中，紫杉醇与 Nutlin-3 的联合应用在 TNBC 中具有协同的促凋亡和抗增殖效果（Wali et al., 2017）。RG-7112 是第一个应用于临床的 MDM2 抑制药，可直接占据 MDM2 的 p53 结合域，其效力比 Nutlin-3 更强（Vu et al., 2013）。后续研发的 MDM2 抑制药，如 RG-7388、AMG232 和 MI-77301 已经进行了临床试验，但 TNBC 患者中 MDM2 抑制药的临床试验结果目前还未知（Andreeff et al., 2016; Jung et al., 2016）。MDM2 结合蛋白 MTBP 可与 Myc 结合，协同作用于 Myc 靶向基因的启动子区域，从而增强 Myc 的致癌作用。根据 TCGA 数据库分析，MTBP 在多种恶性肿瘤中表达上升，其中 TNBC 在所有乳腺癌类型中表达最高。MTBP 和 Myc 表达水平均较高的乳腺癌患者，其 10 年生存率明显低于仅 Myc 表达高的患者（Grieb, 2014）。使用四环素诱导的短发夹 RNA 技术（Short hairpin RNA, shRNA）敲低 MTBP 后，TNBC 肿瘤生长减缓（Grieb, 2014）。

（三）异黏蛋白

星形胶质细胞上调基因 1（Astrocyte elevated gene 1, AEG-1），又称为异黏蛋白（Metadherin, MTDH），在乳腺肿瘤组织中显著上调，参与乳腺癌的血管生成、增殖、转移、侵袭和治疗抵抗等过程（Li et al., 2008）。一项文献 Meta 分析发现，MTDH 水平升高是卵巢、乳腺和宫颈恶性肿瘤远处转移和淋巴结转移的预测指标（Hou et al., 2016）。小分子药物 SU6668 和 AICAR 能降低 TNBC 组织中 MTDH 的表达，从而抑制肿瘤细胞的侵袭和增殖（Gollavilli et al., 2015）。因此，MTDH 可能成为 TNBC 的潜在治疗靶点。

（四）热休克蛋白

TNBC 的高度侵略性归因于它多样且复杂的分子信号网络，因此，探索能覆盖多种信号通路的靶标具有重要意义。分子伴侣热休克蛋白（Heat shock protein，HSP）90 可促进 HIF-1、EGFR、AKT、IGF-1R 和 RAF-1 及 DNA 修复途径的某些关键组分（如 RAD51、BRCA1）的翻译后修饰和稳定（Stecklein et al., 2012），因此阻断 HSP90 可能对肿瘤生长相关的关键信号通路具有较为广泛的影响。研究报道，HSP90 表达增加与 TNBC 复发率升高有关，并且 TNBC 患者对多种 HSP90 抑制药敏感（Cheng et al., 2012; Mir, 2021i）。PU-H71 是一种高效的 HSP90 选择性抑制药，在 TNBC 异种移植模型中表现出较好的抗肿瘤作用，且几乎无毒性（Caldas-Lopes et al., 2009）。PF-4942847 是一种口服的 HSP90 抑制药，可通过诱导 AKT 降解抑制 TNBC 肿瘤细胞增殖，并促进其凋亡（Mehta et al., 2011）。基于以上研究，目前一些 HSP90 抑制药正在进行临床应用评估。Ganetespib（STA-9090）是一种具有三唑酮结构的第二代 HSP90 抑制药，与第一代 Ansamycin 家族［如 geldanamycin、tanespimycin（17-AAG）和 alvespimycin（17-DMAG）］在结构上有显著区别。该药物目前正进行 Ⅱ 期临床试验（ENCHANT-1；NCT01677455），用于 HER-2 阴性乳腺癌的单药治疗。Ganetespib 无论是单独应用还是与其他药物联合使用，均可减缓 TNBC 异种移植模型中肿瘤的生长，且安全性和疗效较佳（Proia et al., 2014）。Ganetespib 的抗肿瘤作用部分得益于其对 HIF-1 信号通路的抑制，进而阻碍肿瘤侵袭、转移和血管生成相关关键通路的激活（Xiang et al., 2014）。另外，Ganetespib 还可通过诱导糖皮质激素受体（glucocorticoid receptor，GR）降解，增强体内和体外 TNBC 模型对紫杉醇的敏感性（Agyeman et al., 2016）。ENCHANT-1 临床试验的中期结果显示，10 例 TNBC 患者中有 5 例患者（50%）的疾病控制状况良好（Coburn, 2014）。此外，两项 Ⅰ 期临床试验正在研究口服 HSP90 生物抑制药 Onalespib（AT13387）联合紫杉醇（NCT02474173）或奥拉帕利（NCT02898207）方案在 TNBC 患者中的治疗效果。除上述药物外，研究者们仍在努力探寻靶向 HSP90 的新型小分子化合物，旨在提供有效的 TNBC 治疗替代方案（Oh et al., 2018）。

（五）细胞周期相关靶点：Aurora kinase、CHK1、ATR、WEE1、CDC25

DNA 损伤应答（DNA damage response，DDR）与细胞周期密切相关，并且帮助维持 TNBC 的重要生物学特性。当同源重组（homologous recombination，HR）修复功能正常时，G2/M DNA 损伤检查点会被激活，从而促进 DNA 修复机制并推进细胞周期。该过程的主要调控因子包括细胞分裂周期 25（cell division cycle 25，CDC25）、WEE1 及其上游检查点激酶 1/2（checkpoint Kinase 1/2，CHK1/2）、Polo 样激酶 1（Polo Like Kinase 1，PLK1）。Aurora-A 激酶（AurA）是 PLK1 上游的直接激活因子，可阻止 RAD51 被招募到损伤位点（Cazales et al., 2005）。TNBC 细胞中 DNA 修复途径的功能紊乱程度较为严重（Albiges et al., 2014），因此大部分治疗靶点目前仅停留在临床前研究阶段。表 7-5 列举了各种 AurA 抑制药，其中两种已进入临床试验阶段。但鉴于 Aurora 激酶抑制药的临床疗效有限，可能需要进一步研究联合治疗方案的有效性。

TNBC 相关的研究也涉及 WEE1 和 ATR 抑制药。WEE1 抑制药（AZD1775）与 ATR 抑制药（AZD6738）的联合使用，可通过增强细胞毒性来提高治疗效果，同时，该双重阻断方案能抑制 RAD51 介导的同源重组过程，进而增强 TNBC 细胞对顺铂和 PARP 抑制药的敏感性（Jin et al., 2018）。单用 WEE1 抑制药依旧能增强 TNBC 细胞对顺铂的敏感性，表明 WEE1 抑制药具有一定的治疗潜力，值得在临床实践中进一步研究（Chen et al., 2018）。另外，TNBC 患者对

表 7-5　Aur A 抑制药的相关临床研究

序　列	抑制药名称	NCT 编号	临床试验
1	Alisertib（MLN8237）	—	—
2	KW-2450	—	—
3	AS703569	—	—
4	Midostaurin	—	—
5	ENMD-2076	NCT01639248	针对既往接受过治疗的晚期或转移性三阴性乳腺癌患者的 II 期临床试验
6	AMG900	NCT00858377	针对紫杉醇耐药的三阴性乳腺癌患者的 I 期临床试验，结果未能证明其疗效

AZD1775 的疗效可能取决于 Cyclin E 的表达水平。该药物在 Cyclin E 高表达的 TNBC 患者中抗肿瘤效果更显著，而在 Cyclin E 低表达的 TNBC 患者中，提前使用 CDK2 抑制药诱导 Cyclin E 的表达，可以提高患者对 AZD1775 的敏感性（Chen et al., 2018）。铑（Rhodium, Rh）复合物是一种新型 WEE1 抑制药，能诱导 $p53$ 突变 TNBC 细胞的死亡（Yang et al., 2018）。

CHK1 是 DNA 修复过程中另外一个关键的靶点分子，在 TNBC 组织中过表达。CHK1 抑制药 SB218078、V158411（CHK1 IC_{50}=3.5 nmol/L）、PF-477736（CHK1 IC_{50}=4.9 nmol/L）和 AZD7762（CHK1 IC_{50}=5nmol/L）均可促进 DNA 损伤、诱导细胞凋亡等途径，促进 TNBC 细胞的死亡（Albiges et al., 2014; Rundle et al., 2017）。单独使用 CHK1 抑制药已被证实具有显著的抗肿瘤作用，但联合治疗方案的疗效可能更佳。研究表明，UCN-01（一种非选择性 CHK1 抑制药）或 AZD7762 与吉西他滨联合治疗，可使肿瘤细胞内产生大量 DNA 损伤，从而抑制细胞生长，显著增强抗肿瘤疗效。

除了 ATR 和 CHK1 之外，CDC25 也被认为是 TNBC 的潜在治疗靶点。抑制 CDC25 可显著抑制 $RB1$ 缺失 TNBC 细胞的增殖活动。CDC25 磷酸酶抑制药 NSC663284 与 WEE1 抑制药 MK-1775 的抗肿瘤作用具有协同效应。由于长时间抑制 CDC25 会导致 PI3K 途径被激活，因此，PI3K 和 CDC25 抑制药的联合使用可能是一个潜在的 TNBC 治疗策略（Liu et al., 2018; Zacksenhaus et al., 2018; Liu et al., 2018）。

三、总结

TNBC 是侵袭性最强的乳腺癌亚型，其临床特征包括高度转移性、预后差、侵袭性强及复发率高。由于 ER、PR 和 HER-2 三种受体缺失，TNBC 对内分泌治疗无反应。乳腺癌的治疗选择包括放疗、化疗、免疫治疗和靶向治疗。然而，目前化疗是唯一获得批准用于 TNBC 的治疗方法（Mir, 2021g）。尽管化疗在 TNBC 中具有较好的疗效，但预后仍然不佳，主要原因是新辅助和辅助化疗间的无病生存期（disease free survival, DFS）较短，且肿瘤转移后的病情更为凶险。化疗联合其他治疗方案的临床策略可能对 TNBC 患者更有益（Mir, 2021h）。随着 TNBC 治疗领域的不断发展，越来越多的生物制剂开始进入临床试验，针对各种关键信号通路的靶向治疗也取得了长足进展。

参考文献

[1] Agyeman, A.S., et al., 2016. Hsp90 inhibition results in glucocorticoid receptor degradation in association with increased sensitivity to paclitaxel in triple-negative breast cancer. Horm. Cancer 7 (2), 114-126.

[2] Aittomäki, S., Pesu, M., 2014. Therapeutic targeting of the Jak/STAT pathway. Basic Clin. Pharmacol. Toxicol. 114 (1), 18-23.

[3] Al-Hussaini, H., et al., 2011. Notch signaling pathway as a therapeutic target in breast cancer. Mol. Cancer Ther. 10 (1), 9-15.

[4] Albiges, L., et al., 2014. Chk1 as a new therapeutic target in triple-negative breast cancer. Breast 23 (3), 250-258.

[5] Amara, D., et al., 2017. Co-expression modules identified from published immune signatures reveal five distinct immune subtypes in breast cancer. Breast Cancer Res. Treat. 161 (1), 41-50.

[6] Ambrogi, F., et al., 2014. Trop-2 is a determinant of breast cancer survival. PLoS One 9 (5), e96993.

[7] Andreeff, M., et al., 2016. Results of the phase I trial of RG7112, a small-molecule MDM2 antagonist in leukemia. Clin. Cancer Res. 22 (4), 868-876.

[8] Anwar, M., et al., 2015. PARP inhibitors. Hered. Cancer Clin. Pract. 13 (1), 1-4.

[9] Ashworth, A., Lord, C.J., 2018. Synthetic lethal therapies for cancer: what's next after PARP inhibitors? Nat. Rev. Clin. Oncol. 15 (9), 564-576.

[10] Assoian, R.K., et al., 1983. Transforming growth factor-beta in human platelets. Identification of a major storage site, purification, and characterization. J. Biol. Chem. 258 (11), 7155-7160.

[11] Atchley, D.P., et al., 2008. Clinical and pathologic characteristics of patients with BRCA-positive and BRCA-negative breast cancer. J. Clin. Oncol. 26 (26), 4282.

[12] Attard, G., et al., 2008. Re: Phase I clinical trial of a selective inhibitor of CYP17, abiraterone acetate, confirms that castration-resistant prostrate cancer commonly remains hormone driven. J. Clin. Oncol. 26 (28), 4563-4571.

[13] Balko, J.M., et al., 2014. Molecular profiling of the residual disease of triple-negative breast cancers after neoadjuvant chemotherapy identifies actionable therapeutic targets. Cancer Discov. 4 (2), 232-245.

[14] Banerji, S., et al., 2012. Sequence analysis of mutations and translocations across breast cancer subtypes. Nature 486 (7403), 405-409.

[15] Bardia, A., et al., 2017. Efficacy and Safety of Anti-Trop-2 Antibody Drug Conjugate Sacituzumab Govitecan (IMMU-132) in Heavily Pretreated Patients With Metastatic Triple-Negative Breast Cancer. J. Clin. Oncol. 35 (19), 2141-2148. doi:10.1200/JCO.2016.70.8297. Epub 2017 Mar 14. PMID: 28291390; PMCID: PMC5559902.

[16] Barker, N., Clevers, H., 2006. Mining the Wnt pathway for cancer therapeutics. Nat. Rev. Drug Discovery 5 (12), 997-1014.

[17] Barton, V.N., et al., 2015. Androgen receptor biology in triple negative breast cancer: a case for classification as AR+ or quadruple negative disease. Horm. Cancer 6 (5), 206-213.

[18] Bayet-Robert, M., et al., 2010. Phase I dose escalation trial of docetaxel plus curcumin in patients with advanced and metastatic breast cancer. Cancer Biol. Ther. 9 (1), 8-14.

[19] Bear, H.D., et al., 2015. Neoadjuvant plus adjuvant bevacizumab in early breast cancer (NSABP B-40 [NRG Oncology]): secondary outcomes of a phase 3, randomised controlled trial. Lancet Oncol. 16 (9), 1037-1048.

[20] Bhola, N.E., et al., 2013. TGF-β inhibition enhances chemotherapy action against triple-negative breast cancer. J. Clin. Invest. 123 (3), 1348-1358.

[21] Bonnefoi, H., et al., 2016. A phase II trial of abiraterone acetate plus prednisone in patients with triple-negative androgen receptor positive locally advanced or metastatic breast cancer (UCBG 12-1). Ann. Oncol. 27 (5), 812-818.

[22] Bottai, G., et al., 2017. P1-07-06: immune signatures define and affect prognosis in triple-negative breast cancer subtypes, AACR, Cancer Research, Philadelphia.

[23] Bryant, C., et al., 2014. Chk1 inhibition as a novel therapeutic strategy for treating triple-negative breast and ovarian cancers. BMC Cancer 14 (1), 1-14.

[24] Caldas-Lopes, E., et al., 2009. Hsp90 inhibitor PU-H71, a multimodal inhibitor of malignancy, induces complete responses in triple-negative breast cancer models. Proc. Natl. Acad. Sci. 106 (20), 8368-8373.

[25] Cameron, D., et al., 2013. Adjuvant bevacizumab-containing therapy in triple-negative breast cancer (BEATRICE): primary results of a randomised, phase 3 trial. Lancet Oncol. 14 (10), 933-942.

[26] Carey, L.A., et al., 2012. TBCRC 001: randomized phase II study of cetuximab in combination with carboplatin in stage IV triple-negative breast cancer. J. Clin. Oncol. 30 (21), 2615.

[27] Cayuso, J., et al. (2006). "The Sonic hedgehog pathway independently controls the patterning, proliferation and survival of neuroepithelial cells by regulating Gli activity."

[28] Cazales, M., et al., 2005. CDC25B phosphorylation by Aurora A occurs at the G2/M transition and is inhibited by DNA damage. Cell Cycle 4 (9), 1233-1238.

[29] Cerami, E., et al., 2012. The cBio cancer genomics portal: an open platform for exploring multidimensional cancer genomics data. AACR, Philadelphia.

[30] Chakrabarti, K.R., et al., 2015. Pharmacologic regulation of AMPK in breast cancer affects cytoskeletal properties involved with microtentacle formation and re-attachment. Oncotarget 6 (34), 36292.

[31] Chen, X., et al., 2018. Cyclin E overexpression sensitizes triple-negative breast cancer to Wee1 kinase inhibition. Clin. Cancer Res. 24 (24), 6594-6610.

[32] Cheng, Q., et al., 2012. Amplification and high-level expression of heat shock protein 90 marks aggressive phenotypes of human epidermal growth factor receptor 2 negative breast cancer. Breast Cancer Res. 14 (2), 1-15.

[33] Cho, S.Y., 2019. Identification of ERBB pathway-activated cells in triple-negative breast cancer. Genomics & informatics 17 (1), 1-9.

[34] Chou, C.-C., et al., 2014. AMPK reverses the mesenchymal phenotype of cancer cells by targeting the Akt-MDM2-Foxo3a signaling axis. Cancer Res. 74 (17), 4783-4795.

[35] Coburn, C., 2014. 9th European breast cancer conference. Lancet Oncol. 15 (6), 559.

[36] Couch, F.J., et al., 2015. Inherited mutations in 17 breast cancer susceptibility genes among a large triple-negative breast cancer cohort unselected for family history of breast cancer. J. Clin. Oncol. 33 (4), 304.

[37] Curigliano, G., Goldhirsch, A., 2011. The triple-negative subtype: new ideas for the poorest prognosis breast cancer. J. Natl. Cancer Inst. Monogr. 2011 (43), 108-110.

[38] Curigliano, G., et al., 2013. Randomized phase II study of sunitinib versus standard of care for patients with previously treated advanced triple-negative breast cancer. The Breast 22 (5), 650-656.

[39] Datta, S.R., et al., 1999. Cellular survival: a play in three Akts. Genes Dev. 13 (22), 2905-2927.

[40] Elamin Abdelgadir, R.A., et al., 2017. Effect of metformin on different non-diabetes related conditions, a special focus on malignant conditions: review of literature. Journal of clinical medicine research 9 (5), 388.

[41] Ettl, J., et al., 2018. Quality of life with talazoparib versus physician's choice of chemotherapy in patients with advanced breast cancer and germline BRCA1/2 mutation: patient-reported outcomes from the EMBRACA phase III trial. Ann. Oncol. 29 (9), 1939-1947.

[42] Evers, B., et al., 2010. Targeting homologous recombination repair defects in cancer. Trends Pharmacol. Sci. 31 (8), 372-380.

[43] Foekens, J.A., et al., 2001. High tumor levels of vascular endothelial growth factor predict poor response to systemic therapy in advanced breast cancer. Cancer Res. 61 (14), 5407-5414.

[44] Ghadami, M., et al., 2000. Genetic mapping of the Camurati-Engelmann disease locus to chromosome 19q13.1-q13.3.The American Journal of Human Genetics 66 (1), 143-147.

[45] Gollavilli, P.N., et al., 2015. AMPK inhibits MTDH expression via GSK 3β and SIRT 1 activation: potential role in triple negative breast cancer cell proliferation. FEBS J. 282 (20), 3971-3985.

[46] Grieb, B.C., 2014. The Function of MTBP in Proliferation, Tumorigenesis and Tumor Cell Maintenance (Doctoral dissertation).

[47] Gucalp, A., et al., 2013. Phase II trial of bicalutamide in patients with androgen receptor-positive, estrogen receptor-negative metastatic breast cancer. Clin. Cancer Res. 19 (19), 5505-5512.

[48] Hafeez, S., et al., 2016. BAD, a proapoptotic protein, escapes ERK/RSK phosphorylation in deguelin and siRNA-treated Hela cells. PLoS One 11 (1), e0145780.

[49] Hay, N., Sonenberg, N., 2004. Upstream and downstream of mTOR. Genes Dev. 18 (16), 1926-1945.

[50] Hou, Y., et al., 2016. Association of MTDH immunohistochemical expression with metastasis and prognosis in female reproduction malignancies: a systematic review and meta-analysis. Sci. Rep. 6 (1), 1-11.

[51] Isakoff, S. J., Bendell, J. C., Cervantes, A., Soria, J. C., Molife, L. R., Sanabria-Bohorquez, S. M., ..., Saura, C. (2014, December). Phase Ib dose-escalation study of an Akt inhibitor ipatasertib in combination with docetaxel or paclitaxel in patients with metastatic breast cancer. In 37th Annual San Antonio Breast Cancer Symposium.

[52] Ismail-Khan, R., Bui, M.M., 2010. A review of triple-negative breast cancer. Cancer Control 17 (3), 173-176.

[53] Jiang, J., Hui, C.-c., 2008. Hedgehog signaling in development and cancer. Dev. Cell 15 (6), 801-812.

[54] Jin, J., et al., 2018. Combined inhibition of ATR and WEE1 as a novel therapeutic strategy in triple-negative breast cancer. Neoplasia 20 (5), 478-488.

[55] Jung, J., et al., 2016. TP53 mutations emerge with HDM2 inhibitor SAR405838 treatment in de-differentiated liposarcoma. Nat. Commun. 7 (1), 1-7.

[56] Kasper, M., et al., 2009. Hedgehog signalling in breast cancer. Carcinogenesis 30 (6), 903-911.

[57] Kim, J., et al., 2016. AMPK activators: mechanisms of action and physiological activities. Exp. Mol. Med. 48 (4), e224.

[58] King, T.D., et al., 2012. The wnt/β-catenin signaling pathway: A potential therapeutic target in the treatment of triple negative breast cancer. J. Cell. Biochem. 113 (1), 13-18.

[59] Koboldt, D., et al., 2012. Comprehensive molecular portraits of human breast tumours. Nature 490 (7418), 61-70.

[60] Lee, K.-H., et al., 2011. Targeting energy metabolic and oncogenic signaling pathways in triple-negative breast cancer by a novel adenosine monophosphate-activated protein kinase (AMPK) activator. J. Biol. Chem. 286 (45), 39247-39258.

[61] Lehmann, B.D., et al., 2011. Identification of human triple-negative breast cancer subtypes and preclinical models for selection of targeted therapies. J. Clin. Invest. 121 (7), 2750-2767.

[62] Lehmann, B.D., Pietenpol, J.A., 2014. Identification and use of biomarkers in treatment strategies for triple-negative breast cancer subtypes. J. Pathol. 232 (2), 142-150.

[63] Lehmann, B.D., et al., 2015. Triple-negative breast cancer: molecular subtypes and new targets for therapy. American

Society of Clinical Oncology Educational Book 35 (1), e31-e39.

[64] Letterio, J.J., Roberts, A.B., 1998. Regulation of immune responses by TGF-β. Annu. Rev. Immunol. 16 (1), 137-161.

[65] Li, H., et al., 2020. Hydrogen sulfide and its donors: Novel antitumor and antimetastatic therapies for triple-negative breast cancer. Redox. Biol. 34, 101564.

[66] Li, J., et al., 2008. Astrocyte elevated gene-1 is a novel prognostic marker for breast cancer progression and overall patient survival. Clin. Cancer Res. 14 (11), 3319-3326.

[67] Lin, J., et al., 2013. Targeting activated Akt with GDC-0068, a novel selective Akt inhibitor that is efficacious in multiple tumor models. Clin. Cancer Res. 19 (7), 1760-1772.

[68] Litton, J.K., et al., 2018. Talazoparib in patients with advanced breast cancer and a germline BRCA mutation. N. Engl. J. Med. 379 (8), 753-763.

[69] Liu, Z., et al., 2018. A comprehensive immunologic portrait of triple-negative breast cancer. Translational oncology 11 (2), 311-329.

[70] Livasy, C.A., et al., 2006. Phenotypic evaluation of the basal-like subtype of invasive breast carcinoma. Mod. Pathol. 19 (2), 264-271.

[71] Lord, C.J., et al., 2015. Synthetic lethality and cancer therapy: lessons learned from the development of PARP inhibitors. Annu. Rev. Med. 66, 455-470.

[72] Lu, D., et al., 2011. Salinomycin inhibits Wnt signaling and selectively induces apoptosis in chronic lymphocytic leukemia cells. Proc. Natl. Acad. Sci. 108 (32), 13253-13257.

[73] Lu, W., et al., 2011. Niclosamide suppresses cancer cell growth by inducing Wnt co-receptor LRP6 degradation and inhibiting the Wnt/β-catenin pathway. PLoS One 6 (12), e29290.

[74] Mani, S.A., et al., 2008. The epithelial-mesenchymal transition generates cells with properties of stem cells. Cell 133 (4), 704-715.

[75] Marotta, L.L.C., et al., 2011. The JAK2/STAT3 signaling pathway is required for growth of CD44+ CD24-stem cell-like breast cancer cells in human tumors. J. Clin. Invest. 121 (7), 2723-2735.

[76] Marty, B., et al., 2008. Frequent PTEN genomic alterations and activated phosphatidylinositol 3-kinase pathway in basal-like breast cancer cells. Breast Cancer Res. 10 (6), 1-15.

[77] Masuda, H., et al., 2013. Differential response to neoadjuvant chemotherapy among 7 triple-negative breast cancer molecular subtypes. Clin. Cancer Res. 19 (19), 5533-5540.

[78] Mehraj, U., et al., 2021. Prognostic significance and targeting tumor-associated macrophages in cancer: new insights and future perspectives. Breast cancer 28, 1-17.

[79] Mehta, P.P., et al., 2011. Effective targeting of triple-negative breast cancer cells by PF-4942847, a novel oral inhibitor of Hsp 90. Clin. Cancer Res. 17 (16), 5432-5442.

[80] Merchant, A.A., Matsui, W., 2010. Targeting Hedgehog—a cancer stem cell pathway. Clin. Cancer Res. 16 (12), 3130-3140.

[81] Miles, D.W., et al., 2013. First-line bevacizumab in combination with chemotherapy for HER2-negative metastatic breast cancer: pooled and subgroup analyses of data from 2447 patients. Ann. Oncol. 24 (11), 2773-2780.

[82] Miller, K., et al., 2007. Paclitaxel plus bevacizumab versus paclitaxel alone for metastatic breast cancer. N. Engl. J. Med. 357 (26), 2666-2676.

[83] Mir, M.A., 2021a. Immunotherapy by reverse signaling inhibits the growth of Intracellular pathogens and cancer cells. Mir, M.A., 2021b. An introduction to breast cancer. Chapter-1. ISBN: 978-1-68507-195-0. doi: https://doi.org/10.52305/ITAK4470.

[84] Mir, M.A., 2021c. Novel biomarkers in breast cancer. Chapter-2. ISBN: 978-1-68507-195-0. doi: https://doi.org/10.52305/DXSK7394.

[85] Mir, M.A.,2021d. Therapeutic options for breast cancer. Chapter-3. ISBN: 978-1-68507-195-0. doi: https://doi.org/10.52305/TILJ1241.

[86] Mir, M.A., 2021e. Combination therapy with phytochemicals in breast cancer. Chapter-4. ISBN: 978-1-68507-195-0. doi: https://doi.org/10.52305/PPUF2780.

[87] Mir, M.A., 2021f. Immunotherapy and chemotherapy in breast cancer. Chapter-5. ISBN: 978-1-68507-195-0. doi: https://doi.org/10.52305/TJHX9068.

[88] Mir, M.A., 2021g. Chemotherapy in combination with surgery and radiotherapy in breast cancer. Chapter-6. ISBN: 978-1-68507-195-0. doi: https://doi.org/10.52305/ZMNJ6932.

[89] Mir, M.A., 2021h. Different drug delivery approaches for breast cancer. ISBN: 978-1-68507-195-0. Chapter-7. doi: https://doi.org/10.52305/DHHG6044.

[90] Mir, M.A., 2021i. Therapeutic landscape of metaplastic breast cancer Chapter-8. ISBN: 978-1-68507-195-0. doi: https://doi.org/10.52305/GGFR2459.

[91] Mir, M.A., 2015. Developing costimulatory molecules for immunotherapy of diseases. Academic Press, Amesterdam.

[92] Mir, M.A., Agrewala, J.N., 2008. Signaling through CD80: an approach for treating lymphomas. Expert Opin. Ther. Targets 12 (8), 969-979.

[93] Mir, M.A., et al., 2013. Costimulation in the treatment of lymphomas. Costimulation Immunotherapy for Autoimmunity, Transplantation and Lymphomas. Nova Publishers, New York, pp. 150-172.

[94] Mir, M.A., et al., 2019. Recent advances in metabolites from medicinal plants in cancer prevention and treatment. Current Immunology Reviews 15 (2), 185-201.

[95] Mir, M.A., et al., 2020. Targeting different pathways using novel combination therapy in triple negative breast Cancer. Curr. Cancer Drug Targets 20 (8), 586-602.

[96] Momand, J., et al., 1998. The MDM2 gene amplification database. Nucleic Acids Res. 26 (15), 3453-3459.

[97] Motoshima, H., et al., 2006. AMPK and cell proliferation-

AMPK as a therapeutic target for atherosclerosis and cancer. J. Physiol. 574 (1), 63-71.

[98] Naujokat, C., Steinhart, R., 2012. Salinomycin as a drug for targeting human cancer stem cells. J. Biomed. Biotechnol. 2012.

[99] Nielsen, T.O., et al., 2004. Immunohistochemical and clinical characterization of the basal-like subtype of invasive breast carcinoma. Clin. Cancer Res. 10 (16), 5367-5374.

[100] Nuthalapati, S., et al., 2019. Exposure-response analysis to inform the optimal dose of veliparib in combination with carboplatin and paclitaxel in BRCA-mutated advanced breast cancer patients. Cancer Chemother. Pharmacol. 84 (5), 977-986.

[101] Oh, Y.J., et al., 2018. The targeted inhibition of Hsp90 by a synthetic small molecule, DPide offers an effective treatment strategy against TNBCs. Oncol. Rep. 39 (4), 1775-1782.

[102] Olsauskas-Kuprys, R., et al., 2013. Gamma secretase inhibitors of Notch signaling. OncoTargets and therapy 6, 943.

[103] Orecchioni, S., et al., 2015. The biguanides metformin and phenformin inhibit angiogenesis, local and metastatic growth of breast cancer by targeting both neoplastic and microenvironment cells. Int. J. Cancer 136 (6), E534-E544.

[104] Oro, A.E., 2007. The primary cilia, a 'Rab-id' transit system for hedgehog signaling. Curr. Opin. Cell Biol. 19 (6), 691-696.

[105] Otvos, L., Surmacz, E., 2011. Targeting the leptin receptor: a potential new mode of treatment for breast cancer. Expert Rev. Anticancer Ther. 11 (8), 1147-1150.

[106] Palma, V. and Altaba, A.R.i. (2004). "Hedgehog-GLI signaling regulates the behavior of cells with stem cell properties in the developing neocortex."

[107] Penault-Llorca, F., Viale, G., 2012. Pathological and molecular diagnosis of triple-negative breast cancer: a clinical perspective. Ann. Oncol. 23, vi19-vi22.

[108] Petrelli, F., et al., 2014. The value of platinum agents as neoadjuvant chemotherapy in triple-negative breast cancers: a systematic review and meta-analysis. Breast Cancer Res. Treat. 144 (2), 223-232.

[109] Polkinghorn, W.R., Tarbell, N.J., 2007. Medulloblastoma: tumorigenesis, current clinical paradigm, and efforts to improve risk stratification. Nature Clinical Practice Oncology 4 (5), 295-304.

[110] Proia, D.A., et al., 2014. Preclinical activity profile and therapeutic efficacy of the HSP90 inhibitor ganetespib in triplenegative breast cancer. Clin. Cancer Res. 20 (2), 413-424.

[111] Rahim, B., O'Regan, R., 2017. AR signaling in breast cancer. Cancers 9 (3), 21.

[112] Reedijk, M., et al., 2005. High-level coexpression of JAG1 and NOTCH1 is observed in human breast cancer and is associated with poor overall survival. Cancer Res. 65 (18), 8530-8537.

[113] Robson, M., et al., 2017. Olaparib for metastatic breast cancer in patients with a germline BRCA mutation. N. Engl. J. Med. 377 (6), 523-533.

[114] Rodler, E.T., et al., 2016. Phase I study of veliparib (ABT-888) combined with cisplatin and vinorelbine in advanced triple-negative breast cancer and/or BRCA mutation-associated breast cancer. Clin. Cancer Res. 22 (12), 2855-2864.

[115] Rundle, S., et al., 2017. Targeting the ATR-CHK1 axis in cancer therapy. Cancers 9 (5), 41.

[116] Shangary, S., et al., 2008. Temporal activation of p53 by a specific MDM2 inhibitor is selectively toxic to tumors and leads to complete tumor growth inhibition. Proc. Natl. Acad. Sci. 105 (10), 3933-3938.

[117] Sharpe, R., et al., 2011. FGFR signaling promotes the growth of triple-negative and basal-like breast cancer cell lines both in vitro and in vivo. Clin. Cancer Res. 17 (16), 5275-5286.

[118] Shih, I.-M., Wang, T.-L., 2007. Notch signaling, γ-secretase inhibitors, and cancer therapy. Cancer Res. 67 (5), 1879-1882.

[119] Speiser, J., et al., 2012. Notch-1 and Notch-4 biomarker expression in triple-negative breast cancer. Int. J. Surg. Pathol. 20 (2), 137-143.

[120] Stecklein, S.R., et al., 2012. BRCA1 and HSP90 cooperate in homologous and non-homologous DNA double-strandbreak repair and G2/M checkpoint activation. Proc. Natl. Acad. Sci. 109 (34), 13650-13655.

[121] Stepan, L.P., et al., 2011. Expression of Trop2 cell surface glycoprotein in normal and tumor tissues: potential implications as a cancer therapeutic target. Journal of Histochemistry & Cytochemistry 59 (7), 701-710.

[122] Symonds, L., et al., 2019. Combined targeted therapies for first-line treatment of metastatic triple negative breast cancer—a phase II trial of weekly nab-paclitaxel and bevacizumab followed by maintenance targeted therapy with bevacizumab and erlotinib. Clin. Breast Cancer 19 (2), e283-e296.

[123] Taplin, M.-E., et al., 2014. Intense androgen-deprivation therapy with abiraterone acetate plus leuprolide acetate in patients with localized high-risk prostate cancer: results of a randomized phase II neoadjuvant study. J. Clin. Oncol. 32 (33), 3705.

[124] Teh, M.-T., et al., 2002. FOXM1 is a downstream target of Gli1 in basal cell carcinomas. Cancer Res. 62 (16), 4773-4780.

[125] Traina, T.A., et al., 2018. Enzalutamide for the treatment of androgen receptor-expressing triple-negative breast cancer. J. Clin. Oncol. 36 (9), 884.

[126] Turner, N., Grose, R., 2010. Fibroblast growth factor signalling: from development to cancer. Nat. Rev. Cancer 10 (2), 116-129.

[127] Turner, N., et al., 2010. Integrative molecular profiling of triple negative breast cancers identifies amplicon drivers

and potential therapeutic targets. Oncogene 29 (14), 2013-2023.

[128] Von Minckwitz, G., et al., 2014. Neoadjuvant carboplatin in patients with triple-negative and HER2-positive early breast cancer (GeparSixto; GBG 66): a randomised phase 2 trial. Lancet Oncol. 15 (7), 747-756.

[129] Vu, B., et al., 2013. Discovery of RG7112: a small-molecule MDM2 inhibitor in clinical development. ACS Med. Chem. Lett. 4 (5), 466-469.

[130] Wahl, S.M., et al., 2006. TGF-β: a mobile purveyor of immune privilege. Immunol. Rev. 213 (1), 213-227.

[131] Wali, V.B., et al., 2017. Systematic drug screening identifies tractable targeted combination therapies in triple-negative breast cancer. Cancer Res. 77 (2), 566-578.

[132] Wang, Y., et al., 2020. LncRNA-encoded polypeptide ASRPS inhibits triple-negative breast cancer angiogenesis. J. Exp. Med. 217 (3).

[133] Wang, Z., et al., 2005. Identification, cloning, and expression of human estrogen receptor-α36, a novel variant of human estrogen receptor-α66. Biochem. Biophys. Res. Commun. 336 (4), 1023-1027.

[134] Wang, Z., et al., 2006. A variant of estrogen receptor-α, hER-α36: transduction of estrogen-and antiestrogen-dependent membrane-initiated mitogenic signaling. Proc. Natl. Acad. Sci. 103 (24), 9063-9068.

[135] Wesolowski, R., et al., 2020. Phase I study of veliparib on an intermittent and continuous schedule in combination with carboplatin in metastatic breast cancer: a safety and [^{18}F]-fluorothymidine positron emission tomography biomarker study. Oncologist 25 (8), e1158.

[136] Wismar, J., et al., 2000. The mutation without childrenrgl causes ecdysteroid deficiency in third-instar larvae of Drosophila melanogaster. Dev. Biol. 226 (1), 1-17.

[137] Wullschleger, S., et al., 2006. TOR signaling in growth and metabolism. Cell 124 (3), 471-484.

[138] Xiang, L., et al., 2014. Ganetespib blocks HIF-1 activity and inhibits tumor growth, vascularization, stem cell maintenance, invasion, and metastasis in orthotopic mouse models of triple-negative breast cancer. J. Mol. Med. 92 (2), 151-164.

[139] Yang, G.-J., et al., 2018. Identification of a rhodium (III) complex as a Wee1 inhibitor against TP53-mutated triplenegative breast cancer cells. Chem. Commun. 54 (20), 2463-2466.

[140] Yuan, Y., et al., 2011. Novel targeted therapeutics: inhibitors of MDM2, ALK and PARP. J. Hematol. Oncol. 4 (1), 1-14.

[141] Zacksenhaus, E., et al., 2018. CDC25 as a common therapeutic target for triple-negative breast cancer-the challenges ahead. Molecular & cellular oncology 5 (4), e1481814.

[142] Zhang, X., et al., 2011. A positive feedback loop of ER-α36/EGFR promotes malignant growth of ER-negative breast cancer cells. Oncogene 30 (7), 770-780.

[143] Zumsteg, Z.S., et al., 2013. Breast-conserving therapy achieves locoregional outcomes comparable to mastectomy in women with T1-2N0 triple-negative breast cancer. Ann. Surg. Oncol. 20 (11), 3469-3476.

第8章 三阴性乳腺癌联合治疗中的不同药物递送方式

Different drug delivery approaches in combinational therapy in TNBC

Manzoor A. Mir* Shariqa Aisha* Umar Mehraj 著

曹文明 张子文 张舒洁 译

三阴性乳腺癌（TNBC）是一种非常多样化并具有侵袭性的癌症，与其他类型的癌症相比，其治疗困难，有更高的死亡率（Brewster et al., 2014; Qayoom et al., 2021）。在 TNBC 被检出后的前 5 年内，其复发和转移的风险高，并且缺乏特异的药物递送方法，因此该疾病预后不良（Fan et al., 2017）。TNBC 肿瘤通常是高级别、体积较大并伴有淋巴细胞浸润的，其肿瘤细胞有可能会扩散至脑和肺部（Yao et al., 2017）。在疾病识别过程中，TNBC 患者通常会有较早的内脏和淋巴结的转移（O'Reilly et al., 2015）。相对于大多数晚期乳腺癌的中位生存期，晚期 TNBC 患者的中位生存期较短，仅为 12 个月（Meena et al., 2017）。同样，TNBC 患者的 5 年生存率仅为 62%，而非 TNBC 患者的 5 年生存率为 75%（Shan et al., 2017; Mir, 2021）。由于该疾病具有高度侵袭性，且早期难以通过常规的诊断方法（如乳腺钼靶、磁共振成像和超声）进行识别，因此 TNBC 通常会在恶性肿块直径＞2.5cm 时被诊断出，此时疾病通常已进展至晚期（Miller-

Kleinhenz et al., 2015; Mir, 2015）。研制新的抗癌药物是一个耗时且昂贵的过程，因此，目前研究的重点是开发新的药物递送机制，以提高现有药物的抗肿瘤疗效（Bernabeu et al., 2016）。抗癌药物应用于 TNBC 的治疗，它们可单独使用，也可与手术或放疗联合使用（Yao et al., 2017）。其中，紫杉烷类、蒽环类和铂类药物被应用于 TNBC 的化疗（Kalimutho et al., 2015）。有 *BRCA1* 基因突变的 TNBC 对铂类药物治疗更加敏感，但对紫杉烷类药物反应性较差（Miller-Kleinhenz et al., 2015）。TNBC 的化疗方案是根据肿瘤大小、肿瘤分期、淋巴结受累情况以及是否存在临床并发症来选择（O'Reilly et al., 2015）。淋巴结阴性且肿瘤直径＜0.5cm，则术后可以不使用化疗；如果肿瘤直径在 0.6～1cm，可选择性进行术后化疗；但如果肿瘤直径＞1cm，则通常需要在术后进行辅助化疗，因为肿瘤体积越大，发生远处转移的风险越高（Mir et al., 2021）。对于有淋巴结受累的 TNBC，应在术后使用紫杉烷类或蒽环类药物进行辅助化疗（Anders et al., 2013）。新辅助

---

*. 两位著者对本章的贡献相等。

化疗有助于缩小肿瘤，同时有助于确定肿瘤对细胞毒性药物的反应性，这也有利于复发性 TNBC 的后续治疗（Miller-Kleinhenz et al., 2015）。此外，对于 TNBC 患者，新辅助化疗有助于保留乳房（Munzone and Colleoni, 2017）。

由于肿瘤的异质性特点，TNBC 细胞会对化疗产生耐药性。同时，因为药物外排泵和抗凋亡基因在 TNBC 细胞中过度表达，使肿瘤细胞能够逃避化疗（Darvishi et al., 2017; Mir, 2021）。TNBC 表现出肿瘤内和肿瘤间的多样性，单个肿瘤的不同部位可以对治疗有不同的反应（Jhan and Andrechek, 2017）。因此明确对特定化疗药物的反应是至关重要的，由此才能提供最有效的治疗，而不是使患者承受对治疗无效药物的不良反应（Miller - Kleinhenz et al., 2015）。TNBC 的化疗耐药性与大量休眠细胞和多能干细胞有关，这些细胞经历了上皮 – 间充质转化（EMT），因此会对靶向增殖细胞的药物表现出耐药性（Saraiva et al., 2017; Mehraj et al., 2021）。ABC 转运蛋白、DNA 修复酶改变、微管蛋白Ⅲ亚基扩增、细胞凋亡诱导基因改变以及化疗药物的失活均是 TNBC 发生化疗耐药的关键过程。由于细胞系与实际的 TNBC 肿瘤之间存在相当大的差异，因此使用细胞系来评估新发现的 TNBC 药物的有效性受到质疑。为了模仿临床 TNBC 的异质性特征，新提出的抗 TNBC 药物必须在从人体中分离并保留肿瘤环境所有元素的模型中进行研究，从而来证明其有效性（Sulaiman and Wang, 2017）。由于细胞、分子、基因组和表观遗传学与临床肿瘤相似，患者来源的异种移植模型更适合被用来评估近期发现的药物。本章的主要目的是展示如何使用纳米载体以各种方式对抗 TNBC。纳米载体被称为"纳米士兵"，因为它们可能配备了各种"武器"来对抗 TNBC（Mir, MA et al., 2021）。

一、纳米载体作为靶向药物递送系统

在过去的 20 年中，纳米技术使用对比化合物和药物递送工具进行癌症治疗的医学研究，该技术的发展使诊断和治疗药物的联合递送更加准确和集中。脂质、聚合物、核酸、碳基、蛋白质和金属被用来制成各种纳米载体，如树枝状聚合物、胶束、脂质体、纳米管和 DNA 四面体 / 金字塔（图 8-1）（Kutty and Feng, 2013; Khodabandehloo et al., 2016; Kumari et al., 2016; Setyawati et al., 2016）。

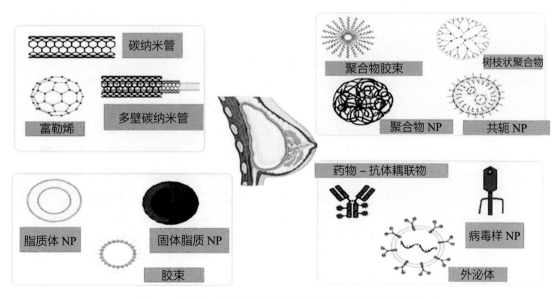

▲ 图 8-1 用于三阴性乳腺癌治疗的不同类型的纳米颗粒（NP）

这种智能纳米颗粒（nanoparticle，NP）封装着抗肿瘤药物（军火库），并被一种特定的配体（钥匙）包裹表面，该配体最终与乳腺癌（靶点）上的受体（锁）结合并破坏细胞，除此之外还有分子图像分析（示踪剂），能够有助于我们同时诊断和治疗疾病，这就是用于强化当前肿瘤诊断和治疗方案的纳米战略。为生物医学用途设计一种合适的 NP 需要应用纳米科学中的各种生物、理化和功能特性。其中主要的基本因素是尺寸，因为理想 NP 的大小（1～200nm）和形状决定了颗粒的路径动力学，这对纳米医学的发展至关重要。此外，为了使特定耦联配体可以更精准地与肿瘤细胞特异性受体结合，NP 的表面电荷和包装能力是至关重要的。NP 在癌症中应用的其他重要特性还包括药物装载效率高、血液半衰期长、毒性作用小、特异性定位、肿瘤环境中黏附性增加、通过内吞作用改善肿瘤的内化、在合适的时间段内延长和调节释放显像剂和细胞毒性药物，以及从体内安全的生物清除（Setyawati et al., 2014; Mir et al., 2020）。对于局部药物递送，大多数纳米递送系统依赖于增强渗透性和潴留（enhanced permeability and retention，EPR）现象。

此外，肿瘤纳米医学研究的有效性还取决于技术的实用性（调节药物装载和卸载的迅速复原）和大规模生产的经济安全性。表 8-1 概述了可以利用各种材料来运输各种治疗药物的众多 NP 及其重要应用。

（一）多功能球形纳米载体：脂质体纳米颗粒

脂质体是一个 400nm 大小的球形囊泡，有一个被脂质双层包围的中央水性内核。脂质体是最具适应性、可提高药物分散性的载体系统，因为它们可以将药物封装在脂质膜或水性内核内（Mir et al., 2021）（图 8-2）。

挤压技术（制造具有特定横截面积 NP 的技术）、溶剂注射（用溶液中溶解的脂质进行脂质沉淀的技术）和逆向蒸发是用于制造脂质体 NP 的方法。Dai 及其同事（Dai et al., 2014）使用环八肽 LXY［Cys-Asp-Gly-Phe（3,5-DIF）-Gly-Hyp-Asn-Cys］连接的脂质体，递送雷帕霉素和 DOX 双药，以靶向在 TNBC 模型中高表达的整合素 -3。与游离药物相比，这种双药方法提高了疗效。同样，索拉非尼和 DOX 脂质体在 TNBC 小鼠异种移植瘤中表现出更好的抗癌效果（Lee et

表 8-1 可三阴性乳腺癌抗癌治疗的若干纳米颗粒（NP）列表

序 号	纳米颗粒	治疗药物	特 性
1	脂质体 NP	多柔比星（DOX）、紫杉醇（PTX）、雷帕霉素、索拉非尼	安全性良好，循环半衰期长，表面功能化能力强
2	胶束	多西他赛、RL71	强疏水药溶解性、小体积增强吸收性、生物降解性
3	树枝状聚合物	反义寡核苷酸（AODN）	优异的有效荷载能力，通过表面功能化实现主动靶向
4	聚合物 NP	PTX	生物降解性、生物相容性、良好的药物装载和释放
5	DNA 纳米结构	DOX	药物装载力提高
6	金属 NP	PTX、顺铂	高表面 - 体积比，表面功能化潜力，生物相容性
7	碳纳米管	DOX	单壁碳纳米管的高光声成像对比度能够提高空间分辨率和深部组织扫描

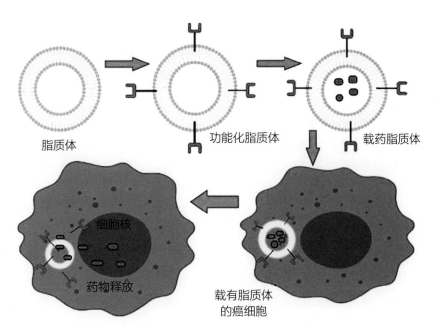

脂质体　　　　　功能化脂质体　　　　载药脂质体

细胞核

药物释放

载有脂质体
的癌细胞

▲ 图 8-2　脂质体纳米颗粒的作用机制

al., 2010）。然而，由于目前的 DOX 脂质体制剂与心脏毒性相关，目前正在测试一种新型的封装有 DOX 的胶束制剂（NK911），该制剂具有更强大的肿瘤渗透性和更低的细胞毒性（Matsumura Y et al., 2004）。为了减缓 4T1 乳腺癌的发展并减少肺转移的发生，创建了一种同时给予 PTX（抗癌）和 antagomir-10b（抗转移）的脂质体药物递送方法（Sun et al., 2013）。Thakur 和 Kutty 使用聚乙二醇（PEG）包裹的 PTX NP 靶向裸鼠（MDA-MB-231/luc）和肺转移模型，肿瘤被显著抑制，发生率减少了 82%（Thakur and kutty et al., 2019）。在异种移植小鼠（MDA-MB-231 细胞）中，发现雌激素脂质耦联（生物活性；47.03%）NP 与顺铂联用可使乳腺癌生长速度降低 87%（Andey et al., 2015）。含有 PTX 和伊立替康的 EndoTAG-1 和 MM-398 已经在 TNBC 患者中进行了试验（Awada et al., 2014）。

（二）癌症治疗的神奇球：胶束

胶束是一种胶体载体（5~100nm），具有由范德华相互作用组成的疏水内部和用以维持稳定的亲水涂层（Sharma et al., 2013; Mir, 2021）。由于胶束的两亲性，它可以为癌症治疗运输疏水性或水溶性药物。Taurin 及其同事（Taurin et al., 2013）研制了一种胶束系统，利用苯乙烯－马来酸共聚物（styrene-co-maleic acid, SMA）递送疏水性姜黄素化合物 RL71，用于 TNBC 的治疗，发现内吞作用诱导细胞摄取药物，增加了抗癌细胞作用。尽管上述技术增加了药物摄取，但该技术缺乏特异性，这仍是侵袭性 TNBC 治疗的一个重要问题。Kutty 和 Feng 及其同事（Kutty and Feng et al., 2013）基于特定的配体－受体相互作用这一思路，以及西妥昔单抗（人嵌合单抗）靶向 TNBC 中高表达的 EGFR 这一事实，设计了耦联西妥昔单抗的维生素 E D-α- 生育酚聚乙二醇琥珀酸（vitamin E D-alpha-tocopheryl PEG succinate，TPGS）胶束，用来递送多西他赛（DTX）。在 EGFR 强表达的 TNBC 细胞系（MDA-MB-468）中，使用不同的胶束制剂进行体外试验显示，含有西妥昔单抗的 TPGS 胶束的半数细胞抑制浓度（IC_{50}）为 0.1715g/ml，而不含西妥昔单抗的 TPGS 胶束和游离 DTX 的 IC_{50} 分别为 1.12g/ml 和 35.26g/ml。这些发现展示了在 TNBC 治疗的前景，如果进行临床试验，可以将上述制剂作为治疗药物进行研究。Muthu 及其同事（Muthu et al., 2015）研制了与转铁蛋白配体耦联的 TPGS 胶束，该胶束促进了治疗性 DTX（药物）和诊断性金纳米团簇（AuNC，成像）的共递送，用于在体外模型中同时识别和治疗表达转铁蛋白受体的 MDA-MB-231-Luc 乳腺癌。上述递送技术可用于异种移植小鼠的实时成像和肿瘤抑制。Sun 及其同事（Sun et al., 2013）研制了含有 DOX（50wt/wt%）的聚丙烯酸 - 聚乙二醇[poly（acrylic acid）-g-PEG]共聚物胶束，该胶束的使用有效减少了肺转移和 4T1 小鼠乳腺癌的生长。然而，NK012 胶束即含有聚乙二醇 - 聚谷氨酸（PEG-PGlu）的 SN-38（伊立替康）（Matsumara et al., 2011），是唯一一个在 TNBC 中开展 II 期临床试验的神奇胶束，该胶束将在未来的临床研究阶段进一步验证。

（三）递送小干扰 RNA 的 NP：树枝状聚合物

树枝状聚合物是由支化单体以发散或聚合的方式合成的人工大分子（10～100nm）。它具有富含空腔的圆形结构，与脂质体类似，内部疏水，外部亲水，是递送小干扰 RNA（siRNA）的独特载体（Bawarski et al., 2008）。Wang 及其同事（Wang et al., 2010）使用反义寡核苷酸（antisense oligo，AODN）连接的聚酰胺 - 胺树枝状聚合物，在 TNBC 异种移植小鼠模型中发现了肿瘤血管生成的减少。VEGF 作为 AODN 的受体，被大量应用于个体化治疗策略。Finlay 及其同事（Finlay et al., 2015）使用耦联 siRNA 的聚酰胺 - 胺树枝状聚合物做靶向治疗，证实了 TNBC 的潜在靶点 TWISTI 转录基因的表达下调。Zhang 团队使用 TNBC 小鼠模型来测试作为特定检测模块的树枝状聚合物，他们研制了一种新的树枝状聚合物 G4PAMAM，将其与 GdDOTA（MRI 造影剂）和 DL680（NIR 染剂）耦联作为药物递送和成像的双重方法，对小鼠皮下给药，使用 MRI 扫描和近红外（near-infrared，NIR）荧光扫描，证明了这种较小尺寸的（GdDOTA）42-G4PAMAM-

DL680 树枝状聚合物药物在 TNBC 中的特异诊断适用性，这两种扫描分别显示出 NP 归巢和荧光信号增加。

（四）聚合物纳米颗粒

如果聚合物 NP（50nm 至 10m）的尺寸<10μm，则可将其归类为命名不当的 NP。这些 NP 可以由天然或人工聚合物制成，并且具有不需要化学修饰就能封装药物和蛋白质的额外好处。由于可生物降解的聚合物分子（如聚乳酸）和共聚物（如聚乳酸 - 羟基乙酸）具有生物相容性和低毒性，目前已被用于 NP 的制造（Elsabahy and Wooley, 2012; Mir, 2021）。电喷射、纳米沉淀和乳化等方法可以有效封装药物分子；然而，Xu 及其同事（Xu et al., 2013）建立了一种革命性的方法，称为 PRINT，该方法用于制造尺寸均匀的聚合物 NP。PRINT，即非湿性模版中的颗粒复制，能够为成功的癌症治疗进行特征定制。在 TNBC 小鼠模型（含有 MDA-MB-468 细胞的裸鼠）中，使用 PLGA-PEG（聚 -D, L- 乳酸 - 羟基乙酸嵌段聚乙二醇纳米颗粒）递送非靶向药物 Pt（IV）mitaplatin 进行治疗，表现出了更好的肿瘤抑制水平（Johnstone et al., 2013）。Passarella 及其同事（Passarella et al., 2010）发现了一种靶向葡萄糖调节蛋白（GRP78）的新肽（Gle-Ile-Arg-Leu-Arg-Gly），在携带 GRP78 受体的 TNBC 移植小鼠模型中，通过特异性耦联 GIALAG 封装 PTX 的聚酯 NP 进行靶向治疗，证明了肿瘤部位的细胞凋亡。在一项新的临床研究中，90% 接受过治疗的晚期 TNBC 患者对 IMMU-1332 药物（抗 Trop-2-SN-38 抗体）有反应，其中 Trop-2 蛋白高表达组的反应率为 33%（Goldenberg et al., 2015）。琥珀布考联合 P188（泊洛沙姆）是一种有效的乳腺癌口服治疗方法，而琥珀布考 NP 的生物利用度是上述联合药物的 13 倍，可增加对血管细胞黏附分子 -1（VCAM-1）介导的肿瘤细胞侵袭、转移的抑制（Cao et al., 2015）。有学者（Deng et al., 2013; Devulapally et al., 2015）发现聚合物 NP 也

可用于递送 siRNA、miRNA 和一些治疗性药物，从而抑制肿瘤生长。其中，反义 miR-10b 和反义 miR-21 由 PLGA-b-PEG 聚合物 NP 以 0.15mg/kg 的治疗剂量共递送，而共递 siRNA（多药耐药蛋白）和 DOX 的 NP 使肿瘤大小总体下降（下降 8 倍）。

在 TNBC 模型中，一种被称为精氨酸 - 甘氨酸 - 天冬氨酸（Arg-Gly-Asp，RGD）的潜在配体可以不同的方式增强药物的局部递送或抑制肿瘤的侵袭。例如，Shan 等（Shan et al., 2015）发现环 RGD 修饰的固体脂质 NP（RGD-functionalized solid lipid NP，RGD-SLN）可以抑制 $\alpha v\beta 3$ 整合素（alphavbeta 3，v-3）受体过表达侵袭性 TNBC，在乳腺癌中，这是一个很好的靶向配体并同时抑制肿瘤的例子。同样，Zhang 及其同事（Zhang et al., 2017）研制了 RGD-DMPLIN，一种杂化鞘状聚合物 - 脂质 NP（polymer-lipid NP，PLN），与肽类配体 RGD 耦联，共递丝裂霉素 C（mitomycin C，MMC）和 DOX 药物，使用 MDA-MB-231-luc-D3H2LN 细胞系建立转移性 TNBC（mTNBC）小鼠模型，在该模型中测试 RGD-DMPLN 的靶向治疗效果，结果显示，RGD-DMPLN 增加了 DOX-MMC 的协同效应，导致上述两种药物细胞毒性增加。

（五）DNA 纳米结构在癌症治疗中的应用

DNA 纳米结构是利用 DNA 的基本特征——Watson-Crick 互补碱基配对（Watson-Crick complementary base pairing）来创造出具有特定大小、形状和构型的各种结构，如双锥、四面体、立方体和笼型结构（图 8-3）。这些 DNA 纳米结构可以结合配体或微小的功能分子，针对特定位置进行黏附和（或）生物成像。Kutty 等（Setyawati et al., 2014）研制了一种自组装 DNA 纳米金字塔，其碱基附近含有红色发射性谷胱甘肽保护的金纳米团簇（GSH-Au NC），并在 DNA 小沟区加入了放线菌素（actinomycin，AMD）。这种兼具治疗性和诊断性的 DPAu/AMD 已被用于检测和杀灭大肠埃希菌（E.coli），针对其他疾病 / 癌症则需要更多的评估和改进。在 TNBC 中使用这种 DNA 纳米结构的主要问题之一是如何避免 DNA 纳米结构在体内分解。上述研究还产生了一种新的微观结构——DNA 四面体（DNA tetrahedral，TH），可实现生物传感和抗体介导的药物靶向递送。由于西妥昔单抗可以靶向 EGFR 过表达的癌细胞，因此耦联西妥昔单抗的 TH（THC3）递送 DOX 药物（即 THDC3）可促进 MDA-MB-468 细胞的死亡。对比游离 DOX 的 IC_{50} 为 $3.06\mu mol/L$，THDC3 的 IC_{50}（$0.91\mu mol/L$）更低，表明

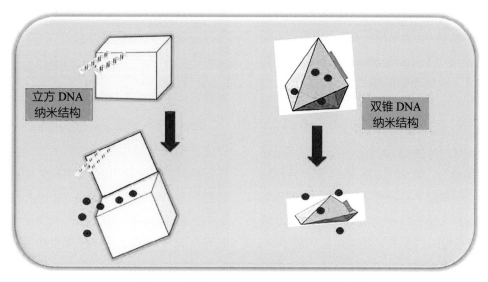

▲ 图 8-3 基于 DNA 纳米结构的药物递送系统

THDC3 具有较强的选择性杀伤作用（Setyawati et al., 2016）。Cy3-THC3 是包括一个 Cy3 探针和三个西妥昔单抗的附加改良制剂，它可以增加 MDA-MB-468 细胞对其摄取。TH 的这两个微小改变（THDC3 和 Cy3-THC3）表现出了更好的靶向性和杀癌作用，使其成为癌症纳米医学，尤其是治疗 TNBC 的优化选择。

（六）金属纳米颗粒

银（Ag）、金（Au）、铂（Pt）、二氧化钛（TiO_2）和氧化锌（ZnO）等金属 NP 常被用来治疗癌症。这些金属 NP 的电、磁、热和光学性能使它们可能在诊断和治疗中有广泛的应用。通过联合不同基团修饰金属 NP 的表面，可增强它们的治疗效果。各种金属 NP 有不同的化学机制，包括细胞内 ROS 的生成、氧化应激的增加和肿瘤细胞的杀伤（Su et al., 2014; Mir, 2021）。热疗（非侵入性技术）是由过渡金属家族的 NP 诱导的，它通过将电磁能量转化为热能来加热并杀死肿瘤细胞。因为理化特性较为独特，只有少数金属 NP 具有抗癌作用，而目前已知的最广泛的潜在金属 NP，是可以递送众所周知抗癌药物 PTX 的金纳米颗粒（Au NP）。

Au NP 是目前研究最彻底、最有前景的金属 NP，用于递送众所周知的 PTX。Au NP 以各种配置和形式被开发和应用，如金纳米棒（Au-nanorod，Au NR）、金纳米壳（Au-nanoshell，Au NS）和金纳米笼（Au-nanocages，Au NC），并正在发展成为用于癌症治疗的多样化纳米载体。研究发现，在乳腺癌小鼠模型中使用被 PEG 包裹的 Au NP 结合电离辐射，会提高小鼠的存活率（Kong et al., 2008）。血清包裹的 Au NR 具有抑制能量相关基因表达的能力，导致癌细胞的侵袭和转移因能量较低而受到抑制。Andey 及其同事（Andey et al., 2015）将装载顺铂的 Au NR 与 NIR 激光联合使用，可抑制 TNBC 的生长和迁移。在癌细胞中，Ag NP 具有抗血管生成、促进凋亡和抗增殖的特性。Au NP 作为一种放射增敏剂，能与癌细胞中

的酸性介质相互作用，并通过产生 ROS 增加氧化应激，最终诱导细胞破坏和凋亡。Liu 及其同事（Liu et al., 2013）发现在胶质瘤治疗中，使用 Ag NP 后再进行放疗的效果更好。研究还发现，这些 NP 也可以抑制癌细胞中的 VEGF，从而减少肿瘤的转移。在癌症治疗的应用中，氧化锌纳米颗粒（ZnO NP）的作用与基因毒性药物相似，该 NP 可在肿瘤细胞内部产生微核，从而在有丝分裂和分裂间期增加细胞凋亡（Wahab et al., 2014）。由于门冬酰胺酶是一种非常好的抗癌酶，在其他癌症中也作为化疗药物应用，因此将含有门冬酰胺酶的 ZnO NP 在共递送 PTX 和柔红霉素时可以增加其稳定性和选择性（Baskar et al., 2015）。此外，在乳腺癌细胞中，ZnO NP 在共递送药物 PTX 和顺铂时可最大限度地降低药物毒性，同时提高疗效（Hackenberg et al., 2012）。

氧化铜纳米颗粒（CuO NP）、氧化铁（Fe_2O_3）、氧化铈、二氧化硅和氧化钛是正在被研究并应用于乳腺癌检测和治疗的金属 NP。因为 CuO NP 是用热带铁苋菜（Acalypha indica）和菩提树（Ficus religioss）制造的，所以被称为绿色 NP。CuO NP 可通过产生 ROS 和细胞凋亡来治疗小鼠（B16-F10 细胞）的侵袭型肺癌（Wang et al., 2013）。在皮下 BT474 乳腺癌模型中，使用 ^{64}Cu 标记的硫化铜 NP（CuS NP）进行光热和辐射的双重模式可抑制肿瘤生长，延长原位 4T1 乳腺癌小鼠的寿命（Pawar and Prabhu, 2019）。

（七）用于癌症治疗的可折叠石墨烯：碳纳米管

碳纳米管（carbon nanotube，CNT）是由苯环键合的扁平薄片制成的单壁和（或）多壁的圆柱形纳米结构。微小的化学变化即可赋予其多种功能，使 CNT 在癌症治疗中有巨大的潜力（图 8-4）。直径为 1～2nm 的单壁 NT 可穿透细胞，并具有长时间的分散和局部化作用。氧化型多壁碳纳米管（oxidized many-walled carbon nanotube，o-MWNT）通过减少肿瘤中的巨噬细胞和血管密

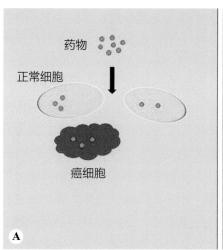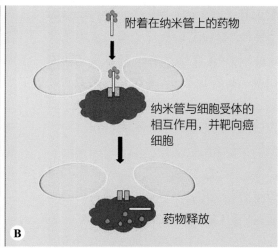

▲ 图 8-4 碳纳米颗粒非靶向和靶向药物递送的比较

度，为癌症治疗提供了潜在的方法（Yang et al., 2012; Sharma et al., 2013）。Burke 及其同事（Burke et al., 2012）发现 NT 可增强细胞膜的通透性，对热疗具有协同抗肿瘤作用。因此，他们提出利用多壁 NT 对 TNBC 进行光热诱导切除治疗。研究表明，纳米金刚石和 DOX 结合可通过克服药物外流和增强细胞凋亡来抑制小鼠的癌症（Chow et al., 2011）和乳腺癌肺转移（Liang et al., 2016）。

二、用于靶向 TNBC 治疗的配体

配体是一些短小片段（如肽、核苷酸或微小化合物），能够与其相应的受体相互作用。抗体、核酸适配体、肽和其他小分子（如量子点和碳点）是癌症纳米医学中用于靶向或探针诊断的常见配体。

（一）基于核酸的配体：核酸适配体

核酸适配体（aptamer，以下简称为适配体）是一些短单链 RNA/DNA 寡核苷酸序列。由于其独特的三维构象，适配体能以极高的强度和亲和力与靶分子精确结合。它唯一的缺点是易被核酸酶降解；然而，其优异的稳定性引起了人们对该分子探针的研究兴趣。在一项初步研究中，Li 及其同事（Li et al., 2014）使用细胞指数富集的配体系统进化技术（cell-SELEX）方

法，利用最近发现的 LXL-1 适配体，精准靶向了 TNBC 表面膜蛋白。Huang 及其同事（Huang et al., 2009）使用一种与 Au NP 耦联的 PDGF 适配体来识别在 TNBC 中过表达的 PDGF 受体。研究表明，在 MDA-MB-415 和 MCF7 乳腺癌细胞中，乳腺珠蛋白 A2 和 B1 过表达。Hassann 及其同事（Hassann et al., 2019）使用非常灵敏并具有太赫兹（terahertz，THz）辐射的太赫兹化学显微镜（terahertz chemical microscopy，TCM），利用 AMB1 和 MAMA2 适配体来识别侵袭性乳腺癌。有研究发现，在某些乳腺癌细胞中，26mer 富含鸟苷酸（G）的 DNA 适配体能够特异性靶向核仁蛋白受体（Tang et al., 2012）。然而，针对 TNBC 的诊疗应用，这种基于适配体的精准诊断仍有待发展，并需要与药物递送相结合。

（二）双重功能的 Y 形钥匙：抗体

抗体是含有两个表位的 Y 形蛋白，具有良好的受体特异性和亲和力，被认为是最有效的靶向配体。抗体在癌症诊断中的价值超过了其昂贵的制造成本。有学者（Shi et al., 2015; Mir et al., 2020）在体外 TNBC 模型中利用 PET 进行扫描，提出并证实由 [64]Cu 标记的抗 TF 抗体（抗 TF 抗体–[64]Cu）的使用，可使 TNBC 中的组织因子（tissue factor，TF）受体和尿激酶型纤溶

酶原激活物受体（urokinase plasminogen activator receptor，uPAR）的表达上调。Le Beau 及其同事（LeBeau et al.，2014）使用光学和 SPECT 来识别 NIR 荧光团及 [111]In 标记的 uPAR 抗体，还通过使用荧光成像和超声来识别耦联荧光 NP 或超声造影剂的抗 VEGFR 和抗 EGFR 抗体。

（三）肽

肽构成低分子量配体，在靶向细胞内位点时具有高度选择性（Reubi and Maecke，2008）。Yu 等（Yu et al.，2012）利用噬菌体展示文库法对这些与靶标结合的肽段序列进行评估，使其可以与细菌包膜蛋白融合并通过基因工程表达。P- 选择素、RGD、肿瘤转移靶向肽（tumor metastases targeting，TMT）和蝎氯毒素是一些已被用于靶向转移性乳腺癌的肽。Feng 等（Feng et al.，2014）使用 NIR 荧光扫描发现，在 TNBC 小鼠模型中，CK3 肽（Cys-Leu-Lys-Ala-Asp-Lys-Ala-Lys-Cys）附着于 NRP-1 跨膜蛋白上（neuropilin-1）。当与环状 RGD 肽共价耦联时，靶向基质金属蛋白酶（matrix metalloproteinase，MMP）-2 的可激活细胞穿膜肽（activable cell-penetrating peptide，ACPP）导致 TNBC 体内模型肿瘤对其摄取增加，并提高成像的对比度（Crisp et al.，2014）。与环状 RGD 肽耦联的改良 Fe_2O_3 NP 对 $\alpha v\beta3$ 整合素受体的靶向性更好且更有效（Peiris et al.，2012）。此外，双配体耦联的脂质体 NP（P- 选择素和 RGD 肽）可通过乳腺癌细胞上过度表达的特异性受体来靶向不同的肿瘤部位（Doolittle et al.，2015）。

三、独特的纳米载体：病毒样颗粒

病毒样颗粒（virus-like particle，VLP）是在异源环境中通过激活病毒结构基因产生的多亚基自组装纳米结构（0.01~100nm）（Mir MA et al.，2021）。VLP 被称为病毒样颗粒，因为它们缺乏病毒基因组材料，使它们能成为递送药物的不同纳米载体。VLP 可以来源于植物病毒、微生物

病毒或哺乳动物病毒，可呈丝状或球形（Zeltins，2013）。在膜（衣壳）上表达所需的异源蛋白 / 肽 / 基因序列，则可产生含有外源配体的变种 VLP，而在结构衣壳蛋白中发现的活性基因的化学修饰也有助于靶向治疗。VLP 最显著的特征是它们微小的尺寸，这使它们能够在血流中穿行，在细胞膜上的活性病毒蛋白也有助于 VLP 的细胞渗透。VLP 封装微小分子 / 药物的能力可用来对抗癌症，其方法是通过受体介导的内吞作用靶向并渗透肿瘤细胞，然后将封装的药物释放到癌细胞内。VLP 最显著的能力是不经溶酶体分解，这种能力增加了药物的可及性。使用 VLP 作为药物递送策略的主要缺点是，由于病毒蛋白颗粒很容易被树突细胞摄取，机体会产生固有免疫应答（Grasso and Santi，2010），但在常规化疗失败时，VLP 仍为 TNBC 的治疗提供了一个乐观的前景。增加药物吸收和生物相容性也可以弥补上述缺点。埃博拉病毒、流感病毒、人乳头瘤病毒（human papillomavirus，HPV）、脊髓灰质炎病毒、噬菌体、戊型肝炎病毒（hepatitis E viru，HEV）（Guu et al.，2009）和烟草花叶病毒均可产生 VLP。一些 VLP 对特定器官或组织具有天然的亲和力，如 HEV VLP 对肝细胞具有亲和力，而大部分的 VLP 对唾液酸和硫酸肝素具有亲和力，这限制了它们作为定制纳米载体的使用。自组装噬菌体 MS2 VLP 是 VLP 作为靶向治疗载体的一个典型实例，Ashley 等（Ashley et al.，2011）用 SP94 肽段对其进行修饰，并封装 DOX/ 顺铂 / 氟尿嘧啶，在 Hep3B 细胞系中特异性递送并破坏肝癌细胞。VLP 的适应性、细胞特异靶向性和快速进入细胞的特性，以及缺乏内体螯合、生物相容性、多价性、大量包裹和安全递送机制，促进了 VLP 的普及。

四、纳米医学在乳腺癌治疗中的作用：从传统医学到纳米医学的转变

传统的化疗药物有许多缺点，例如，这些药物无特异性靶点，具有全身性不良反应，对快速分裂的正常细胞有害，并具有持久毒性，以及脱

发、血小板减少和黏膜炎等常见不良反应。抗癌药物的疗效进一步受到其弱溶解性、低生物利用度和耐药性的限制，这些限制可能是由于一种涉及 P- 糖蛋白或突变型拓扑异构酶Ⅱ高表达的假定机制所造成。物理屏障、控制药物渗透性的细胞间连接和细胞外基质成分都会导致药物在肿瘤 / 癌细胞中的低渗透性，从而限制治疗效果（Sharma et al., 2018; Mir et al., 2021）。快速的药物消除和靶向性的限制是目前癌症治疗中的一个挑战，因此需要使用纳米药物。乳腺癌常转移至骨、淋巴结和肺部等远处部位。浸润性乳腺癌的治疗因其活跃的增殖、复杂性和对治疗的耐药性等特点而变得复杂。辅助治疗（如化疗药物艾立布林、紫杉醇）和内分泌治疗（如他莫昔芬、来曲唑）会产生各种长期不良反应，对患者的生活质量产生负面影响（Twelves et al., 2016）。而在目前的临床试验中，还没有针对侵袭性或复发性三阴性乳腺癌的靶向治疗方法。此外，TNBC 缺乏 PR、ER 和 HER-2 表达，因此治疗难度大，更容易复发和转移。TNBC 的治疗困难，还表现为 TNBC 的总体寿命短、转移风险高。化疗是 TNBC 的唯一治疗选择，包括以紫杉烷类和蒽环类为基础的化疗（Burstein et al., 2015; Gradishar et al., 2015）。尽管采取了积极治疗，但高达 50% 的复发率和 37% 的死亡率使得 TNBC 仍需要更先进的、新的和疗效显著的治疗方法（Denkert et al., 2017）。与靶向、治疗或荧光团复合的多用途

智能纳米颗粒可穿过不同的生物屏障，通过一种被称为 EPR 的被动过程穿透并靶向癌细胞，并最终在癌细胞中调节释放药物。

主动靶向包括利用靶向癌细胞特定的配体对纳米载体进行功能化修饰，将药物在癌细胞内靶向递送，从而提高药物消耗量，减少非靶区域的不良反应（Pérez-Herrero and Fernández-Medarde, 2015）。纳米载体可以使用一系列亲和力较高的配体对其进行表面功能化修饰，使其主动靶向表达相应受体的癌细胞，这减少了化疗药物的脱靶毒性，并通过在肿瘤组织中增加药物的吸收和滞留来提高疗效。生物素受体、叶酸受体、CD44 受体、转铁蛋白受体、整合素受体等均已被研究用于主动靶向治疗。可用于开发 TNBC 靶向治疗的各种受体见表 8-2。

（一）依赖 EPR 效应被动靶向 TNBC 细胞的纳米颗粒

有学者（Palma et al., 2014; Mir, 2021）研制了封装 DOX 的 PEG- 聚 ε- 己内酯 NP，该 NP 利用 EPR 机制靶向癌组织，这种纳米载体支持长达 30 天的药物释放。该 NP 与羟丙基 -β- 环糊精结合，从而提高制剂的分散性，并使其更易于静脉给药。与常规的纳米沉淀工艺相比，他们使用了熔体超声法，这使得 PEG 在纳米载体表面的渗透性更强。在 TNBC 的实验模型中，纳米载体对 MDA-MB-231 细胞表现出显著的抗增殖作用，以

表 8-2　潜在的 TNBC 治疗受体列表

序　号	靶向受体	配　体
1	尿激酶型纤溶酶原激活物受体	尿激酶型纤溶酶原激活物
2	叶酸受体	叶酸
3	CD44 受体	透明质酸
4	CXCR4 受体	CXCL12
5	转铁蛋白受体	转铁蛋白
6	EGFR	肝素结合 EGF 样生长因子、TGF-α、β 细胞素

TNBC. 三阴性乳腺癌；EGF. 表皮生长因子；EGFR. 表皮生长因子受体；TGF-α. 转化生长因子 -α

及与 Taxotere 相当的疗效和更高的生存率。对于 PTX，Zhang 团队使用了成胶束树枝状聚合物－药物耦联物。成胶束聚合物－药物耦联物具有较高的血浆稳定性，它的微小尺寸也使 EPR 介导的肿瘤组织的穿透作用增强（图 8-5）。

传统的聚合物－药物耦联物多采用大分子量的直链聚合物，其载药能力低。另外，接枝状聚合物－药物耦联物可以通过其侧链与多种药物相互作用，尽管其侧链造成的空间位阻可能会使药物装载变得困难。直链树枝状聚合物－药物耦联物的优点包括载药量的增加和高稳定性。研究人员使用 4- 硝基苯氯甲酸酯作为连接剂，将 PEG 转化为含有 8 个羟基的 PEG，然后将其连接到 PTX 上。如果耦联物是自组装的，则可能形成胶束。该胶束被 iNGR 肽所修饰，iNGR 肽有助于其靶向 TNBC 细胞的 NRP-1 受体。与 Taxol 和非靶向胶束相比，靶向胶束表现出更好的肿瘤摄取能力（Zhang et al., 2017）。

（二）TNBC 治疗：使用靶向叶酸受体的纳米颗粒

叶酸受体仅表达于健康组织上皮细胞的顶端表面，这是将其用于抗癌药物递送的一个重要优势（Miller-Kleinhenz et al., 2015）。Paulmurugan 及其同事研制了奥利司他胶束，并通过靶向叶酸受体递送药物至 TNBC 细胞。他们使用活性单体丙烯酸 -2- 乙基己酯和丙烯酸 -2- 羟乙酯来制备靶向叶酸受体的二嵌段共聚物胶束。研究证明，奥利司他可抑制脂肪酸合成酶的成脂作用（乳腺癌中升高的抗原），然而，该药物的生物利用度低于 1%。在 SkBR3 和 MDA-MB-231 细胞中，细胞毒性实验表明，靶向胶束比游离药物更有效。靶向胶束通过激活 Caspase3 和抑制 PARP，在纳摩尔水平上诱导 MDA-MB-231 细胞系凋亡。在 MDA-MB-231 肿瘤异种移植小鼠中测试发现，与游离药物或非靶向胶束相比，设计的胶束显著缩小了肿瘤（Paulmurugan et al., 2016）。

（三）TNBC 治疗：使用靶向 CD44 受体的纳米颗粒

Cerqueira 及其同事研制了用于 TNBC 静脉治疗的 PLGA NP，该 NP 由透明质酸（hyaluronic acid，HA）覆盖表面，并封装 PTX。与未涂覆的 NP 相比，涂覆的 NP 在 MDA-MB-231 细胞中表现出更好的细胞内化能力，且 IC_{50} 更低。TNBC 过表达 CD44 受体，因此 HA 可以作为配体与其

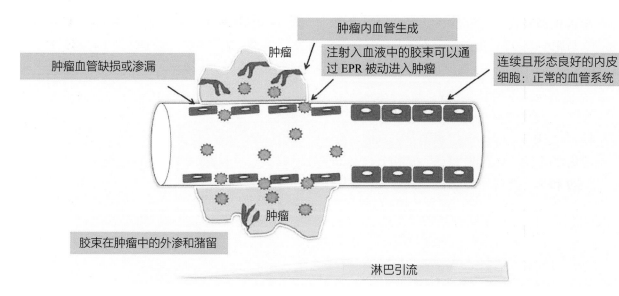

▲ 图 8-5　增强渗透性和潴留（EPR）和被动靶向
纳米颗粒可以通过内皮细胞之间的间隙渗到肿瘤中，并由于淋巴引流不足而浓缩

相结合。HA 涂层有助于癌细胞的选择性吸收，同时通过避免 RES 介导的清除来延长循环持续时间。由于 HA 可在纳米载体上产生多孔层，导致 PLGA 水解，因此有 HA 涂覆的 NP 比无涂覆的 NP 释放药物更快。该 NP 具有双重释放特征，可在 24h 内爆发释放，并可持续 5 天。此外，该 NP 还具有非溶血特性，这表明它们可能可以通过静脉注射（Cerqueira et al., 2017）。Agrawal 及其同事使用高压均质化工艺研制了涂覆有 HA 的拉帕替尼纳米结构，将其在小鼠中静脉给药，导致了显著的瘤内蓄积。在 4T1 细胞系构建的乳腺癌模型中进行的测试表明，这种药物比游离药物具有更高的抗肿瘤活性（Agrawal et al., 2018）。

（四）TNBC 治疗：使用靶向晚期糖基化终产物受体的纳米颗粒

晚期糖基化终产物受体（receptor for advanced glycation end product，RAGE）的表达上调已被证实与肿瘤增殖相关，在 TNBC 细胞中可见 RAGE 的过表达。Siddhartha 等研制了二烯丙基二硫（di-allyl-disulfide，DADS）固体脂质 NP（Solid lipid NP，SLN），并通过 RAGE 抗体的胺基和软脂酸羟基的相互作用将其耦联到 RAGE 抗体上。MDA-MB-231 细胞在药物持续释放时表现出对 SLN 的高吸收。由于药物会通过 P-糖蛋白外流，与靶向 RAGE 的 DADS SLN 相比，普通 DADS SLN 细胞毒性潜力较小。由于靶向 RAGE 的 SLN 通过受体介导的内吞作用被吸收，因此能够避免 P-糖蛋白导致的药物外流。Bcl-2 蛋白家族（Bcl-xL、Bcl-2 和 Mcl-1）和生存素（survivin）是引起化疗耐药性的抗凋亡分子，而 Caspase-3、Caspase-9 和 Bax 是促凋亡蛋白。Caspase-9 在靶向 RAGE 的 SLN 应用中表达上调，而 survivin 和 Bcl-2 表达均下调（Siddhartha et al., 2018）。

（五）TNBC 治疗：使用靶向 EGFR 的纳米颗粒

针对多西他赛的靶向治疗，Kutty 和 Feng 研制了西妥昔单抗修饰的维生素 E TPGS 胶束。靶向成分西妥昔单抗是第一个特异性结合 EGFR 胞外结构域的人嵌合单克隆抗体。研究证明，大小在 10~20nm 的这类胶束能够通过 EPR 效应增加药物向实体瘤的递送（推荐大小 10~100nm）。细胞摄取实验表明，该胶束能够成功地内化入癌细胞中。此外，针对 MDA-MB-231 和 MDA-MB-468 细胞，西妥昔单抗修饰的胶束表现出比 Taxotere 高 200 倍以上的细胞毒性（Kutty and Feng, 2013）。鉴于近 70% 的 TNBC 中 EGFR 过表达，Ghosh 等研制了载有硝苯丙胺的 PLGA NP，用于靶向 TNBC 细胞的 EGFR 受体（Mir et al., 2020）。在 MDA-MB-468 细胞系中，该 NP 引起细胞凋亡，大小在 30~100nm 的这类 NP 在小鼠乳腺癌中特异性聚集，导致肿瘤体积显著缩小，并提高了小鼠生存率。纳米胶囊显著提高了硝苯丙胺的生物利用度，使血药浓度（C_{max}）升高了 20 倍，AUC0-∞ 升高了 12 倍（Ghosh et al., 2016）。

EGFR 在肿瘤生长、浸润和转移中起着关键作用（Mir et al., 2020）。为了靶向 TNBC 细胞，Jung 等研制了耦联 EGF 的封装有姜黄素磷脂的 NP。他们将 EGF 肽与 N-羟基琥珀酰亚胺-聚乙二醇-1,2-二硬脂酰-sn-甘油-3-磷酸乙醇胺（NHS-PEG$_{10000}$-DSPE）结合，然后对脂质层进行水合来封装姜黄素，从而制备该 NP。在 MDA-MB-468 细胞中，该 NP 抑制集落形成，并且在细胞毒性方面优于普通姜黄素或非靶向的姜黄素 NP。在小鼠模型中，该 NP 也抑制了肿瘤的发展（Jung et al., 2018）。

氨基黄酮（一种具有抗肿瘤作用的黄酮类化合物）的治疗效果受到剂量限制性肺毒性的影响（Bhat et al., 2021）。Brinkman 及其同事研制了含有氨基黄酮的单分子胶束，并与靶向 EGFR 的 12 氨基酸肽（称为 GE11）耦联。这种靶向胶束仅在内体 pH 下递送药物，防止药物在碱性条件下释放。MDA-MB-468 细胞能够吸收这种胶束。TNBC 异种移植模型显示，这种胶束比未结合的氨基黄酮和非靶向的胶束能更好地抑制肿瘤生长。此外，与游离氨基黄酮和非靶向胶束相比，这种靶向胶束还高出 72 倍和 10 倍的肿瘤内氨基黄酮水平，这是因为其通过 EPR 效应增加了肿瘤的吸收，并通过受体介导的内吞作用直接进入 TNBC 细胞（Brinkman et al.,2016）。

（六）TNBC 治疗：使用靶向转铁蛋白受体的纳米颗粒

TNBC 细胞具有高水平的转铁蛋白受体 -1。由于肿瘤发生所需的铁吸收增加，因此转铁蛋白受体 -1 基因在原代和 mTNBC 细胞中过度表达。人铁蛋白的 H 链能够以一种独特的方式结合转铁蛋白受体 -1。Mazzucchelli 及其同事研制了一种基于人铁蛋白 H 链的纳米制剂奥拉帕利，用于靶向转铁蛋白受体 -1 来治疗 TNBC。该纳米制剂在肿瘤细胞内表现出优越的核摄取能力，其致死性是普通奥拉帕利的 1000 倍（Mazzucchelli et al., 2017）。

（七）TNBC 治疗：使用靶向巨噬细胞的纳米颗粒

肿瘤相关巨噬细胞是天然免疫效应器，它们被吸引到肿瘤部位，通过激活血管生成、产生基质崩解因子，同时抑制适应性免疫，从而在肿瘤的发展和扩散中发挥作用。甘露糖受体在这些肿瘤相关巨噬细胞中过度表达，因此可以被靶向。有学者（Niu et al., 2016; Mehraj et al., 2021）研制了靶向巨噬细胞的递送 DOX 的 NP，并表明该方法对患有原位 M-Wnt 三阴性乳腺癌的小鼠有效。为了递送药物 DOX，他们使用了 PLGA NP，该 NP 使用酸响应性可脱落 PEG 进行 PEG 化，然后使用甘露糖对其进行表面修饰。当 PEG 在酸性肿瘤环境中被剥离时，DOX 即被递送至肿瘤相关巨噬细胞。

（八）TNBC 治疗：使用靶向高密度脂蛋白（HDL）受体的纳米颗粒

研究表明，HDL 受体［B 类 1 型清道夫受体（Scavenger receptor class B type 1，SR-B1）］在 TNBC 细胞中表达。使用重建的 HDL NP 具有许多优势，包括体积小、生物相容性强、循环持续时间长，以及能够通过 SR-B1 受体优先被肿瘤细胞吸收。有学者研制出了封装有拉帕替尼 / 戊柔比星的重组高密度脂蛋白（reconstructed high-density lipoprotein，rHDL）NP，用于治疗 TNBC。封装有拉帕替尼 / 戊柔比星的 rHDL NP 比游离的拉帕替尼 / 戊柔比星能够更有效地治疗 MDA-MB-231 细胞。研究表明，这类 NP 还具有心脏保护作用（Johnstone et al., 2013）。

（九）TNBC 治疗：使用靶向细胞外基质的纳米颗粒

拉帕替尼是一种酪氨酸激酶抑制药，已被证明可减少肿瘤的生长和转移。然而，由于其有限的水溶性和易变的口服吸收率，其疗效有限。此外，高口服剂量会产生各种不良反应，包括皮疹、恶心和腹泻。有学者（Wan et al., 2015; Mir, 2021）研制了封装有拉帕替尼的人血清白蛋白 NP，研究发现血管内皮上 60kDa 的糖蛋白受体能结合人血清白蛋白纳米载体，并将其转运至肿瘤细胞内，与拉帕替尼溶液相比，这种 NP 能够更快速地诱导 4T1 单层细胞凋亡，并在肿瘤中有更好的穿透和抑制作用。与拉帕替尼相比，静脉注射该 NP 导致肿瘤蓄积增加了 16 倍。因此使用常规拉帕替尼 1/10 的剂量，该 NP 即可抑制肺转移。人血清白蛋白 NP 与在肿瘤组织细胞外基质（ECM）中观察到的富含半胱氨酸的酸性分泌蛋白密切结合也会增加 NP 的有效性。

五、基因递送

抑癌基因和抑制原癌瘤基因的基因递送有助于癌症治疗（在癌症治疗中，基因递送有助于抑制原癌基因和促进肿瘤抑制基因）。使用小干扰 RNA（siRNA）用来减少特定蛋白质的表达对肿瘤治疗有益。然而，其快速的分解、有限的细胞内吸收和不充分的溶酶体逃逸严重限制了在治疗中的应用（Yang et al., 2015）。纳米载体有利于保护不稳定的遗传物质免受破坏，并使其能够进入细胞（Pérez-Herrero and Fernández-Medarde, 2015）。在基因递送领域中，脂类、聚合物和二氧化硅等各种材料制成的纳米颗粒已被发明应用。对于基因转染，已使用了碳纳米管、SLN、脂质体、树枝状大分子和其他材料。由于具有良好的安全性，相比病毒载体，纳米颗粒更适合用于基因递送（Choi et al., 2014）。在乳腺癌中，miR-34a 是一种强效的内源性肿瘤抑制因子。Wang 及其同事利用基于静电相互作用的自组装方法创建了具有透明质酸（hyaluronic acid, HA）和鱼精硫酸蛋白的聚电解质间纳米结构，用于递送 miR-34a。体外释放试验发现，miR-34a 在 pH 为 5.5 时的释放速度超过在 pH 为 7.4 时，这可能是由于在此 pH 下聚合物的分解速度更快。在 MDA-MB-231 细胞中，miR-34a 负载纳米颗粒使 miR-34a 的表达水平比简单的纳米复合体增加 20 000～30 000 倍。在乳腺癌的异种移植瘤模型中，验证了纳米复合体可以限制体内肿瘤的进展（Wang et al., 2015）。

CXCR4 是一种促进肿瘤增殖和趋化的蛋白质，在 TNBC 中高表达。Misra 及其同事使用固定化了 Plerixafor 的丙烯酸酯功能化 PLGA-丙烯酸酯纳米粒作为靶向配体，制备了靶向 CXCR4 的内体检测纳米颗粒。聚乙烯亚胺（polyethyleneimine, PEI）是一种内生体敏感元件，可在酸性的内涵体环境中膨胀，通过渗透膨胀打破内涵体，并将有效载荷转移到细胞质中。定制的纳米载体选择性地与 CXCR4$^+$ 细胞结合，通过抑制 CXCR4 信号，抑制肿瘤生长和转移。当将抗绿色荧光蛋白（green fluorescent protein, GFP）的 siRNA 掺入纳米颗粒并与表达绿色荧光蛋白的 CXCR4-GFP 的乳腺癌细胞孵育时，可以观察到 GFP 的敲除（Misra et al., 2015）。

Okamoto 及其同事们合成了可装载 siRNA 的耦联 Fab 抗体的脂质纳米载体，用来靶向肝素结合的 EGFR 样生长因子。使用靶向 polo 样激酶 1 的 siRNA 可敲低 polo 样激酶 1 而触发细胞凋亡。在 MDA-MB-231 荷瘤小鼠中，纳米载体（160nm）可发挥有效的基因递送功能，并抑制 polo 样激酶 1 的表达，减缓肿瘤进展（Okamoto et al., 2018）。

真核延伸因子 2 激酶（eukaryotic elongation factor 2 kinase, eEF2K）已被确定为乳腺癌发生和增殖的重要途径之一。Shahbazi 及其同事们合成了聚乙烯修饰的 Au NP，与 siRNA（约 60nm 大小）耦联后可靶向 eEF2K。在 MDA-MB-231 细胞建立的小鼠 TNBC 模型中，每周静脉注射一次纳米颗粒，持续 4 周，肿瘤的发展减少了 90%（Shahbazi et al., 2017）。

细胞穿膜肽（cell-penetrating peptide, CPP）是微小的（接近 30 个氨基酸）带正电荷的肽，可以在不需要受体的情况下通过生物膜移动有效载荷，包括药物、蛋白质、纳米载体和遗传物质。Jing 及其同事合成了负载 CPP 纳米泡，用于向 TNBC 细胞递送靶向 EGFR 的 siRNA（siEGFR）。一项体内研究发现，在使用 TNBC 细胞构建的异种移植瘤中，抑制 EGFR mRNA 和蛋白表达可抑制肿瘤的发展（H. Jing et al., 2016）。

Alshaer 等创造了一种鱼精蛋白复合物脂质体，其核心包含 siRNA，然后通过抗 CD44 适体对其进行功能化，以靶向 CD44 细胞。在 MDA-MB-231 细胞中，与非靶向脂质体相比，靶向脂质体具有更好的吸收性，并且在小鼠 TNBC 模型中有效地沉默了 luc2 靶基因（Alshaer et al., 2018）。

六、光热疗法

光热疗法（photodynamic therapy, PTT）是一种使用生物相容性载体来吸收光能并将之转化为杀死肿瘤细胞的热量的疗法（Chen and Cai, 2015）。由于在身体组织中发现的天然分子，包括黑色素和血红蛋白，可以将光能转化为热能，从而对健康造成损害。因此，PTT 使用波长 700～900nm 的近红外光（near-infrared，NIR），因为人体成分在该区域吸收的光很少。光热载体的选择需要使用具有较强近红外光稳定性、光热效率和安全性的物质（Wang and Qiu, 2016）。金纳米载体、聚吡咯、硫化铜、碳纳米颗粒、钯纳米片等探针常用于 PTT（Li et al., 2017）。

Ayala-Orozco 及其同事制造同心金 – 硅纳米嵌套载体（100nm）用于 TNBC PTT。纳米嵌套载体有一个硅层状的金中心，然后包裹一层薄薄的金涂层。由于纳米嵌套载体（100nm）比二氧化硅金纳米壳（150nm）更小，所以能够更深入地穿透肿瘤组织，在小鼠肿瘤中达到更高的浓度（4～5 倍）。此外，由于肿瘤快速生长和更大的吸收截面，在肿瘤中纳米嵌套载体产生的热量增加。在治疗强侵袭性的 TNBC 肿瘤时，与传统的二氧化硅核金纳米壳相比，这种纳米嵌套载体可使生存率提高 2 倍（Ayala-Orozco et al., 2014）。

细胞间黏附分子 –1（intercellular adhesion molecule-1, ICAM-1）在 TNBC 细胞中过表达。脂载蛋白 2（lipocalin 2, Lcn2）通过刺激乳腺肿瘤细胞血管生成和促进上皮间质转化（epithelial-mesenchymal transition, EMT）来促进肿瘤的增殖。Guoey 及其同事创造了 ICAM-1 抗体功能脂质体与 Lcn2 siRNA 耦联来特异性抑制 TNBC 中的血管生成。脂质纳米颗粒中加入了一种具有 pH 响应型的脂质成分 1,2– 二油基 –3– 二甲酰胺 – 丙烷，以促进 siRNA 从核内体中逃逸，提高 siRNA 转染的效果。与非肿瘤细胞相比，定向脂质体选择性地结合了 MDA-MB-231 细胞，并且 Lcn2 在 MDA-MB-231 细胞中的表达也降低。用特定方式给药的 MDA-MB-231 细胞也有较低的 VEGF 分泌（Guo et al., 2016）。

七、光动力治疗

光动力疗法（photodynamic therapy, PDT）使用的是被称为光敏剂的光敏化合物，当被特定波长的光激活时，会被活化并产生致命的活性氧（reactive oxygen species, ROS）。与化疗相比 PDT 有如下优势，即光敏剂只有在肿瘤部位利用光触发后才能产生细胞毒性，减少了全身损伤，降低了耐药性机会（Jadia et al., 2018）。由于肿瘤选择性低、药代动力学欠佳及皮肤对弱水溶性光敏剂的光敏性差等缺陷，PDT 的临床应用受到限制（Choi et al., 2015）。

光敏剂吲哚菁绿（indocyanine green, ICG）具有有限的循环半衰期和低体内光稳定性。Shemesh 及其同事创造了热敏脂质体，用于封装 ICG 其含有 1,2– 二棕榈酰 –sn– 甘油 –3– 磷酸胆碱、soy-PC（L-α– 磷脂酰胆碱）、DSPE-PEG 2000［N-（羰基 – 甲氧基聚乙烯乙二醇 2000）1,2– 二硬脂酰 –sn– 甘油 –3– 磷酸乙醇胺］和温度约为 42℃胆固醇。这种热响应性脂质体在常温下是稳定的，但在高于临界温度时脂层渗透率增加。在 MDA-MB-468 细胞中，这种新设计的方法抑制了肿瘤细胞的增殖（Shemesh et al., 2014）。

使用抗体 – 光敏剂耦联物暴露在光源下破坏肿瘤细胞称为近红外光免疫疗法。Nagaya 及其同事创造了西妥昔单抗 –IR700，这是一种靶向杀死 TNBC 细胞的抗体 – 光敏剂耦联物。研究发现，这些耦联物对 MDA-MB-468（高表达 EGFR）和 MDA-MB-231（中等表达 EGFR）细胞都具有抗肿瘤效果。在 MDA-MB-468 细胞荷瘤小鼠模型中，肿瘤组织中药物浓度增加、肿瘤进展减慢、生存期延长（Mir Nagaya et al., 2015）。

八、纳米士兵抑制 TNBC 转移

细胞因子 TGF-β 可通过上调 β-3 整合素促进 EMT，从而引起 TNBC 转移。Parvani 及其同事使用了 ECO，一种阳离子脂质（1– 氨基乙基）四甲基二丙烯三胺［n– 油基 steinyl-1– 氨基乙基）丙酰胺］与 siRNA，针对 β3 自组装生成纳米颗粒，可以很容易地使用目标配体 RGD 肽进行功能化。目标纳米载体的尺寸约为 88nm，用于构建该系统的脂质 ECO 具有 pH 响应性和两亲性，有助于内溶酶体逃逸并防止溶酶体被 siRNA 破坏。

当 ECO 中的氨基在酸性 pH 下质子化时，纳米颗粒的正电荷增加，从而增强内溶酶体膜融合。半胱氨酸残基中巯基自氧化形成的二硫桥有助于稳定循环中的纳米颗粒，其胞质 GSH 介导的减少导致 siRNA 释放到胞质中。在小鼠实验中，静脉注射这些纳米颗粒在抑制初始肿瘤负荷的同时也防止了转移。

当原位 TGF 刺激的 MDA-MB-231 细胞荷瘤小鼠接受靶向纳米颗粒治疗时，原发肿瘤切除后以及给药治疗后 4 周内皆没有发生转移或复发的证据（Parvani et al., 2015; Mir and Mehraj, 2019）。

TNBC 复发和转移的主要原因之一是残留的 TNBC 细胞形成血管生成拟态（vasculogenic mimicry, VM）通道。手术、放疗和使用细胞毒性药物都是 TNBC 的常用治疗方法，尽管这些方法都不能完全消除 TNBC 细胞（Qayoom et al., 2021; Mir, 2021）。复发的 TNBC 细胞由残留的 TNBC 细胞的生长所滋养，这些细胞是由连接的 VM 通道的发展所引起的。Zeng 及其同事创造了含有达沙替尼和长春新碱的定制脂质体，用于破坏 VM 通道。达沙替尼通过阻塞 VM 通道起作用。c（RGD y K）环肽可靶向 TNBC 细胞上上调的整合素受体。长春新碱存在于脂质体内部的水腔中，而达沙替尼则被包裹在脂质双分子层中。它们的粒径为 100～107nm。它们通过延长药物释放时间，防止非必要的药物泄漏到血液中去，并将最大量的药物输送到肿瘤组织中。在 MDA-MB-231 细胞的小鼠移植瘤模型中，对比了定向长春新碱 + 达沙替尼脂质体与非靶向脂质体的抗癌活性，靶脂质体同样显著减少了 VM 通道数。在小鼠移植瘤模型中，定向脂质体也能最大限度地诱导细胞凋亡。定向脂质体的突出作用归因于以下因素，即聚乙二醇化导致纳米颗粒因逃避 RES 而延长循环，纳米颗粒的大小通过 EPR 效应促进进入和保留在肿瘤部位，定向特性促进

细胞增强摄取，以及最终通过联合治疗增强细胞凋亡和清除 VM 通道（Zhang et al., 2015）。

Sarkar 及其同事使用非离子三嵌段共聚聚乙二醇 – 嵌段 – 聚丙二醇嵌段 – 聚乙二醇酯（PEG-PPG-PEG）制备了金纳米胶束（60～70nm），以稳定和还原 Au NP。Au 纳米胶束被 ZD6474 填充，ZD6474 是一种可抑制肿瘤生长、血管生成和转移的双酪氨酸激酶抑制药，已被证明会导致癌细胞凋亡。在生理 pH 下，纳米胶束释放的药物减少了 20%，而在 pH 为 5.2 时释放了 82%。金纳米胶束抑制了 MDA-MB-231 乳腺癌细胞的迁移和侵袭，同时诱导细胞凋亡。研究发现，纳米胶束在小鼠体内具有良好的血液相容性和肿瘤蓄积性（Sarkar et al., 2017）。

（一）纳米士兵对抗 TNBC 脑转移

HE 及其同事创造了含有多西他赛（Docetaxel, DTX）的两亲性复合聚合物 – 脂质纳米载体。DTX 作为 P– 糖蛋白通过血脑屏障外排的底物，常规剂量时难以到达大脑，水溶性差，静脉注射困难。纳米颗粒中的固体脂质为花生酯乙酯，而两亲共聚物由聚山梨酯 80、麦芽糊精、正十二烷和聚甲基丙烯酸组成。聚山梨酯 80 覆盖的纳米颗粒通过低密度脂蛋白（low density lipoprotein, LDL）受体诱导的胞吞作用穿透血脑屏障的能力已经得到证实。与多西他赛（80～260mg/ml）相比，聚山梨酯 80 在纳米颗粒中的剂量（10mg/ml）显著降低，减少了过敏反应。纳米颗粒在 53h 内连续释放，并有一个滞后期。在 NP 接近肿瘤附近之前，延迟期是防止药物过早释放的理想选择。与多西他赛相比，纳米载体将 DTX 的血液循环时间延长了 5.5 倍，将血药浓度（C_{max}）提高了 3 倍，将脑肿瘤的生物利用度提高了 5 倍。与在小鼠肿瘤模型中使用相同剂量的多西他赛相比，纳米颗粒能够将肿瘤进展延缓约 11 倍，并将中位生存率延长 94%。并且对小鼠重要器官的组织学也没有影响。DTX 聚合物脂质纳米载体优于多西他赛，因为它通过受体介导的胞饮作用增

加了血脑屏障的吸收，被动地积聚在漏血 – 肿瘤血管区域，延长了药物从纳米颗粒基质向肿瘤的释放时间（He et al., 2017）。

血肿瘤屏障（blood tumor barrier，BTB）是阻碍将化疗药物输送到脑癌细胞以治疗 TNBC 转移性中枢神经系统病变的关键屏障。Mohammad 及其同事开发了伊立替康脂质体（100～110nm）用于治疗 TNBC 脑转移。脂质体增加了伊立替康通过 BTB 的吸收率，并在脑部肿瘤处积聚。与游离伊立替康相比，脂质体的平均作用时间更长。在研究脑转移的临床前 TNBC 模型中，脂质体作为伊立替康储存的媒介，在脑部肿瘤发挥作用，延缓肿瘤进展并延长生存（Mohammad et al., 2018）。

（二）纳米士兵对抗 TNBC 肺转移

Zhang 及其同事制作了精氨酸 – 甘氨酸 – 天冬氨酸（arginine-glycine-aspartic acid，RGD）肽耦联的复合聚合物脂质纳米颗粒，该纳米颗粒负载 DOX 和丝裂霉素。DOX 与丝裂霉素联合对 MDA-MB-231 细胞具有显著的协同作用。纳米颗粒的大小为 148～165nm。与游离药物相比，静脉注射靶向纳米颗粒可使肺转移风险降低 31 倍，中位生存率提高 57%，并且肝毒性和心脏毒性明显降低。该纳米颗粒控制了药物释放的时间和空间，能以协同比例递送加大剂量的 DOX 和丝裂霉素（Zhang et al., 2017）。

CD44 受体在肿瘤转移中起着关键作用。抗肿瘤治疗需要同时处理肿瘤细胞和相关的新生血管。脑磷脂是血管内皮生长因子（VEGF）家族的辅助受体，调节肿瘤细胞生长和肿瘤血新生。为了治疗 mTNBC，Liang 及其同事创造了双靶向纳米颗粒（靶向 CD44 和神经纤毛蛋白）。神经毛细蛋白受体以 tLyP-1 为配体，CD44 以透明质酸（HA）为靶点。tLyP-1 用琥珀酸生育酚酯（tocopheryl succinate，TOS）耦联，而低分子 HA 用 d-α– 生育酚琥珀酸酯（d-α-tocopheryl succinate，α-TOS）耦联。通过分子结合两种共轭物可产生 NP，其直径约为 120nm，可通过

增强渗透性和潴留（enhanced permeability and retention effect，EPR）效应被吸收（图 8-6）。其有效性已在 4T1 乳腺原位肿瘤小鼠模型中得到了证实，显示出较强的抗肿瘤作用（降低 79.6% 肿瘤负荷），并完全阻止肺转移。多西他赛或 HA NP 不能治愈转移。通过 CD44 和神经纤毛蛋白受体的双重靶向以及 EPR 效应，该制剂的有效性得到了提高（Liang et al., 2017; Mir and Mehraj, 2019）。

九、刺激反应给药

刺激反应性药物传递系统，又称智能药物传递系统，是在暴露于刺激或触发时仅在目标位置传递其有效载荷（基因 / 药物 / 光敏剂）的药物传递系统。刺激或触发可以是内源性的（谷胱甘肽、pH、酶）或外源性的（温度、磁场、光、超声波）。这种系统的主要优点是可防止药物早期释放到体循环，减少不必要的不良反应，并发挥最佳疗效。肿瘤微环境具有较低的 pH、较高的谷胱甘肽水平和其他特征，这些特征可以作为触发因素。在达到触发条件后，药物可以从这些载体中释放出来（Yu et al., 2014; Mehraj et al., 2021）。然而，在此之前必须克服一系列挑战。在光响应系统中，必须准确选择光的波长和强度，因为激光密度超过 1W/cm^2 时对健康有害，而紫外 – 可见辐射的穿透性很低。在体内，超声响应系统，如微泡的半衰期很短，而磁场响应系统成本却很高（Yao et al., 2016）。然而，多个研究团队已开发出各种纳米颗粒（聚合物、脂质和二氧化硅基），用于在 TNBC 细胞内输送有效载荷（Mir et al., 2021）。

（一）利用 pH 反应性纳米士兵治疗 TNBC

Lee 及其同事研发了载多柔比星的脂类 pH 响应型聚合物笼状纳米管。他们首先制造了 DOX 脂质体，然后再将胆固醇末端的 PAA 耦联到这些脂质体上。在酸性环境中，聚合物成分是

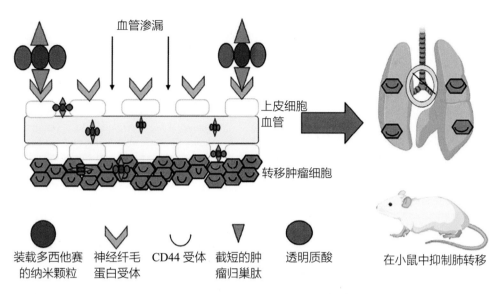

血管渗漏

上皮细胞
血管

转移肿瘤细胞

装载多西他赛　　　神经纤毛　　　CD44 受体　　　截短的肿瘤　　　透明质酸
的纳米颗粒　　　蛋白受体　　　　　　　　　　　　瘤归巢肽

在小鼠中抑制肺转移

▲ 图 8-6　纳米士兵与 tLyP-1 和透明质酸耦联的示意，显示它们通过增强渗透性和滞留效应被肿瘤血管吸收，并通过神经纤毛蛋白受体和 CD44 受体进入肿瘤组织

激活药物释放所必需的。多柔比星的毒性通过包裹在系统中而降低。一项体内研究显示，在小鼠 MDA-MB-231 细胞 TNBC 异种移植瘤模型中乳腺肿瘤生长减少了 75%（Lee et al., 2010）。

（二）利用磁热疗反应性纳米士兵治疗 TNBC

Xie 及其同事开发了一种填充 DOX 和 DTX 的、与远旋双功能聚乙二醇交联的、可自我修复的磁化聚糖注射性水凝胶。利用 MDA-MB-231 细胞系进行的体外细胞毒性和荷瘤裸鼠体内实验表明，该体系的抗肿瘤活性优于负载 DTX 的 PLGA NP 水凝胶和 DOX 水凝胶（Xie et al., 2017）。

十、总结

TNBC 仍然是一种极具异质性和致死性的乳腺癌，生存率极低。TNBC 的异质性，以及相关的转移和耐药性问题，给肿瘤学家带来了艰巨的任务。目前还缺乏用于治疗侵袭性 TNBC 的抗肿瘤药物，必须辅以创新的靶向治疗。随着纳米技术的进步，纳米医学在精确快速诊断和靶向治疗恶性肿瘤方面也取得了进展（Mir et al., 2021）。

由于具有特异靶标的多用途能力，纳米颗粒在大多数肿瘤研究中起着至关重要的作用。这些纳米结构装备精良，能够执行消灭大多数肿瘤细胞的任务。装载或包裹药物的能力不仅可以保护它们，而且可以增加其生物半衰期，从而减少给药的总剂量。由于渗透性和滞留性的增加，这些设计有助于药物在肿瘤部位逐渐集中释放，减少对非癌变正常组织的不良影响，提高治疗效果。这些纳米载体由于在尺寸、选材、生物相容性和降解性，以及生产过程方面的灵活性，而被批准用于疾病诊断和治疗，在肿瘤的诊断和治疗领域具有很大的潜力。通过将配体与 NP 结合，实现了显著的多重性，允许在精确的位置进行联合靶向给药，以选择性地消除肿瘤细胞。尽管用途广泛，但也有一系列问题必须解决。在 TNBC 研究中使用的大多数纳米载体被用于集中诊断或治疗，其有效性在一些体外 TNBC 细胞系以及异种移植瘤小鼠模型研究中已得到了证明。了解细胞和分子的相互作用机制，以及在单一系统中结合多种模式的专业知识，仍是一个需要面对的挑战。总之，携带药物、基因和免疫成分的纳米士兵可能很快成为 TNBC 治疗选择的重要组成部分，有助于对抗疾病、提高患者的生存率。

参考文献

[1] Agrawal, S., Dwivedi, M., Ahmad, H., Chadchan, S.B., Arya, A., Sikandar, R., Kaushik, S., Mitra, K., Jha, R.K., Dwivedi, A.K., 2018. CD44 targeting hyaluronic acid coated lapatinib nanocrystals foster the efficacy against triple-negative breast cancer. Nanomed. Nanotechnol. Biol. Med. 14 (2), 327-337.

[2] Alshaer, W., Hillaireau, H., Vergnaud, J., Mura, S., Deloménie, C., Sauvage, F., Ismail, S., Fattal, E., 2018. Aptamerguided siRNA-loaded nanomedicines for systemic gene silencing in CD-44 expressing murine triple-negative breast cancer model. J. Controlled Release 271, 98-106.

[3] Anders, C.K., Zagar, T.M., Carey, L.A., 2013. The management of early-stage and metastatic triple-negative breast cancer: a review. Hematology/Oncology Clinics 27 (4), 737-749.

[4] Andey, T., Sudhakar, G., Marepally, S., Patel, A., Banerjee, R., Singh, M., 2015. Lipid nanocarriers of a lipid-conjugated estrogenic derivative inhibit tumor growth and enhance cisplatin activity against triple-negative breast cancer: pharmacokinetic and efficacy evaluation. Mol. Pharmaceutics 12 (4), 1105-1120.

[5] Ashley, C.E., Carnes, E.C., Phillips, G.K., Durfee, P.N., Buley, M.D., Lino, C.A., Padilla, D.P., Phillips, B., Carter, M.B., Willman, C.L., 2011. Cell-specific delivery of diverse cargos by bacteriophage MS2 virus-like particles. ACS nano 5 (7), 5729-5745.

[6] Awada, A., Bondarenko, I.N., Bonneterre, J., Nowara, E., Ferrero, J.M., Bakshi, A.V., Wilke, C., Piccart, M., Group, C.T.S., 2014. A randomized controlled phase II trial of a novel composition of paclitaxel embedded into neutral and cationic lipids targeting tumor endothelial cells in advanced triple-negative breast cancer (TNBC). Ann. Oncol. 25 (4), 824-831.

[7] Ayala-Orozco, C., Urban, C., Bishnoi, S., Urban, A., Charron, H., Mitchell, T., Shea, M., Nanda, S., Schiff, R., Halas, N., 2014. Sub-100 nm gold nanomatryoshkas improve photo-thermal therapy efficacy in large and highly aggressive triple negative breast tumors. J. Controlled Release 191, 90-97.

[8] Baskar, G., Chandhuru, J., Fahad, K.S., Praveen, A.S., Chamundeeswari, M., Muthukumar, T., 2015. Anticancer activity of fungal L-asparaginase conjugated with zinc oxide nanoparticles. J. Mater. Sci. Mater. Med. 26 (1), 43.

[9] Bawarski, W.E., Chidlowsky, E., Bharali, D.J., Mousa, S.A., 2008. Emerging nanopharmaceuticals. Nanomed. Nanotechnol. Biol. Med. 4 (4), 273-282.

[10] Bernabeu, E., Gonzalez, L., Cagel, M., Gergic, E.P., Moretton, M.A., Chiappetta, D.A., 2016. Novel Soluplus®—TPGS mixed micelles for encapsulation of paclitaxel with enhanced in vitro cytotoxicity on breast and ovarian cancer cell lines. Colloids Surf. B 140, 403-411.

[11] Bhat, B.A., Nisar, S., Sheikh, B.A., Mir, W.R., Mir, M.A., 2021. Antioxidants (natural and synthetic) screening assays: an overview. Bentham Briefs in Biomedicine and Pharmacotherapy 105. Bentham Science Publishers, Singapore.

[12] Brewster, A.M., Chavez-MacGregor, M., Brown, P., 2014. Epidemiology, biology, and treatment of triple-negative breast cancer in women of African ancestry. Lancet Oncol. 15 (13), e625-e634.

[13] Brinkman, A.M., Chen, G., Wang, Y., Hedman, C.J., Sherer, N.M., Havighurst, T.C., Gong, S., Xu, W., 2016. Aminoflavoneloaded EGFR-targeted unimolecular micelle nanoparticles exhibit anti-cancer effects in triple negative breast cancer. Biomaterials 101, 20-31.

[14] Burke, A.R., Singh, R.N., Carroll, D.L., Wood, J.C.S., D'Agostino Jr, R.B., Ajayan, P.M., Torti, F.M., Torti, S.V., 2012. The resistance of breast cancer stem cells to conventional hyperthermia and their sensitivity to nanoparticle-mediated photothermal therapy. Biomaterials 33 (10), 2961-2970.

[15] Burstein, M.D., Tsimelzon, A., Poage, G.M., Covington, K.R., Contreras, A., Fuqua, S.A.W., Savage, M.I., Osborne, C.K., Hilsenbeck, S.G., Chang, J.C., 2015. Comprehensive genomic analysis identifies novel subtypes and targets of triple-negative breast cancer. Clin. Cancer Res. 21 (7), 1688-1698.

[16] Cao, H., Zhang, Z., Zhao, S., He, X., Yu, H., Yin, Q., Zhang, Z., Gu, W., Chen, L., Li, Y., 2015. Hydrophobic interaction mediating self-assembled nanoparticles of succinobucol suppress lung metastasis of breast cancer by inhibition of VCAM-1 expression. J. Controlled Release 205, 162-171.

[17] Cerqueira, B.B.S., Lasham, A., Shelling, A.N., Al-Kassas, R., 2017. Development of biodegradable PLGA nanoparticles surface engineered with hyaluronic acid for targeted delivery of paclitaxel to triple negative breast cancer cells. Materials Science and Engineering: C 76, 593-600.

[18] Chen, F., Cai, W., 2015. Nanomedicine for targeted photothermal cancer therapy: where are we now? Nanomedicine 10 (1), 1-3.

[19] Choi, J., Kim, H., Choi, Y., 2015. Theranostic nanoparticles for enzyme-activatable fluorescence imaging and photodynamic/chemo dual therapy of triple-negative breast cancer. Quant Imaging Med Surg 5 (5), 656-664.

[20] Choi, Y.S., Lee, M.Y., David, A.E., Park, Y.S., 2014. Nanoparticles for gene delivery: therapeutic and toxic effects. Molecular & Cellular Toxicology 10 (1), 1-8.

[21] Chow, E.K., Zhang, X.-Q., Chen, M., Lam, R., Robinson, E., Huang, H., Schaffer, D., Osawa, E., Goga, A., Ho, D., 2011. Nanodiamond therapeutic delivery agents mediate enhanced chemoresistant tumor treatment. Sci. Transl. Med. 3 (73), 73ra21.

[22] Crisp, J.L., Savariar, E.N., Glasgow, H.L., Ellies, L.G., Whitney, M.A., Tsien, R.Y., 2014. Dual targeting of integrin αvβ3 and matrix metalloproteinase-2 for optical imaging of tumors and chemotherapeutic delivery. Mol. Cancer Ther. 13 (6), 1514-1525.

[23] Dai, W., Yang, F., Ma, L., Fan, Y., He, B., He, Q., Wang, X., Zhang, H., Zhang, Q., 2014. Combined mTOR inhibitor rapamycin and doxorubicin-loaded cyclic octapeptide modified liposomes for targeting integrin α3 in triple-negative breast cancer. Biomaterials 35 (20), 5347-5358.

[24] Darvishi, B., Farahmand, L., Majidzadeh-A, K., 2017. Stimuli-responsive mesoporous silica NPs as non-viral dual

siRNA/chemotherapy carriers for triple negative breast cancer. Molecular Therapy-Nucleic Acids 7, 164-180.

[25] Deng, Z.J., Morton, S.W., Ben-Akiva, E., Dreaden, E.C., Shopsowitz, K.E., Hammond, P.T., 2013. Layer-by-layer nanoparticles for systemic codelivery of an anticancer drug and siRNA for potential triple-negative breast cancer treatment. ACS nano 7 (11), 9571-9584.

[26] Denkert, C., Liedtke, C., Tutt, A., von Minckwitz, G., 2017. Molecular alterations in triple-negative breast cancer—the road to new treatment strategies. Lancet North Am. Ed. 389 (10087), 2430-2442.

[27] Devulapally, R., Sekar, N.M., Sekar, T.V., Foygel, K., Massoud, T.F., Willmann, J.r.K., Paulmurugan, R., 2015. Polymer nanoparticles mediated codelivery of antimiR-10b and antimiR-21 for achieving triple negative breast cancer therapy. ACS nano 9 (3), 2290-2302.

[28] Doolittle, E., Peiris, P.M., Doron, G., Goldberg, A., Tucci, S., Rao, S., Shah, S., Sylvestre, M., Govender, P., Turan, O., 2015. Spatiotemporal targeting of a dual-ligand nanoparticle to cancer metastasis. ACS nano 9 (8), 8012-8021.

[29] Elsabahy, M., Wooley, K.L., 2012. Design of polymeric nanoparticles for biomedical delivery applications. Chem. Soc. Rev. 41 (7), 2545-2561.

[30] Fan, Y., Wang, Q., Lin, G., Shi, Y., Gu, Z., Ding, T., 2017. Combination of using prodrug-modified cationic liposome nanocomplexes and a potentiating strategy via targeted co-delivery of gemcitabine and docetaxel for CD44-overexpressed triple negative breast cancer therapy. Acta Biomater. 62, 257-272.

[31] Feng, G.-K., Liu, R.-B., Zhang, M.-Q., Ye, X.-X., Zhong, Q., Xia, Y.-F., Li, M.-Z., Wang, J., Song, E.-W., Zhang, X., 2014. SPECT and near-infrared fluorescence imaging of breast cancer with a neuropilin-1-targeting peptide. J. Controlled Release 192, 236-242.

[32] Finlay, J., Roberts, C.M., Lowe, G., Loeza, J., Rossi, J.J., Glackin, C.A., 2015. RNA-based TWIST1 inhibition via dendrimer complex to reduce breast cancer cell metastasis. Biomed. Res. Int. 2015, 1-13.

[33] Ghosh, A., Bhowmik, A., Bhandary, S., Putatunda, S., Laskar, A., Biswas, A., Dolui, S., Banerjee, B., Khan, R., Das, N., 2016. Formulation and antitumorigenic activities of nanoencapsulated nifetepimine: a promising approach in treating triple negative breast carcinoma. Nanomed. Nanotechnol. Biol. Med. 12 (7), 1973-1985.

[34] Goldenberg, D.M., Cardillo, T.M., Govindan, S.V., Rossi, E.A., Sharkey, R.M., 2015. Trop-2 is a novel target for solid cancer therapy with sacituzumab govitecan (IMMU-132), an antibody-drug conjugate (ADC). Oncotarget 6 (26), 22496.

[35] Gradishar, W.J., Anderson, B.O., Balassanian, R., Blair, S.L., Burstein, H.J., Cyr, A., Elias, A.D., Farrar, W.B., Forero, A., Giordano, S.H., Goetz, M., Goldstein, L.J., Hudis, C.A., Isakoff, S.J., Marcom, P.K., Mayer, I.A., McCormick, B., Moran, M., Patel, S.A., Pierce, L.J., Reed, E.C., Salerno, K.E., Schwartzberg, L.S., Smith, K.L., Smith, M.L., Soliman, H., Somlo, G., Telli, M., Ward, J.H., Shead, D.A., Kumar, R., 2015. NCCN Guidelines Insights Breast Cancer, Version 1.2016. J. Natl. Compr. Canc. Netw. 13 (12), 1475-1485.

[36] Grasso, S., Santi, L., 2010. Viral nanoparticles as macromolecular devices for new therapeutic and pharmaceutical approaches. International journal of physiology, pathophysiology and pharmacology 2 (2), 161.

[37] Guo, P., Yang, J., Di Jia, M.A.M., Auguste, D.T., 2016. ICAM-1-targeted, Lcn2 siRNA-encapsulating liposomes are potent anti-angiogenic agents for triple negative breast cancer. Theranostics 6 (1), 1.

[38] Guu, T.S.Y., Liu, Z., Ye, Q., Mata, D.A., Li, K., Yin, C., Zhang, J., Tao, Y.J., 2009. Structure of the hepatitis E viruslike particle suggests mechanisms for virus assembly and receptor binding. Proc. Natl Acad. Sci. 106 (31), 12992-12997.

[39] Hackenberg, S., Scherzed, A., Harnisch, W., Froelich, K., Ginzkey, C., Koehler, C., Hagen, R., Kleinsasser, N., 2012. Antitumor activity of photo-stimulated zinc oxide nanoparticles combined with paclitaxel or cisplatin in HNSCC cell lines. J. Photochem. Photobiol. B 114, 87-93.

[40] Hassan, E.M., Mohamed, A., DeRosa, M.C., Willmore, W.G., Hanaoka, Y., Kiwa, T., Ozaki, T., 2019. High-sensitivity detection of metastatic breast cancer cells via terahertz chemical microscopy using aptamers. Sens. Actuators B 287, 595-601.

[41] He, C., Cai, P., Li, J., Zhang, T., Lin, L., Abbasi, A.Z., Henderson, J.T., Rauth, A.M., Wu, X.Y., 2017. Blood-brain barrierpenetrating amphiphilic polymer nanoparticles deliver docetaxel for the treatment of brain metastases of triple negative breast cancer. J. Controlled Release 246, 98-109.

[42] Huang, Y.-F., Lin, Y.-W., Lin, Z.-H., Chang, H.-T., 2009. Aptamer-modified gold nanoparticles for targeting breast cancer cells through light scattering. J. Nanopart. Res. 11 (4), 775-783.

[43] Jadia, R., Kydd, J., Rai, P., 2018. Remotely phototriggered, transferrin-targeted polymeric nanoparticles for the treatment of breast cancer. Photochem. Photobiol. 94 (4), 765-774.

[44] Jhan, J.-R., Andrechek, E.R., 2017. Triple-negative breast cancer and the potential for targeted therapy. Pharmacogenomics 18 (17), 1595-1609.

[45] Johnstone, T.C., Kulak, N., Pridgen, E.M., Farokhzad, O.C., Langer, R., Lippard, S.J., 2013. Nanoparticle encapsulation of mitaplatin and the effect thereof on in vivo properties. ACS nano 7 (7), 5675-5683.

[46] Jung, K.H., Lee, J.H., Park, J.W., Kim, D.H., Moon, S.H., Cho, Y.S., Lee, K.H., 2018. Targeted therapy of triple negative MDA-MB-468 breast cancer with curcumin delivered by epidermal growth factor-conjugated phospholipid nanoparticles. Oncol. Lett. 15 (6), 9093-9100.

[47] Kalimutho, M., Parsons, K., Mittal, D., López, J.A., Srihari, S., Khanna, K.K., 2015. Targeted therapies for triple-negative breast cancer: combating a stubborn disease. Trends Pharmacol. Sci. 36 (12), 822-846.

[48] Khodabandehloo, H., Zahednasab, H., Hafez, A.A., 2016. Nanocarriers usage for drug delivery in cancer therapy. Iranian journal of cancer prevention 9 (2).

[49] Kong, T., Zeng, J., Wang, X., Yang, X., Yang, J., McQuarrie, S., McEwan, A., Roa, W., Chen, J., Xing, J.Z., 2008. Enhancement of radiation cytotoxicity in breast-cancer cells by localized attachment of gold nanoparticles. small 4 (9), 1537-1543.

[50] Kumari, P., Ghosh, B., Biswas, S., 2016. Nanocarriers for cancer-targeted drug delivery. J. Drug Targeting 24 (3), 179-191.

[51] Kutty, R.V., Feng, S.-S., 2013. Cetuximab conjugated vitamin E TPGS micelles for targeted delivery of docetaxel for treatment of triple negative breast cancers. Biomaterials 34 (38), 10160-10171.

[52] LeBeau, A.M., Sevillano, N., King, M.L., Duriseti, S., Murphy, S.T., Craik, C.S., Murphy, L.L., VanBrocklin, H.F., 2014. Imaging the urokinase plasminongen activator receptor in preclinical breast cancer models of acquired drug resistance. Theranostics 4 (3), 267.

[53] Lee, S.-M., Ahn, R.W., Chen, F., Fought, A.J., O'halloran, T.V., Cryns, V.L., Nguyen, S.T., 2010. Biological evaluation of pH-responsive polymer-caged nanobins for breast cancer therapy. ACS nano 4 (9), 4971-4978.

[54] Li, H., Jin, Z., Cho, S., Jeon, M.J., Park, J.-O., Park, S., 2017. Folate-receptor-targeted NIR-sensitive polydopamine nanoparticles for chemo-photothermal cancer therapy. Nanotechnology 28 (42), 425101.

[55] Li, X., Zhang, W., Liu, L., Zhu, Z., Ouyang, G., An, Y., Zhao, C., Yang, C.J., 2014. In vitro selection of DNA aptamers or metastatic breast cancer cell recognition and tissue imaging. Anal. Chem. 86 (13), 6596-6603.

[56] Liang, C., Xu, L., Song, G., Liu, Z., 2016. Emerging nanomedicine approaches fighting tumor metastasis: animal models, metastasis-targeted drug delivery, phototherapy, and immunotherapy. Chem. Soc. Rev. 45 (22), 6250-6269.

[57] Liang, D.-S., Zhang, W.-J., Wang, A.-T., Su, H.-T., Zhong, H.-J., Qi, X.-R., 2017. Treating metastatic triple negative breast cancer with CD44/neuropilin dual molecular targets of multifunctional nanoparticles. Biomaterials 137, 23-36.

[58] Liu, P., Huang, Z., Chen, Z., Xu, R., Wu, H., Zang, F., Wang, C., Gu, N., 2013. Silver nanoparticles: a novel radiation sensitizer for glioma? Nanoscale 5 (23), 11829-11836.

[59] Matsumura, Y., 2011. Preclinical and clinical studies of NK012, an SN-38-incorporating polymeric micelles, which is designed based on EPR effect. Adv. Drug. Deliv. Rev. 63 (3), 184-192.

[60] Mazzucchelli, S., Truffi, M., Baccarini, F., Beretta, M., Sorrentino, L., Bellini, M., Rizzuto, M.A., Ottria, R., Ravelli, A., Ciuffreda, P., 2017. H-Ferritin-nanocaged olaparib: a promising choice for both BRCA-mutated and sporadic triple negative breast cancer. Sci. Rep. 7 (1), 1-15.

[61] Meena, R., Kumar, S., Gaharwar, U.S., Rajamani, P., 2017. PLGA-CTAB curcumin nanoparticles: Fabrication, characterization and molecular basis of anticancer activity in triple negative breast cancer cell lines (MDA-MB-231 cells). Biomed. Pharmacother. 94, 944-954.

[62] Mehraj, U., Dar, A.H., Wani, N.A., Mir, M.A., 2021. Tumor microenvironment promotes breast cancer chemoresistance. Cancer Chemother. Pharmacol., 1-12.

[63] Mehraj, U., Ganai, R.A., Macha, M.A., Hamid, A., Zargar, M.A., Bhat, A.A., Nasser, M.W., Haris, M., Batra, S.K., Alshehri, B., 2021. The tumor microenvironment as driver of stemness and therapeutic resistance in breast cancer: New challenges and therapeutic opportunities. Cell. Oncol., 1-21.

[64] Mehraj, U., Qayoom, H., Mir, M.A., 2021. Prognostic significance and targeting tumor-associated macrophages in cancer: new insights and future perspectives. Breast Cancer, 1-17.

[65] Miller-Kleinhenz, J.M., Bozeman, E.N., Yang, L., 2015. Targeted nanoparticles for image-guided treatment of triplenegative breast cancer: clinical significance and technological advances. Wiley Interdiscip. Rev. Nanomed. Nanobiotechnol. 7 (6), 797-816.

[66] Mir, M.A., 2021. "Immunotherapy by reverse signaling inhibits the growth of Intracellular pathogens and cancer cells."

[67] Mir, M.A., 2015. Developing costimulatory molecules for immunotherapy of diseases. Academic Press, Amsterdam.

[68] Mir, M.A., Bhat, B.A., Sheikh, B.A., Rather, G.A., Mehraj, S., Mir, W.R., 2021. Nanomedicine in human health therapeutics and drug delivery: nanobiotechnology and nanobiomedicine. Applications of Nanomaterials in Agriculture, Food Science, and Medicine. IGI Global, USA, pp. 229-251.

[69] Mir, M.A., Mehraj, U., 2019. Double-crosser of the immune system: macrophages in tumor progression and metastasis. Current Immunology Reviews 15 (2), 172-184.

[70] Mir, M.A., Mehraj, U., Sheikh, B.A., Hamdani, S.S., 2020. Nanobodies: The "magic bullets" in therapeutics, drug delivery and diagnostics. Hum. Antibodies 28 (1), 29-51.

[71] Mir, M.A., Qayoom, H., Mehraj, U., Nisar, S., Bhat, B., Wani, N.A., 2020. Targeting different pathways using novel combination therapy in triple negative breast Cancer. Curr. Cancer Drug Targets 20 (8), 586-602.

[72] Mir, M.A., An introduction to breast cancer. Chapter-1. 2021, ISBN: 978-1-68507-195-0. DOI: https://doi.org/10.52305/ITAK4470.

[73] Mir, M.A., Novel biomarkers in breast cancer. Chapter-2. 2021, ISBN: 978-1-68507-195-0. DOI: https://doi.org/10.52305/DXSK7394.

[74] Mir, M.A., Therapeutic options for breast cancer. Chapter-3. 2021, ISBN: 978-1-68507-195-0. DOI: https://doi.org/10.52305/TILJ1241.

[75] Mir, M.A., Combination therapy with phytochemicals in breast cancer. Chapter-4. 2021, ISBN: 978-1-68507-195-0. DOI: https://doi.org/10.52305/PPUF2780.

[76] Mir, M.A., Immunotherapy and chemotherapy in breast cancer. Chapter-5. 2021, ISBN: 978-1-68507-195-0. DOI: https://doi.org/10.52305/TJHX9068.

[77] Mir, M.A., Chemotherapy in combination with surgery and radiotherapy in breast cancer. Chapter-6. 2021, ISBN: 978-1-68507-195-0. DOI:https://doi.org/10.52305/ZMNJ6932.

[78] Mir, M.A., Different drug delivery approaches for breast cancer. 2021, ISBN: 978-1-68507-195-0. Chapter-7. DOI: https://doi.org/10.52305/DHHG6044.

[79] Mir, M.A., Therapeutic landscape of metaplastic breast cancer Chapter-8. 2021, ISBN: 978-1-68507-195-0. DOI: https://doi.org/10.52305/GGFR2459.

[80] Misra, A.C., Luker, K.E., Durmaz, H., Luker, G.D., Lahann, J., 2015. CXCR4-targeted nanocarriers for triple negative breast cancers. Biomacromolecules 16 (8), 2412-2417.

[81] Mohammad, A.S., Griffith, J.I., Adkins, C.E., Shah, N., Sechrest, E., Dolan, E.L., Terrell-Hall, T.B., Hendriks, B.S., Lee, H., Lockman, P.R., 2018. Liposomal irinotecan accumulates in metastatic lesions, crosses the blood-tumor

barrier (BTB), and prolongs survival in an experimental model of brain metastases of triple negative breast cancer. Pharm. Res. 35 (2), 1-10.

[82] Munzone, E., Colleoni, M., 2017. Metronomics in the neoadjuvant and adjuvant treatment of breast cancer. Cancer Lett. 400, 259-266.

[83] Muthu, M.S., Kutty, R.V., Luo, Z., Xie, J., Feng, S.-S., 2015. Theranostic vitamin E TPGS micelles of transferrin conjugation for targeted co-delivery of docetaxel and ultra bright gold nanoclusters. Biomaterials 39, 234-248.

[84] Nagaya, T., Sato, K., Harada, T., Nakamura, Y., Choyke, P.L., Kobayashi, H., 2015. Near infrared photoimmunotherapy targeting EGFR positive triple negative breast cancer: optimizing the conjugate-light regimen. PLoS One 10 (8), e0136829.

[85] Niu, M., Valdes, S., Naguib, Y.W., Hursting, S.D., Cui, Z., 2016. Tumor-associated macrophage-mediated targeted therapy of triple-negative breast cancer. Mol. Pharmaceutics 13 (6), 1833-1842.

[86] O'Reilly, E.A., Gubbins, L., Sharma, S., Tully, R., Guang, M.H., Weiner-Gorzel, K., McCaffrey, J., Harrison, M., Furlong, F., Kell, M., McCann, A., 2015. The fate of chemoresistance in triple negative breast cancer (TNBC). BBA Clin 3, 257-275.

[87] Okamoto, A., Asai, T., Hirai, Y., Shimizu, K., Koide, H., Minamino, T., Oku, N., 2018. Systemic administration of siRNA with anti-HB-EGF antibody-modified lipid nanoparticles for the treatment of triple-negative breast cancer. Mol. Pharmaceutics 15 (4), 1495-1504.

[88] Palma, G., Conte, C., Barbieri, A., Bimonte, S., Luciano, A., Rea, D., Ungaro, F., Tirino, P., Quaglia, F., Arra, C., 2014. Antitumor activity of PEGylated biodegradable nanoparticles for sustained release of docetaxel in triple-negative breast cancer. Int. J. Pharm. 473 (1-2), 55-63.

[89] Parvani, J.G., Gujrati, M.D., Mack, M.A., Schiemann, W.P., Lu, Z.-R., 2015. Silencing β3 integrin by targeted ECO/siRNA nanoparticles inhibits EMT and metastasis of triple-negative breast cancer. Cancer Res. 75 (11), 2316-2325.

[90] Passarella, R.J., Spratt, D.E., Van Der Ende, A.E., Phillips, J.G., Wu, H., Sathiyakumar, V., Zhou, L., Hallahan, D.E., Harth, E., Diaz, R., 2010. Targeted nanoparticles that deliver a sustained, specific release of Paclitaxel to irradiated tumors. Cancer Res. 70 (11), 4550-4559.

[91] Paulmurugan, R., Bhethanabotla, R., Mishra, K., Devulapally, R., Foygel, K., Sekar, T.V., Ananta, J.S., Massoud, T.F., Joy, A., 2016. Folate receptor-targeted polymeric micellar nanocarriers for delivery of orlistat as a repurposed drug against triple-negative breast cancer. Mol. Cancer Ther. 15 (2), 221-231.

[92] Pawar, A., Prabhu, P., 2019. Nanosoldiers: A promising strategy to combat triple negative breast cancer. Biomed. Pharmacother. 110, 319-341.

[93] Peiris, P.M., Toy, R., Doolittle, E., Pansky, J., Abramowski, A., Tam, M., Vicente, P., Tran, E., Hayden, E., Camann, A., 2012. Imaging metastasis using an integrin-targeting chain-shaped nanoparticle. ACS nano 6 (10), 8783-8795.

[94] Pérez-Herrero, E., Fernández-Medarde, A., 2015. Advanced targeted therapies in cancer: Drug nanocarriers, the future of chemotherapy. Eur. J. Pharm. Biopharm. 93, 52-79.

[95] Qayoom, H., Mehraj, U., Aisha, S., Sofi, S., Mir, M.A., 2021. Integrating immunotherapy with chemotherapy: a new approach to drug repurposing. In (Ed.), Drug Repurposing-Molecular Aspects and Therapeutic Applications [Working Title]. IntechOpen. https://doi.org/10.5772/intechopen.100183.

[96] Reubi, J.C., Maecke, H.R., 2008. Peptide-based probes for cancer imaging. J. Nucl. Med. 49 (11), 1735-1738.

[97] Saraiva, D., Cabral, M.G., Jacinto, A., Braga, S., 2017. How many diseases is triple negative breast cancer: the protagonism of the immune microenvironment. Esmo Open 2 (4), e000208.

[98] Sarkar, S., Konar, S., Prasad, P.N., Rajput, S., Kumar, B.N.P., Rao, R.R., Pathak, A., Fisher, P.B., Mandal, M., 2017. Micellear gold nanoparticles as delivery vehicles for dual tyrosine kinase inhibitor ZD6474 for metastatic breast cancer treatment. Langmuir 33 (31), 7649-7659.

[99] Setyawati, M.I., Kutty, R.V., Leong, D.T., 2016. DNA nanostructures carrying stoichiometrically definable antibodies. Small 12 (40), 5601-5611.

[100] Setyawati, M.I., Kutty, R.V., Tay, C.Y., Yuan, X., Xie, J., Leong, D.T., 2014. Novel theranostic DNA nanoscaffolds for the simultaneous detection and killing of Escherichia coli and Staphylococcus aureus. ACS Appl. Mater. Interfaces 6 (24), 21822-21831.

[101] Shahbazi, R., Asik, E., Kahraman, N., Turk, M., Ozpolat, B., Ulubayram, K., 2017. Modified gold-based siRNA nanotherapeutics for targeted therapy of triple-negative breast cancer. Nanomedicine 12 (16), 1961-1973.

[102] Shan, D., Li, J., Cai, P., Prasad, P., Liu, F., Rauth, A.M., Wu, X.Y., 2015. RGD-conjugated solid lipid nanoparticles inhibit adhesion and invasion of α v β 3 integrin-overexpressing breast cancer cells. Drug delivery and translational research 5 (1), 15-26.

[103] Shan, N.L., Wahler, J., Lee, H.J., Bak, M.J., Gupta, S.D., Maehr, H., Suh, N., 2017. Vitamin D compounds inhibit cancer stem-like cells and induce differentiation in triple negative breast cancer. J. Steroid Biochem. Mol. Biol. 173, 122-129.

[104] Sharma, A., Goyal, A.K., Rath, G., 2018. Recent advances in metal nanoparticles in cancer therapy. J. Drug Targeting 26 (8), 617-632.

[105] Sharma, A., Jain, N., Sareen, R., 2013. Nanocarriers for diagnosis and targeting of breast cancer. Biomed. Res. Int. 2013.

[106] Shemesh, C.S., Hardy, C.W., David, S.Y., Fernandez, B., Zhang, H., 2014. Indocyanine green loaded liposome nanocarriers for photodynamic therapy using human triple negative breast cancer cells. Photodiagn. Photodyn. Ther. 11 (2), 193-203.

[107] Shi, S., Hong, H., Orbay, H., Graves, S.A., Yang, Y., Ohman, J.D., Liu, B., Nickles, R.J., Wong, H.C., Cai, W., 2015. ImmunoPET of tissue factor expression in triple-negative breast cancer with a radiolabeled antibody Fab fragment. Eur. J. Nucl. Med. Mol. Imaging 42 (8), 1295-1303.

[108] Siddhartha, V.T., Pindiprolu, S.K.S.S., Chintamaneni, P.K., Tummala, S., Nandha Kumar, S., 2018. RAGE receptor targeted bioconjugate lipid nanoparticles of

diallyl disulfide for improved apoptotic activity in triple negative breast cancer: in vitro studies. Artificial cells, nanomedicine, and biotechnology 46 (2), 387-397.

[109] Su, X.-Y., Liu, P.-D., Wu, H., Gu, N., 2014. Enhancement of radiosensitization by metal-based nanoparticles in cancer radiation therapy. Cancer biology & medicine 11 (2), 86.

[110] Sulaiman, A., Wang, L., 2017. Bridging the divide: preclinical research discrepancies between triple-negative breast cancer cell lines and patient tumors. Oncotarget 8 (68), 113269.

[111] Sun, Y., Zou, W., Bian, S., Huang, Y., Tan, Y., Liang, J., Fan, Y., Zhang, X., 2013. Bioreducible PAA-g-PEG graft micelles with high doxorubicin loading for targeted antitumor effect against mouse breast carcinoma. Biomaterials 34 (28), 6818-6828.

[112] Tang, L., Yang, X., Dobrucki, L.W., Chaudhury, I., Yin, Q., Yao, C., Lezmi, S., Helferich, W.G., Fan, T.M., Cheng, J., 2012. Aptamer-functionalized, ultra-small, monodisperse silica nanoconjugates for targeted dual-modal imaging of lymph nodes with metastatic tumors. Angew. Chem. 124 (51), 12893-12898.

[113] Taurin, S., Nehoff, H., Diong, J., Larsen, L., Rosengren, R.J., Greish, K., 2013. Curcumin-derivative nanomicelles for the treatment of triple negative breast cancer. J. Drug Targeting 21 (7), 675-683.

[114] Thakur, V., Kutty, R.V., 2019. Recent advances in nanotheranostics for triple negative breast cancer treatment. J. Exp. Clin. Cancer Res. 38 (1), 1-22.

[115] Twelves, C., Jove, M., Gombos, A., Awada, A., 2016. Cytotoxic chemotherapy: Still the mainstay of clinical practice for all subtypes metastatic breast cancer. Crit. Rev. Oncol. Hematol. 100, 74-87.

[116] van Elk, M., Murphy, B.P., Eufrásio-da-Silva, T., O'Reilly, D.P., Vermonden, T., Hennink, W.E., Duffy, G.P., Ruiz-Hernández, E., 2016. Nanomedicines for advanced cancer treatments: Transitioning towards responsive systems. Int. J. Pharm. 515 (1-2), 132-164.

[117] Wahab, R., Siddiqui, M.A., Saquib, Q., Dwivedi, S., Ahmad, J., Musarrat, J., Al-Khedhairy, A.A., Shin, H.-S., 2014. ZnO nanoparticles induced oxidative stress and apoptosis in HepG2 and MCF-7 cancer cells and their antibacterial activity. Colloids Surf. B 117, 267-276.

[118] Wan, X., Zheng, X., Pang, X., Zhang, Z., Jing, T., Xu, W., Zhang, Q., 2015. The potential use of lapatinib-loaded human serum albumin nanoparticles in the treatment of triple-negative breast cancer. Int. J. Pharm. 484 (1-2), 16-28.

[119] Wang, J., Qiu, J., 2016. A review of organic nanomaterials in photothermal cancer therapy. Cancer Res. Front 2 (1), 67-84.

[120] Wang, P., Zhao, X.-H., Wang, Z.-Y., Meng, M., Li, X., Ning, Q., 2010. Generation 4 polyamidoamine dendrimers is a novel candidate of nano-carrier for gene delivery agents in breast cancer treatment. Cancer Lett. 298 (1), 34-49.

[121] Wang, S., Cao, M., Deng, X., Xiao, X., Yin, Z., Hu, Q., Zhou, Z., Zhang, F., Zhang, R., Wu, Y., 2015. Degradable Hyaluronic Acid/Protamine Sulfate Interpolyelectrolyte Complexes as miRNA-Delivery Nanocapsules for Triple-Negative Breast Cancer Therapy. Advanced healthcare materials 4 (2), 281-290.

[122] Wang, Y., Yang, F., Zhang, H.X., Zi, X.Y., Pan, X.H., Chen, F., Luo, W.D., Li, J.X., Zhu, H.Y., Hu, Y.P., 2013. Cuprous oxide nanoparticles inhibit the growth and metastasis of melanoma by targeting mitochondria. Cell Death. Dis. 4 (8), e783.

[123] Xie, W., Gao, Q., Guo, Z., Wang, D., Gao, F., Wang, X., Wei, Y., Zhao, L., 2017. Injectable and self-healing thermosensitive magnetic hydrogel for asynchronous control release of doxorubicin and docetaxel to treat triple-negative breast cancer. ACS Appl. Mater. Interfaces 9 (39), 33660-33673.

[124] Xu, J., Luft, J.C., Yi, X., Tian, S., Owens, G., Wang, J., Johnson, A., Berglund, P., Smith, J., Napier, M.E., 2013. RNA replicon delivery via lipid-complexed PRINT protein particles. Mol. Pharmaceutics 10 (9), 3366-3374.

[125] Yang, M., Meng, J., Cheng, X., Lei, J., Guo, H., Zhang, W., Kong, H., Xu, H., 2012. Multiwalled carbon nanotubes interact with macrophages and influence tumor progression and metastasis. Theranostics 2 (3), 258.

[126] Yang, Z., Liu, T., Xie, Y., Sun, Z., Liu, H., Lin, J., Liu, C., Mao, Z.-W., Nie, S., 2015. Chitosan layered gold nanorods as synergistic therapeutics for photothermal ablation and gene silencing in triple-negative breast cancer. Acta Biomater. 25, 194-204.

[127] Yao, H., He, G., Yan, S., Chen, C., Song, L., Rosol, T.J., Deng, X., 2017. Triple-negative breast cancer: is there a treatment on the horizon? Oncotarget 8 (1), 1913.

[128] Yao, J., Feng, J., Chen, J., 2016. External-stimuli responsive systems for cancer theranostic. Asian J. Pharm. Sci. 11 (5), 585-595.

[129] Yu, J., Chu, X., Hou, Y., 2014. Stimuli-responsive cancer therapy based on nanoparticles. Chem. Commun. 50 (79), 11614-11630.

[130] Yu, M.K., Park, J., Jon, S., 2012. Targeting strategies for multifunctional nanoparticles in cancer imaging and therapy. Theranostics 2 (1), 3.

[131] Zeltins, A., 2013. Construction and characterization of virus-like particles: a review. Mol. Biotechnol. 53 (1), 92-107.

[132] Zhang, H., Hu, H., Zhang, H., Dai, W., Wang, X., Wang, X., Zhang, Q., 2015. Effects of PEGylated paclitaxel nanocrystals on breast cancer and its lung metastasis. Nanoscale 7 (24), 10790-10800.

[133] Zhang, T., Prasad, P., Cai, P., He, C., Shan, D., Rauth, A.M., Wu, X.Y., 2017. Dual-targeted hybrid nanoparticles of synergistic drugs for treating lung metastases of triple negative breast cancer in mice. Acta Pharmacol. Sin. 38 (6), 835-847.

[134] Zhang, Y., Lu, Y., Zhang, Y., He, X., Chen, Q., Liu, L., Chen, X., Ruan, C., Sun, T., Jiang, C., 2017. Tumor-Targeting Micelles Based on Linear-Dendritic PEG-PTX8 Conjugate for Triple Negative Breast Cancer Therapy. Mol. Pharmaceutics 14 (10), 3409-3421.

附录 A 术语释义
Glossary

蒋锐沅 译

三阴性乳腺癌 三阴性乳腺癌是一种以 ER、PR 和 HER-2 受体表达缺失为特征的乳腺癌。

Luminal A Luminal A 型乳腺癌为激素受体阳性［雌激素受体和（或）孕酮受体阳性］，HER-2 阴性，蛋白 Ki-67 水平低，有助于控制癌细胞的生长速度。

Luminal B Luminal B 型乳腺癌激素受体阳性［雌激素受体和（或）孕酮受体阳性］，HER-2 阳性或 HER-2 阴性，Ki-67 水平高。

乳腺造影术 乳腺造影术是一种专门的医学成像方法，使用低剂量 X 线系统来观察乳房内部，有助于早期发现和诊断女性的乳腺疾病。

外泌体 外泌体是许多细胞在异常和正常情况下释放的膜结合的细胞外囊泡。外来体主要负责将生物分子（如 RNA、DNA、脂质和蛋白质）运送到受体细胞。

纳米生物传感器 纳米生物传感器是一种将纳米粒子与传感器相结合的生物传感器，用于增强生物信号和转导过程。

LncRNA LncRNA 是一类表观遗传调控因子，在表观遗传调控中发挥重要作用。LncRNA 主要在细胞核内调节表观遗传修饰，通过调节组蛋白或 DNA 修饰（主要是甲基化和乙酰化）在转录水平调节基因转录。

miRNA miRNA 是一类长度约 22nt 的小非编码 RNA，通过降解其靶 mRNA 和（或）抑制其翻译，参与转录后水平的基因表达调控。

表观遗传学 表观遗传学是研究细胞如何在不改变 DNA 序列的情况下控制基因活性的科学。

DNA 甲基化 DNA 甲基化是一种表观遗传机制，涉及甲基转移到胞嘧啶的 C5 位，形成 5-甲基胞嘧啶。DNA 甲基化通过募集参与基因抑制的蛋白质或通过抑制转录因子与 DNA 的结合来调节基因表达。

生物标志物 可测量并可影响或预测疾病后果的任何形式、物质或因素。

RNA 测序 RNA 测序（RNA seq）是一种使用二代测序（NGS）技术检查样本中 RNA 的数量和序列的技术。它分析转录组，指出我们的 DNA 中编码的基因是开启还是关闭，以及开启的程度。

恶性肿瘤 指存在能够扩散到体内其他部位（转移）或侵入附近（局部）并破坏组织的癌细胞。

错义突变 这是一种取代类型，其中核苷酸变化导致由基因组成的蛋白质中的一个蛋白质构建基块（氨基酸）被另一个取代。

死亡率 在一定时期内某一组人的死亡人数。

复发 疾病或疾病的体征和症状在一段时间的改善后复发。

化疗耐药性 癌细胞逃避或应对化疗的能力。

肿瘤发生 是正常细胞获得恶性特性，主要包括去分化、快速增殖、转移、逃避凋亡和免疫监视、代谢失调、表观遗传学等。

异种移植 将器官、组织或细胞移植到另一物种的个体身上。

淋巴瘤 淋巴瘤是从淋巴系统细胞开始的癌症的广义术语。

浸润性乳腺癌 从乳腺开始处扩散到周围正常组织的癌症。

细胞凋亡 一种细胞死亡类型，其中细胞中的一系列分子步骤导致其死亡。这是身体用来清除不需要的或异常细胞的一种方法。癌细胞的凋亡过程可能被阻断。

DNA 修复基因 DNA 修复基因编码的蛋白质，其正常功能是纠正细胞分裂前复制 DNA 时出现的错误。

蒽环类抗生素 一种来自某些链霉菌属细菌的抗生素，用于治疗多种癌症。蒽环类抗生素会破坏癌细胞中的 DNA，导致癌细胞死亡。

新辅助化疗 新辅助化疗是癌症患者在主要疗程之前接受的化疗。其目的是在进行其他治疗（如手术）之前，使用药物缩小癌性肿瘤。

总生存期 从疾病（如癌症）确诊或开始治疗之日起，确诊为该疾病的患者仍存活的时间长度。

单克隆抗体 单克隆抗体是通过克隆一种独特的白细胞而产生的抗体。

转录因子 转录因子是关键的蛋白质，它解码我们基因组中的信息，以在我们身体的每种细胞类型中表达一套精确和独特的蛋白质和 RNA 分子。

血管生成 它是指新血管的形成。这一过程涉及位于血管内壁的内皮细胞的迁移、生长和分化。

乳房切除术 乳房切除术是将乳房中的所有乳房组织切除以治疗或预防乳腺癌的手术。

肿块切除术 肿块切除术是将周围有正常乳腺组织的乳腺肿块切除的一种手术。

共刺激分子 共刺激分子是一组异质性细胞表面分子，在 T 细胞受体（TCR）与抗原/主要组织相容性复合体（MHC）相互作用后，其作用是放大或抵消提供给 T 细胞的初始激活信号，从而影响 T 细胞分化和命运。

辅助化疗 辅助化疗特指手术后的治疗，该手术似乎切除了所有肿瘤，旨在防止隐匿性疾病复发。

碱基切除修复 碱基切除修复是生物化学和遗传学领域研究的一种细胞机制，在整个细胞周期中修复受损的 DNA。主要负责从基因组中去除小的、非螺旋扭曲的碱基病变。

残留病灶 是指在尝试切除癌症后，癌细胞仍残留的情况。

无病生存期 指成功治疗后，没有所治疗疾病的体征和症状的时期。

放射增敏 它是一种物理、化学或药物干预，当与辐射联合使用时，会增加辐射的致命效果。

预后 疾病的可能结果或病程；恢复或复发的机会。

DNA 微阵列 DNA 微阵列是附着在固体表面的微观 DNA 点的集合。它是一种用来确定来自特定个体的 DNA 是否包含 *BRCA1* 和 *BRCA2* 等基因突变的工具。

免疫编辑 免疫编辑是一种描述正常细胞向临床可检测的癌症转化的理论。该理论提示，虽然人类免疫系统可保护人类不发生癌症，但人类免疫系统也会推动肿瘤的发展，肿瘤将经历免疫原性"雕刻"，并可能在免疫细胞攻击中存活下来。

免疫抑制 免疫抑制是对身体抵御疾病和感染的先天能力的抑制。

先天性免疫 抗原在体内出现后立即或数小时内发挥作用的非特异性防御机制。

颗粒酶 这些是丝氨酸蛋白酶，通过穿孔素诱导的通道进入靶细胞并激活胞内酶，称为半胱天冬酶，在诱导程序性细胞死亡（凋亡）中发挥关键作用。

穿孔素 是一种糖蛋白，负责靶细胞细胞膜上的孔形成。穿孔素能够在靶细胞膜上聚合形成穿过细胞膜的通道。

体液免疫　体液免疫是适应性免疫的过程，表现为 B 淋巴细胞产生抗体。

肿瘤微环境　肿瘤微环境是肿瘤周围的环境，包括周围的血管、免疫细胞、成纤维细胞、信号分子和细胞外基质。

免疫检查点　免疫检查点是免疫系统的重要组成部分，在免疫系统的调节中发挥作用。这些分子通常位于免疫细胞上，需要被激活以启动免疫反应。

同源基因　在结构和进化起源上与另一物种的基因相似的基因。

体细胞突变体　细胞突变是受精后发生的突变，因为细胞正在复制、分裂和分化为各自的细胞类型。

单一疗法　体细胞突变是受精后发生的突变，因为细胞正在复制、分裂和分化为各自的细胞类型。

下垂体炎　垂体的急性或慢性炎症。

免疫原性　指细胞 / 组织激发免疫反应的能力，通常被认为是一种不良的生理反应。

新抗原　它们主要是由肿瘤细胞突变产生的肿瘤特异性抗原，仅在肿瘤细胞中表达。

MHC- Ⅰ 类　主要组织相容性复合体 Ⅰ 类分子代表一个基本的分子框架，介导免疫系统适应性和先天性分支的细胞毒性效应细胞的激活和功能，如 CD8$^+$ T 细胞和自然杀伤（NK）细胞。

人源化抗体　这是来自非人物种的抗体，其蛋白质序列已被修饰，以增加其与人天然产生的抗体变体的相似性。

放化疗　放疗与化疗相结合的治疗方法。

癌症疫苗　它们是一种免疫疗法，可帮助免疫系统了解癌细胞"是什么样子"，从而能够识别并消除它们。

靶向疗法　这是一种使用药物或其他物质来精确识别和攻击某些类型的癌细胞的癌症治疗方法。

易位　一条染色体的一部分断裂并附着在另一条染色体上的遗传变化。

类固醇　类固醇是一种具有生物活性的有机化合物，其四个环以特定的分子结构排列。

稳态　它指的是维持一个内部协调控制的稳定环境以缓冲外部变化的生理趋势。

赘生物　当细胞生长和分裂时形成的超过或不会死亡的异常组织。

转录　转录是将一条 DNA 链中的信息复制到一个新的信使 RNA 分子（mRNA）中的过程。

翻译　翻译是从信使核糖核酸（mRNA）分子中包含的信息合成蛋白质的过程。

同种型　一种与另一种蛋白质具有相同的功能，但由不同的基因编码的蛋白质，其在序列上可能有微小的差异。

恶性肿瘤　恶性肿瘤指的是癌细胞能够扩散到身体的其他部位（转移）或入侵附近（局部）并破坏组织。

中性粒细胞减少症　这是一种在血液中出现的中性粒细胞水平低于正常水平的情况。

基因扩增　基因扩增是指一个基因的拷贝数增加，而其他基因没有相应的增加。

纳米载体　纳米载体是一种纳米颗粒，它将药物携带到体内的目标部位，同时最大限度地减少对周围组织的损伤。

树枝状大分子　树枝状大分子是纳米级的径向对称分子，具有明确的均匀和单分散结构，具有典型的对称核心、内壳和外壳。

脂质体　脂质体是由胆固醇和天然无毒磷脂制成的球形人工小囊泡。

附录 B　缩略语
Abbreviations

蒋锐沅　译

TNBC	triple negative breast cancer	三阴性乳腺癌
BC	breast cancer	乳腺癌
BRAC	breast cancer gene	乳腺癌基因
CNS	central nervous system	中枢神经系统
ER	estrogen receptor	雌激素受体
PR	progesterone receptor	孕激素受体
HER-2	human epidermal growth factor 2	人表皮生长因子 2
MRI	magnetic resonance imaging	磁共振成像
EGFR	epidermal growth factor receptor	表皮生长因子受体
PIK3CA	phosphatidylinositol-4,5-bisphosphate 3-kinase catalytic subunit alpha	磷脂酰肌醇 -4,5- 二磷酸 3- 激酶催化亚基
BL-1	basal like-1	基底样 1 型
BL-2	basal like-2	基底样 2 型
MSL	mesenchymal stem like	间质干细胞型
M	mesenchymal	间充质型
IM	immunomodulatory	免疫调节型
LAR	luminal androgen receptor	雄激素受体型
ECM	extracellular matrix	细胞外基质
DC	dendritic cells	树突状细胞
AR	androgen receptor	雄激素受体

PAM50	prediction analysis of microarray 50	微阵列 50 的预测分析
PDGFR	platelet-derived growth factor receptor	血小板源性生长因子受体
DSB	double stranded break	双链断裂
SSB	single stranded break	单链断裂
TN	triple negative	三阴性
CTC	circulatory tumor cell	循环肿瘤细胞
ctDNA	circulatory tumor DNA	循环肿瘤 DNA
miRNA	micro RNA	微 RNA
siRNA	small interfering RNA	小干扰 RNA
ddPCR	droplet digital polymerase chain reaction	液滴数字聚合酶链反应
PET	positron emission tomography	正电子发射体层成像
mAb	monoclonal antibody	单克隆抗体
dPCR	digital polymerase chain reaction	数字聚合酶链反应
qPCR	quantitative polymerase chain reaction	定量聚合酶链反应
PTEN	phosphate and tensin homolog deleted on chromosome 10	10 号染色体上的磷酸盐和张力蛋白同源物缺失
JAK2	janus kinase 2	激酶 2
OS	overall survival	总生存期
RFS	relapse free survival	无复发生存期
HRD	homologous recombination deficiency	同源重组缺陷
HRR	homologous recombination repair	同源重组修复
DNMT	DNA methyltransferase	DNA 甲基转移酶
DMR	differentially methylated region	差异甲基化区
LncRNA	long noncoding RNA	长链非编码 RNA
EMT	epithelial mesenchymal transition	上皮 – 间质转化
BET	bromodomain and extraterminal protein	含溴结构域和额外终端域家族蛋白
TP53	tumor protein 53	肿瘤蛋白 53
BCL2	B-cell lymphoma 2	B 细胞淋巴瘤 2
mTOR	mammalian target of rapamycin	哺乳动物雷帕霉素靶蛋白
CDK	cyclin dependent kinase	细胞周期蛋白依赖性激酶

pCR	pathological complete response	病理学完全缓解
HSP	heat shock protein	热休克蛋白
MEK	mitogen activated protein kinase	丝裂原活化蛋白激酶
CSC	cancer stem cell	癌症干细胞
PARP	polyadenosine diphosphate ribose polymerase	多聚腺苷二磷酸核糖聚合酶
CT	chemotherapy	化疗
RT	radiotherapy	放疗
SOC	standard of care	标准护理
5-FU	5-flourouracil	氟尿嘧啶
PFS	progression free survival	无进展生存期
VEGF	vascular endothelial growth factor	血管内皮生长因子
FDA	food and drug administration	食品药品管理局
SHH	sonic hedgehog	音猬因子
IHH	indian hedgehog	印度刺猬因子
DHH	desert hedgehog	沙漠刺猬因子
CD	cluster of differentiation	分化抗原簇
FZD	frizzled	跨膜受体
WNT	wingless/integrated	无翼 / 一体化（Wnt 蛋白）
SSBR	single strand break repair	单链断裂修复
TGF-β	transforming growth factor beta	转化生长因子 –β
TIC	tumor-infiltrating immune cell	肿瘤浸润免疫细胞
CSPG4	chondratin sulfate proteoglycan 4	硫酸软骨素蛋白多糖 4
PTX	Paclitaxel	紫杉醇
DOX	Doxorubicin	多柔比星
DTX	Docetaxel	多西他赛
MRM	modified radial masectomy	改良的放射状乳房切除术
BCT	breast conserving therapy	保乳治疗
HDAC	histone deacetylase	组蛋白去乙酰化酶
DFS	disease-free survival	无病生存期

DDFS	distant disease free survival	远端无病生存期
TK	tyrosine kinase	酪氨酸激酶
mBC	metastatic breast cancer	转移性乳腺癌
mTNBC	metastatic triple negative breast cancer	转移性三阴性乳腺癌
AF	activation factor	活化因子
BLBC	basal-like breast cancer	基底样型乳腺癌
IGFR	insulin-like growth factor receptor	胰岛素样生长因子受体
FGFR	fibroblast growth factor receptor	成纤维细胞生长因子受体
ADC	antibody drug conjugate	抗体 – 药物耦联物
DOR	duration of response	缓解持续时间
PD-1	programmed death-1	程序性死亡受体 1
PD-L1	programmed death-ligand 1	程序性死亡受体配体 1
CTLA-4	cytotoxic T lymphocyte associated antigen 4	细胞毒性 T 淋巴细胞相关抗原 4
ORR	objective response rate	客观缓解率
CAR-T	chimeric antigen receptor t	嵌合抗原受体 T
EPR	enhanced patient response	增强患者反应
eEF2K	eukaryotic elongation factor- 2 kinase	真核延伸因子 –2 激酶
NAC	neoadjuvant chemotherapy	新辅助化疗
RR	response rate	缓解率
US	United States	美国
AT	adjuvant therapy	辅助治疗
EBCTCG	early breast cancer trialist's collaborative group	早期乳腺癌试验协作组
TNT	triple negative trial	三阴性试验
QOL	quality of life	生活质量
BCS	breast-conserving surgery	保乳手术
TAM	tumor-associated macrophage	肿瘤相关巨噬细胞
G-CSF	granulocyte-colony stimulating factor	粒细胞集落刺激因子
TAN	tumor associated neutrophil	肿瘤相关的嗜中性粒细胞
NET	neutrophil extracellular trap	中性粒细胞胞外诱捕网

NK	natural killer	自然杀伤
MHC	major histocompatibility complex	主要组织相容性复合体
ADCC	antibody-dependent cellular cytoxicity	抗体依赖性细胞毒性
TME	tumor microenvironment	肿瘤微环境
IL	interleukin	白细胞介素
IFN	interferon	干扰素
MDSC	myeloid-derived suppressor cell	骨髓抑制细胞
CAF	cancer-associated fibroblast	肿瘤相关成纤维细胞
MMR	mismatch repair	错配修复
TMB	tumor mutational burden	肿瘤突变负荷
CSF	colony-stimulating factor	集落刺激因子
TGF	transforming growth factor	转化生长因子
LAG-3	lymphocyte activation gene-3	淋巴细胞活化基因 –3
CEACAM1-L	carcinoembryonic antigen cell adhesion molecule 1	癌胚抗原细胞黏附分子 1
PVR	poliovirus receptor	脊髓灰质炎病毒受体
IDO1	indole amine 2, 3- dioxygenase 1	吲哚胺 2,3– 双加氧酶 1
ICD	immunogenic cell death	免疫原性细胞死亡
EMA	epithelial membrane antigen	上皮膜抗原
GM-CSF	granulocyte-macrophage colony-stimulating factor	粒 – 巨噬细胞集落刺激因子
TCR	T-cell receptor	T 细胞受体
TAA	tumor associated antigen	肿瘤相关抗原
PPV	personalized peptide vaccination	个性化肽疫苗接种
NEXT	notch extracellular truncation	Notch 细胞外截断体
ICD	intracellular domain	细胞内结构域
NP	nanoparticle	纳米颗粒
DDS	drug delivery system	药物传递系统
AODN	antisense-oligo deoxynucleotide	反义寡核苷酸
NIR	near infrared	近红外

Au NP	gold nanoparticle	金纳米颗粒
CNT	carbon nanotube	碳纳米管
VLP	virus like particle	病毒样颗粒
HPV	human papilloma viru	人乳头瘤病毒
HA	hyaluronic acid	透明质酸
RAGE	receptor for advanced glycation end product	晚期糖基化终产物受体
HDL	high-density lipoprotein	高密度脂蛋白
CPP	cell-penetrating peptide	细胞穿膜肽
PTT	photothermal therapy	光热治疗
PDT	photodynamic therapy	光动力疗法

相　关　图　书　推　荐

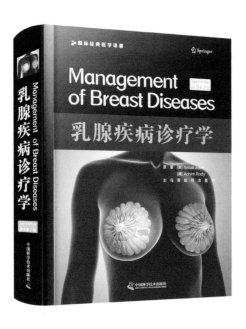

原著　[美] Ismail Jatoi 等

主译　黄韬　明洁　聂秀

定价　398.00 元

本书引进自德国 Springer 出版社，是一部新颖、独特、全面的乳腺疾病诊疗学著作。本书由国际知名教授 Ismail Jatoi 和 Achim Rody 共同编写，涉及乳腺的胚胎发育、详细解剖及生理病理，常见的乳腺异常表现与处理等内容，特别对女性最常见的恶性乳腺癌进行了重点介绍，还对雌激素与绝经后女性乳腺癌相关性、雌激素与心血管相关事件及相关死亡风险进行了综述。本书系统全面，实用性强，适合乳腺疾病诊疗相关的内外科医生、肿瘤科医生，以及想了解乳腺疾病，尤其是乳腺癌的医护人员和相关专业研究生阅读参考。

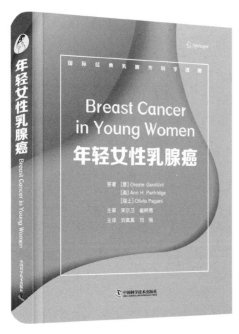

原著　[意] Oreste Gentilini 等

主审　宋尔卫　崔树德

主译　刘真真　刘强

定价　168.00 元

本书引进自国际知名的 Springer 出版社，由意大利、美国和瑞士等 14 个国家 33 位国际知名专家共同编写，国内 20 位资深乳腺癌诊疗专家联袂翻译而成，是一部有关年轻女性乳腺癌的经典学术著作。全书分 17 章，全方位系统地介绍了年轻乳腺癌的疾病特征、风险评估、治疗方法和健康管理等方面的内容，精辟论述了年轻女性乳腺癌的诸多特点及应对措施，涵盖了该领域临床研究的最新进展。本书编写思路清晰、内容丰富、注重实用、图文并茂，非常适合年轻外科医生及乳腺专科医生阅读参考，是一部不可多得的临床案头必备工具书。